消化内科常见病诊疗新进展

主编 吕俊三 郝恩汉 侯庆军 曹 毅

郭 丽 林国帅 孟光彦

黑龙江科学技术出版社

图书在版编目（CIP）数据

消化内科常见病诊疗新进展／吕俊三等主编. -- 哈
尔滨：黑龙江科学技术出版社，2022.8
ISBN 978-7-5719-1606-0

Ⅰ. ①消… Ⅱ. ①吕… Ⅲ. ①消化系统疾病－常见病
－诊疗 Ⅳ. ①R57

中国版本图书馆CIP数据核字（2022）第168243号

消化内科常见病诊疗新进展
XIAOHUA NEIKE CHANGJIANBING
ZHENLIAO XINJINZHAN

主　　编	吕俊三　郝恩汉　侯庆军　曹　毅　郭　丽　林国帅　孟光彦
责任编辑	陈兆红
封面设计	宗　宁
出　　版	黑龙江科学技术出版社
	地址：哈尔滨市南岗区公安街70-2号　邮编：150007
	电话：（0451）53642106　传真：（0451）53642143
	网址：www.lkcbs.cn
发　　行	全国新华书店
印　　刷	山东麦德森文化传媒有限公司
开　　本	787 mm×1092 mm　1/16
印　　张	26.75
字　　数	675千字
版　　次	2022年8月第1版
印　　次	2022年8月第1次印刷
书　　号	ISBN 978-7-5719-1606-0
定　　价	208.00元

前言

消化系统疾病(食管、胃、肠、肝、胆、胰等脏器的功能性及器质性疾病)是临床实践中的常见病、多发病,且种类繁多。消化系统疾病与遗传、环境、生活方式、社会-心理等多种因素有关,严重威胁人类的健康,影响人们的生活质量。近年来,我国消化系统疾病的发病率有明显的上升趋势。在此背景下,广大消化内科医师只有不断学习消化内科的临床知识,才能在临床工作中更好地了解消化内科疾病、提高临床诊治水平、拓展临床诊治思路、积累临床诊治经验。为此,我们特组织一批专家,结合自身多年临床经验编写了《消化内科常见病诊疗新进展》一书。

本书广泛地参考了消化内科诊疗指南与循证医学证据,以常见病为重点,尽力做到简明、实用。首先介绍了消化系统的生理功能、疾病常见症状及临床常规检查等基础内容,然后从疾病的病因、发病机制、临床表现、辅助检查、诊断要点、治疗的基本原则、各种治疗方案的实施方法等方面详细讲解了食管疾病、胃十二指肠疾病、小肠与大肠疾病、肝脏疾病等内容。本书语言简洁明了,内容通俗易懂,力求理论结合实际,兼具专业性与先进性,是一本覆盖面广、实践性强的专业书籍,适合我国广大消化内科临床医师阅读参考。

由于患者病情复杂,且存在个体差异,临床医师应根据具体情况,对本书提供的资料酌情参考并作出自己独立的判断。另外,鉴于编者的经验、水平有限,书中难免存在不足之处,恳请读者在阅读过程中提出宝贵意见。

《消化内科常见病诊疗新进展》编委会
2022 年 6 月

目录

第 一 章

消化系统的生理功能

第一节　食管的生理功能

食管的主要功能是主动地将吞咽下去的食团和喝进去的流质或水运送到胃。它是由口腔至胃的通道。食管的上端有食管上括约肌，下端是食管下括约肌。在静息情况下括约肌使食管分别与咽和胃隔开。食管内压略低于大气压而呈负压。除进食时外，上括约肌处关闭状态，既阻碍空气由咽进入，也避免了胃内容物的反流。

一、静息食管

(一)压力特点

静息时食管体肌肉松弛，质感柔软，其中压力与胸腔压力是一致的。测量同一水平位置的胸膜腔内压和食管内压表明，食管内压较胸膜腔内压略高，食管内压亦随呼吸运动而有改变。仰卧位平和吸气时压力为 $-1.18\sim-1.47$ kPa（$-9\sim-11$ mmHg），呼气时为 $-0.098\sim-0.196$ kPa（$-0.7\sim-1.5$ mmHg）。咳嗽能使食管内压变动于 $-6.37\sim14.71$ kPa（$-48\sim+110$ mmHg）。经放射、测压肌电研究发现，静息时食管体有表浅的运动，其运动力量与呼吸、心脏搏动和主动脉搏动等因素有关。在食管中、下部利用食管超声可探查到降主动脉引起的主动脉搏动及左心房、左心室的搏动。静息时食管常缺乏肌电活动，但有时可发生伴随吸气的节律性肌电活动。食管的两端压力比食管内压高一些，如口腔和咽的压力接近大气压，胃内压常比大气压高 1.3 kPa（10 mmHg）。由于食管有以下括约肌，该区域为高压区，静息期呈关闭状态，因而避免了空气从口腔进入食管和胃内容物反流入食管。解剖学家认为环咽肌组成了食管上括约肌，放射线观察括约肌电位发现，该狭窄区较环咽肌所在部位略低，另外环咽肌有很大变异。利用测压法和放射线技术相结合证明，静息时括约肌产生一高压区，位于环状软骨的下缘，能有效地将咽与食管分隔开。括约肌距门齿 $15\sim20$ cm。食管上括约肌压力测得值受许多因素影响，如导管的直径和硬度、导管头的轴向位置、压力感受孔大小和径向方位、呼吸时相、括约肌功能状态与受试对象的个体差异等。老年人上括约肌压力明显降低，可能由于上括约肌弹性松弛所致。

(二)食管上括约肌的调节

食管上括约肌的关闭是肌肉主动收缩和周围结构被动的弹性回缩共同完成的。支配的神经属躯体运动神经。它由舌咽神经组成，有部分纤维包含在迷走神经中。静息时这些神经不断放电,引起括约肌收缩而关闭,吞咽时运动神经放电而引起括约肌舒张。有许多刺激因素如食管扩张、胃内容物反流等刺激喉上神经、声门关闭并用力呼气等均能引起上括约肌压力增高;相反,在吞咽、呕吐、打嗝时则压力下降而开放。当环咽肌、咽下缩肌连续峰电活动停止则括约肌被动舒张;若舌骨上肌主动收缩,喉及环状软骨向前向上位移,消除了括约肌内残余压力则括约肌开放。因此,舒张与开放是两个不同的机制而又相互联系的动作。

(三)食管下括约肌的调节

食管下段括约肌的调节仍然是交感神经及副交感神经。交感神经来自胸交感神经节后纤维,副交感神经来自迷走神经。因此,临床发现,食管手术后,食管下括约肌功能失调,容易引起反流,需经过较长时期使用胃动力药,头部垫高睡觉,才能控制反流症状。

二、食管运动

食管的运动形式主要是蠕动。它是由食团经过软腭和咽部及通过食管时,刺激了各部位感受器产生传入冲动,经过延髓中枢整合,再向食管发出冲动而引起的反射活动。蠕动是由食管肌肉按顺序引起的舒张波在前,收缩波在后的移行性波状运动。吞咽时蠕动波始于食管上括约肌下方与上括约肌舒张后的紧缩同时发生,并沿食管向尾端移行将食团向前推进。连续吞咽在食管引起重复而相似的蠕动波。但快速连续吞咽时,食管则维持舒张状态,而仅在最后一次吞咽才有蠕动波发生。人类的食管上 1/3 段由横纹肌组成,中段是横纹肌和平滑肌混合组成,近胃的 1/3 段则由平滑肌组成。食管的蠕动有下述几种形式。

(一)原发性蠕动

1.一期吞咽(咽期)蠕动

它是由吞咽引起的典型食管蠕动。它起源于咽,有学者称为咽期或第一期,是由口腔刺激所引起的一系列反射性肌肉活动,肌肉活动准确及协调,能保证食物沿着正确方向传送,然后穿过咽食管接合处继续下行,抵达食管推动食团前进和维持压力梯度。压力曲线初呈一负波,继而跟随着正波。吞咽时立刻产生,食管上段较食管下段常见,可能由于喉高举突然牵拉关闭的食管所引起。负波之后食管内压的急骤升高认为是食团或流质突然注入食管所形成。该波在食管不同部位上同时出现。原发性蠕动波移行速度平均 4 cm/s,食管上段略短约3 cm/s,至食管下中段加速至 5 cm/s,食管下括约肌上方重新减慢为2.5 cm/s,于吞咽后5~6秒到达下括约肌,并在括约肌以下再减慢为 2.2 cm/s。用食管内换能器系统观察食管上段压力波峰值为(7.12±1.2)kPa[(53.4±9.0) mmHg],中段为(4.67±0.85)kPa[(35.0±6.4) mmHg],下段为(8.60±1.61)kPa[(64.5±12.1) mmHg]。压力波幅值最低部位在横纹肌与平滑肌的连接处。压力波幅值受个体差异、食团大小、食物的性状及温度、腹腔内压及测量方法等因素的影响。有学者证明,食管肌峰电位与食管收缩运动有密切关系。人直立姿势,流质经过食管的速度较原发性蠕动波快,其原因是吞咽时咽部肌肉收缩产生的推力和流质的重力作用。

2.二期吞咽(含管期)蠕动

它是指由咽至食管上端这一段时间,待该期结束,由于咽缩窄性收缩,压力上升,环咽肌突然舒张,食管上端突然开放,此时食管腔又呈负压,则流质或多或少地喷射到食管腔。直立姿势流质经过食管仅有1~2秒。荧光透视显示,咽下的流质常阻滞在食管末端,等到蠕动波到达才允许入胃。

（二）继发性蠕动

继发性蠕动是没有口和咽部过程的食管反应，不是随意吞咽动作所诱发的。它是在吞咽及原发性蠕动之后，由于食管内残留下的食物未完全排空或胃内容物反复逆流食管时，这些食物对食管扩张刺激，经传入冲动到达中枢反射而实现的。继发性蠕动开始是食管上约肌强力关闭，然后沿食管向下移行产生蠕动波，其呈简单的单相正压波急剧上升达峰值，而后迅速返回基线。此波较原发性蠕动波幅度低，它是整个吞咽反射的组成部分。当原发性蠕动波不能推送咽下的食物时，可用继发性蠕动来完成此项工作，出现继发性蠕动时不伴有口和咽部的任何运动。

（三）缩短运动

食管在吞咽时除蠕动外尚有一种缩短运动，缩短长度约为食管全长的 10%，在下段食管缩短最明显。一般认为这是外层纵形肌收缩的结果。此外，部分食管环形肌呈斜行，其收缩亦可引起转移性轴向运动。人的食管不存在逆蠕动，只有反刍动物才有逆蠕动。

三、食管体运动的调节

（一）食管横纹肌段

支配食管横纹肌段的神经胞体位于延髓疑核，传出纤维（有髓鞘）经迷走神经沿食管两侧下行，其分支到达食管。支配咽食管横纹肌的迷走神经纤维、舌咽神经纤维实属躯体运动性纤维。因其通路不含次级神经元，故仅以运动终板与肌纤维直接联系，递质乙酰胆碱通过烟碱受体起作用，箭毒和琥珀酰胆碱可阻断该部神经——肌肉传递。食管横纹肌收缩与平滑肌相仿，即收缩缓慢，延迟 1～2 秒而后舒张。食管横纹肌在静息时处于舒张状态，吞咽时发生蠕动收缩。支配食管不同水平横纹肌的运动神经元具有特定的兴奋程序，导致食管横纹肌蠕动性收缩。在颈部水平切断双侧迷走神经后，食管蠕动消失，食管被动扩张所诱发的食管横纹肌蠕动亦在迷走神经切断后消失。食管中含有机械感受器与温度感受器，当气囊扩张食管时，口端的食管横纹肌发生反射性收缩，其收缩强度与扩张强度直接相关。食管横纹肌的运动还受食团大小和温度的影响。

（二）食管平滑肌段

食管平滑肌段的运动神经来自迷走食管丛。副交感神经节前纤维在肌间神经丛同节后神经元构成突触，然后由其节后纤维到达平滑肌细胞。食管平滑肌收缩运动具有移行特性。平滑肌反应的潜伏期梯度造成了食管蠕动。牵拉或刺激离体食管平滑肌段，可在刺激部位诱发收缩运动并向食管尾端移行，因而离体食管平滑肌段不仅对刺激发生收缩反应的能力，而且收缩运动还具有向尾端移行的特性。

食管环形肌的机械收缩都伴随峰电活动。当平滑肌段某点受电刺激时，其动作电位通常是向尾端而不是向口端传播，即表现选择性传播极性。此特性为神经性的，可能是壁内神经环路。支配纵形肌层的神经属胆碱能兴奋性神经，而支配环形肌层的神经则是非胆碱能肾上腺素能，具有抑制性和兴奋性两类。电刺激这些神经对食管平滑肌抑制，刺激结束后发生肌肉收缩。肾上腺素能神经的递质——去甲肾上腺素，作用于食管平滑肌受体，使食管平滑肌收缩。其对受体的作用则是抑制效应。刺激肾上腺素能神经总的结果将取决于受体的数量、分布和敏感性。学术上对消化道各部位看法上有混乱和意见分歧的是位于食管下端数厘米处。近年来，解剖学家、生理学家、放射线和内镜专家已经达到一致的意见，认为食管末端 2～5 cm 部分有功能特点。食管上部因吞咽所引起的压力变化不扩布到食管前庭。吞咽时，食管胃接合处舒张，高压区压力降低。收缩波通过下括约肌的速度是逐步通过，之前该屏障持续保持于低水平，待蠕动波消失，压力开始升高。括约肌与环咽肌一样,是由于吞咽反射而造成舒张。依靠食管下部和括约肌区的允许食团排空进入括约肌区,括约肌的缓慢收缩再把食团由膈食管裂孔入胃。

(吕俊三)

第二节 胃的生理功能

一、胃液的成分、性质、作用

纯净的胃液是一种无色且呈酸性反应的液体,pH 为 0.9～1.5。正常人每天分泌胃液量为1.5～2.5 L。胃液的成分包括无机物如盐酸、钠和钾的氯化物等,以及有机物如黏蛋白、消化酶等。

(一)盐酸

胃液中的盐酸也称胃酸,其含量通常以单位时间内分泌的盐酸表示,称为盐酸排出量。正常人空腹时盐酸排出量为 0～5 mmol/h。一般认为,盐酸排出量反映胃的分泌能力,它主要取决于壁细胞的数量及功能状态。胃内盐酸有许多作用,可杀死随食物进入胃内的细菌,因而对维持胃和小肠内的无菌状态有重要意义;还能激活胃蛋白酶原,使之转变为活性的胃蛋白酶,并为胃蛋白酶作用提供必要的酸性环境。盐酸进入小肠后,可以引起促胰液素的释放,从而促进胆汁、胰液和小肠液的分泌。盐酸造成的酸性环境有利于小肠对铁和钙的吸收。但是盐酸分泌过多也会对人体产生不利的影响。一般认为,过高的胃酸对胃和十二指肠黏膜有侵蚀作用。

(二)胃蛋白酶原

胃蛋白酶原主要是由主细胞合成的,另外,黏液颈细胞、贲门腺和幽门腺的黏液细胞及十二指肠近端的腺体也能产生胃蛋白酶原。它以不具有活性的酶原颗粒形式储存于细胞内。分泌入胃腔内的胃蛋白酶原在胃酸的作用下,转变为具有活性的胃蛋白酶。已激活的胃蛋白酶对胃蛋白酶原也有激活作用。胃蛋白酶能水解食物中的蛋白质,主要作用于含苯丙氨酸或酪氨酸的肽键上,主要分解产物是胨,产生多肽或氨基酸较少。胃蛋白酶只有在酸性环境中才能发挥作用,其最适 pH 为 2.0～3.5,当 pH＞5 时便失活。

(三)黏液和碳酸氢盐

胃的黏液是由表面上皮细胞、泌酸腺的黏液细胞、贲门腺和幽门腺共同分泌的,其主要成分为糖蛋白。在正常人中,黏液覆盖在胃黏膜的表面,形成一个厚约 500 nm 的凝胶层,具有润滑和保护作用。胃内 HCO_3^- 主要是由胃黏膜的非泌酸细胞分泌的,仅有少量的 HCO_3^- 是从组织间液渗入胃内。基础状态下,胃 HCO_3^- 分泌速率与 H^+ 速率变化平行,故分泌的 HCO_3^- 对胃内 pH 不会有太大影响。黏液-碳酸氢盐屏障,能有效阻止 H^+ 的逆向弥散,保护了胃黏膜免受 H^+ 的侵蚀;黏液深层的中性 pH 环境可使胃蛋白酶丧失分解蛋白质的作用。

(四)内因子

泌酸腺的壁细胞除分泌盐酸外,还分泌一种相对分子质量为 50 000～60 000 的糖蛋白,称为内因子。内因子可与进入胃内的维生素 B_1 结合而促进其吸收。

二、胃液分泌的调节

胃液分泌受许多因素的影响,其中有的起兴奋作用,有的则起抑制作用。进食是胃液分泌的自然刺激物,它通过水解和体液因素调节胃液的分泌。

(一)影响胃酸分泌的内源性物质

1.乙酰胆碱

大部分支配胃的副交感神经节后纤维末梢释放乙酰胆碱。乙酰胆碱直接作用于壁细胞膜上的胆碱能(M_3型)受体,引起盐酸分泌增加,其作用可被胆碱能受体阻滞药(如阿托品)阻断。

2.胃泌素

主要由胃窦黏膜内的 G 细胞分泌,胃泌素分泌后主要通过血液循环作用于壁细胞,刺激其分泌。胃泌素以多种形式存在于体内,其主要分子形式有 G-34(大胃泌素)和 G-17(小胃泌素)两种,胃窦黏膜内主要是 G-17,十二指肠黏膜内 G-17 和 G-34 约各占一半。从生物效应来看,G-17 刺激胃分泌的作用要比 G-34 强 5~6 倍,但 G-34 的清除较慢。

3.组胺

胃的末梢区黏膜内含有组胺。产生组胺的细胞是存在胃泌酸区黏膜中的肠嗜铬样细胞(ECL)。壁细胞上的组胺受体为Ⅱ型受体(H_2受体),用西咪替丁及其类似的药物可阻断组胺与壁细胞的结合,从而减少胃酸分泌。

以上 3 种内源性刺激物,除独立发挥作用外,还有协同作用,表现为当以上 3 个因素中的 2 个因素同时作用时,胃酸的分泌反应往往比 2 个因素单独作用的总和要大,这种现象生理上称为协同作用。

4.生长抑素

生长抑素是由胃体和胃窦黏膜内的 D 细胞释放的一种 14 肽激素,它对胃酸分泌有很强的抑制作用。胃泌素可刺激 D 细胞释放生长抑素,乙酰胆碱则抑制其释放。目前认为生长抑素至少可通过 3 种途径来抑制胃的分泌:①抑制胃窦 G 细胞释放胃泌素。②抑制 ECL 细胞释放组胺。③直接抑制壁细胞的功能。

(二)消化期胃液分泌

进食后胃液分泌机制一般分为头期、胃期和肠期来分析。但是 3 个时期的划分是人为的,实际上,这 3 个时期几乎是同时发生、相互重叠的。

1.头期胃液分泌

头期胃液分泌是由进食动作引起的。传入冲动均来自头部感受器(眼、耳、鼻、口等),反射中枢包括延髓下丘脑、边缘叶和大脑皮质等。迷走神经是这些反射共同的传出神经。迷走神经兴奋后,除通过末梢释放乙酰胆碱直接引起腺体细胞分泌外,迷走神经冲动还可引起胃窦黏膜内的 G 细胞释放胃泌素,胃泌素通过血液循环刺激胃液分泌,头期的胃液分泌也是一种神经-体液性的调节。头期胃液分泌的量和酸度都很高,且胃蛋白酶的含量尤其高。

2.胃期胃液分泌

食物进入胃后,对胃产生机械性和化学性刺激,继续引起胃液分泌,其主要途径为:①扩张刺激胃底、胃体的感受器,通过迷走神经-迷走神经长反射和壁内神经丛的短反射,引起胃腺分泌。②扩张刺激胃幽门部,通过壁内神经丛作用于 G 细胞,引起胃泌素的释放。③食物的化学成分直接作用于 G 细胞引起胃泌素的释放。刺激 G 细胞释放胃泌素的主要食物化学成分是蛋白质的消化产物,包括肽类和氨基酸。胃期胃液分泌的酸度也很高,但胃蛋白酶含量却比头期分泌的胃液有所减少。

3.肠期胃液分泌

具体机制不清,进食后可引起十二指肠释放胃泌素,它可能是肠期胃液分泌的体液因素之一。目前认为肠期胃液分泌的机制中,神经反射的作用不大,它主要通过体液调节机制。肠期胃液分泌的量不大,大约占进食后胃液分泌总量的 1/10,这可能与食物在小肠内同时还产生许多对胃液分泌起抑制性作用的调节机制有关。

(三)胃液分泌的抑制性调节

在消化期内抑制胃液分泌的因素除精神、情绪因素外,主要有盐酸、脂肪和高张溶液 3 种。

1.盐酸

盐酸对胃腺活动具有抑制性作用,因此是胃酸分泌的一种负反馈调节机制。当胃窦 pH 降至 $1.2\sim1.5$ 时,便可对胃液分泌产生抑制作用。机制可能是盐酸直接抑制了胃窦黏膜中的 G 细胞,减少胃泌素释放的结果。近年来,一些实验资料还表明,胃内盐酸还可能通过胃黏膜释放一种抑制性因子(即生长抑素),转而抑制胃泌素和胃液的分泌。当十二指肠内 pH 降到 2.5 以下时,对胃酸分泌也有抑制作用。

2.脂肪

脂肪是抑制胃液分泌的另一个主要因素。脂肪及消化产物抑制胃分泌的作用发生在脂肪进入十二指肠后,而不是在胃中。

3.高张溶液

十二指肠内高张溶液对胃分泌后抑制作用可能通过两种途径来实现,即激活小肠内的渗透压感受器,通过肠-胃反射引起胃酸分泌的抑制,以及通过刺激小肠黏膜释放一种或几种抑制性激素而抑制胃液分泌。

三、胃的运动及胃排空

胃既有储存食物的功能,又具有泵的功能。胃底和胃体的前部(头区)运动较弱,胃体远端和胃窦(尾区)运动较强。尾区的主要功能是磨碎食物,形成食糜,逐步推入十二指肠。

(一)胃的容受性舒张

当咀嚼和吞咽时,食物对咽等处感受器的刺激,可通过迷走神经反射性地引起胃的容受性舒张。容受性舒张使胃的容量由空腹时的 50 mL 增加到进食后的 1.5 L,从而使胃更好地完成容受和储存食物的功能。胃的容受性舒张是通过迷走神经的传入和传出通路反射而实现的,在此反射中,迷走神经的传出通路是抑制性纤维,其末梢释放的递质既非乙酰胆碱,也非去甲肾上腺素,而可能是某种肽类物质。

(二)胃的蠕动

蠕动是从胃的中部开始,有节律地向幽门方向进行。胃蠕动波的频率约为 3 次/分,并需 1 分钟左右到达幽门。一般在进食后 5 分钟即开始。胃蠕动的生理意义:一方面,使食物与胃液充分地混合,以利于胃液发挥消化作用;另一方面,可搅拌和粉碎食物,并推进胃内容物通过幽门向十二指肠移行。

胃的蠕动受胃平滑肌的基本电节律控制。神经和体液因素可通过影响胃的基本电节律和动作电位而影响胃的蠕动。迷走神经冲动、胃泌素和胃动素可使胃的收缩频率和强度增加;交感神经兴奋、促胰液素和抑胃肽则作用相反。

（三）胃的排空及调控

食物由胃排入十二指肠的过程称为胃的排空。一般在食物入胃后 5 分钟即有部分食物被排入十二指肠。不同食物排空速度不同,这和食物的物理性状和化学组成都有关系。在 3 种主要食物中,糖类食物排空较蛋白质为短,脂肪类食物排空最慢。对于混合食物,胃完全排空通常需要 4～6 小时。

胃的排空率受来自胃和来自十二指肠两方面因素的控制。①胃内因素促进排空:胃内食物和胃泌素释放均可促进胃排空。一般来说,食物由胃排空的速率和留在胃内食物量的平方根成正比。扩张刺激及食物的某些成分,主要是蛋白质消化产物,可引起胃窦黏膜释放胃泌素,胃泌素除了引起胃酸分泌外,对胃的运动有中等程度的刺激作用,它提高幽门泵的活动,使幽门舒张,促进胃排空。②十二指肠因素抑制胃排空:肠胃反射对胃运动的抑制,在十二指肠壁上存在多种感受器。酸、脂肪、渗透压及机械扩张,都可刺激这些感受器,反射性地抑制胃运动,引起胃排空减慢。这个反射称为肠-胃反射。其传出冲动通过迷走神经、壁内神经,甚至还可通过交感神经传到胃。肠-胃反射对酸的刺激特别敏感,当 pH 降到2.5～4.0时,即可引起反射,从而阻止酸性食糜进入十二指肠。当过量食糜,特别是酸或脂肪由胃进入十二指肠时,可引起黏膜释放几种不同的激素,抑制胃的运动、延缓胃窦排空。促胰液素、抑胃肽等具有这种作用,统称为肠抑胃素。

（四）消化间期胃的运动

大量观测表明,人在空腹时,胃运动表现为以间歇性强力收缩伴有较长静息期为特征的周期性运动,并向肠道方向扩布。胃肠道在消化间期的这种运动称为移行性复合运动(MMC),MMC的每一周期持续90～120 分钟,可分为 4 个时相。①Ⅰ相:静止相,持续 45～60 分钟;②Ⅱ相:胃肠开始有散发的蠕动,持续时间30～45 分钟;③Ⅲ相:胃肠出现规则的高振幅收缩,持续 5～10 分钟;④Ⅳ相:是从Ⅲ相转至下一个周期Ⅰ相之间的短暂过渡期,持续约 5 分钟。近年来研究显示,MMC 的发生和移行主要受肠道神经系统和胃肠激素的调节。

胃的 MMC 起始于胃体上 1/3 部位,其Ⅲ相的收缩波以 5～10 cm/min 的速度向远端扩布,约 90 分钟达肠末端。MMC 使整个胃肠道在消化间期仍有断断续续的运动,可将胃肠内容物(包括食物残渣、脱落的细胞碎片和细菌等)清除干净,起到"清道夫"的作用。若消化间期的胃肠运动发生减退,可引起功能性消化不良及肠道内细菌过度繁殖等病症。

（吕俊三）

第三节　肠道的生理功能

肠道是消化系统重要器官,它与食物的消化、吸收、容纳及排泄密切相关,在机体生长发育、内环境稳定中起着重要作用。它与外界相通,直接收纳食物,易受自然界多种致病因素如病毒、细菌、寄生虫及毒物等的直接攻击,加之肠腔存在大量机体所需的正常菌群及条件致病菌群,而且肠道路径较长,一旦损伤因素进入肠道,作用时间较长,某一环节受损则引起连锁效应,因此肠道易发生疾病。腹泻是最常见的肠道疾病之一。本节重点叙述肠道的解剖学及生理学。

一、小肠的生理

小肠是食物消化、吸收的重要部位。在这里,食物受到胰液、胆汁和小肠上皮细胞内酶的化学作用及小肠蠕动和绒毛运动的机械作用,加之小肠巨大的吸收面积,食物在小肠内停留时间较长使营养物质得以与黏膜面保持密切接触,使得在小肠内已被消化且适于吸收的小分子物质被充分消化、吸收,同时水、无机盐和维生素等也主要在小肠被吸收。因此,食物通过小肠后,消化吸收过程便已基本结束,只留下不能消化的和未被消化吸收的食物残渣进入大肠。人类每天有6～10 L未完全消化的食糜和分泌液由胃排至十二指肠,仅有0.5～1.5 L的内容物进入结肠。食物在小肠的消化吸收需要两个基本因素,即消化酶和将食物运送到最佳吸收部位的小肠运动,两者缺一不可,相辅相成。

(一)消化酶

肠壁内有多种消化酶,起主要作用的酶是由胰腺分泌的。小肠液中的其他消化酶除能激活胰蛋白酶原的肠激酶外,都不是由肠源所分泌,其来源是由肠上皮吸收细胞表面刷状缘内或是与脱落的肠黏膜细胞一起脱落到肠腔中而释放出的消化酶。小肠黏膜上皮细胞内存在几种不同的肽酶,可以分解寡肽和氨基酸,还有4种分解双糖的单糖酶即蔗糖酶、麦芽糖酶、异麦芽糖酶和乳糖酶。这些酶大部分存在于刷状缘内,一部分存在于细胞质中。现将小肠中主要消化酶列于表1-1中。

表1-1 小肠中主要消化酶及作用

消化液	消化酶	底物	分解产物	最适pH
胰液	胰蛋白酶	蛋白质、多肽	多肽、小肽	8.0
	糜蛋白酶	蛋白质、多肽	小肽	8.0
	羧基肽酶	多肽	自C端分解,氨基酸	—
	胰淀粉酶	淀粉	双糖类	6.7～7.0
	胰脂酶	脂肪	脂肪酸、甘油酯	8.0
	核酸酶	核酸	核苷酸	—
	核糖核酸酶	核酸	多核苷酸	—
肠液	肠激酶	胰蛋白酶原	胰蛋白酶	—
	氨基肽酶	多肽	自N端分解,氨基酸	8.0
	二肽酶	二肽	氨基酸	—
	麦芽糖酶	麦芽糖	葡萄糖	5.0～7.0
	乳糖酶	乳糖	葡萄糖、半乳糖	5.8～6.2
	蔗糖酶	蔗糖	葡萄糖、果糖	5.0～7.0
	肠脂酶	脂肪	脂肪酸、甘油酸	8.0
	核苷酸酶	核苷酸	核苷、磷酸	—
	核苷酶	核苷	嘌呤碱、戊糖	8.0

(二)小肠运动

小肠的运动是靠肠壁平滑肌收缩来完成,肠腔内食物的混合、消化、吸收和传输都有赖于小肠平滑肌的运动。小肠特有的电活动是其运动的基础。

1.小肠的电活动

(1)慢波:由纵行肌肌细胞膜电位的节律性波动所造成,这种电活动被称为基本电节律,其起步点位于十二指肠近胆管入口处的纵行肌细胞。从十二指肠到回肠末端,基本电节律的频率逐渐下降。慢波不引起平滑肌收缩,但可控制平滑肌细胞收缩的频率。环行肌没有自发的慢波电变化,而是纵行肌产生的慢波,通过电紧张的形式扩布入环行肌。

(2)动作电位:在各种刺激下,慢波的电位如果提高到临界水平时,在慢波的顶端就发生动作电位,常称峰电位,动作电位能够传播到整个肌细胞,引起平滑肌收缩。

2.小肠运动方式

(1)分节运动:是以环行肌为主的规律性收缩与舒展交替进行的一种收缩运动,在数厘米的一段小肠上,环行肌许多点同时收缩,将肠腔内食糜分割为许多节段,随后原来收缩部位舒张,而舒张的部位收缩,于是肠腔内的食糜又被分为新的节段。如此反复进行,使食糜不断分割混合,充分与消化酶和肠壁接触,利于消化吸收。另外,此种对肠壁的挤压作用促进已吸收物质从肠壁转运入血液及淋巴液中。分节运动仅有微小的食糜推进作用,这是因为小肠上段分节运动收缩频率为11~12次/分,略高于回肠段8次/分所致。分节运动在空腹时几乎不存在,进食后逐渐转强。

(2)蠕动:小肠纵行肌和环行肌协调地收缩和舒张,是一种推进性运动,将食糜向小肠方向推送,速度大约为2 cm/s,在小肠上端略快于小肠下端。每一次蠕动收缩使食糜推进距离一般均小于5 cm,因此这种蠕动也称为短距离推进运动。蠕动的意义在于使经过分节运动的食糜向前推进一步,到达新的肠段开始新的分节运动以进一步消化。食糜从胃进入十二指肠后,经过小肠运动的推动到达回盲瓣再进入结肠需3~4小时。

(3)蠕动冲:在小肠中有一行进速度很快的,达2~25 cm/s,且传播较远的蠕动,被称为蠕动冲。要由进食时的吞咽动作及食糜进入十二指肠而引起,它可把食糜从小肠始端一直推送到小肠末端,有时还可至大肠。

(4)移行性复合运动(migrating motor complex,MMC):空腹状态下,小肠并不因为肠腔无食糜、没有消化过程而完全休息,此时,小肠环行肌反复发生周期性的强烈收缩,这种收缩从小肠上端开始,并以缓慢的速度向回肠末端移行,其周期约为90分钟,从小肠上端移行到回肠末端约需120分钟。因此前一个MMC还在进行,尚未到达回肠末端时,下一个MMC又在小肠上端发生。空腹状态下,小肠MMC就这样周而复始地进行。进食后很快终止这一运动形式转为蠕动和分节运动等进食后运动型。这一运动的生理意义在于强烈的MMC收缩带缓慢向小肠尾端移行,如同小肠清道夫,能完全清扫小肠中的残余食物、分泌物和脱落上皮细胞,将其排空到结肠,为后来的进食和消化做好准备,这也限制了有害细菌在小肠的繁殖,保持了肠道的清洁。

3.小肠运动的调节

(1)基本电节律控制:小肠平滑肌的收缩最显著的特征是环肌的节律性收缩,表明肠道存在着一个时钟控制系统,这就是小肠的慢波电位。小肠的慢波电位是由平滑肌内在特性所产生,是由小肠纵肌和环肌间的Cajal间质细胞所产生的,它起着对小肠运动节律性的调节作用。

(2)外来神经的控制:小肠受迷走神经和交感神经的支配。迷走神经的影响是弥漫性的,它对空肠的影响较对回肠的影响大。迷走胆碱能神经兴奋使小肠运动加强,交感肾上腺素能神经则抑制小肠运动。

(3)内在神经的控制:肠道壁存在一个庞大的肠神经系统(enteric nervous system,ENS),

它所含的神经细胞数目多如整个脊髓所含数量,与肾上腺能、胆碱能神经一起参与对小肠运动的调节作用,由于它不受中枢神经控制,被称为"肠脑"。ENS 的胞体主要存在于黏膜下和环纵肌之间,即黏膜下神经丛和肌间神经丛,前者主要抑制肠的分泌和吸收,后者主要与肠运动控制有关。

(4)体液因素的作用:一般来说,胃泌素和缩胆囊素可以兴奋小肠运动,而促胰液素、胰高血糖素则起抑制作用,肠神经系统的多数神经元是一种肽能神经,现已知这些肽能神经所释放的 P 物质和甘丙素可兴奋小肠运动,而血管活性肠肽、生长抑素、神经降压素和脑啡肽则使肠环行肌舒张,抑制肠运动。近来发现,一氧化氮在外周肠肌间神经丛合成和释放,它作为非胆碱能、非肾上腺能神经递质,作用于平滑肌靶细胞,使平滑肌松弛。有较多资料研究表明胃动素在启动消化间期小肠 MMC 活动中起重要作用,具有特别重要的意义,但其在进食阶段则似乎没有意义。

(三)小肠消化吸收时相

(1)腔内期:营养物质经肠腔内消化酶的水解作用,使肠内容物的理化性状转变为可被小肠黏膜细胞吸收的状态。

(2)黏膜期:被部分消化的营养物经小肠柱状吸收细胞吸收,在刷状缘经细胞内的肽酶进一步水解而吸收并准备运送出固有膜。

(3)运送期:被充分水解的营养物质从上皮固有膜经淋巴或门静脉运送到体循环,再输送到身体其他脏器贮存和代谢。

(四)各种物质的吸收部位

许多营养物可在小肠全程吸收,有些营养物质则在小肠某段吸收较多。小肠近段主要吸收甘油一酯、脂肪酸、部分单糖,故小肠的上 $1/3\sim1/2$ 部分是机体吸收营养物质的主要部位,小肠远端则主要吸收胆酸和维生素 B_{12}。

(五)小肠吸收转运的类型

主动转运是一种物质逆着电或化学梯度而运入细胞内,此过程需要能量,它是由 Na^+,K^+-ATP酶在进行 Na^+、K^+ 交换的同时分解 ATP 产生能量来供转运所需。主动转运也可由载体传递完成,可受竞争抑制。单纯扩散是顺电或化学梯度转运,它不需能量,不用载体,也不受竞争抑制。易化扩散由载体传递,常受竞争抑制,余同单纯扩散。单纯扩散和易化扩散及滤过、渗透统称为被动转运;胞吞作用是在细胞外的某些大分子物质及团块如细胞、病毒、脂蛋白颗粒或大分子蛋白等进入细胞的过程。进入物为固体称吞噬作用,进入物为液体称吞饮作用。在这 4 种转运机制中以主动转运和单纯扩散为最主要的吸收转运方式。

(六)营养物质的消化吸收过程

1.糖类的吸收

食物中含有最多的糖类是大分子的淀粉,需经消化才被吸收。尽管唾液中有 α-淀粉酶,但在胃液中很快失活。故淀粉的吸收主要是在小肠上部的肠腔内和肠黏膜上皮细胞表面进行。在肠壁内存在着胰腺分泌的 α-淀粉酶,它是水解淀粉的最主要酶,可将淀粉水解为寡糖——α-糊精、麦芽寡糖及麦芽糖,然后再经小肠黏膜上皮细胞刷状缘中的 α-糊精酶、麦芽糖酶、蔗糖酶、乳糖酶,将 α-糊精、麦芽糖、蔗糖和乳糖最终分解成葡萄糖,少许为半乳糖和果糖。在肠黏膜上皮细胞刷状缘有一种能选择性地将葡萄糖和半乳糖等从刷状缘的肠腔面转入细胞内的载体,在细胞膜上形成 Na^+-载体葡萄糖复合物,由载体转运进入细胞内,此过程需要能量,钠泵抑制剂毒毛花苷、根皮苷及能与 Na^+ 竞争载体蛋白的 K^+ 都能抑制糖的主动转运。

在各种单糖中,己糖吸收较快,而戊糖吸收很慢。在己糖中半乳糖和葡萄糖吸收最快,果糖次之,甘露糖最慢。

2.蛋白质的消化、吸收

蛋白质的消化主要在小肠内进行,首先由肠腔内的胰蛋白酶、糜蛋白酶、弹性蛋白酶及羧基肽酶 A 和羧基肽酶 B 对长肽链进行分解,其产物 1/3 为氨基酸,2/3 为寡肽。寡肽在肠黏膜上皮细胞刷状缘及肠腔液中的寡肽酶作用下,从肽链的氨基酸逐步水解肽链,最后分解为氨基酸。氨基酸的转运也需要钠的参与,并与载体形成复合物,属于主动转运。小肠壁上有 4 种转运氨基酸的特殊载体,即中性氨基酸转运载体(甲硫氨酸、亮氨酸等)、碱性氨基酸转运载体(精氨酸、赖氨酸)、酸性氨基酸转运载体(门冬氨酸、谷氨酸)、亚氨基酶及甘氨酸载体(脯氨酶、羟脯氨酸及甘氨酸)。氨基酸的吸收主要在十二指肠和空肠进行,极少数至回肠才被吸收,然后通过血管进入肝脏和全身血液。

3.脂肪的消化、吸收

脂肪在小肠内经乳化和脂肪酶的作用,分解成脂肪酸和甘油酯,并与胆固醇和胆盐形成直径 0.4~1.0 nm 的脂肪混合微胶粒。此微胶粒中的胆盐有亲水性,能携带脂肪的消化产物通过覆盖在小肠微绒毛表面的非流动水层,当到达绒毛表面时,一部分微胶粒以吞饮的方式被吸收,另一部分微胶粒中的成分相互分离,甘油酯、脂肪酸和胆固醇通过被动扩散透过微绒毛的脂蛋白膜,进入黏膜细胞。胆盐因不溶于脂蛋白膜而被留于肠腔,可再次用于脂肪微胶粒的形成或在回肠末端以主动转运的方式被吸收。短中链脂肪酸和甘油在肠上皮细胞内不经过再合成阶段直接进入门静脉,但长链脂肪酸需重新合成为甘油三酯,并在其外表面包裹一层卵磷脂和蛋白质组成的膜,形成乳糜微粒,经高尔基复合体由上皮细胞的质膜分泌出去并进入中央乳糜管,再经淋巴管而入血液循环。因食物中含 ^{12}C 以上的长链脂肪酸很多,所以脂肪的吸收主要是按上述过程取道淋巴途径而进入血液循环中。

4.水分和电解质的吸收

详见"肠道内水和电解质转运"部分。

(七)小肠消化吸收的调节

1.局部因素

肠腔内的胆酸和脂肪酸能抑制小肠对水分的吸收。某些细菌毒素,如霍乱毒素和大肠埃希菌内毒素,能刺激上皮细胞的腺苷环化酶,使细胞内 cAMP 含量明显增加,后者能抑制水和盐的吸收,促进 Na^+ 和水向肠腔内移动,从而引起严重的水泻。

2.神经因素

刺激内脏神经可减弱小肠对水和胰的吸收,反之,阻断内脏神经可使水、胰、葡萄糖、脂肪、氯化钠的吸收加强。

3 体液因素

很多激素能影响小肠的吸收活动。甲状腺素能增加小肠对糖类、氯化钠和水的吸收;肾上腺皮质激素也能促进小肠对半乳糖、葡萄糖的吸收;生长抑素和甲状腺素释放激素则抑制小肠对葡萄糖及木糖的吸收;缩肠绒毛素可加强肠黏膜上皮细胞绒毛运动,促进绒毛内血液和淋巴液的流动,有利于营养物质的吸收。

二、大肠的生理

大肠的主要功能是:①吸收肠内容物的水分和电解质,参与机体对水、电解质平衡的调节;

②完成对食物残渣的加工,形成粪便,暂时储存,或将其推进至肛门;③吸收结肠内细菌产生的B族维生素和维生素K复合物。

(一)大肠内的消化吸收

结肠黏膜无绒毛,对食物无明显的消化吸收作用。大肠壁有较多的杯状细胞,能分泌保持肠黏膜及粪便润滑的黏液,以防止粪便的细菌及刺激物质的损害。结肠对维持机体水和电解质平衡仍然起一定作用。据估计,正常人结肠每天能吸收460 mmol的钠和2 000 mL的水。

结肠内有大量的细菌,主要是厌氧和兼性厌氧细菌如厌氧类杆菌、厌氧乳酶菌和梭状芽孢杆菌属。粪便中死的和活的细菌占粪便固体总量的20%～30%,结肠内这些细菌对人体是有益的。它们能抑制某些病原菌如沙门菌和霍乱弧菌的生长,对机体有保护作用。这些细菌还能合成B族维生素及维生素K,成为机体该种维生素的来源。细胞中含有的酶能够分解食物残渣和植物纤维,这些分解产物绝大部分不被吸收而作为粪便排出。

(二)大肠的运动

大肠的运动主要是指结肠的运动。非推进性节段性收缩使结肠出现一连串的结肠袋,结肠内容物被揉挤而向相反方向往返运动,可促进肠内容物的水分和盐类被结肠黏膜吸收。

推进性转运性收缩使肠内容物从结肠近端向远端推送。结肠有时出现一种进行很快、前进很远的集团运动,通常开始于横结肠,可推进一部分内容物快速移动直达乙状结肠或直肠,刺激直肠壁的机械感受而产生便意。这种蠕动每天发生3～4次,常在饭后或胃内充满食物时发生,称为"胃-结肠反射"。当人每天由肛门排出的气体增多时,并不一定表示肠内气体过多,而很可能是由于大肠运动增加所致。

三、肠道内水和电解质转运

水、电解质平衡在维持人体正常生命活动中起着重要作用,肠道内水、电解质转运是人体水、电解质平衡的重要部分。

(一)肠道水和电解质的吸收

1.水的吸收

水在人体具有十分重要的生理意义,它是构成体液的主要部分,也是体内各种物质的溶剂。体内各种物质都以水溶液形式存在,水还参与许多生物化学反应,并起细胞内外和血管内外物质交换的媒介作用。总之,水为正常的生命活动提供了良好的内环境,其正常的吸收和排泄是保证内环境相对恒定的重要条件。

正常成人每天对水的最低需要量为1 500 mL,而消化道每天除接受来自饮料和食物的水分外,还有来自消化液的分泌,共约9 L,包括2 L摄入水、1.5 L唾液、2.5 L胃液、0.5 L胆汁、1.5 L胰液和1 L肠液。这些消化道内的水只有少量,约150 mL随粪便排出,其余绝大部分都被消化道吸收。因此,消化道每天对水的吸收能力远远超过机体的需要量。水的吸收部位主要在肠道,胃只能吸收少量的水。

(1)小肠对水的吸收:小肠黏膜对水的通透性很高,水可以很容易地依渗透梯度通过小肠黏膜。一方面水分从小肠被吸收到血液和淋巴液中,另一方面又可从血液透过肠黏膜进入肠腔。每天5 000～10 000 mL水分进入小肠,其中仅1 000 mL左右进入结肠,因此,水分主要是在小肠中吸收。

在研究小肠对水分吸收机制中人们发现水的吸收是伴随溶质吸收而进行的,上皮所吸收的液体和肠腔内液始终等渗,上皮细胞间的紧密连接可以使水和小分子通过,上皮的顶膜和底侧膜对水有较大的通透性,于是提出了水在小肠吸收的"稳定渗透梯度模型",其内容为溶质(主要为 Na^+ 和 Cl^-)首先经过上皮细胞和进入细胞间隙,导致细胞间隙渗透压升高,水在渗透压差的作用下进入细胞间隙,此处的流体静水压将会不断升高,这便能够驱使液体缓慢地通过上皮下的基膜流向组织液和附近的毛细血管。目前,细胞旁路和跨细胞通路在水吸收中的相对重要性尚有争议。

(2)水在大肠内的吸收:人结肠每天可从回肠接受 500~1 000 mL 水,其中 80% 被吸收,而结肠每天至少可以吸收 2 500 mL 水,因此结肠对水的吸收有巨大的潜力,其对水的吸收量随机体的需要而变化。

尽管结肠对水的吸收机制不甚明确,但学者们发现水通过结肠黏膜的净移量与 Na^+ 和 K^+ 的净移量呈直线关系,因此提出水在结肠吸收伴随溶质的吸收。而且结肠可以逆着渗透压梯度吸收高渗液,这可能与上皮细胞连接相对紧密有关。这与小肠上皮细胞吸收等渗液的特性形成明显区别。

2.钠和氯的吸收

Na^+ 和 Cl^- 构成机体细胞外液的主要电解质,在体内的主要功能是维持细胞外液的晶体渗透压,进而影响水在细胞内外之间的流动方向,在维持正常血容量中起着重要作用。体重 60 kg 的人约含钠 60 g。Na^+ 和 Cl^- 主要来自调味品 NaCl,其每天摄取量随饮食习惯、食物性质和生活情况不同而异,成人一般每天摄入食盐 6~15 g。

钠和氯均以离子形式被吸收。小肠是钠和氯吸收的重要部位,大肠也可根据机体的需要吸收一定量的钠和氯。

(1)小肠对钠和氯的吸收:Na^+ 和 Cl^- 虽然在小肠可以通过细胞旁路途径吸收,但主要还是通过跨细胞途径吸收。这是一种主动吸收过程,主要有 3 种方式即 Na^+ 的非偶联吸收、Na^+ 的偶联吸收及中性 NaCl 的吸收。

Na^+ 的非偶联吸收:Na^+ 从黏液进入上皮细胞是顺着电化学梯度的易化扩散过程,在细胞内 Na^+ 从细胞底侧膜进入组织液或血浆是逆着电化学梯度的耗能的主动转运过程。该能量是来自 ATP 的水解。Cl^- 的吸收途径主要是细胞旁路。但也不能排除跨细胞途径。

Na^+ 的偶联吸收:小肠内多种有机溶质的吸收依赖于 Na^+ 的吸收,并且与 Na^+ 的吸收相偶联,这些溶质包括 D-己糖、L-氨基酸、甘油三酯、某些维生素和胆盐。至今尚无证据证明水溶性有机物是以非 Na^+ 依赖机制被主动吸收的,Na^+ 与有机溶质偶联吸收机制的要点是小肠黏膜上皮细胞的顶膜存在一种"载体",它能使 Na^+ 和有机溶质偶联入上皮细胞。进入上皮细胞的 Na^+ 借助于 Na^+,K^+-ATP 酶而从细胞底侧膜排出,而与 Na^+ 偶联进入肠上皮细胞的有机溶质则顺着浓度梯度在上皮细胞底侧膜被排出。与此同时 Cl^- 则是从细胞旁路途径被动吸收。

中性 NaCl 的吸收:中性 NaCl 的吸收是指 Na^+ 和 Cl^- 以 1:1 的比例从肠道转运到组织或血液的过程。此种吸收方式在各种动物的上皮细胞得到证实。是 Na^+ 和 Cl^- 转运的主要形式之一。关于中性 NaCl 吸收的机制,有两种解释。一种观点认为肠上皮细胞顶膜存在中介 Na^+ 和 Cl^- 以 1:1 的比例吸收的机制。Na^+ 的进入为 Cl^- 的进入提供能量,然后 Na^+ 在底膜由 Na^+ 泵泵出,Cl^- 则依赖电化学梯度排出。另一种观点认为 Na^+ 和 Cl^- 的吸收不是中性同向转运,而是两个中性反向转运过程,一个是 Na^+-H^+ 交换,另一个是 Cl^--HCO_3^- 交换。一般认为,细胞内的 H^+ 和 HCO_3^- 是通过内源性或外源性的 CO_2 的水合作用产生的。然后,HCO_3^- 与 Cl^-、H^+ 与

Na^+分别进行反向转运,使Na^+和Cl^-以$1:1$的比例被吸收,而H^+和HCO_3^-以$1:1$的比例被分泌到肠腔,形成H_2O和CO_2。上述3种NaCl的吸收方式在小肠NaCl吸收的总量中所占的比例不同,Na^+的非偶联吸收的比例很少,而主要的吸收方式是中性NaCl的吸收。

(2)大肠对钠和氯的吸收:研究表明,大肠粪便液体中Na^+和Cl^-的浓度低于血浆,且肠腔中的电位比参考点(皮下组织)低$10\sim50$ mV,提示Na^+和Cl^-在大肠均是主动吸收。

Na^+的非偶联吸收:Na^+可以顺着电化学梯度进入结肠黏膜上皮细胞,然后借助底膜的Na^+,K^+-ATP从细胞排出。Na^+的吸收使上皮细胞两侧建立了一个20 mV的电位差(肠腔为负),该电位差有利于Cl^-的被动吸收。Na^+进入上皮细胞,除受Na^+浓度的影响外,还受哌嗪类利尿药阿米洛利和醛固酮及有机和无机阳离子的影响。

中性NaCl的吸收:有学者认为Na^+和Cl^-的吸收基本不影响跨上皮电位差,是中性的吸收过程;Na^+和Cl^-的吸收是密切联系的,因此认为,结肠NaCl的吸收与小肠中性Nacl吸收模式基本一致。

Na^+和Cl^-在小肠的吸收与它们在大肠的吸收有着明显的不同:①Na^+和Cl^-在小肠的吸收是不受限制的,其吸收量只随食物中NaCl的含量而变化。但它们在大肠的吸收量则随机体的需要而变化。②Na^+和Cl^-在小肠可以通过跨细胞途径和细胞旁路途径被吸收。但在大肠,由于其上皮的紧密连接对离子的通透性很小,且肠腔中Na^+和Cl^-的浓度显著低于血浆,故很难经细胞旁路途径被吸收。③在小肠,由于上皮的漏流性,Na^+和Cl^-不但能被吸收入血,而且还可以从血浆逆流到肠腔,净吸收量等于两者之差,但大肠的紧密上皮使Na^+和Cl^-的回漏量极少。

3.碳酸氢盐的吸收

胃肠道的碳酸氢盐($NaHCO_3$)来自胰腺、胆囊和胃肠道的分泌。常态下胃肠同时存在HCO_3^-的分泌和吸收,净吸收量等于两者之差。HCO_3^-的吸收与肠腔中HCO_3^-的浓度有关。在空肠,当HCO_3^-的浓度大于6 mmol/L时,可以被迅速吸收。在回肠或结肠,如果HCO_3^-的浓度低于$40\sim50$ mmol/L则被分泌到肠腔。研究表明,当H^+从上皮细胞顶膜排出时,有同等量的HCO_3^-从底膜排出。H^+的分泌可以促进HCO_3^-的重吸收。目前尚难肯定HCO_3^-是以分子形式被吸收还是以与H^+交换的形式被吸收,或者两者兼有。

4.钾的吸收

钾主要来自食物,每人每天需$2\sim3$ g,钾盐以离子形式极易被吸收,故一般食物中可以提供足够的钾盐。钾在糖原合成、肌肉兴奋性的维持及酸碱平衡的调节等多方面都具有重要作用。

K^+主要在小肠吸收,大肠也可吸收一部分,和Na^+及HCO_3^-一样,K^+的净吸收量等于吸收量和分泌量之差。绝大多数K^+都是经过细胞旁路被吸收的。过去认为,在整个小肠和结肠,K^+的净流量都是顺着电化学梯度进行的。但现在认为,K^+在结肠的吸收是耗能的主动转运过程。

5.钙和磷酸盐的吸收

钙和磷都是机体不可缺少的物质。钙在机体的主要作用是维持肌肉的正常工作和神经的兴奋性,参与调节细胞活动及作为骨和牙的重要组成部分。无机磷酸盐也是骨和牙的重要组成部分。

肠道中的钙主要来自食物,此外还有一部分来自机体本身。钙的吸收受到肠道内pH、脂肪食物、某些钙沉淀剂(草酸盐、植酸)及某些激素的影响。婴儿对食物钙的吸收率在50%以上,儿童为40%,成人约20%,60岁以上的老年人对钙的吸收率明显下降。钙在小肠和结肠全段均可吸收,但主要在回肠吸收。一般是以跨细胞进行的饱和吸收方式,另一种是经由细胞旁路的非饱和吸收方式。具体机制不甚明确。

食物中的磷大部分以磷酸盐的形式存在,它可在小肠各段吸收。食物中的钙、镁、铁离子及肠腔内 pH 都可影响磷的吸收。其吸收方式主要包括被动扩散和主动转运两种方式。

(二)肠道水、电解质的调节

肠道水、电解质转运的调节十分复杂,影响因素较多,许多调控机制不够明确,争论较多。多数学者认为肠道水、电解质转运主要受下列三大因素影响。

1.神经系统的调节

在水、电解质调节中,肠内源性神经系统起着十分重要的作用。其包括肠内源性神经系统的肌间神经丛和黏膜下神经丛,以及来源于迷走神经及一部分交感神经和盆神经的外源性神经系统。它们之间存在广泛的联系,直接或间接地支配着肠上皮细胞。正常情况下,肠上皮细胞每天吸收大量的电解质,在某些情况下,通过神经反射,黏膜下神经可持续抑制肠上皮细胞对电解质的吸收。特异性的神经末梢能感觉肠腔内化学、渗透压、热能等方面的改变及肠壁机械活动状态,将这些信息整合后以动作电位形式传递至神经节。运动神经细胞释放神经递质直接或间接作用于肠细胞上的受体,进而改变肠细胞的吸收分泌功能,以影响水、电解质转运。

2.内分泌调节

肾素-醛固酮系统对肠道水电解质转运有重要的调节作用。肠上皮细胞膜上存在醛固酮受体,尤其是在结肠最多。当机体水、电解质紊乱时,可通过肾素-醛固酮系统来调节对水钠的吸收以维持机体水、电解质平衡。近年来,对肠道内分泌研究较多,肠道内分泌细胞散在分布于肠上皮的隐窝中,肠腔面的绒毛具有感觉受体的功能,能感觉来自肠腔的刺激。这些肠内分泌细胞通过旁分泌、神经分泌和内分泌素机制调节肠道水、电解质的转运。

3.免疫系统的调节

神经内分泌系统对肠道水电解质转运的调节是经典的调节方式。近年来,通过对肠道免疫的研究发现,肠道内免疫效应细胞(如有膜的浆细胞、巨噬细胞、上皮下的成纤维细胞及肌成纤维细胞及上皮内的淋巴细胞和浆细胞,这些细胞受到刺激后,会释放出一些介质成分作用于基质细胞使其合成和释放前列腺素或直接作用于肠上皮细胞)及神经作用于肠上皮,使肠上皮细胞增加对 Cl^- 的分泌,减少 Na^+、Cl^- 的吸收,以调节肠道对水、电解质的转运,进而使机体保持水、电解质平衡。

(吕俊三)

第四节　肝脏的生理功能

一、肝脏的主要细胞及其功能

(一)肝实质细胞

肝实质细胞是肝脏的主要功能细胞,约占肝脏细胞的 80%。肝实质细胞的主要功能包括:①参与糖类、蛋白质、脂肪和维生素等营养物质的摄取、存储和释放入血;②合成血浆蛋白、脂蛋白、脂肪酸、胆汁和磷脂;③分泌胆汁;④降解内源性和外源性化合物,发挥生物转化作用。

(二)非实质细胞

1.内皮细胞

肝血窦位于肝板之间,有两大特征,即独特的内皮细胞和缺乏基膜。内皮细胞呈扁平梭形,胞核部分膨大,有较多胞质,胞质内仅含少量细胞器,有丰富吞饮泡。内皮细胞有许多受体,有助于糖蛋白、脂蛋白的摄取。它还能合成释放介质,如白细胞介素-1、白细胞介素-6及干扰素等,调节肝细胞的活动。

2.库普弗(Kupffer)细胞

库普弗细胞是一种单核-吞噬细胞(网状内皮细胞)。库普弗细胞的主要功能在于其强大的吞噬作用,是肝脏抵抗细菌、病毒的重要屏障。它还有其他一些重要功能:①吞噬血液中的碎屑(如凝血酶、纤维蛋白等),防止弥散性血管内凝血;②清除和降解免疫复合物;③合成释放干扰素;④合成补体和其他细胞毒物质,具有抗肿瘤作用;⑤参与红细胞降解质、铁质及胆红素代谢;⑥调控肝细胞蛋白合成及肝细胞增殖。

3.储脂细胞

储脂细胞又称 Ito 细胞或卫星细胞,位于 Disse 腔内肝细胞和内皮细胞间,有储存维生素 A和合成胶原蛋白的功能。它可能是肝内成纤维细胞的前身,在肝组织修复过程中起重要作用。

4.Pit 细胞

Pit 细胞位于肝窦内皮质上,有自然杀伤活性,对肿瘤细胞有自发性细胞毒作用。

5.胆管内皮细胞

胆管内皮细胞分泌水和电解质,重吸收液体、胆汁酸和氨基酸来调节胆汁的成分。

二、肝脏的生理功能

肝脏是维持生命必不可少的一个器官。肝脏的功能十分复杂,主要包括以下几点。

(一)分泌胆汁

肝脏每天持续分泌胆汁 600～1 000 mL,经胆管流入十二指肠,帮助脂肪消化和脂溶性维生素 A、维生素 D、维生素 E、维生素 K 的吸收。胆汁中的成分包括胆汁酸、胆固醇、脂肪酸、磷脂、结合胆红素、少量蛋白质及其他一些无机离子和水分。胆汁的生成和分泌依赖于整个肝细胞内微器的高度协调。肝细胞生成和分泌胆汁依赖胆汁酸、钠离子及碳酸氢根离子;小胆管和胆管分泌胆汁主要依赖促胰液素。胆汁分泌受神经、体液及食物等因素影响。副交感神经兴奋能促进胆汁分泌,交感神经兴奋可抑制胆汁分泌。口服胆盐引起胆汁分泌的作用最强。胆汁酸是胆汁的主要成分,有形成微胶粒增加胆固醇的溶解度、激活胰酶和抗菌作用。

(二)代谢作用

肝脏是糖、脂肪和蛋白质代谢中心,多种激素和维生素的代谢也在肝内。

1.糖代谢

肝脏能将从消化道吸收的大部分葡萄糖转变为糖原,其余葡萄糖转化为脂肪酸。肝糖原的主要作用在于维持血糖水平。在饥饿、创伤等应激情况下,肝糖原又分解为葡萄糖供组织利用。但肝脏储存的肝糖原相当有限,正常成年人的肝糖原储存量为 70～75 g,饥饿24～48 小时后储存的肝糖原就会耗尽。在肝糖原耗尽后,肝脏能将非糖类(如甘油、乳酸、丙酮酸等)转变成葡萄糖,这是肝脏的糖异生作用。这些非能源底物包括成糖氨基酸、甘油、丙酮酸和乳酸。在饥饿、创伤或手术等应激情况时,若无外源性能源供给,体内就分解蛋白质和脂肪以提供能量。此时,如果每天供给 100 g 葡萄糖,就可明显减少蛋白质的分解,起到节氮作用。

2.蛋白质代谢

在蛋白质代谢过程中,肝脏主要起合成、脱氨和转氨作用。食物中的蛋白质分解为氨基酸后被吸收,肝脏利用氨基酸再合成机体所需要的各种蛋白质,如清蛋白、纤维蛋白、球蛋白和凝血因子Ⅱ等。90%的血浆蛋白由肝脏合成和分泌,清蛋白占血浆总蛋白的 55%~66%。肝脏是合成清蛋白的唯一器官,正常情况下只有 15%的肝细胞合成和分泌清蛋白,大多数肝细胞处于储备状态。球蛋白除肝脏外其他组织如肺、肠及骨髓等亦可合成。只有在肝细胞大量损害时(如肝硬化),才会出现低清蛋白血症表现,同时伴清蛋白与球蛋白之比例倒置。因此,清蛋白可作为评定机体营养状态的重要指标。多种酶蛋白由肝脏合成,如丙氨酸氨基转移酶(ALT)和门冬氨酸氨基转移酶(AST),肝细胞受损时转氨酶释放入血,检测血中酶蛋白的变化可评价肝细胞受损程度。多种凝血因子也由肝脏合成,如凝血因子Ⅰ、凝血因子Ⅱ和凝血因子Ⅴ、Ⅶ、Ⅷ、Ⅸ、Ⅹ等。此外,多种运载蛋白,如结合珠蛋白、转铁蛋白、血浆铜蓝蛋白、激素运载蛋白、α-球蛋白、β-球蛋白等,后两者的变化与肝炎的严重程度相关。体内代谢所产生的氨是对机体有毒的物质,肝脏能将大部分的氨合成尿素,并经肾排出;肝细胞受损时,脱氨作用减弱,血氨升高。

3.脂肪代谢

肝脏能维持体内磷脂、胆固醇等各种脂质的稳定,使其保持一定的浓度和比例。肝脏是合成脂肪酸的主要器官,可以把多余的糖合成为脂肪酸,酯化后形成胆固醇酯和磷脂,并储存于脂肪细胞。饥饿时脂肪酸的合成被抑制,饱食时则有利于脂肪酸的合成和酯化,禁食时脂肪酸发生脂肪动员以供能。脂肪酸代谢受干扰可引起肝脏功能异常,肝功能异常也可干扰脂肪酸的代谢。肝功能异常时,由于糖代谢障碍致脂肪酸合成过多并超过肝脏分解代谢能力,同时脂蛋白合成和运输发生障碍,导致甘油三酯形成过多而发生脂肪肝。此外,肝功能异常时对胆固醇酯化作用减弱从而引起胆固醇酯浓度下降。

4.维生素代谢

肝脏能将胡萝卜色素转化成维生素 A 并加以储存,它还储存 B 族维生素、维生素 C、维生素 D、维生素 E、维生素 K。

5.激素代谢

肝脏对体内多种激素(雌激素、血管升压素和醛固酮等)有灭能作用。肝硬化时灭能作用减弱,导致体内雌激素增多而引起蜘蛛痣、肝掌和男性乳房发育,血管升压素和醛固酮增多会引起体内水、钠潴留。

(三)生物转化功能

代谢过程中产生的毒性物质和外来的毒性物质,在肝内经过第 1 相和第 2 相两个阶段而进行生物转化,通过分解、氧化、还原和结合的方式使其毒性降低或转化为无毒物质。葡萄糖醛酸、甘氨酸等小分子以结合方式与毒物结合后排出体外。

(四)凝血功能

肝脏能合成大部分凝血因子、凝血因子Ⅰ、凝血因子Ⅱ、激肽释放酶原和高分子激肽原。肝脏还能清除促凝因子,如Ⅸa、Ⅹo、Ⅺa 及纤溶酶原激活剂。库普弗细胞可清除凝血因子Ⅰ降解产物。肝脏在人体凝血和抗凝两个系统的动态平衡中起着重要的调节作用。肝功能异常时,凝血因子生成减少、纤溶系统亢进,导致出血。

(五)吞噬、免疫功能

库普弗细胞具有滤过和清除异源性物质和调节免疫反应的功能。它可吞噬微生物、内毒素、异种抗原和免疫复合体，将细菌、色素和其他碎屑从血液中清除。肝实质细胞可产生抗体，合成和分泌胆汁 sIgA；后者可清除循环内的有害或外来抗原及 IgA 免疫复合体，并加强胆管和肠道的免疫防御机制，对防御肠内致病性病原体有重要作用。

(六)造血功能

胎儿期 9～24 周及成人骨髓纤维化时，肝脏可髓外造血。肝脏还能储存维生素 B_{12}、叶酸和铁，从而间接参加造血。

（曹　毅）

第五节　胆管的生理功能

胆管的生理比较复杂，包括肝脏的分泌、胆囊的储存及肝外胆管的运输，直至排到肠道。在这个过程中，有众多神经和体液因素参与。

一、胆汁分泌

肝细胞分泌的胆汁是通过主动转运的方式分泌胆汁和钠离子至胆管，与由于渗透压差而被动地流入胆管内的水结合而成；但也有部分胆汁是不依赖于胆汁酸的胆汁分泌。

肝脏胆汁由水、电解质、脂质、蛋白和胆红素组成。正常人胆汁含有初级胆汁酸和次级胆汁酸。初级胆汁酸的两种主要成分是胆酸和鹅脱氧胆酸，在肠道细菌的作用下，分别转化为脱氧胆酸和石胆酸（次级胆酸），胆汁酸也与甘氨酸和牛磺酸结合，因此每一种胆汁酸有两种存在形式。

胆汁酸在一定浓度下形成微粒；在微粒中，胆汁酸呈极性排列，水溶性部分在分子外侧，脂溶性部分在其内侧，使分子呈放射性排列，内部形成一脂溶性环境，使非水溶性脂质如胆固醇能溶于其中。因此，在正常胆汁中，胆酸、磷脂和胆固醇形成混合微团而溶于水中。胆汁中 98% 的磷脂为卵磷脂，其余为脑磷脂、鞘磷脂和溶血卵磷脂。胆汁中的蛋白为血浆蛋白、胆汁糖蛋白、免疫球蛋白及一些酶类，如碱性磷酸酶、ALT、AST 等。肝脏胆汁中的糖蛋白与胆囊分泌的糖蛋白可能不同。

在胆囊，通过吸收水分，胆汁被浓缩了 10 倍以上。胆囊胆汁 pH 小于 7.0，可能与胆囊黏膜分泌氢离子有关，它有利于钙盐的溶解，不利于形成结晶。胆汁中的卵磷脂和胆盐能使胆固醇保持溶解状态，若三者比例失调，则可产生过饱和的胆汁，使胆固醇发生沉淀。体外实验表明，溶解在胆汁中的胆固醇有 1/3 是由胆汁酸溶解的；而卵磷脂具有促进胆汁酸溶解胆固醇的能力，大约 3 mmol 的卵磷脂能使胆固醇多溶解 1 mmol。胆石症患者的胆囊胆汁中的糖蛋白浓度高于正常人，而肝脏胆汁却无变化，说明胆囊分泌的糖蛋白对结石的形成起了一定的作用。

一些因素可影响胆汁的成分。在女性，其胆囊胆汁中总胆汁酸、鹅脱氧胆酸和结合型胆酸明显高于男性；给男性服用炔雌醇可使胆汁中胆固醇和磷脂增加，胆汁酸减少。饥饿及高脂饮食均可使肝胆汁和胆囊胆汁的胆固醇增加；维生素 C 缺乏可导致胆汁酸合成减少。

二、胆汁的排泄

(一)胆管

胆管具有分泌黏液和输送胆汁的作用。胆管黏膜具有分泌黏液的隐窝,黏液能保护黏膜免受胆汁的侵蚀,并有润滑作用,有助于胆汁在胆管内的流通。

(二)胆囊

胆囊具有储存、浓缩、排胆和分泌功能。胆囊将肝脏来的胆汁浓缩了 10 倍以上。胆囊的排空并不是完全的,在消化间期,胆囊的部分排空和充盈与移行性运动综合波(migrating myoelectric complex,MMC)一致,似潮水涨落。胆囊的张力由胆囊壁肌层和弹性组织组成,一般情况下,胆囊需 12～16 小时才调整其容量,而在较短的时间内(2～4 小时),即使容量较大,也保持较好的顺从性,有利于胆囊收缩后胆汁分泌增加时对胆囊进行充盈。胆汁不但在饥饿时流入胆囊,在饭后也进行,该过程与排泄胆汁交替进行,有利于胆汁与食物充分混合。胆囊收缩不良可引起胆汁淤积,易形成结石。

(三)Oddi 括约肌

Oddi 括约肌是一独立的结构,调节胆汁流入十二指肠、分流胆汁进入胆囊、防止十二指肠内容物反流。一些研究表明,Oddi 括约肌有自发性的收缩,大约每 4 分钟 1 次,每次持续 4～5 秒。其收缩是相性收缩,由慢波控制,分为 3 期:Ⅰ 期为静止期,Ⅱ 期为不规律的收缩,Ⅲ 期为强烈的收缩,收缩波向十二指肠进行。在 Oddi 括约肌收缩时,将括约肌段的胆汁推向十二指肠,而胆管的胆汁不能进入括约肌段;在舒张期,括约肌放松,胆管的胆汁流向括约肌段。该过程循环往复,使胆汁不断流向十二指肠。吗啡能强烈刺激 Oddi 括约肌,完全阻断胆汁流入十二指肠;在尸检时切除 Oddi 括约肌,向胆管内注水模拟胆汁流动,发现水流不能进入胆囊,提示 Oddi 括约肌的主要作用是调节胆汁在十二指肠与胆囊的分流。摄入食物可使括约肌的基础压降低,并减小其收缩幅度,有利于胆汁流向十二指肠。如括约肌收缩超过一定限度,舒张间期消失,胆汁流动则停止。

三、胆汁分泌和排泄的调节

胆汁的分泌和排泄受很多因素影响,除神经体液因素外,一些药物和物理因素也参与了该过程。

(一)体液因素

缩胆囊素(CCK)具有 CCK-58、CCK-39、CCK-33 和 CCK-8 等分子形式,半衰期约 2.5 分钟,肾脏是其主要代谢部位;它可自胃肠道内分泌细胞(Ⅰ细胞)和神经末梢细胞释放,同时脑组织也存在着大量的 CCK-8,因此它既是经典的胃肠激素,又是经典的神经递质。CCK 有广泛的生物学作用,它最重要的作用是促进胰液分泌和胆囊收缩,并能具有加强促胰液素刺激胰腺分泌和碳酸根分泌的作用,松弛 Oddi 括约肌,使胆汁从胆总管流入十二指肠。CCK 主要由脂肪及蛋白的消化产物刺激所释放。此外,肠腔内盐酸及二价离子对 CCK 的释放也有促进作用,迷走神经不起重要作用。

促胰液素可增强 CCK 对胆囊的收缩作用,但在生理剂量下仅能抑制胰管括约肌。胃泌素的羧基末端有与 CCK 相似的结构,因此具有 CCK 的作用,抑制括约肌的活动,但胃泌素的抑制 Oddi 括约肌的作用低于 CCK。生长抑素能抑制胆囊的收缩。

（二）神经因素

在胆囊及 Oddi 括约肌有神经分布,包括胆碱能神经及肾上腺素能神经。在胆囊以 β 肾上腺素能神经占优势,而 Oddi 括约肌 α 与 β 均匀分布,刺激肾上腺素能神经能引起胆囊舒张、Oddi 括约肌收缩。胆碱能神经能引起胆汁分泌增加,可能与迷走神经兴奋引起有关激素释放有关,同时还可引起胆囊和 Oddi 括约肌收缩。

（三）其他

阿片类药物可强烈收缩 Oddi 括约肌。在人类,小剂量吗啡即可增加 Oddi 括约肌的收缩频率,并使静态压和收缩压升高。Ca^{2+} 拮抗剂尼夫地平可降低 Oddi 括约肌的静态压和收缩频率。动物实验发现,低温可抑制 Oddi 括约肌,而温度升高则可使其兴奋。胆囊壁张力升高时,可使 Oddi 括约肌的兴奋性降低,有助于胆汁流入十二指肠;胆囊排空后,胆囊壁张力降低,Oddi 括约肌收缩,使胆汁流入胆囊,提示两者存在着某种反射。

（曹　毅）

第六节　胰腺的生理功能

胰腺在生理上具有内分泌和外分泌的功能。胰腺外分泌部的腺泡细胞和小的导管管壁细胞所分泌的胰液,在食物的消化中起着十分重要的作用。而胰腺的内分泌部所分泌的胰岛素、胰高血糖素、生长抑素主要参与糖代谢的调节。

一、胰液的成分和作用

胰液是无色无臭,略带黏稠性之碱性液体,pH 8.0~8.5。正常人每天分泌的胰液量为 1~2 L。

胰液中含有无机物和有机物。无机物主要是水和电解质,水约占胰液总量的 97%,电解质有 K^+、Na^+、Ca^{2+}、Mg^{2+}、HCO_3^-、Cl^- 等离子,以胰腺内小的导管细胞分泌的碳酸氢盐含量为主要成分。导管细胞内含有碳酸酐酶,它催化 CO_2 与 H_2O 产生碳酸,后者经离解而产生 HCO_3^-。HCO_3^- 作用是中和进入十二指肠腔内的胃酸,同时也提供了小肠内多种消化酶活动的最适宜的 pH 环境。在胰液分泌旺盛时,HCO_3^- 与 Cl^- 浓度呈负相关。

胰液中的有机物主要是蛋白质和少量黏液。蛋白质是由腺泡细胞分泌的多种消化酶,主要有以下几类。

（一）糖消化酶类

(1)胰淀粉酶:分解淀粉为麦芽糖。

(2)胰麦芽糖酶:分解麦芽糖为葡萄糖。

(3)胰蔗糖酶:分解蔗糖为葡萄糖和果糖。

(4)胰乳糖酶:分解乳糖为葡萄糖和半乳糖。

（二）蛋白消化酶类

(1)胰蛋白酶原:胰蛋白酶原在肠液中的肠致活酶、胃酸的作用下可激活为胰蛋白酶,胰蛋白酶本身及组织液可激活胰蛋白酶原为胰蛋白酶。胰蛋白酶可分解蛋白为际和胨。

(2)糜蛋白酶原:此酶在胰蛋白酶作用下转化为糜蛋白酶,糜蛋白酶分解蛋白质为际和胨。

若和胰蛋白酶同时作用于蛋白质时,可分解蛋白质为小分子的多肽和氨基酸。

（3）弹性蛋白酶原:此酶在胰蛋白酶作用下被激活。弹力蛋白酶可分解结缔组织中的蛋白纤维为䏡和脉。

（4）氨基肽酶原和羧基肽酶原:两者均被胰蛋白酶激活,作用于多肽末端的肽键,使其分解为氨基酸。

（5）RNA 酶和 DNA 酶:此两种酶可使相应的核酸部分分解为单核苷酸。

（三）脂肪消化酶类

脂肪消化酶类有胰脂肪酶、胆固醇酯酶和磷脂酶 A。胰脂肪酶可分解为甘油、甘油一酯和脂肪酸。胆固醇酯酶和磷脂酶 A 分别水解胆固醇酯和卵磷脂。

二、胰液的分泌调节

在非消化期,胰很少分泌胰液,食物是胰液分泌的最重要刺激物。胰液的分泌受神经和体液的双重调节,而以体液调节为主。其分泌过程可分为 3 个时相。

（一）头相

头相是对食物的视、嗅、咀嚼等刺激进行,产生条件或非条件的神经反射。其传出神经纤维为迷走神经,迷走神经末梢释放乙酰胆碱直接作用于胰腺的腺泡细胞分泌增多,对导管细胞的作用较少。因此,头相分泌以胰酶为多,而水盐含量少。

（二）胃相

食物入胃后,一方面扩张刺激胃底、胃体部引起迷走神经兴奋,另一方面扩张刺激胃窦部,作用于G 细胞释放胃泌素,两者均可引起胰液的分泌。胃相分泌以胰酶为主。

（三）肠相

肠相是胰液的主要分泌相,它靠激素的刺激。当酸性食糜进入小肠后,刺激小肠黏膜中的S 细胞分泌促胰液素,促胰液素作用于胰腺的导管上皮细胞分泌大量水分和碳酸氢盐,但酶的含量很低。食糜中的蛋白分解产物、脂酸钠、盐酸、脂肪进入小肠后,刺激小肠黏膜中的Ⅰ细胞释放缩胆囊素/促胰酶素(CCK/PZ),缩胆囊素/促胰酶素作用于胰腺的腺泡细胞分泌胰液中的各种酶并促进胆囊的收缩。此外,VIP、胰岛素、胆碱能药物(如毛果芸香碱)、组胺、乙醇和高淀粉、高蛋白饮食有促进胰液的分泌作用。而交感神经兴奋,胆碱能阻断剂(如阿托品)、高血糖素、胰多肽、生长抑素和碳酸酐酶抑制药物(如乙酰唑胺)等有抑制胰液的分泌作用。

（曹　毅）

第二章

消化系统疾病的常见症状

第一节 咽下困难

咽下困难是指食物由口腔进入胃贲门受到阻碍的一种症状,表现为胸骨后疼痛、梗噎感、食物停滞或通过缓慢等。咽下困难可由中枢神经系统疾病、食管炎症或肿瘤所致梗阻,亦可由吞咽肌肉的运动障碍引起。假性咽下困难并无食管梗阻的基础,而多为一种咽颈部堵塞感,进食时有的反而减轻,应予以区别。

一、病因及分类

(一)机械性咽下困难

1.腔内因素

食团过大或食管异物。

2.管腔狭窄

(1)炎症:咽炎、扁桃体炎、口咽部损伤及食管炎。

(2)食管良性狭窄:良性肿瘤如平滑肌瘤、脂肪瘤、血管瘤、息肉;食管炎症如反流性食管炎、放射性食管炎、腐蚀性食管炎、结核、霉菌感染等。

(3)恶性肿瘤:食管、贲门癌、肉瘤、淋巴瘤等。

(4)食管蹼:缺铁性咽下困难(Plummer-Vinson综合征)。

(5)黏膜环:食管下端黏膜环。

3.外压性狭窄

(1)咽后壁包块或脓肿。

(2)甲状腺极度肿大。

(3)纵隔占位病变:如纵隔肿瘤、脓肿、左房长大、主动脉瘤等。

(4)食管裂孔疝。

(二)运动性咽下困难

1.吞咽启动困难

吞咽、口咽肌麻痹,口腔咽部炎症、脓肿;唾液缺乏,如干燥综合征。

2.咽、食管横纹肌功能障碍

运动神经元疾病、重症肌无力、肉毒中毒、有机磷中毒、多发性肌炎、皮肌炎、甲状腺毒性腺瘤等。

3.食管平滑肌功能障碍

进行性系统性硬化、糖尿病或酒精中毒性肌病、食管贲门失弛缓症、食管痉挛等。

二、诊断方法

(一)病史

详细询问咽下困难的起病、病程及进展、梗阻的部位、对不同食物(固体、液体)和温度的反应,以及伴随的症状,如疼痛、反食,有利于区分病变的性质和部位,确定咽下困难的类型。口咽性咽下困难主要由吞咽中枢至控制口咽部横纹肌的运动神经节病变引起,如脑血管病变、帕金森病、脑干肿瘤、脊髓前角灰质炎等引起;食管性咽下困难则主要由肿瘤、狭窄或痉挛等引起。食管癌的咽下困难病程较短,进行性经过,从干食发噎到半流质、流质亦难以下咽;食管良性肿瘤引起的咽下困难症状较轻,或仅为一种阻挡感;反流性食管炎的咽下困难不重,且多伴有反食、胃灼热、胸痛等反流症状;贲门失弛缓的咽下困难病程偏长,反复发作,发病多与精神因素有关,进食时每需大量饮水以助干食下咽,后期有反食症状。

(二)体征

一般体征不明显,但口咽性吞咽障碍者可能发现局部的蓄食、软腭或咽后壁瘫痪等;有反流物上溢者可有肺部感染的体征;严重咽下困难患者有营养不良及失水等表现。

(三)实验室检查和特殊检查

1.X线钡餐检查

X线钡餐检查为最常用的重要检查方法,有助于确定机械性梗阻狭窄或动力性咽下困难、腔内梗阻或腔外压迫。连续摄片或录像可显示由咽部至食管下部的运动状况。

2.内镜检查

内镜检查可直接发现狭窄、肿瘤,并取活检确定黏膜或黏膜下病变性质,对狭窄者还可进行扩张治疗,良性肿瘤亦可进行摘除。超声内镜可以帮助确定病变范围和深度。

3.食管脱落细胞学检查

食管脱落细胞学检查对早期食管癌的诊断极有价值。

4.胸部X线检查及CT检查

胸部X线检查及CT检查可确定肺、纵隔的原发病变或并发症。

5.食管测压或pH监测

食管测压或pH监测可确定LES功能及有否胃食管反流。

三、鉴别诊断

(一)食管癌

老年男性居多,咽下困难为早期症状,进行性加重,后期伴以反食及呕吐黏液等,X线钡餐检查可见不规则充缺、黏膜中断、管腔狭窄或管壁僵硬,胃镜可直接观察到早期黏膜变化,活检或食管脱落细胞学检查均有助于发现组织学依据。

(二)食管良性狭窄

常有吞服腐蚀药剂(如强酸、强碱)、长期胃内置管、食管手术等历史,虽有咽下困难,但病程漫长,缓慢进展,反食多见,X线钡餐可见不同程度狭窄,管壁整齐,比较对称,近端食管扩张明显。胃镜可以确定诊断。

(三)食管贲门失弛缓症

为食管贲门结合部肌间神经丛缺乏,致使迷走张力相对增高,LES不能松弛,食物通过受阻。可由情绪紧张等加重。患者以年轻女性居多,咽下困难呈慢性进程,间歇发作,重者呈持续性狭窄,上段食物扩张形成巨食管,可因反流而致肺部并发症。X线可见典型鸟喙样狭窄,胃镜可见食管上段扩张、下段狭窄,胃镜通过后应特别注意贲门下肿瘤致继发性食管贲门失弛缓症,食管测压可呈典型高压带。

(四)反流性食管炎

由于LES功能失常,抗反流屏障功能降低,胃内容物反流入食管引起黏膜损伤,甚至溃疡。患者表现为胃灼热、反酸、胸骨后疼痛,甚至可反食和咽下困难。后期可致出血、狭窄、Barrett食管等并发症,后者为食管腺癌的癌前病变,应予认真治疗,密切随访。

(五)膈肌裂孔疝

由于胃底经膈肌裂孔滑入膈上,形成滑动性食管裂孔疝,促成胃食管反流发生,咽下困难不重。如为食管旁疝则咽下困难较重。患者多因腹内压升高而出现症状,如胃灼热,反食,咽下困难。X线钡餐检查可以确诊。

(六)延髓麻痹所致运动性吞咽困难

延髓灰质炎引起延髓性麻痹,患者咽下困难常伴呛咳、构音障碍。进流质饮食或饮水时较固体食物咽下困难更重,出现呛咳,甚至自鼻孔溢出,检查时可发现舌咽部肌肉麻痹。咽异感症(或称癔球):患者常述吞咽困难,其实咽下并无困难,仅为一种咽部异物、吞咽不适、阻挡感觉,有称假性咽下困难。多由胃食管反流病引起,亦可由咽喉部炎症所致,患者以年轻女性多见,除上述症状外,常伴胃灼热、胸痛,可因情绪或刺激性食物引起,病情不重,预后良好,食管镜检查多无重要发现。

(郝恩汉)

第二节 食欲缺乏

食欲是对食物的一种欲望,是由过去进食经验的条件反射所形成。良好的食欲是健康标志之一。食欲缺乏或称食欲减退,是指对食物缺乏需求欲望,缺乏进食欲望,是临床上最常见的症状之一。症状可轻可重,可以是不良情绪引起的一过性不适,也可是严重疾病的表现之一,严重的食欲缺乏称为厌食。

一、病因

(一)器质性疾病

1.胃肠疾病

急、慢性胃炎、幽门梗阻、胃大部或全切术后、急性肠炎、胃癌、阑尾炎、炎性肠病等。

2.肝胆胰疾病

急、慢性肝炎、肝癌、胆道系统炎症和结石、慢性胰腺炎、胰腺癌。

3.内分泌疾病

甲状腺功能减退症、垂体功能减退症、肾上腺皮质功能减退症。

4.感染性疾病

结核性腹膜炎、肠道寄生虫病。

5.晚期恶性肿瘤

如胃癌、肝癌、胰腺癌、膀胱癌等,也可以是某些癌肿比较早期出现的症状之一,如胃癌。

6.肾衰竭

食欲缺乏可以是其主要症状之一。

7.代谢紊乱

如严重低钠或低钾血症、氮质血症、甲状旁腺功能亢进症、高钙血症、维生素 D 摄入过多等。

8.药物不良反应

如强心苷、奎宁、氯喹、磺胺类、四环素、各种抗癌化疗药等。

9.其他

过度吸烟、慢性酒精中毒等。

(二)功能性障碍

功能性障碍主要指一些情绪因素,如忧郁、恐吓、发怒、沮丧等不良情绪,使食欲减退。神经性厌食则是精神异常所致摄入显著减少的一种病理状态。另外,一些外界因素,如食物味道很差、就餐环境恶劣等均可使食欲减退,但这不属于病理范畴。

二、诊断要点

食欲减退在临床上很常见,功能障碍和多种器质性疾病都可引起,还有许多一过性不良情绪引起者,其症状本身对诊断和鉴别诊断缺乏特征性意义,必须深入仔细询问病史、搜集其他伴随症状、全面查体,配合各种检查才能作出诊断。

(一)病史

如果就餐条件和食物调味改善食欲即恢复,多是外界因素所致。有明显心理和精神因素为诱因,食欲随情绪改善而迅速恢复,则是一过性情绪不良,也不属于疾病范畴,追踪观察即可明确此判断。但如果症状持续存在,或超过 2 周,则应考虑可能是某些疾病的表现。如患者有严重精神障碍或曾有要减轻体重的强烈欲望,有明显体重减轻,而又未能发现器质性疾病存在,要警惕神经性厌食的可能。

中年以上的男性患者,不明原因的顽固性厌食,要注意胃癌的可能,女性患者则更多考虑到神经性厌食。食欲缺乏缓慢发生,病程长,考虑如慢性萎缩性胃炎等,而病程短、进展迅速,则更多想到胃癌的可能。

伴随症状可提示食欲缺乏的原因。伴有呃气、上腹饱胀、上腹隐痛,多考虑上消化道疾病如胃炎、功能性消化不良等;伴明显厌油、乏力、发热、黄疸,首先考虑肝胆系统疾病;伴右上腹疼痛,可能是胆道感染;伴乏力、怕冷、性功能下降,要怀疑一些内分泌疾病,如甲状腺功能减退症、肾上腺皮质功能减退症,女性要考虑席汉综合征。因为许多药物可引起食欲缺乏,因此,必须强调深入仔细地询问患者的用药史。停药后食欲即恢复,可证明食欲减退是由药物不良反应所致。

(二)体征

出现胃型和振水声,多由幽门梗阻所致。厌食伴黄疸、肝大、肝区叩痛者,首先考虑黄疸型肝炎;有肝脾大、蜘蛛痣者,多见于慢性肝炎或肝硬化;伴周身水肿,尤颜面部为主者,多见于慢性肾功能不全;水肿以下肢明显、心脏扩大、肝大者,是充血性心力衰竭的表现。皮肤黏膜色素沉着,应注意慢性肾上腺皮质功能减退症。

(三)辅助检查

1.血常规

了解患者有无贫血及其程度,白细胞计数与分类对感染的诊断有意义。

2.粪便检查

了解有无肠道感染,粪便隐血阳性,提示消化道出血,若持续阳性,应注意胃肠道恶性肿瘤。

3.尿常规

低比重尿见于肾功能不全,尿 pH 低见于酸中毒,pH 高多见于尿路感染。

4.生化检查

AFP 有助于原发性肝癌的诊断,CEA 升高则见于多种胃肠道肿瘤。肝功能试验可协助诊断急慢性肝炎、肝硬化。

(四)器械检查

胃镜对胃炎、消化性溃疡、胃癌等具有重要诊断价值,超声波等影像学检查有助于肝硬化、肝癌、胆道和胰腺疾病的诊断。

三、鉴别诊断

(一)畏食

畏食指患者食欲正常,仅由于摄入时口咽部疼痛、咽下困难或进食后引起上腹疼痛等而不愿意进食,见于口咽炎症、溃疡、牙病、食管梗阻、急性胃炎、胃大部切除术后倾倒综合征等。耐心询问,让患者理解畏食与食欲缺乏的区别后回答提问,并仔细查体,可作出畏食的判断。

(二)急性肝炎

食欲缺乏是早期即出现的主要症状之一,可出现于黄疸发生之前,伴有明显厌油、恶心、乏力,查体有黄疸、肝区叩痛、肝大,结合实验室检查肝功能试验不难诊断。

(三)慢性肝炎和肝硬化

有慢性肝病史,除长期不同程度食欲缺乏外,常见乏力、肝区隐痛不适,查体发现皮肤晦暗,可有黄疸、蜘蛛痣、肝掌,肝脏轻度大或缩小,质地充实感,脾大,结合实验室、影像学检查有助于诊断。

(四)胃癌

中年以上,男性更常见,食欲缺乏可先于其他症状,进行性加重,逐渐伴有体重下降、上腹不适、黑便或大便隐血持续阳性,中、晚期患者查体可发现腹部包块,左锁骨上淋巴结肿大,及时胃镜检查可明确诊断。

(五)神经性厌食

神经性厌食是一种较严重的神经症,女性多见,患者多伴有严重的精神障碍,如强迫观念、抑郁、妄想等,对于肥胖和体形常过分担心,有或曾经有要减轻体重的异常欲望,其主要特征是查不出器质性疾病,但厌食严重伴体重减轻。有些患者的异常表现还有阵发性疯狂进食,偷吃食物后又诱发呕吐或欲使食物泻掉而服泻药的行为。尽管患者已营养不良,却常常表现得兴奋、警觉性强、精神状态尚好。需要注意鉴别的是,一些严重的食欲缺乏也可引起精神障碍,因此,在诊断神经性厌食前,务必仔细检查排除器质性疾病。

四、治疗

(1)治疗原发病。

(2)对一时未找到原发疾病者,密切观察随访,在未明确诊断前,不要滥用消食片、胃酶等药物。

(3)停用或调整某些药物,消除药物不良反应所致食欲缺乏。

(4)对晚期癌肿或不良情绪、忧郁等患者,精神治疗辅以助消化药物,适当体育活动,改善食品调味等对增加食欲有一定帮助。

(郝恩汉)

第三节　恶心与呕吐

恶心与呕吐是临床常见症状,恶心为上腹部不适、紧迫,欲吐伴以迷走神经兴奋的一系列症状如苍白、冷汗、流涎、心动过缓等;呕吐则是胃内容物甚至部分小肠内容物经食管至口腔再排出体外的症状。恶心多为呕吐的先兆,二者均为一复杂的反射动作,且由多种原因引起。多数为消化系统疾病所致,少数由全身疾病引起,须全面、系统问诊、查体方能作出诊断。反复持续的呕吐尚可引起严重并发症,故应予重视。

一、病因及分类

由于发病机理不完全清楚,恶心呕吐尚无满意分类,一般分为反射性和中枢性两类。

(一)反射性呕吐

1.咽部受到刺激

如吸烟、剧咳、鼻咽部炎症或溢脓等。

2.胃十二指肠疾病

急慢性胃肠炎、消化性溃疡、急性胃扩张或幽门梗阻、十二指肠雍滞等。

3.肠道疾病

急性阑尾炎、各型肠梗阻、急性出血坏死性肠炎、腹型过敏性紫癜。

4.肝胆胰疾病

急性肝炎、肝硬化、肝淤血、急慢性胆囊炎或胰腺炎。

5.全身性疾病

如肾输尿管结石、急性肾盂肾炎、急性盆腔炎、异位妊娠破裂等。心肌梗死、内耳迷路病变、青光眼、屈光不正等亦可出现恶心呕吐。

(二)中枢性呕吐

(1)颅内感染、各种脑炎、脑膜炎。

(2)脑血管疾病:如脑出血、脑栓塞、脑血栓形成、高血压脑病及偏头痛等。

(3)颅脑损伤:脑挫裂伤或颅内血肿。

(4)癫痫,特别是持续状态。

(5)全身疾病,可能因尿毒症、肝昏迷、糖尿病酸中毒或低血糖累及脑水肿、颅压改变等而致。

(6)药物:某些药物可因兴奋呕吐中枢而致呕吐。

二、诊断方法

(一)病史

1.呕吐的特点

先有恶心继而呕吐多为反射性呕吐,由消化系统疾病、药物、中毒等引起;恶心缺如或很轻,呕吐剧烈呈喷射状为中枢性呕吐的特征,多由于颅内高压引起,患者常有头痛、脉缓;精神性呕吐,恶心轻微,呕吐不费力。

2.呕吐的时间

晨起恶心呕吐见于早孕、尿毒症、酒精中毒及鼻窦炎;晚上呕吐则见于幽门梗阻,呈朝食暮吐特征;餐后即吐、群体发病多为食物中毒;餐后或数餐之后呕吐见于胃储留、胃轻瘫。

3.呕吐物性质

含隔顿隔夜食物者提示幽门梗阻,一般不含胆汁;含大量胆汁则梗阻平面多在十二指肠乳头以下或空肠梗阻,量大带粪臭提示低位肠梗阻或胃、小肠结肠瘘;呕吐大量酸性胃液见于活动期溃疡或卓艾综合征。呕血者见于上消化道出血病例。

4.呕吐伴随症状

伴头痛、眩晕应考虑到颅内高压、青光眼、偏头痛等,伴眩晕者应考虑迷路病变,如迷路炎或氨基糖甙类药物的毒性;伴腹痛者多为消化系统疾病所致,溃疡病、胃炎、肠梗阻等于呕吐后腹痛减轻,而胆囊炎、胰腺炎呕吐后不能缓解;伴腹泻者多为急性胃肠炎或各种原因的急性中毒;伴黄疸、发热及右上腹痛者多为胆道感染所致。

5.其他病史

有神经衰弱症候群一般情况尚好者注意精神性呕吐;有腹部手术史者应考虑粘连、梗阻之可能;因其他疾病用药者(抗生素、抗肿瘤药、性激素类等)应考虑到药物的毒副作用;有其他消化道症状如厌食、厌油等应注意病毒性肝炎的黄疸前期。

(二)体征

应注意患者精神面貌、神志状态,疑有中枢性原因者应常规检查眼底有否视盘水肿,有否脑膜刺激征,另外应注意异常的呼吸气味,如肝臭、尿味、丙酮味等,注意有否充血性心力衰竭体征。腹部检查注意有否肝脾大、上腹压痛、肠型、蠕动波、振水声,以及肠鸣改变。

(三)实验室检查和特殊检查

根据上述资料的分析进行有选择性的,有的放矢的辅助检查,如对颅压升高者涉及头颅CT、血压等检查;对疑有肝炎者的肝功能检查;早孕的妊娠试验等。

呕吐物的检查应注意量、性状,有否胆汁、血液等,必要时做细菌培养、毒物分析,可能提供重要的病原学诊断依据。

三、鉴别诊断

恶心与呕吐鉴别涉及全身各系统许多疾病鉴别,根据其各自临床特点应无困难,兹不一一赘述。但临床实践中应特别注意器质性呕吐与神经性呕吐的鉴别(表 2-1),前者又应注意中枢性呕吐与反射性呕吐的鉴别(表 2-2)。

表 2-1　器质性呕吐与神经性呕吐的鉴别

	器质性呕吐	神经性呕吐
基本病变	存在	缺乏
精神因素	无	常伴怠倦、失眠、神经过敏、忧郁、焦虑等症状
恶心与干呕	一般较明显	缺乏
呕吐运动	较剧烈、费力	较轻,不费力
与进食的关系	不定	餐后即吐
呕吐量	多	少
食欲	减退	正常
全身情况	差	尚好或稍差

表 2-2　中枢性呕吐与反射性呕吐的鉴别

	中枢性呕吐	反射性呕吐
基本病变	神经系统疾病	消化系统疾病,药物毒物等
举例	颅内肿瘤	幽门梗阻
发作因素	咳嗽、弯腰等颅压升高因素	溃疡或肿瘤病变加重
恶心、干呕	不明显	明显
呕吐特点	喷射性,量不定	反射性,量偏大或储留性
伴随症状体征	头痛或眩晕、脉缓视盘水肿或神经系统异常	腹痛、腹胀胃、肠型或振水声等

四、处理原则

(一)病因治疗

初步判断神经性、器质性疾病的可能性,予以病因治疗。

(二)注意水盐平衡和营养支持

输液、输血,必要时 TPN 或胃造瘘、胃肠营养等。

(三)止吐药

1.抗胆碱能药

可阻断迷走神经冲动传入呕吐中枢,可用阿托品、普鲁苯辛或莨菪碱等。

2.抗组织胺类药物

可作用于迷路和化学受体促发带,或抑制 5-HT 活性,可用苯海拉明、异丙嗪或赛庚啶等。

3.吩噻嗪类药物

主要作用于呕吐中枢,可用氯丙嗪、奋乃静等药。

4.多巴胺受体阻滞剂

可使迷走神经兴奋性相对加强而促进胃排空,可用甲氧氯普胺、多潘立酮。

5.西沙必利

选择性地作用于胃肠道肌间神经促进胆碱能神经递质传递,促进胃肠蠕动,防止恶心呕吐,应用时应防心律失常。

6.高选择性 5-HT 受体拮抗剂

康泉、恩丹西酮,多用于肿瘤的化学治疗前或治疗中静脉推注或滴注,亦有片剂用于长期罹病的慢性恶心呕吐患者。

(郝恩汉)

第四节 腹 痛

腹痛为最常见消化系统疾病症状之一,不仅为腹腔脏器疾病的主要表现,亦为某些腹腔外、全身性疾病常见症状;根据起病缓急、病程长短可分为急性与慢性腹痛;腹痛的机理极其复杂,可能因空腔脏器张力改变或穿孔;实质器官损伤与被膜牵张,腹膜或腹膜后组织炎症、浸润,以及胃肠道缺血等引起。尚可因腹腔外脏器的炎症牵涉到腹部或因精神神经因素诱致。因此,腹痛的诊断与鉴别涉及复杂的病理生理改变,常需依靠医师渊博的学识和丰富的临床经验。

一、病因

(一)急性腹痛

1.腹膜炎症

多由胃肠穿孔引起,少部分为自发性腹膜炎。

2.腹腔器官急性炎症

如急性胃炎、急性肠炎、急性胰腺炎、急性出血坏死性肠炎、急性胆囊炎等。

3.空腔脏器阻塞或扩张

如肠梗阻、胆道结石、胆道蛔虫症、泌尿系统结石梗阻等。

4.脏器扭转或破裂

如肠扭转、肠绞窄、肠系膜或大网膜扭转、卵巢扭转、肝破裂、脾破裂、异位妊娠破裂等。

5.腹腔内血管阻塞

如缺血性肠病、夹层腹主动脉瘤等。

6.胸腔疾病所致的腹部牵涉性痛

如肺炎、肺梗死、心绞痛、心肌梗死、急性心包炎、胸膜炎、食管裂孔疝。

7.腹壁疾病

如腹壁挫伤、脓肿及腹壁带状疱疹。

8.全身性疾病所致的腹痛

如腹型过敏性紫癜、腹型风湿热、尿毒症、铅中毒、血卟啉病等。

(二)慢性腹痛

1.腹腔内脏器的慢性炎症

如反流性食管炎、慢性胃炎、慢性胆囊炎及胆道感染、慢性胰腺炎、结核性腹膜炎、慢性溃疡性结肠炎、克罗恩病等。

2.空腔脏器的张力变化

如胃肠痉挛或胃肠、胆道运动障碍等。

3.溃疡

如胃、十二指肠溃疡。

4.腹腔内脏器的扭转或梗阻

如慢性胃、肠扭转。

5.脏器包膜的牵张

实质性器官因病变肿胀,导致包膜张力增加而发生的腹痛,如肝淤血、肝炎、肝脓肿、肝癌等。

6.中毒与代谢障碍

如铅中毒、尿毒症。

7.肿瘤压迫及浸润

以恶性肿瘤居多,可能与肿瘤不断长大,压迫、浸润与累及感觉神经有关。

8.胃肠神经功能紊乱

如胃肠神经症。

二、诊断方法

(一)病史

1.一般资料

年龄不同引起腹痛的原因亦不同,如幼年期以肠蛔虫、肠套叠、疝嵌顿等肠道病变为主;青年期以溃疡病、胆道蛔虫、阑尾炎多见;中老年则以胆囊炎、胰腺炎、恶性肿瘤及血管病变居多。女性尚应注意盆腔器官的炎症与肿瘤。

2.腹痛的特点

应通过问诊归纳出腹痛的病因与诱因,腹痛的性质和程度,腹痛的定位与放射部位,腹痛的病程与时间,特别是与进食、排便等的关系;同时注意腹痛伴随的症状,如发热、呕吐、腹泻等。

(二)体征

1.全身检查

体温、脉搏、呼吸、血压等可以反映病情严重度,神态、体位、面色、表情、出汗等更有助于病变性质、程度的判断。卧位屈膝、不愿移动多为腹膜炎;双手捧腹、辗转不安多为腹绞痛,黄染、紫癜、淋巴结肿大、直肠指检等对诊断均有重要价值。

2.腹部检查

腹部视听叩触是诊断的重要方法,应注意观察腹部外形及腹式呼吸;听诊肠鸣至少1分钟,注意异常血管杂音;叩诊应了解移动性浊音和局限性叩浊,肝浊音是否消失;触诊应注意压痛、肌张力、反跳痛,并可了解受损的脏器部位及腹膜激惹状态,确定有否包块、腹水、直肠和腹股沟的检查,必须强调防止病变遗漏。

(三)实验室检查和特殊检查

腹痛涉及的病因复杂,诊断性检查应根据病史、查体等临床资料综合分析之后进行部署。

1.三大常规

白细胞计数和分类在急性腹痛时多有升高,明显的中性白细胞计数升高提示细菌感染或化脓性病变。嗜酸性细胞升高提示寄生虫感染或变态反应性炎症。尿常规检查对泌尿道病变最有价值,尿糖及淀粉酶检查对原发疾病诊断意义重大。大便隐血检查对消化道出血疾病亦十分重要,镜检发现阿米巴、寄生虫卵对腹痛鉴别诊断亦有价值。

2.影像学检查

X线检查,立位腹部照片可显示游离气体,确定胃肠穿孔;肠腔积气提示肠梗阻,胰腺区或腹腔内钙化影对诊断慢性胰腺炎或腹腔结核有利,而腹脂线消失应考虑腹膜炎;X线钡餐及灌肠可检出消化道病变;B超图像对肝脾肾脏及胰腺病变的诊断可提供重要线索;胃肠内镜检查常对胃肠病变有确诊价值。

3.其他

血生化检查如血卟啉加尿卟啉检查对血卟啉病有确诊意义,各种肿瘤标记物中以 AFP 诊断肝癌意义最大,CA19-9 对胰腺癌次之,CA125 对腺瘤及卵巢癌亦属重要,其他如 CEA 亦有参考意义。腹腔穿刺液检查对腹痛、腹水常有确诊意义,诸如结核性腹膜炎、腹膜癌肿,以及内出血等;B超介导下的各种穿刺亦可用于肝、胰等器官疾病的诊断。

三、鉴别诊断

(一)急性腹痛

一般需要及时、正确的诊断,以确定内科或外科治疗的方向。

1.内脏急性炎症或肿胀

起病不一定急剧,但进展较迅速,腹痛部位与炎症部位相当,多为钝痛、胀痛伴以器官受累的相应体征。有感染的全身症状和血象升高等,常见疾病有急性阑尾炎、急性胆囊炎、胆石症、胆道蛔虫,以及急性胰腺炎、肠道憩室炎(如 Mechel 憩室炎)、急性盆腔炎等。

2.内脏急性穿孔或破裂

典型者起病急骤,进展迅猛,多迅速累及全腹形成全腹膜炎。腹痛多剧烈而持续,呈剧烈刀割样疼痛,常伴全身中毒症状及休克、腹膜激惹征、腹腔积气及移动性浊音。X线可及时发现空腔脏器穿孔所致膈下游离气体,常见疾病有胃十二指肠溃疡穿孔、伤寒或 Mechel 憩室或肠淋巴瘤穿孔、肝癌破裂、脾破裂、宫外孕破裂及卵泡破裂等。

3.空腔脏器急性梗阻或扭转

起病急骤,阵发性绞痛,伴以恶心、呕吐、腹胀,腹部压痛明显,可触及包块或肠型,持续而严重者可能有腹膜激惹征与休克。主要有肠梗阻、肠扭转、套叠、输尿管结石及卵巢囊肿扭转等。

4.急性缺血

多为腹中部内脏性疼痛,持续发展可致躯体性疼痛,腹痛部位变得与器官病变相当。伴恶心、呕吐甚至便血,可有腹膜激惹及肠麻痹,主要有肠系膜动脉栓塞和肠系膜血栓形成。

(二)慢性腹痛

鉴别诊断极为复杂,应特别注意腹腔外全身性病变引起的腹痛,应特别注意器官性与功能性疾病的鉴别。

1.慢性炎症或溃疡

起病缓慢,反复发作,程度一般不重。空腔脏器病变多为阵发性、节律性的规律,而实质脏器则为持续性隐痛或钝痛。常见疾病有胃十二指肠溃疡、炎症,肠结核、肠憩室炎、克罗恩病、溃疡性结肠炎,应特别注意宫内膜异位、盆腔炎、肠系膜淋巴结炎等。

2.肿瘤性病变

肿瘤持续生长可致空腔脏器梗阻、实质脏器包膜伸张,以及神经受压症状,伴以相应功能障碍。常见肿瘤如胃癌、结肠癌、肝癌、胆道肿瘤及胰腺癌,多有明显消瘦、食欲缺乏,腹痛多为持续性,后期可触及包块。

3.慢性缺血性病变

可因动脉硬化导致胃肠道供血不足,形成肠绞痛或缺血性肠病,典型者老年男性多,呈阵发绞痛,餐后加重,症状显而体征少,可伴有腹泻、便血等症状,硝酸甘油类药物可使缓解。

4.胃肠功能紊乱

多由胃肠动力障碍引起,亦可由精神紧张、抑郁诱发,一般腹痛缺乏规律性及典型性,无症状期与有症状期不确切,病程长而一般情况尚好,有的有特殊食物不耐受或诱发因素。胃、肠镜、B超与X线对比检查等为阴性。常见者有非溃疡性消化不良、肠易激综合征、肝脾曲综合征及内脏抑郁症。

5.全身性疾病

糖尿病酸中毒及尿毒症,腹痛可累及全腹甚至肌紧张类似急腹症;腹型紫癜(Henoch紫癜)可以反复腹痛为主要表现,患者多为儿童、青年,腹痛伴恶心、呕吐及腹泻、便血;腹型荨麻疹亦可以腹痛为主要表现,患者多可询得特殊过敏史,有的有皮肤荨麻疹伴随;血卟啉病多系先天性尿卟啉原Ⅰ合成酶缺陷所致卟啉代谢紊乱,致使血红蛋白在代谢过程中卟啉前体或卟啉产生过多,在体内积聚而引起全身各器官的症状,除皮肤黏膜出疹、发炎外,可有反复发作的腹痛部位不定,持续时间长短不一。某些药物和饮酒可诱发和加重,伴以恶心、呕吐,体检腹软,压痛部位不定。尿色带红色,曝晒后更明显,检查可发现血、尿卟啉增多可确诊;带状疱疹为病毒感染性疾病,多表现为肋间皮肤偏身的带状疱疹,由胸壁延及背部及腹部,多呈灼痛伴以感觉过敏,有时疱疹晚发最易误诊。

四、处理原则

(1)病因治疗:及时确定内、外科治疗的限度,初步判断功能性、器质性疾病的可能性,予以病因治疗。

(2)诊断不清勿用镇痛药,禁用吗啡、哌替啶等麻醉剂,并密切观察,根据轻重缓急予以相应处理,切忌大而化之,听之任之,或因患者呻吟而徒生厌烦情绪。

(3)有全身中毒表现、休克伴腹膜激惹征者,肠梗阻及内出血者应及时纠正休克及水电解质紊乱,并紧急外科会诊。

(4)估计为空腔脏器病变引致腹痛者,可用抗胆碱能药物,如阿托品肌内注射。

(5)诊断不清的腹痛缓解者,应提出适合患者的随访方案,如定期门诊、随时急诊、复诊及进一步检查措施。

(郝恩汉)

第五节　腹　　胀

腹胀是一种腹部胀满、膨隆的不适感觉,可由胃肠道积气、积液、腹水、实质性占位病变等引起,以胃肠道积气引起者为最多,当胃肠道产生的气体超过其吸收与排出的总量时,患者即有腹胀感,诊断时应注意排除器质性疾病。

一、病因

(一)胃肠疾病

急慢性胃炎、功能性消化不良、胃扩张、幽门梗阻、胃溃疡、胃癌;急、慢性肠炎、部分性或完全性肠梗阻(机械性、麻痹性)、肠系膜上动脉压迫综合征、吸收不良综合征、习惯性便秘、巨结肠、肠寄生虫病等。

(二)肝胆胰疾病

急慢性肝炎、肝硬化、原发性肝癌;胆囊炎、胆石症;急慢性胰腺炎、胰腺癌等。

(三)腹膜疾病

急慢性腹膜炎、腹膜原发或继发肿瘤,各种原因的腹水等。

(四)心血管疾病

充血性心力衰竭、心绞痛、心律失常、肠系膜血管栓塞或血栓形成等。

(五)急慢性感染性疾病

败血症或各型毒血症、伤寒、中毒性肺炎等。

(六)电解质紊乱

如低盐综合征、低钾等。

(七)其他

腹部外科手术后的粘连、糖尿病、硬皮病、甲亢所致肠蠕动障碍,药物使用如抗胆碱能药物、钙通道阻滞剂所致肠道平滑肌收缩减少。

二、诊断方法

(一)病史

胀气者多有腹部胀满、呃气、排气过多;每伴有各部位腹痛或恶心、呕吐、早饱、口臭、腹泻、便秘等症状,甚至影响睡眠和休息。一般排便后症状可稍减轻,某些食物如豆类、奶类,某些药物如麻醉剂、抗胆碱能药物可加重症状,部分患者可能有腹部外科手术病史,尚应注意询问其他疾病症状如糖尿病、甲状腺机能减退、硬皮病或肌营养不良等疾病的相应症状。注意如有发热、贫血、黄疸、呕吐、体重减轻、腹水、脂泻或血便等病史,提示器质性疾病。

(二)体征

有的并无阳性体征,有的可有腹部胀气、叩诊鼓音或腹胀局部的积气征。器质性疾病引起者可能发现发热、贫血、黄疸、腹水等相应的体征。动态观察腹胀的演进过程与饮食、排便及其他症状、体征的关系,对诊断甚有帮助。

(三)实验室检查和特殊检查

可视病情安排三大常规,胃、肠镜与 X 线腹部平片或钡剂对比检查。

三、鉴别诊断

(一)胃肠道梗阻

如幽门梗阻、肠梗阻等,患者多有相应部位腹痛、膨胀或胃肠型、振水声及高调肠鸣等,严重者呕吐大量宿食,根据病史一般诊断不难。必要时可做腹部平片、胃镜检查。

(二)胃肠道肿瘤

患者除表现胃肠道梗阻外,多有明显消瘦、贫血、排便障碍、大便隐血阳性或显性出血等,在肿瘤好发的年龄,根据病史、体征一般临床作出拟诊不难,胃、肠镜或 X 线对比检查可以确诊。

(三)腹腔结核

多有顽固的腹胀,伴或不伴明显腹水。患者每有低热、盗汗、纳呆、恶心、呕吐、腹泻、便秘等症状伴随,可能尚有其他部位结核,可根据临床表现、X 线腹部平片、胃肠钡剂检查、肠镜予以确诊,有腹水者,腹水的检查更为重要。

(四)肝硬化、肝癌

即使早期患者,由于消化功能障碍、小肠细菌增生,可出现顽固性腹胀,伴以纳呆、厌油、腹泻、消瘦、乏力等症状,对脂餐厚味饮食耐受性差。如有腹水则更为明显,可通过临床表现及肝功检查等确诊。

(五)腹腔外器官引起腹胀

顽固性心力衰竭、心律失常、电解质紊乱,如低钾血症、代谢性疾病、糖尿病、胃轻瘫、甲状腺功能低下等,以及神经系统疾病等均可引起。

(六)消化吸收不良

各种原因消化不良(如慢性胰腺炎)和吸收不良(如成人乳糜泻),由于提供肠道细菌过多的产气基质,均可表现腹胀。国人对乳糖不耐受者多,进乳制品后亦易引起腹胀。腹胀亦可见于无器质性疾病的消化不良或肠道易激综合征。患者多有腹痛和其他消化不良症状,在排除器质性疾病后才能诊断。

四、处理原则

腹胀病因纷繁,程度各异,因此处理上应力求针对病因予以治疗,症状性腹胀,主要是由于胃肠积气和运动障碍引起,可针对此两方面进行。

(一)调整饮食成分

限制乳类、豆类、高糖食物,特别是乳糖酶缺乏者应限制牛奶量或在牛奶中加入乳糖酶制剂。

(二)避免吞气

减少嚼咀口香糖、吸烟,吞气症患者可进行教育,并嘱采取口咬一筷子或铅笔的简便方法,以防不自主吞气。

(三)祛风消胀药物

祛风剂可用豆蔻酊、陈皮酊、复方龙胆酊及薄荷水;消胀药物可用二甲硅油、活性炭等。

(四)促进胃肠蠕动

可用多潘立酮、西沙必利等药物。

（五）清利大便

可用大黄苏打、硫酸镁、甘露醇等口服，对便秘伴腹胀者有良好效果。亦可用高纤维膳食及大便容量扩张剂，以达到通便消胀之效。传统食品魔芋有同样功效，已有成药"通泰胶囊"上市。

（郝恩汉）

第六节　腹　　泻

腹泻指排便次数增多，粪质稀薄，容量增加或排脓血便而言，以大便性状及容量改变最为重要。腹泻有轻重缓急之分，轻者自行处理，无须就医，重者可危及生命；急性腹泻指病程 3 周之内，3 周以上有可能发展为慢性，慢性腹泻指病程 2 个月以上者。从病理生理的角度，腹泻可由肠黏膜分泌增加、渗出增加、腔内渗透压增高、肠道运动功能障碍或吸收不良等机制引起，具体的病因极其复杂。

一、病因

（一）急性腹泻

1.肠道疾病

肠道疾病包括由病毒、细菌、霉菌、原虫、蠕虫等感染所引起的肠炎及急性出血性坏死性肠炎、克罗恩病或溃疡性结肠炎急性发作、急性肠道缺血等。

2.全身性感染

如败血症、伤寒或副伤寒、钩端螺旋体病等。

3.急性中毒

服食毒蕈、河豚、鱼胆及化学药物如砷、磷等引起的腹泻。

4.其他

如变态反应性肠炎、过敏性紫癜、服用某些药物，如氟尿嘧啶、利血平及新斯的明等引起腹泻。

（二）慢性腹泻

1.消化系统疾病

（1）胃部疾病：慢性萎缩性胃炎、胃萎缩及胃大部切除后胃酸缺乏等。

（2）肠道感染：如肠结核、慢性细菌性痢疾、慢性阿米巴性痢疾、血吸虫病、梨形鞭毛虫病、钩虫病、绦虫病等。

（3）肠道非感染性病变：Crohn 病、溃疡性结肠炎、结肠多发性息肉瘤、吸收不良综合征等。

（4）肠道肿瘤：结肠癌、结肠其他恶性肿瘤、小肠淋巴瘤、腺瘤性息肉等。

（5）胰腺疾病：慢性胰腺炎、胰腺癌、囊性纤维化、胰腺广泛切除等。

（6）肝胆疾病：肝硬化、胆汁淤滞性黄疸、慢性胆囊炎与胆石症。

2.全身性疾病

（1）内分泌及代谢障碍疾病：如甲状腺功能亢进、肾上腺皮质功能减退、胃泌素瘤、类癌综合征及糖尿病性肠病等。

(2)药物不良反应:如利血平、甲状腺素、洋地黄类、考来烯胺等。

(3)神经功能紊乱:如肠易激综合征、神经功能性腹泻。

(4)其他:系统性红斑狼疮、尿毒症、硬皮病、糖尿病、放射性肠炎等。

二、诊断方法

(一)病史

患者年龄、性别有助诊断,如肠道感染,炎性肠病以青壮年为多,而肠癌、胰腺癌以中老年多见;功能性腹泻及滥用泻剂者以女性为多。起病方式及病程极有价值,急性腹泻多有感染、中毒等流行病学史;腹泻持续二年以上多非肠癌;时发时愈可能为 UC 及阿米巴痢疾;晚间腹泻致觉醒多非功能性;禁食仍腹泻提示分泌过多或有渗出;大便>500 mL/d 多非 IBS,而<1 000 mL/d,不像胰性霍乱;粪便性状有助于区别小肠性与结肠性腹泻;慢性脓血便者应考虑慢性菌痢、阿米巴痢疾、溃疡性结肠炎、血吸虫病及结肠癌;腹泻以便血为主者应考虑肠结核、肠癌及肠道恶性淋巴瘤;大便量多、油腻、泡沫状,带恶臭提示脂肪吸收不良,水样便则为分泌性腹泻,如结合胆酸缺乏、胃泌素瘤等,仅见透明黏液者多为结肠过敏。腹泻伴随的症状如发热、贫血、消瘦、腹痛及腹块等亦有助确定疾病性质及部位。

(二)体检

应详尽而全面。如消瘦贫血者提示吸收不良、结核、甲亢、肠道肿瘤等;压痛指向病变部位,脐周多为小肠,下腹部多为结肠;腹内肿块应注意与痉挛的肠曲鉴别,并排除腹腔内脏器;肛周瘘管支持克罗恩病,指检有肿块或狭窄提示直肠癌,压痛提示可能有阑尾周围炎、盆腔炎症等。黄疸、腹水、肝脾大等提示腹泻与肝病有关;关节、皮肤损害常提示炎性肠病及肠源性脂代谢障碍。

(三)实验室和特殊检查

1.粪便

常规检查可初步确定有否炎症。Wright 染色观察白细胞对判断急性腹泻性质有助,仅毒素作用于黏膜者无白细胞;碘染色查阿米巴包囊,苏丹Ⅲ染色可发现 90% 的脂肪泻。致病菌培养是诊断细菌感染的关键。24 小时大便重量、大便电解质及渗透压测定有助于分泌性及渗透性腹泻的鉴别。

2.放射学检查

腹部平片对胰腺钙化、局限性肠充气有助;钡餐对慢性腹泻有重要提示,而钡灌肠每有炎性肠病的特殊发现。

3.内镜检查

急性腹泻 1 周内勿常规做结肠镜检查,慢性结肠性腹泻者应常规做乙状结肠镜检查;纤维及电子结肠镜可达回肠末段 20～30 cm,对回、结肠病变可直接观察及提供活检标本;小肠镜及活检对部分病例也特别重要。如麦胶病时的黏膜萎缩,Whipple 病时 PAS 染色阳性的巨噬细胞。

4.有关吸收不良的检查

(1)粪脂定量测定:患者每天摄入 100 g 脂肪,连续 3 天,测定粪便脂肪,每天排出量 6 g 以上为吸收不良。

(2)右旋木糖吸收试验:摄入 5 g 木糖,5 小时小便排出 1 g 以上,或 2 小时血中不少于 1 mg;低于血及尿木糖水平提示肠黏膜病变如麦胶病,使吸收减少。

(3)乳糖耐量试验:给 50 g 乳糖,测定 2 小时血糖浓度,正常人应提高 20 μg/dL,乳糖酶缺乏者低于此值。

（4）维生素 B_{12} 吸收试验：口服同位素标记的维生素 B_{12}，测定小便排出量，正常人 24 小时为口服量的 7%；回肠病变、回肠切除者或小肠细菌增生过长者下降。

三、鉴别诊断

（1）通过以上病史、体检及特殊检查，可以确定腹泻为急性或慢性，有否血性，有否脂泻，有否分泌性腹泻。同时对腹泻作出初步定位，如小肠性还是大肠性腹泻。最重要的是初步鉴别器质性还是功能性腹泻。

（2）如确定为器质性疾病，即当患者有血性腹泻、体重下降、夜间腹泻及大便失禁等，应及时酌情进行血象、血沉、电解质、粪便脂肪测定及苏丹Ⅲ染色等检查，以及安排结肠镜或钡餐检查，以助疾病的进一步定性、定位。特别是鉴别炎性、感染性腹泻。

（3）腹泻而无脓血、无失禁及夜间惊扰，体重保持，可能为功能性腹泻。如大便常规、血象、血沉、乙状结肠镜检查等均正常则功能性可能更大。但应注意鉴别甲亢、糖尿病、饮食不节、乳糖酶缺乏引起的腹泻。

（4）鉴别消化与吸收不良性腹泻：腹部平片、B超、ERCP 可了解肝胆与胰腺病变，木糖试验及维生素 B_{12} 吸收试验可了解小肠吸收功能，必要时经小肠镜做黏膜活检。

（5）如疑有分泌性腹泻，可做 24 小时粪便定量，观察饥饿时腹泻有否减少，有助于诊断。

（6）如经上述检查，腹泻诊断仍不明者，应注意滥用泻剂、特发性胆盐吸收不良，以及胶原性结肠炎等少见疾病的可能。

四、处理原则

（一）急性腹泻

以维持水盐平衡最为重要，无恶心、呕吐者以口服补液盐（ORS）最好。

（二）病因处理

针对病因的治疗最为有效，但急性腹泻者多不可能，明确的细菌感染性腹泻抗生素治疗至关重要，常用者有诺氟沙星、环丙沙星、磺胺及甲硝唑等，感染控制后 2～3 天停药，勿随意更换或过早停用。慢性腹泻者明确病因后再予适当处理。

（三）止泻剂的合理使用

1.吸附剂

白陶土、活性炭、思密达用于轻症腹泻。

2.收敛剂

碱式碳酸铋、碱式硝酸铋、鞣酸蛋白用于分泌性腹泻。

3.阿片类

勿用于感染性腹泻，可用罂粟碱、樟脑酊、可待因，老年体弱者应注意呼吸及中枢抑制作用，现多用复方地芬诺酯 1～2 片临时口服。

4.钙通道阻滞剂

可用硝苯地平、硫氮䓬酮、匹维溴铵，以选择性胃肠平滑肌作用者为最好。

（四）其他药物治疗

抗胆碱能药物用于有腹痛者及功能性腹泻者；可乐定可通过 α_2 肾上腺素受体兴奋、抑制

cAMP,从而治疗分泌性腹泻;小檗碱除抗菌作用外,有抑制腺苷环化酶(AC)的作用而治疗分泌性腹泻;赛庚啶可能通过 5-HT 抑制作用而止泻。盐酸咯哌丁胺具有钙通道阻滞和抑制乙酰胆碱释放的作用而止泻,用于分泌性、动力性腹泻效佳,可每次2～4 mg。

(郝恩汉)

第七节　呕血与黑便

呕血与黑便是上消化道出血的主要表现,病变部位包括屈氏(Treitz)韧带以上的消化道出血。呕血与黑便的外观与出血病变的部位、出血量的大小及在消化道停留的时间长短有关。

一、病因

(一)溃疡病

占上消化道出血的 50%～60%。溃疡侵袭血管及伴随的炎症,致血管破溃即可导致出血。

(二)门脉高压,食管、胃底静脉曲张破裂

占上消化道出血的 20%～30%,且多数表现为大出血。肝硬化是其主要原因,其他原因的门脉阻塞或肝静脉阻塞、继发门脉高压亦可引起大出血。静脉曲张破裂时出血量大,来势凶猛,血色偏红,不易自止,为其重要特点。

(三)食管、胃黏膜病变

食管贲门黏膜撕裂(Mallory-Weiss 综合征)、药物(如 NSAIDs)、异物或酸碱等化学刺激物对黏膜的损伤,都可引起食管、胃黏膜出血。

(四)胆道出血

胆道结石、管壁受压损伤伴炎症可致出血。肝癌、肝脓肿等破入胆管,亦可引起胆道出血。

(五)血管异常

特别是恒径动脉破裂(Dieulafoy 综合征)可致剧烈的上消化道出血。病变多在胃体上部。动、静脉畸形、血管发育不良等亦可致出血。

(六)全身疾病

血液病或肝脏病致凝血机制障碍,急性溃疡如灼伤、头伤、全身感染引起强烈应激性胃黏膜损伤,可致出血;尿毒症、血管疾病、结缔组织疾病引起胃十二指肠黏膜血管损伤,亦可致出血。

二、诊断方法

(一)病史与体征

过去胃肠肝胆疾病史、出血史、摄入药物或食物史、主要临床表现与体征对出血的部位、程度和出血量的判断,以及出血病因的分析都有重要意义,如出血的性状、是否伴随头晕、心慌、出汗、黑蒙,甚至晕倒的情况。查体中注意脉搏、血压等生命体征、腹部压痛、肠鸣、腹水,以及肝脾大小等。大出血时由于病情紧急,需依据简要的病史查体,及时作出判断与抢救,再在处理过程中不断完善。

(二)实验室检查

出血后 3～4 小时血色素检查才能反映贫血的程度,而动态观察有助于活动出血的判断。白细胞在出血期间亦有增高,但少有超过 $15 \times 10^9/L$ 者,肝硬化出血患者则多无升高。血尿素氮于出血数小时后升高系因肠源性氮质血症所致,一般不超过 14.2 mmol/L,且 3～4 天才降至正常,肌酐一般不升高,可据此监测有否继续出血。

(三)安置胃管

小量至中量出血不必安置胃管,大出血者一般主张安置胃管,以便监测出血,在减压同时局部给药。但应注意抽吸引起黏膜的损伤,抽吸负压勿超过 6.7 kPa(50 mmHg)。勿安置过久,以免黏膜损伤。

(四)胃镜检查

急诊检查(出血 24 小时内)可使诊断准确率达 95%,可以发现出血的部位、病因,估计再出血的危险性。对食管静脉曲张破裂出血、溃疡病及血管畸形等均可同时进行治疗。如有休克,一般在循环稳定后都应尽可能进行紧急(6 小时以内)或急诊内镜检查。如无休克,一般主张在出血后 24～48 小时内进行。

(五)其他的特殊检查

X 线钡餐、^{99m}Tc 标记红细胞核素扫描、选择性肠系膜血管造影等在消化道出血时都可用,但对上消化道大出血价值都不如胃镜。

三、诊断程序

(一)确定是否上消化道出血

呕血者应排除鼻咽部出血和咯血,黑便或褐色大便者应排除铁剂、铋剂、活性炭、动物血、草莓及甘草等摄入的影响,吞下的血及抗凝剂使用亦有可能出现黑便,应予鉴别。短期内大出血者有可能先出现休克而尚无呕血、黑便时,应高度警惕,注意与其他原因休克鉴别。及时的直肠指检可查及黑便。

(二)失血量的估计

仅依据呕血和黑便的量估计失血量常不可靠,主要根据血容量减少所致循环改变来判断。①失血量在血容量 10%(400 mL 左右)以下时可无循环功能不全的全身表现;②失血量短期内达到血容量 20%(1 000 mL 左右)即可发现手掌横纹红色消失,血压测量收缩压在 13.3 kPa(100 mmHg)以下,坐位较卧位血压下降 1.3 kPa(10 mmHg)以上,且脉搏增快 20 次/分以上;③失血量更大时即致明显失血性休克。

(三)确定有否活动出血

(1)呕血与黑便的性状:呕血鲜红而持续,黑便稀薄或转暗红,伴以肠鸣活跃、腹痛、急迫等症状。

(2)补充血容量后循环不稳定,甚至恶化者。

(3)血色素、血细胞比容持续下降。

(4)血尿素氮在循环稳定,尿量充足时仍持续不降或再度上升提示活动出血。

(四)出血的病因诊断

应特别注意有无慢性上腹痛的病史、肝病的病史与体征、应用抗炎药、皮质类固醇等药物史;过去有否出血等。约 60%的患者可以明确诊断。配合上述检查措施,特别是胃镜检查,95%以上的出血可以确诊。常见的病因为溃疡病、食道胃底静脉曲张破裂、各种胃黏膜病变、食管贲门黏膜撕裂、胃癌、息肉、胃黏膜脱垂、憩室、食管裂孔疝、血管瘤与血管畸形及胆道出血等。

四、处理原则

(一)紧急抢救措施

卧床休息,头低位,加强护理。保持呼吸道通畅,有条件者应入监护室监护。密切观察出血情况、神志改变、生命体征、血象及 BUN、肌酐等变化,立即配血。对老年、重要器官病变者更应密切监护。

(二)及时补充血容量

及时建立大孔静脉通道,输液开始宜快,各种血浆代用品有利稳定血压,右旋糖酐-40 24 小时内用量不宜超过 1 000 mL。输血指征:①Hb<70 g/L;②出现休克征象;③大量呕血、便血及黑便者。必要时中心静脉压监测及心电监护。

(三)止血药物

用去甲肾上腺素 8 mg 加入生理盐水 250~500 mL;硫糖铝、凝血酶适量加入生理盐水经胃管灌注或口服;亦有用中药白及、五倍子、阿胶酌量加水灌入或口服止血。

(四)提高胃内 pH

提高胃内 pH 对溃疡病并发上消化道大出血特别重要。用抑酸剂如奥美拉唑 40 mg 静脉推注每天 2~3 次,或 80~120 mg 静脉滴注;亦可用西咪替丁 200 mg 或法莫替丁 20 mg 缓慢静脉注射,继以维持剂量静脉滴入,前者 800~1 200 mg/d,后者 20~40 mg/d。

(五)食管静脉曲张破裂出血

用垂体后叶素、生长抑素拟似剂降低门脉压;插入胃镜,确定出血部位,直视下于曲张静脉注射硬化剂或橡皮圈圈套止血;无内镜下止血条件者可置入三腔双囊管压迫止血,如乙氧硬化醇或油酸乙醇胺,或用橡皮圈、尼龙圈套扎止血效果最佳。

(六)非食管静脉曲张破裂出血的紧急处理

内镜下在出血部位喷洒止血药物如凝血酶、孟氏(Monsell)溶液和去甲肾上腺素溶液,后者一般用8 mg 加入生理盐水 250 mL。可直视下在出血局部注射 0.1‰肾上腺素溶液 2~3 mL(0.1‰肾上腺素 1 mL 加入生理盐水 9 mL),甚为简捷有效。亦可酌用 95%酒精或硬化剂适量注射。直视下用电凝、热探子、激光、微波等治疗亦可获立竿见影之效。

(七)外科手术指征

(1)对个别出血部位、病因不清者做剖腹探查。

(2)食管静脉曲张破裂出血者,内科止血无效。

(3)内镜治疗后又反复再发出血者。

(4)在急诊处理之后考虑分流手术解除门脉高压。

(郝恩汉)

第八节　便　　血

便血指血液自肛门排出,可为全血,或兼有粪质或呈脓血黏液便等。便血一般为下消化道出血的表现,但上消化道出血量大,血液在肠道停留时间短,亦可表现为便血。便血的颜色与出血部位的高低、出血量的多少,以及在肠道停留时间有关,因此可为鲜红、暗红、酱红甚至柏油样。便血的病因较为复杂,除因下消化道的肿瘤、炎症、血管病变等外,还可由于全身疾病,如某些急性传染病(伤寒、钩端螺旋体病等)、血液病、结缔组织疾病等引起。

一、病因

(一)消化道病变

便血一般为下消化道出血表现,其颜色主要取决于出血部位、出血量的多少,以及血液在肠内停留的时间,虽然部位高,如出血量大,排便快,亦可呈暗红或鲜红,部位低、出血少、停留时间长,颜色亦可偏暗,主要病因如下。

(1)各种肠道炎症,如 UC、CD、结核、伤寒、肠寄生虫感染、阿米巴等。

(2)肿瘤:肠癌肿或息肉最常见,分别居便血第一、二位。

(3)血管病变:各种血管畸形、血管结构不良、血管瘤。

(4)痔、肛裂、憩室或损伤,亦可致便血。

(二)全身性疾病

1.血液系统疾病

凝血因子缺乏、血小板减少性紫癜、白血病、恶性淋巴瘤或再生障碍性贫血等。

2.结缔组织病

如系统性红斑狼疮、结节性多动脉炎或皮肌炎等亦可能因血管病变或血小板降低而致出血。

3.感染

伤寒、流行性出血热、钩端螺旋体病和重症肝炎等亦可致便血。

二、诊断方法

(一)病史

年龄不同引起便血原因不同,儿童以大肠息肉或肠道憩室为多;青年以炎性肠病为多,中老年以肿瘤、血管畸形为多;注意血色、血量及出血与粪便的关系,对诊断十分有助,出血量少,血色鲜红,附于大便表面,多为直肠肛门病变;出血渐多、间断变持续伴大便变形、腹痛、包块应注意大肠肿瘤;脓血、黏液便伴腹痛、里急后重者为下段结肠炎症;如为果酱样或洗肉水样血便,应注意近段结肠或小肠病变,如阿米巴痢疾或出血坏死性小肠炎。肿瘤溃烂伴以感染则临床表现与感染性结肠炎无法区别。反复血便伴发热、腹痛者应注意肠道结核、克罗恩病或肠道淋巴瘤等疾病。

(二)体征

便血伴以皮肤紫癜可能为出血性疾病或凝血异常引起;伴皮肤黏膜毛细血管扩张则可能为遗传性毛细血管扩张症出血;伴口唇、指端色素沉着多为 Peutz-Jegher 综合征;有腹部包块、肠型应注意肠道肿瘤或慢性炎症致肠粘连、肠狭窄;肠鸣活跃者提示便血活动;肛门直肠检查可发现局部病变(痔、肛裂或肿瘤等)。

(三)实验室检查和特殊检查

1.粪便检查

黏液脓血便多为细菌性痢疾,应做粪便培养,亦可能为阿米巴痢疾,应注意认真检查阿米巴滋养体;慢性病程则可能为溃疡性结肠炎或肠癌伴感染;血吸虫流行区应注意查虫卵或孵化毛蚴。

2.血象及凝血检查

可了解和监测贫血程度,有否凝血机制异常。

3.结肠镜检查

结肠镜检查为诊断的最重要手段。可在肠镜所及范围内直接观察有否便血原因,并取活检做组织学诊断。疑有血吸虫病者可做直肠黏膜压片;便血而镜检阴性者,应考虑到有否在肠曲锐弯或肠袋近端遗漏病变,有否结肠血管病变(如结构不良)镜下不能显示,亦可能为更高部位出血,应布置进一步检查。

4.X线钡剂对比检查

对不愿或不能做结肠镜者,钡剂灌肠检查观察全结肠形态和运动,对发现息肉、溃疡、肿瘤很有帮助,但观察到的病变是否便血原因应仔细分析,但对黏膜血管病变无法作出诊断,亦有可能遗漏病变,应予注意;疑小肠病变出血者,应做小肠钡餐或插管造影以助诊断。

5.核素扫描

^{99m}Tc 标记红细胞的核素扫描可对活动性出血的部位作出准确判断,但一般要出血量大于 0.1 mL/min 时才能显示。

6.选择性动脉造影

用于经内镜及核素扫描未能确定便血及部位时,或为手术和介入治疗做准备,经股动脉插管可按临床表现预计出血部位,分别选择肠系膜上、下动脉造影,如出血量在 0.5 mL/min 以上,可以清楚显示出血部位造影剂外渗。无活动出血者有可能显示血管的畸形或病变,必要时亦可考虑进行该项检查。

三、鉴别诊断

(一)痔与肛裂

男性为多,可有肛门异物、疼痛感,出血与排便有关,排便时喷射状出血或便后滴血,或手纸染有鲜血,肛门直肠检查时可见病变,嘱做排便动作可使病变更清楚。

(二)直肠癌

中年以上男性多见,便血可为首发症状,亦可伴排便习惯改变,大便性状改变(变形、变细等),可为间歇或持续发生,可误认为痔、肛裂、结肠炎。约 50% 的大肠癌在直肠,其中大约半数又在指检可及范围,因此,直肠指检可触及距肛 8 cm 的肿块或发现血迹、黏液。乙状结肠镜检查则可直接观察及取活检确诊。

(三)结肠癌

患者多为中年男性,左侧结肠癌便血多伴以腹痛、腹块及排便习惯改变,右侧者常有贫血、腹泻、腹块等。可疑患者,及时做大便隐血及结肠镜检查十分重要。过去有结肠息肉者,或结肠息肉、癌肿家族史者应予重点筛查。

(四)炎性肠病

溃疡性结肠炎(UC)较克罗恩病(CD)便血多见,出血与疾病严重度成比例,常有腹泻、腹痛、里急后重伴随。结肠镜检查每有典型炎症改变。CD 之病变在小肠,腹痛、腹泻、腹块较常见,血便可多可少,必要时应做小肠钡餐确诊。急性出血坏死性小肠炎、伤寒等起病偏急,均有明显感染的全身症状,与炎性肠病不难鉴别。

(五)肠道憩室

Meckel憩室多见于儿童或少年病例,一般位于末段回肠距回盲瓣100 cm范围之内。便血多为果酱色,伴以右下腹痛,甚至包块、压痛或肠套叠表现。结肠憩室在西方国家常见,50岁以上患者约占人群10%以上,多位于乙状结肠,可因溃疡、炎症反复出血,伴有炎症时则有腹痛、腹泻、发热等。做结肠镜检或钡灌肠照片均可诊断,但应特别注意结肠镜检查时勿误入憩室引致穿孔。

(六)肠道息肉及息肉病

引起便血常见,但量不大,息肉体积大者可伴腹痛、肠梗阻等表现,结肠镜检查及活检可以确诊,部分病例亦可同时做电凝摘除而根治。

(七)肠道血管病变

血管瘤、血管炎、缺血性肠病等均可引起出血,近年发现老年人便血,血管结构不良居多,为血管壁退行性改变,主要损害在脾曲或右侧结肠,表现为不同程度的便血,性状随病变部位及程度而不同,结肠镜检查有可能发现枯枝状、蜘蛛痣样血管扩张,血管造影可更精确显示出血病灶,对小肠病变者尤为有用,必要时剖腹探查。

(八)小肠肿瘤

虽然少见,但引起便血者不少,一般以平滑肌瘤、肉瘤或淋巴瘤为多,便血同时多有腹痛、腹块,如能提高警惕,及时进行小肠钡餐照片或选择性血管造影或血管数字减影检查,将及时明确诊断。

四、处理原则

(1)监测患者生命体征,注意血液循环系统的稳定。

(2)及时补充血容量,防治休克,必要时输血或输红细胞。

(3)若循环稳定,可考虑急诊或择期结肠镜检查,最有助于诊断。对息肉、血管病变有可能同时进行内镜治疗,包括暂时的喷洒或注射止血剂、电凝等治疗。

(4)无条件进行上述治疗或病情严重的大出血患者,亦可静脉滴注血管收缩剂,如垂体加压素0.2~0.4 U/min,以减轻出血。

(5)严重病变可外科治疗,术中可配合内镜检查协助诊断。

(郝恩汉)

第九节　黄　疸

黄疸是由于血清中胆红素升高致使皮肤、黏膜和巩膜发黄的症状和体征。正常胆红素最高为17.1 μmol/L(其中结合胆红素3.42 μmol/L,非结合胆红素13.68 μmol/L),胆红素在17.1~34.2 μmol/L为隐性黄疸,超过34.2 μmol/L时出现黄疸。黄疸的诊断较为复杂,正确的诊断取决于对胆红素代谢紊乱的理解;黄疸的分类一直沿用溶血性、肝细胞性、梗阻性黄疸的分类方法,晚近倾向于根据增高的胆红素性质来分类,即首先区别非结合型胆红素(UCB)增高为主型和结合型胆红素(CB)增高为主型黄疸,再根据临床及生化异常,结合可能的病因与病变部位,作出病因诊断。但有时临床表现每有交叉,甚至两种胆红素均升高而形成混合型高胆红素血症,在判断上必须结合临床表现,并密切随访,逐步深入检查才能明确诊断。

一、病因

(一)非结合型胆红素增高为主的黄疸

1.胆红素形成过多

胆红素形成过多是超过肝细胞代偿功能的负荷而形成。

(1)溶血性黄疸:红细胞内在缺陷及红细胞外界因素所致溶血。①红细胞内在缺陷:红细胞膜、酶及血红蛋白病。②红细胞外因素:免疫性(自身免疫性贫血、输血血型不合);药物(磺胺类、伯氨喹啉、苯、苯胺、苯肼、砷化氢、非那西汀、呋喃类等);感染(败血症、恶性疟疾、疟疾、梭状芽胞杆菌、溶血性链球菌);生物(蛇、蜂毒);其他(脾亢、烧伤、高热、X线照射)等。

(2)旁路性高胆红素血症:地中海贫血、铅中毒、铁粒幼红细胞性贫血等。

2.肝脏摄取、结合功能障碍

(1)摄取功能障碍。①先天性:先天性非溶血性高胆红素血症(Gilbert综合征)。②获得性:肝炎后高胆红素血症;药物(碘化造影剂、驱绦药、棉麻油树脂等)

(2)结合功能障碍:由于葡萄糖醛酰转换酶的缺乏、减少或受抑制。①先天性:酶缺乏(Crigler-Najjar综合征Ⅰ型、Ⅱ型);酶减少(Gilbert综合征、新生儿生理性黄疸)。②获得性:酶抑制(哺乳性黄疸)。

(二)结合型胆红素增高为主的黄疸

1.胆汁淤积性黄疸

肝细胞的排泌器病变或胆管系排泄功能障碍。

(1)非梗阻性胆汁淤积:淤胆性病毒性肝炎、妊娠肝内胆汁淤积、良性特发性复发性黄疸、全胃肠道外静脉高营养、手术后胆汁淤积;药物性胆汁淤积(甾体避孕药、甲基睾丸酮、氯丙嗪、磺胺丁脲、氯磺丙脲、硫氧嘧啶、他巴唑、利福平、异烟肼、PAS、呋喃坦啶等)。

(2)梗阻性胆汁淤积。

1)肝外梗阻性胆汁淤积。①结石——总胆管结石。②胆瘤——胰头、壶腹、乳头周围癌、胆总管癌、淋巴结癌性转移、淋巴瘤。③胆管狭窄——急慢性炎症或周围病变所致。④寄生虫病——蛔虫、华支睾吸虫病等。

2)肝内梗阻性胆汁淤积。原发性胆汁性肝硬化、肝内胆管结石、原发性硬化性胆管炎、华支睾吸虫病、胆管细胞性肝癌、继发性肝癌、淋巴瘤、恶性组织细胞病等。

2.选择性有机阴离子排泌功能障碍

如Dubin-Johnson综合征、Rotor综合征。

3.肝细胞病变

病变过程影响摄取、结合和/或排泌功能障碍。

(1)病毒(病毒性肝炎、传染性单核细胞增多症);螺旋体(钩端螺旋体、回归热、梅毒);细菌(败血症、肝脓肿、布氏杆菌、伤寒、败血性沙门菌感染、大叶性肺炎、肺结核、军团菌病等);寄生虫病(阿米巴肝脓疡、血吸虫病、棘球蚴感染、恶性疟疾)。

(2)化学物质药物:扑热息痛、氟烷、利福平、甲基多巴、异烟肼、PAS、他巴唑、别嘌呤醇、呋喃坦啶、磺胺、四环素等);氯化碳氢化合物(四氯化碳、氯甲烷、二氯乙烯、666、223);其他化学品:苯肼、三硝基甲苯、萘;金属类:汞、铋、金、铬、锑、锰、硒、铍。

(3)生物毒素:蕈毒、鱼胆。

(4)肿瘤:肝癌、霍奇金病、恶性组织细胞病、白血病。

(5)肝脏阻滞性淤血:充血性心衰、柏查综合征。

(6)营养代谢障碍:肝硬化、脂肪肝、甲亢、糖尿病等。

二、诊断方法

(一)确定有否黄疸

轻微的黄疸极易忽略,关键在于诊断的警觉性。检查应在自然光线下进行,仔细观察巩膜,特别是眼穿隆部的巩膜,注意与结膜下脂肪沉着相区别,药物(如阿的平)的黄染一般皮肤发黄而巩膜不黄,结合尿色、尿二胆的检查及血清胆红素测定,一般判断不难。

(二)黄疸的类型与病因

按习惯,仍普遍应用溶血性、肝细胞性、梗阻性黄疸的分类,在此基础上尽可能确定病因。

1.病史、体征

有重要提示意义,年龄不同病因各异,如新生儿多为新生儿黄疸、先天性胆道闭锁及Criglar-Najjar综合征(核黄疸),青少年易患肝炎,中年人的肝硬化、肝癌及胆石症;胆石症、胆汁性肝硬化以女性为多,而肝硬化、肝癌、胰腺癌男性较多。流行病学资料对诊断极为重要,如肝炎接触史、输血史者应想到病毒性肝炎;收割季节疫水接触应想到钩端螺旋体病;进食生鱼者应想到华支睾吸虫病;药物中各种止痛剂、镇静剂、抗精神分裂药、避孕药及某些化学治疗剂,亦有可能引起黄疸。黄疸的进程及程度,有否发热、贫血,肝脾大小、质地,有否腹水、胆囊肿大等,对诊断亦有重要价值。

2.实验室检查

对判断黄疸类型与病因有决定性意义,通常作血、尿、粪、肝功能等检查即可作出判断。

此外,各项肝功能检查结果的仔细分析。有利于黄疸类型鉴别,特别是肝细胞损害抑或胆汁排泄障碍的鉴别。如凝血酶原时间测定虽然在肝细胞性与胆汁淤积性黄疸均延长,但若肌内注射维生素 K_1 可纠正者多非肝细胞性黄疸。

3.特殊检查

B型超声简单易行,为梗阻型黄疸的首选方法,对肝内、外胆管结石的诊断准确性可达80%;CT可用于进一步判断胆道梗阻水平,并对肝胰病变性质,特别是癌肿作出判断;肝活检及腹腔镜下观察肝胆情况与肝活检对肝细胞性及肝内梗阻性黄疸(如 Dubin-Johnson)有重要意义。ERCP可了解梗阻性黄疸的部位,且有助于病因诊断。此外,X线钡剂对比、核素肝胆显像以及肝胆胰细针穿刺活检亦可视病情及诊断需要安排。

4.治疗性试验

强的松 30 mg/d,用5～7天,胆汁淤滞型肝炎时黄疸明显下降,胆红素下降50%以上,但梗阻性黄疸则无变化;苯巴比妥 90～180 mg/d,用5～7天,因对肝细胞微粒体、酶与 Na, K^+-ATP 酶有诱导作用,促进胆汁的运送和排泄,可减轻肝内胆汁淤滞,用后黄疸明显下降可能为 Gilbert 综合征、非梗阻型胆汁淤滞等,而非肝细胞性黄疸。但均可有假阳性及假阴性结果,判断时应慎重。

三、鉴别诊断

先确定黄疸类型,再确定黄疸病因。

(一)溶血性黄疸

轻度黄染,皮肤无瘙痒,脾脏肿大。急性发作时有发热、腰背酸痛、面色苍白,尿呈酱油色。血清胆红素一般不超过 85.5 μmol/L,非结合胆红素明显增高,尿胆红素阴性,尿胆原增加,网织细胞增多,骨髓增生旺盛,血清铁及尿内含铁血黄素增加,红细胞脆性试验可阳性。见于各种溶血性贫血,如遗传性球形细胞增多症、血红蛋白病、自身免疫溶血性贫血、误输异型血、蚕豆病、恶性疟疾、蛇毒中毒、毒蕈中毒及某些药物如伯氨喹啉、磺胺类引起的溶血。

(二)肝细胞性黄疸

黄疸可深可浅,可有瘙痒,尿色深,结合性与非结合性胆红素均增高。尿胆红素阳性,尿胆原增加,转氨酶明显增高,碱性磷酸酶、胆固醇轻度升高或正常,血清铁增高。出血倾向不能用维生素 K 纠正。见于急、慢性病毒性肝炎、肝硬变、肝癌、传染性单核细胞增多症、钩端螺旋体病、伤寒、布氏杆菌病、败血症、肝结核,以及化学物品及药物中毒,如乙醇、氯仿、重金属盐、异烟肼、利福平、6-疏基嘌呤、砷剂、锑剂、苯巴比妥、四环素、安妥明、烟酸、毒蕈、有机磷中毒等。

(三)梗阻性黄疸

肤色呈暗黄、黄绿或绿褐色,皮肤瘙痒,尿色深,大便呈浅灰色或白陶土色。血清胆红素明显增高,以结合性胆红素增高为主,尿胆红素阳性,尿胆原或粪胆素减少或缺如,血清胆固醇、碱性磷酸酶明显增高,脂蛋白 X 阳性,出血倾向用维生素 K 可纠正。根据梗阻部位可分为肝外梗阻和肝内梗阻。

1.肝外梗阻

见于胆总管内结石、胆道蛔虫、胆囊炎症及肿瘤、手术后胆管狭窄、壶腹周围癌、胰头癌、肝癌、慢性胰腺炎、十二指肠球后溃疡、先天性胆总管囊性扩张、肝门或胆总管周围淋巴结转移癌等。

2.肝内梗阻

即肝内胆汁淤滞性黄疸。见于某些药物或病毒所致的毛细胆管肝炎或肝内胆汁淤积。

二者鉴别可借助 B 型超声、CT 显像、PTC 及核素扫描等。如胆总管是否增粗(直径>10 mm),有无其他胆管扩张的超声特征;CT 检查梗阻性黄疸比较敏感,诊断肝外梗阻性黄疸准确性可达87%以上,可见肝内胆管呈树枝状扩张。ERCP 胆总管内径超过 12 mm 以上考虑为肝外梗阻。肝内胆管呈稀疏而僵硬的枯枝状改变提示硬化性胆管炎。对疑为肝内胆汁淤滞者,可口服强的松 40 mg/d,7～10 天。如血清胆红素下降 40%以上,提示肝内梗阻。

(四)先天性非溶血性黄疸

1.Gilbert 病

青少年多见,血中非结合性胆红素增高,一般小于 85.5 μmol/L。黄疸呈波动性。肝功正常,胆囊显影良好,肝活组织检查正常。

2.Crigler-Najjar 综合征

为先天性葡萄糖醛酸转移酶缺乏症,血清非结合性胆红素增高,并有核黄疸,预后极差。

3.Dubin-Johnson 综合征

血中结合性胆红素增高,BST 试验 45 分钟及 2 小时各有一高峰,口服法胆囊造影不显影,肝活组织检查显示肝细胞内有特异之棕色颗粒-脂褐素沉着。

4.Rotor 综合征

血中结合胆红素升高,BST 试验阳性,但无双峰曲线,胆囊显影良好,少数患者可不显影。肝活组织检查正常。

四、处理原则

黄疸的处理关键是对因治疗,部分病例试验性治疗已如上述。病因尚未明确者可施以对症治疗,如抗组胺类药物及止痒药水对皮肤瘙痒、维生素 K 肌内注射对出血倾向,消化酶用于黄疸伴消化不良的患者。

（杨琼英）

第 三 章

消化系统疾病的检查

第一节 胃 镜 检 查

消化内镜在临床应用已有悠久的历史,但它的迅速发展和广泛应用是近年的事。尤其是微型 CCD 用于内镜以后,电子内镜使图像更加逼真地显示在电视屏幕上,为开展教学、会诊及内镜下手术创造了条件,使它在消化系管腔中几乎达到"无孔不入,无腔不进"的境界,在临床消化病学领域里发挥着越来越大的作用,消化内镜已成为消化专业的常规诊治工具。上消化道内镜检查包括食管、胃、十二指肠的检查,是应用最早、进展最快的内镜检查,通常亦称胃镜检查。

胃镜检查可清晰地观察食管、胃、十二指肠球部和降部的黏膜,用以诊断或排除上消化道炎症、溃疡、肿瘤、息肉、憩室、食管-胃底静脉曲张、消化道狭窄、畸形或异物等。临床上,对胸骨后疼痛、烧灼感、咽下困难、中上腹胀痛、呕吐和上消化道出血的定性定位诊断、上消化道病变的术后随访都应行胃镜检查。尤其是对于上消化道出血者,有条件的应在出血后 24～48 小时内做紧急胃镜检查,否则急性胃黏膜病变易被漏诊。

一、检查前准备

(1)对患者做好解释工作,争取患者配合。

(2)检查当天需禁食至少 5 小时,在空腹时进行检查。

(3)术前常规使用咽部麻醉,一般采用吞服含有利多卡因的麻醉糊剂,必要时可服用去泡剂如二甲硅油。

(4)术前用药:一般均不必使用药物,但对于精神紧张显著者可在检查前 15 分钟肌内注射地西泮 10 mg,为减少胃肠蠕动及痉挛,便于观察及利于内镜下手术,可术前使用阿托品 0.5 mg 或山莨菪碱 10 mg 肌内注射。

二、检查方法

(1)插入口咽部及食管:左手握住操纵部,右手扶持插入管的前端,沿舌根对向咽喉部,对准食管入口,轻轻推进入食管,沿食管腔缓慢进镜入胃。

(2)胃及十二指肠的观察:内镜通过齿状线即进入胃的贲门部,注气后沿胃小弯循腔进镜即可到达幽门,当幽门张开时,将内镜推入即可进入十二指肠球部,将内镜旋转 90°～180°角,并将镜角向上,使前端对向降部的肠腔推进内镜即可进入十二指肠降部,并可视及乳头。由此退镜观察,逐段扫描,配合注气及抽吸,可逐一检查十二指肠、胃及食管各段病变。注意胃肠腔的大小形态、胃肠壁及皱襞情况、黏膜、黏膜下血管、分泌物性状,以及胃蠕动情况。在胃窦时注意观察胃角及其附近;再退镜时注意观察贲门及其附近病变;逐段仔细观察,应无盲区,注意勿遗漏胃角上份、胃体垂直部、后壁及贲门下病变。

(3)对有价值部位可摄像、活检、刷取细胞涂片及抽取胃液检查助诊。

(4)术毕尽量抽气,防止腹胀。取活检者嘱其勿立即进食热饮及粗糙食物。

三、适应证

适应证比较广泛。一般说来,一切食管、胃、十二指肠疾病诊断不清者,均可进行此项检查。主要适应证如下。

(1)上腹不适,疑是上消化道病变,临床又不能确诊者。

(2)不明原因的失血,特别是上消化道出血者,可行急诊胃镜检查。

(3)对 X 线钡餐透视检查不能确诊或疑有病变者。

(4)需要随诊的病变如溃疡、萎缩性胃炎、胃癌前病变等。

(5)需要进行胃镜下治疗者。

四、禁忌证

随着器械的改良,技术的进步,禁忌证较过去减少。虽然多数情况下胃镜检查的禁忌证是相对的,但以下情况为绝对禁忌。

(1)严重心脏病:如严重心律失常、心肌梗死活动期、重度心力衰竭等。

(2)严重肺部疾病:如哮喘、呼吸衰竭不能平卧者。

(3)精神失常不能合作者。

(4)食管、胃、十二指肠穿孔的急性期。

(5)急性重症咽喉部疾病胃镜不能插入者。

(6)腐蚀性食管损伤的急性期。

五、并发症

内镜检查经过多年的临床实践及广泛应用,已证实有很高的安全性,但也会发生一些并发症,严重的甚至死亡。并发症的发生可能是患者不适宜做胃镜检查、患者不配合或是医师操作不当所致。1987 年我国全国内镜协作组总结的结果显示严重并发症的发生率约 0.012%,主要包括以下情况。

(一)严重并发症

1.心脏意外

心脏意外主要指心绞痛、心肌梗死、心律失常和心脏骤停。主要发生在原有缺血性心脏病、慢性肺疾病及老年患者。

2.低氧血症

低氧血症主要与患者紧张憋气、胃镜对呼吸道的压迫、术前使用肌松药等有关。

3.穿孔

穿孔的原因往往是患者不合作,而检查者盲目插镜、粗暴操作所致,最易发生穿孔的部位是咽喉梨状窝和食管下段,最主要的症状是立即出现的胸、背部疼痛,纵隔气肿和颈部皮下气肿,继而出现胸膜渗出和纵隔炎。一旦确诊需行外科手术。

4.感染

比较严重的是吸入性肺炎。大多发生于应用了较大剂量的镇静药物。

(二)一般并发症

1.下颌关节脱臼

较多见,一般无危险,手法复位即可。

2.喉头痉挛

多发生于胃镜误插入气管所致,拔镜后很快即可缓解。

3.癔症

多发生于有癔病史者,检查前或检查时精神紧张不能自控所致,必要时可应用镇静剂。

4.食管贲门黏膜撕裂

常发生于患者在检查过程中剧烈呕吐,反应较大时。

5.咽喉部感染或脓肿

多由于插镜时损伤了咽部组织或梨状窝所致的感染。

6.腮腺肿大

由于检查过程中腮腺导管开口阻塞及腮腺分泌增加引起,常可自愈,必要时可给予抗感染治疗。

六、常见病的胃镜所见

(一)食管癌

1.早期食管癌

早期食管癌指癌肿仅侵犯黏膜及黏膜下层者。发生部位以食管中、下段居多。内镜下可分为 3 型:①隆起型(息肉样隆起、轻度隆起型);②平坦型;③凹陷型(糜烂型、溃疡型)。

2.中晚期(进展期)食管癌

中晚期(进展期)食管癌指癌肿已侵及固有肌层或超过固有肌层者。一般直径在 3 cm 以上。内镜下可分为 5 型。

(1)Ⅰ型:肿块型。呈息肉样肿块突入食管腔内,周围黏膜浸润不明显。

(2)Ⅱ型:溃疡型。溃疡基底部污秽、表面不平,有出血,溃疡边缘不整齐,并有小结节状隆起,但范围较小。

(3)Ⅲ型:肿块浸润型,即Ⅰ型食管癌周围黏膜有较广泛的浸润,病灶处往往有出血及坏死,边界不清楚。

(4)Ⅳ型:溃疡浸润型,即Ⅱ型食管癌周围黏膜有广泛的浸润。

(5)Ⅴ型:狭窄型。食管四周由于癌肿浸润引起食管腔严重狭窄,在检查时,内镜无法通过病变处(图 3-1)。

无论早期或中晚期食管癌,在可疑病变处做活组织检查,诊断即可明确。食管的其他肿瘤如肉瘤、乳头状瘤等皆需依赖组织学检查确诊。

图 3-1　食管癌胃镜所见

(二)慢性胃炎

见图 3-2。

图 3-2　慢性胃炎胃镜所见

1990 年 8 月在澳大利亚悉尼召开的国际胃肠病学学术交流会上,制定了一整套慢性胃炎的分类和诊断方法,称为悉尼系统。该系统强调内镜与病理密切结合,胃炎的诊断包括组织学和内镜两部分。并尽可能找到病因或相关的病原,以及炎症的程度、活动性、萎缩程度、肠化生分级、有无幽门螺杆菌等。内镜要求明确炎症的部位(全胃炎、胃窦胃炎、胃体胃炎);对内镜下所见之异常进行分级,并根据其异常表现将胃炎分成 7 种基本类型,即充血渗出型、平坦糜烂型、隆起糜烂型、萎缩型、出血型、反流型、皱襞增生型。每种类型均要注明程度、部位,还有混合型,加上组织学检查部分,因而全面而客观。

(三)胃溃疡

急性胃溃疡即所谓应激性溃疡,常有明显的诱因。内镜下可见多发性、较浅小的溃疡,表面常覆盖白色渗出物,周围黏膜充血。伴出血的急性胃溃疡表面常有血凝块,周围有时可见一圈白色渗出物,用水冲去血凝块后显示溃疡面(图 3-3)。

图 3-3　胃溃疡胃镜所见

(四)胃肿瘤

胃肿瘤中胃癌发病率最高,按恶性肿瘤死亡顺序排位,胃癌为我国死亡率最高的恶性肿瘤。自纤维胃镜广泛采用以来,胃癌的诊断水平明显提高,尤其是早期胃癌几乎皆依赖胃镜检查发现。胃的恶性肿瘤还有胃肉瘤、胃类癌、恶性黑色素瘤、卡波西肉瘤及低度恶性的血管内皮细胞瘤等。除内镜下表现各有特异外,诊断仍须依赖组织学检查。胃的良性肿瘤中较多见者为胃息肉、胃平滑肌瘤等,亦多依赖胃镜检查确诊。

(五)十二指肠炎

十二指肠炎的内镜表现可有多种,最常见的有黏膜充血、水肿、粗糙不平,点状出血、点状或斑片状糜烂,黏膜细颗粒状,血管显露或小结节状增生(图3-4)。

图 3-4 十二指肠炎胃镜所见

(六)十二指肠溃疡

内镜观察十二指肠溃疡需注意其部位、数目、大小、形态及病期等。十二指肠溃疡可为单发或多发,形态大致分为圆(或卵圆)形、不规则形、线形和霜斑样 4 种。球部恶性溃疡极罕见,因此对球部溃疡无须常规做活检。如溃疡污秽、巨大或周围有浸润疑为恶性时,则应做活检。

(郝恩汉)

第二节 肠 镜 检 查

下消化道内镜检查包括结肠镜和小肠镜检查。结肠镜检又可分为乙状结肠镜及全结肠镜检查,前者检查自肛门至乙状结肠 60 cm 范围的病变,而全结肠镜则可到达回盲部甚至末段回肠,从而了解部分小肠及全结肠病变以协助下消化道疾病的诊断。

因小肠长度长且弯曲,小肠镜检查难度大,技术要求高,患者相对痛苦较大,自 1969 年应用于临床以来,进展相对缓慢。长期以来临床上使用的小肠镜有推进型、探条型和肠带诱导型。探条型和肠带诱导型虽然理论上可观察小肠全部,但准备复杂、费时长、患者痛苦大;又不能用于治疗,最近已几乎弃用。最常用为推进型,经口插入可推进观察至屈氏韧带以下 60~120 cm,准备简单、操作时间短并可活检,但无法观察远端病变。

新型双气囊电子全小肠镜的问世为小肠病变的诊断和治疗提供了低侵袭性、简便可靠的手段。该双气囊小肠镜为日本富士公司开发,由内镜和外套管组成,头端各有一个气囊。利用两个气囊交替反复地充气放气、固定小肠管和向近侧收缩折叠肠管,使得有效长度仅 2 m 的内镜和柔软的外套管交替地插入小肠深部,来完成对整个 6 m 长小肠的诊断和治疗。

术中小肠镜可经口、也可根据需要经肛门或肠切口插镜检查。术中小肠镜检查在外科手术者的帮助下常无困难,可有效地检查整个小肠,对小肠肿瘤、血管瘤、大血管病变、Meckel 憩室、节段性肠炎等有重要诊断价值。

一、检查前准备

肠道准备是检查成功的关键之一。

(1)向患者说明诊疗的目的和诊疗过程,消除患者的恐惧心理,争取患者合作。

(2)饮食准备:检查前 3 天进低脂、细软、少渣饮食。检查当日禁食。

(3)清洁肠道:一般采用泻剂清洁肠道法,最常用的泻剂为复方聚乙二醇电解质散剂,它是一种等渗性泻剂,具有在肠道内不吸收、不分解、不破坏电解质平衡、不损伤肠道黏膜、不产生可燃性气体等优点。其他如番泻叶、硫酸镁、甘露醇也可应用,不适宜上述方法的可采用灌肠清洁肠道。

(4)术前用药。①解痉药:可抑制肠蠕动,解除痉挛,利于观察或进行内镜下手术。②镇静、镇痛剂。③肛管麻醉剂:肛门部用 1% 的利多卡因棉球塞入肛管 2～3 分钟即可。

二、结肠镜检查

在对患者进行结肠镜检查过程中,检查者用其左手控制角度、送气、送水和吸引,同时用右手插入及旋转内镜,遵照不使肠管过度伸展的原则,通常是一边进行肠管的短缩化,一边进行插入。其主要是通过内镜的操作和肠内气体的调节,使结肠缩短变直,结肠镜即可顺利地通过乙状结肠、降乙移行部、脾曲、肝曲送达盲肠及回肠末端。退镜时,操纵上下左右旋扭,可灵活旋转先端,环视肠壁,适量注气、抽气,逐段仔细观察肠壁及皱褶里面的情况,注意肠腔大小、肠壁及袋囊情况。对转弯部位或未见到结肠全周的肠段,应调整角度钮及进镜深度,甚至适当更换体位,重复观察。对有价值部位可摄像、取活检及行细胞学等检查助诊。

(一)适应证

(1)原因未明的便血或持续便潜血阳性者。

(2)慢性腹泻原因未明者。

(3)钡剂检查疑有回肠末段及结肠病变需明确诊断者。

(4)低位肠梗阻及腹块不能排除肠道疾病者。

(5)为结肠息肉切除、止血,乙状结肠扭转或肠套叠复位者。

(6)结肠癌手术后、息肉切除术后需定期内镜随访者。

(7)肠道疾病手术中需内镜协助探查和治疗者。

(8)大肠肿瘤普查。

(二)禁忌证

(1)严重的心肺功能不全,如近期心肌梗死、心力衰竭、肺梗死等。

(2)休克、腹主动脉瘤、急性腹膜炎,尤其是有可疑肠穿孔时。

(3)相对禁忌证:妊娠期可导致流产和早产;腹腔内粘连、慢性盆腔炎等;不能合作的患者和肠道准备不清洁的患者;高热、衰弱、严重腹痛时应综合评价。

(三)并发症

1.肠穿孔

发生率为 0.17%～0.90%,主要原因是操作时盲目滑行、原有肠道疾病如溃疡时注气过多或行息肉切除时。

2.肠道出血

主要见于服抗凝药、有凝血功能障碍时;血管病变活检时;息肉电切除时。

3.肠系膜、浆膜撕裂

较罕见,常发生于肠襻增大时再用力进镜并过度充气时。

4.感染

当患者抵抗力低下,或行内镜下活检或切除治疗时,可引起菌血症。

5.心脏、脑血管意外

偶可发生。

6.气体爆炸

非常罕见,多在治疗时。

(四)常见结直肠病变的结肠镜所见

1.溃疡性结肠炎

主要侵犯直肠和乙状结肠,也可侵犯左半结肠、右半结肠,甚至全结肠。内镜下特征:大肠黏膜形态改变以糜烂、溃疡和假息肉形成为主。根据黏膜和肠腔的形态改变不同,一般可分为活动期和缓解期。

(1)活动期:受累肠黏膜弥漫性炎症,呈现相同的改变(图 3-5)。①轻度:黏膜充血、水肿、血管纹理紊乱、模糊,有点状出血,肠腔形态不变,常呈痉挛状态;②中度:黏膜充血、水肿明显,黏膜面粗糙,呈颗粒状,肠壁质脆易出血,有多个细小、浅表溃疡,黏液分泌增多,呈黏液血性分泌物;③重度:黏膜充血、水肿更显著,病变部位几乎无正常黏膜,溃疡明显增多,并融合成片,极易接触出血或糜烂出血,有假膜或黏液脓血性渗出物覆盖,有时可见假息肉样黏膜增生。

图 3-5 溃疡性结肠炎(结肠镜所见)

(2)缓解期:主要表现为黏膜萎缩和炎症性假息肉形成。单次发作、轻度者,炎症消退后充血、水肿消失,糜烂或浅表溃疡愈合,渗出物吸收,不形成纤维化和瘢痕,黏膜可完全恢复正常。慢性持续性或反复发作者,黏膜出现萎缩改变,色泽苍白,血管纹理不清楚,炎症性假息肉形成,广基,大小与数目不等,分布密度不均。有时可有黏膜桥形成。

(3)溃疡性结肠炎后期可出现肠腔狭窄、肠段缩短,结肠袋消失,黏膜面粗糙呈虫咬样。

2.克罗恩病

同小肠克罗恩病表现(图3-6)。

图 3-6　克罗恩病结肠镜所见

3.大肠息肉

(1)腺瘤。①管状腺瘤:最常见,一般有蒂,无蒂、亚蒂少见。球形、梨形,表面光滑或呈分叶状,明显充血发红,部分可见出血斑,使表面形成虎斑样。②绒毛状腺瘤:较少见,好发于直肠、乙状结肠,多为单发,大部分为无蒂型,菜花状,少数呈亚蒂绒球样。表面不光滑,有细绒毛状突起,充血、水肿、糜烂,常附有多量半透明黏液。恶变率高达 40%～50%(图3-7)。③混合型腺瘤:形态上类似于管状腺瘤,有蒂者多见,亚蒂者少见,表面不光滑,分叶状,并有许多较绒毛粗大的乳头状突起,故又称为乳头状腺瘤。④家族性腺瘤病:是一种家族性、遗传性疾病,以大肠多发性腺瘤为特征,数目超过 100 颗。内镜下息肉大量密集分布于全结肠,形态以管状腺瘤为主,个别绒毛状。⑤多发性腺瘤:腺瘤数量不超过 100 颗。以管状腺瘤多见,混合型及绒毛状少见。局限或散在发生,不一定有家族史。

图 3-7　大肠息肉结肠镜所见

(2)炎症性息肉:一般为多发。多数息肉小于 0.5 cm,无蒂,表面色泽苍白,质脆,周围黏膜有炎症改变。

4.大肠腺癌

(1)早期大肠癌:仅侵犯黏膜、黏膜下层者,称为早期大肠腺癌。内镜下分为以下几种。①Ⅰ型(隆起型):类似于息肉,分为有蒂(Ⅰp)、无蒂(Ⅰs)和亚蒂(Ⅰps)。②Ⅱ型(扁平型):扁平隆起型(Ⅱa)为无蒂扁平息肉样隆起;扁平隆起凹陷型(Ⅱa+Ⅱc)为Ⅱa型基础上顶部有溃疡。

(2)进展期大肠癌:癌肿已浸润肠壁肌层。内镜下分为以下几种。①Borrmann Ⅰ型(息肉型):癌肿呈息肉样隆起,表面高低不平或呈菜花样,有散在性糜烂及小溃疡,易出血。②Borrmann Ⅱ型(溃疡型):最常见,为无明显浸润的局限性溃疡癌,肿瘤境界清楚,病灶范围常较Ⅰ型为大,病灶中央有较大的溃疡,溃疡周围有结节状环堤,明显隆起形成火山口(图3-8)。③BorrmannⅢ型(溃疡浸润型):亦有溃疡凹陷病灶,其特点为该溃疡周边隆起性肿瘤的境界因向四周肠壁及黏膜浸润,而无明显界限,肿瘤表面有众多大小不一的糜烂及溃疡,常有明显的高低不平,触之易出血。④BorrmannⅣ型(硬化型):较少见,大多发生在左半结肠,尤其是直肠和乙状结肠。因结缔组织大量增生,使得病变区域纤维化,质地变硬,癌的环形浸润造成肠腔管状狭窄,表面有散在糜烂及小溃疡。⑤BorrmannⅤ型(特殊型):常见的是黏液癌,病灶呈肿块型,伴有绒毛状突起,肿瘤内有大量胶冻样黏液,质地疏松有弹性,边界不清,多见于升结肠和盲肠。

图 3-8　进展期大肠癌结肠镜所见

三、小肠镜检查

(一)适应证

原因不明的腹痛和消化道出血经各种其他检查未能确诊而高度怀疑小肠病变者。

小肠镜检查可明确小肠良、恶性肿瘤,原发性小肠淋巴瘤、小肠结核、克罗恩病、吸收不良综合征等。

(二)常见小肠病变的小肠镜所见

1.克罗恩病

内镜可见黏膜弥漫性糜烂性炎症、充血水肿,可见到溃疡,溃疡间黏膜正常。当溃疡继续发展,则变大变深,圆形或卵圆形,周围黏膜可有炎症,也可有假息肉样结节或卵石状改变。晚期克罗恩病有肠腔狭窄,环形皱襞消失,肠壁伸展不良,肠腔畸形(图3-9)。病变黏膜与正常黏膜间分界清楚。

图 3-9　小肠克罗恩病小肠镜所见

2.肠结核

肠结核多见于回肠及回盲部,偶见于空肠。内镜可见溃疡及假息肉形成。溃疡大小不等,深

57

浅不一,边缘不规则,周围黏膜充血水肿轻;假息肉大小不等呈结节状(图 3-10)。

图 3-10 肠结核小肠镜所见

3.小肠肿瘤

(1)平滑肌瘤:平滑肌瘤内镜下呈现为隆起的黏膜下肿块,表面黏膜可正常或炎性充血,较大者表面可有糜烂或溃疡。

(2)腺瘤:多见于空肠,单个或多个,有蒂或无蒂。

(3)小肠癌:罕见,多在空肠上段,内镜下可见肠腔狭窄,环形皱襞消失,表面有溃疡,易出血,局部黏膜凹凸不平,病变近侧黏膜有不均匀隆起,肠腔不能扩张。活检病理可明确诊断。

(4)小肠恶性淋巴瘤:以回肠末端最多见,内镜可见环形皱襞不明显,黏膜面有多个米粒大小半球形黄色隆起,也可有溃疡,基底较硬,凹凸不平。

(孟光彦)

第三节 胃 液 检 查

胃液由胃黏膜各种细胞分泌的消化液及其他成分所组成,主要含有壁细胞分泌的盐酸,主细胞分泌的胃蛋白酶原,黏膜表面上皮细胞、贲门腺、胃底腺和幽门腺颈黏液细胞分泌的黏液等。胃分泌受神经、内分泌及食物和其他刺激因子等调节。胃、十二指肠及全身性疾病均可引起胃分泌功能异常,使胃液的量和成分发生变化。在其诸多成分中,胃酸分泌功能检查具一定实用价值,受到临床重视,而胃蛋白酶、黏液等检测很少应用。

一、胃液的收集

一般经插入胃管收集胃液。食管癌、食管狭窄、食管静脉曲张、心力衰竭、严重冠心病患者不宜插管。检查前停用一切对胃分泌功能有影响的药物,如抗胆碱能药物至少停用 48 小时,H_2 受体阻滞剂、质子泵抑制剂需停用 24 小时。禁食 12～14 小时,患者清晨空腹取坐位或半卧位,经口插入消毒胃管。咽反射敏感者可改经鼻孔插入。操作应敏捷、轻柔,尽量避免诱发咽反射和呕吐。当胃管插至 45 cm 标记处时,提示管端已抵贲门下,可注入少量空气,使胃壁撑开,避免胃管在胃内打折。然后嘱患者改左侧卧位,继续插管至 52～55 cm 标记处,管端达大弯侧胃体中部,即胃最低部位。也可借助 X 线定位。嘱患者饮 20 mL 水后如能回抽出16 mL 以上,说明胃管定位适当。用胶布将胃管固定于上唇部。在患者改变多种体位,如头低左侧卧位、俯卧位等过程中反复抽吸胃液,力求将空腹胃液抽尽;也可使用电动吸引器负压抽吸,压力维持在 4.0～6.7 kPa (30～50 mmHg)。然后根据临床需要,进行各种试验。此外,可应用胃液采集器获取微量胃液。方法:空腹时用温开水 10 mL 吞服胃液采集器。患者取右侧卧位。15 分钟后由牵引线拉出采集器,可挤出胃液 1.5～2.0 mL,足够用于生化检测。

二、检查内容

(一)一般性状检查

1.量

正常人空腹 12 小时胃液量为 10～70 mL,不超过 100 mL。超过此值视为基础胃液增多,见于:①胃液分泌过多,如十二指肠溃疡、Zollinger-Ellison 综合征等;②胃排空延缓,如胃轻瘫、幽门梗阻等。胃液不足 10 mL 者为分泌减少,主要见于慢性萎缩性胃炎和胃排空亢进。

2.色

正常胃液或为清晰无色,或因混有黏液而呈混浊的灰白色。如为黄色或绿色,为胆汁反流所致;咖啡色胃液提示上消化道出血。

3.气味

正常胃液有酸味。胃排空延缓时则有发酵味、腐臭味;晚期胃癌患者的胃液常有恶臭味;低位小肠梗阻时可有粪臭。

4.黏液

正常胃液中有少量黏液,分布均匀。慢性胃炎时黏液增多,使胃液稠度增大。

5.食物残渣

正常空腹胃液不含食物残渣,如其内混有之,提示机械性或功能性胃排空延缓。

(二)化学检查

1.胃酸分泌功能测定

(1)胃液酸度滴定和酸量计算法。胃液中游离酸即盐酸,正常人空腹时为 0～30 mmol/L,平均18 mmol/L。结合酸指与蛋白质疏松结合的盐酸。总酸为游离酸、结合酸和各种有机酸之总和,正常值 10～50 mmol/L,平均 30 mmol/L。用碱性溶液滴定胃液首先被中和的是游离酸,然后有机酸和结合酸相继离解,直至被完全中和。根据滴定所用碱性溶液的浓度和毫升数,计算出胃液的酸度。以往用两种不同阈值的 pH 指示剂,如 Topfer 试剂(0.5 g 二甲氨偶氮苯溶于 95％酒精 100 mL 中)在 pH 3.5 时由红色转变为黄色,此时酸度代表游离酸;酚酞 pH 8～10 时变为微红且不褪色,可表示总酸。目前,应用酚红作 pH 指示剂,pH 7.0 变红色;用碱性溶液一次滴定至中性,测定总酸。常用碱性液为 100 mmol/L 或50 mmol/L浓度的氢氧化钠溶液。用于滴定的胃液取 10 mL 即可,需预先滤去食物残渣。滴定后按下列公式计算酸度。

$$酸度(mmol/L)＝NaOH 浓度(mmol/L)×NaOH 消耗量(mL)÷被滴定胃液量(mL)$$

胃酸分泌试验还常测定每小时酸量或连续 4 个 15 分钟酸量之和。每小时酸量的计算方法如下。

$$酸量(mmol/h)＝酸度(mmol/L)×每小时胃液量(L/h)$$

除上述滴定中和测定胃酸外,还可测定胃液中 Cl^- 浓度和 pH,然后查表求出酸分泌量。

(2)基础酸量、最大酸量和高峰酸量测定。胃酸分泌功能测定结果一般用下列术语来表示:①基础酸量(BAO)为刺激因子刺激前 1 小时分泌的酸量;②最大酸量(MAO)为刺激后 1 小时分泌的酸量;③高峰酸量(PAO)刺激后 2 个连续分泌最高 15 分钟酸量之和乘以 2,在同一患者 PAO>MAO。刺激因子可选用磷酸组胺或五肽胃泌素。后者是生理性物质,所用剂量为 6 $\mu g/kg$ 时不良反应较小,故为临床首选。

五肽胃泌素胃酸分泌试验方法如下:在插入胃管后抽尽空腹胃液。收集 1 小时基础胃液,测定 BAO。然后皮下或肌内注射五肽胃泌素,剂量按 6 $\mu g/kg$ 计算。再收集刺激后 1 小时胃液,一般每 15 分钟装1瓶,连续收集 4 瓶。计算每瓶的胃液量和酸量,求出 MAO 和 PAO。

临床意义:BAO 常受神经内分泌等因素影响,变异范围较大。如估计其对个别被测者有诊断价值,则需连续 2～3 小时测定 BAO。壁细胞对胃泌素刺激的敏感性及种族、年龄、性别、体重等因素也可影响 MAO 和 PAO。国内外资料表明,正常人和消化性溃疡患者所测得的胃酸值常有重选,故该项检查已不作为常规应用。在下列情况下该指标有参考价值:①刺激后无酸,且胃液 pH>6,可诊断为真性胃酸缺乏,见于萎缩性胃炎、恶性贫血和胃癌患者。因此有助鉴别胃溃疡为良性抑或恶性。②排除或肯定胃泌素瘤,如果 BAO>15 mmol/L,MAO>60 mmol/L,BAO/MAO比值>60%,提示有胃泌素瘤可能,应进一步测定血清胃泌素。③对比胃手术前后测定结果,如术后 MAO 较术前下降 70%,<3 mmol/L,提示迷走神经切断完全;术后 MAO>19 mmol/L则切除不完全;如术后 BAO、PAO 逐渐增高,可能发生了吻合口溃疡。④评定抗酸药物的疗效。

2.胰岛素试验

该试验用于迷走神经切断术后,估计迷走神经切断是否完全。其原理为注射胰岛素诱发低血糖,可刺激大脑的迷走神经中枢,引起迷走神经介导的胃酸和胃蛋白酶原分泌增加。据报道,该试验阳性者 2 年以后溃疡发生率可达 65%。

方法:本试验宜在手术 6 个月后进行。插胃管,收集 1 小时基础分泌胃液。然后静脉注射胰岛素20 U或 0.15 U/kg 体重。随后每 15 分钟收集一次胃液标本,连续收集 8 次;分别测定每个标本的量和酸量。另外在注射胰岛素前 45 分钟和注射后 90 分钟分别采血,测血糖,以证实注射后发生了低血糖。标准胰岛素试验可诱发严重低血糖,50% 以上患者发生心律失常。因此原有心脏病、低血钾、年龄超过 50 岁的患者禁做此试验。试验过程中应密切注意患者出现的低血糖反应。

判断标准:出现下列情况为阳性结果。①注射胰岛素后任何一个标本的酸度较注射前最大酸度增加幅度超过 20 mmol/L;或基础标本胃酸缺乏,而用药后酸度≥10 mmol/L。②在上述标准基础上,用药后第 1 小时呈现早期阳性结果。③注射后任何 1 小时胃液量较基础值增加。④基础酸量>2 mmol/L。⑤注射后任何 1 小时酸量较注射前增加 2 mmol/L。

目前已很少开展迷走神经切断术,而且胰岛素试验危险性较大,故已很少应用之。

3.胃液内因子检测

测定胃液内因子有助诊断恶性贫血。对具有一个或多个维生素 B_{12} 吸收不良病因的患者及怀疑成年和青少年类型恶性贫血的患者,该试验是辅助诊断项目之一。

从刺激后抽出的胃液中取样:先将胃液滴定至 pH=10,使胃蛋白酶失活 20 分钟;在检测或储存前再将其 pH 恢复到 7。用放射免疫法或淀粉凝胶电泳法测其中内因子。正常人胃液中内因子大于 200 ng/h;恶性贫血患者一般低于此值,但有少数患者可在正常范围;而有些吸收维生素 B_{12} 正常的胃酸缺乏患者却不足 200 ng/h。

恶性贫血在我国罕见,该试验很少开展。

4.隐血试验

正常人胃液中不含血液,隐血试验阴性。当胃液呈咖啡残渣样,怀疑上消化道出血时,常需做隐血试验加以证实。隐血试验方法较敏感,即使口腔少量出血或插胃管时损伤了黏膜也可产生阳性结果,临床判断时应加以注意。

5.胃液多胺检测

多胺是一类分子量很小的羟基胺类有机碱,主要有腐胺、精胺和精脒。多胺与恶性肿瘤的发生、消长和复发有一定内在联系,可视为一种恶性肿瘤标志物。胃癌患者胃液中的多胺水平显著升高,检测之对诊断胃癌,估计其临床分期及预后有一定价值,还可作为胃癌术后或其他治疗后随访的指标。

6.胃液表皮生长因子检测

表皮生长因子(EGF)具有抑制胃酸分泌和保护胃肠黏膜的功能。可用放射免疫法测定胃液中 EGF。轻度浅表性胃炎患者基础胃液 EGF 浓度为(0.65 ± 0.31) ng/mL,排出量为(31.48 ± 7.12) ng/h;消化性溃疡患者基础胃液及五肽胃泌素刺激后胃液中 EGF 均明显降低。目前该检查尚在临床研究阶段,其意义有待进一步阐明。

7.胃液胆汁酸检测

胃液中混有胆汁酸是诊断胆汁反流性胃炎的依据之一。胆汁酸有去垢作用,可损害胃黏膜。采用高效液相色谱法、紫外分光光度法测定胃液中的二羟胆烷酸、三羟胆烷酸、总胆汁酸等。正常人胃液中胆汁酸的含量极微,胆汁反流、慢性浅表性胃炎、慢性萎缩性胃炎、十二指肠溃疡等患者胃液中胆汁酸明显升高。

8.胃液尿素氮检测

幽门螺杆菌含尿素酶,分解尿素。正常人胃液尿素氮以 1.785 mmol/L 为临界值,低于此值提示幽门螺杆菌感染;在治疗过程中随细菌被清除而逐步升高,故可作为观察疗效的指标之一。肾功能不全或其他原因引起血清尿素氮增高时可影响测定结果。

9.胃液 CEA 检测

检测胃液 CEA 可作为胃癌或癌前期疾病初筛或随访的指标。国内报告用胃液采集器取微量胃液,联合检测其中 CEA、幽门螺杆菌抗体、氨基己糖、总酸、游离酸、胃泌素、pH 和总蛋白等 8 项指标,结果用电子计算机程序进行分析判断,诊断胃癌的准确性达 96.42%。

(三)显微镜检查

由于胃液中胃蛋白酶和盐酸能破坏细胞、细菌,即使标本抽取后立即送验,阳性率仍不高,且意义也不大。脱落细胞检查对诊断胃癌有一定帮助。

(孟光彦)

第四节　肝功能检查

目前用于了解肝脏合成、代谢、排泄等功能及判断肝脏病变情况的肝脏功能检查多种多样,只有依据病情仔细选择,并综合判断,才能真实反映肝脏功能,正确做出诊断。现将目前国内外常用的肝功能检查叙述于下。

一、胆红素代谢试验

(一)血清总胆红素测定

正常参考值 2~17 μmol/L。血清总胆红素在<25.6 μmol/L 时,肉眼看不到黄疸,称隐性黄疸,大于 25.6 μmol/L 则称显性黄疸。由于正常肝脏对胆红素的代谢有很大的储备能力,因此血清胆红素并非肝脏功能的敏感指标,即使严重溶血,血清胆红素浓度一般不超过 85 μmol/L,如超过此值,常表示有肝细胞损害或胆管阻塞。临床主要用于了解黄疸情况、肝细胞损害程度,判断预后,指导治疗。

(二)血清直接胆红素测定

正常参考值 0~4 μmol/L。结合胆红素能与重氮磺胺酸起直接反应,因此又称直接胆红素。常用反应 1 分钟时的胆红素量代表,故又称 1 分钟胆红素。血清直接胆红素/总胆红素比值,在胆汁淤积性黄疸常大于 60%,肝细胞性黄疸常在 40%~60%,而在发生非结合胆红素升高血症时,不超过 20%,在黄疸鉴别诊断上有一定参考价值,但这是指平均值,并非绝对。

(三)尿胆红素测定

正常人尿中无胆红素存在。因只有结合胆红素能溶于水,从尿中排出,故尿胆红素阳性表明血清结合胆红素升高。而尿胆红素阴性的黄疸患者表示为非结合胆红素升高。在血清胆红素升高以前,尿中胆红素即可查到,故可用于病毒性肝炎的早期诊断。

(四)尿中尿胆原测定

正常人尿中仅有少量尿胆原。增高主要见于胆红素生成过多(如溶血)和肝细胞损害(如肝炎、肝硬化、肝中毒、肝缺血等),减少主要见于胆管阻塞。持续黄疸伴尿中尿胆原消失,提示恶性胆管梗阻,而间歇性常提示胆石症。病毒性肝炎早期肝细胞损害,尿胆原增加,高峰期因肝内胆汁淤积,尿中尿胆原可一过性减少,恢复期可再度增加,至黄疸消退后,才逐渐恢复正常。故有利于判断病情。

二、蛋白质代谢

除免疫球蛋白外,血浆内几乎所有的蛋白质均在肝脏合成,如清蛋白,酶蛋白,运载蛋白,凝血因子Ⅰ、Ⅱ、Ⅴ、Ⅶ、Ⅸ、Ⅹ等。除支链氨基酸在肌肉内分解外,大多数必需氨基酸均在肝内分解。肝脏还可将蛋白质代谢产物氨转化为尿素,由肾脏排出体外。故肝脏在蛋白质代谢过程中起着重要的作用。测定血浆蛋白水平、进行凝血试验、测定血氨及氨基酸水平,就可以反映肝脏功能。

(一)血浆蛋白测定

1.总蛋白

总蛋白正常参考值为 68~80 g/L。肝病时,清蛋白合成减少,但 γ-球蛋白常增加,故而血清总蛋白量一般无明显变化。一般来说,血清总蛋白小于 60 g/L 时,表明预后不良。

2.清蛋白

清蛋白正常参考值 35~55 g/L。清蛋白仅由肝脏制造,正常人每天合成约 10 g,清蛋白半衰期较长,约 20 天,因此不是反映肝脏损害的敏感指标。清蛋白减少是慢性肝病尤其是肝硬化的特征,反映肝脏合成代谢功能和储备能力,是估计预后的良好指标,小于 25 g/L 时表示预后不良。另外,营养不良、代谢加速、蛋白丢失过多及高 γ-球蛋白血症均可出现低清蛋白血症,应予鉴别。

3.前清蛋白

前清蛋白亦由肝细胞合成,半衰期 1.9 天。因半衰期短,肝病时变化敏感,反映近期肝损害比清蛋白要好。采用改良缓冲液在醋纤电泳上可以分出前清蛋白,参考值 $0.28 \sim 0.35$ g/L。

4.球蛋白

球蛋白蛋白电泳可将球蛋白分为 α_1、α_2、β、γ-球蛋白。①α_1-球蛋白:在肝实质细胞破坏,如肝坏死、肝硬化时,α_1-球蛋白减少,与清蛋白减少相平行,对判断肝病病情和预后有参考意义。因 α_1-球蛋白中含有许多急性期反应蛋白和甲胎蛋白,故而在急性反应和肝癌时升高。②α_2 和 β-球蛋白:在慢性胆汁淤积伴高脂血症时,两者平行升高,而在肝细胞严重损害时则降低。③γ-球蛋白:为免疫球蛋白,在肝脏疾病时升高。持续增高提示疾病转为慢性。如电泳时形成 β-γ 桥,提示肝硬化,用以鉴别慢性肝炎与肝硬化。

但应注意,血清蛋白改变可见于许多非肝脏疾病,如急慢性炎症、肿瘤、营养不良、肾病等,严格地说血清蛋白测定不能算作一项特异的肝功检查项目。

(二)蛋白质代谢产物测定

1.血氨

血氨正常参考值 $13 \sim 57$ $\mu mol/L$。肝脏利用血液中的氨合成尿素,经肾脏排出体外,在肝功不全或门体分流时血氨升高。在诊断肝性脑病中有重要地位,多数肝性脑病患者血氨增高,但不是一个绝对可靠的诊断指标。

2.游离氨基酸测定

游离氨基酸测定正常时支链氨基酸(BCAA)与芳香族氨基酸(AAA)的比 BCAA/AAA $=3.0 \sim 3.5$(即 Fischer 比率)。严重肝病时,由肝脏代谢的 AAA 浓度升高,而主要由肌肉代谢的 BCAA 则因肝病时血中胰岛素浓度升高而大量进入肌肉组织,血 BCAA 浓度下降,故比值下降,可降到 1 以下。有研究中认为其与肝性脑病的发生有关,有助于判断预后,并有治疗意义,输注支链氨基酸可改善部分肝性脑病症状。

(三)凝血因子与凝血试验

纤维蛋白原,凝血酶原因子 Ⅱ、Ⅴ、Ⅸ、Ⅹ、Ⅶ,纤溶酶原,抗纤溶酶,抗凝血酶Ⅲ 等均在肝脏合成,因肝脏贮备能力很大,故而只有严重肝病时,才会出现出血与凝血障碍。测定凝血因子可以了解肝脏功能,临床应用较多的是凝血试验。

1.凝血酶原时间(PT)

常用 Quick 法测定,正常参考值 $14 \sim 17$ 秒,比对照延长 3 秒有意义。PT 与因子 Ⅶ、Ⅹ、Ⅱ、Ⅴ、Ⅰ 活性有关,是测定外源性凝血过程的试验。这些凝血因子的血浆半衰期均短于 1 天,故 PT 在监视急性肝病的病理时特别有用。急性肝病时,PT 明显延长预示暴发性肝坏死的发生,当 PT 活动度即 $k/(pt-\gamma)$,其中 $k=303$,$\gamma=8.7$ 为常数,正常时为 $80\% \sim 100\%$,下降至正常对照的 10% 以下时,提示预后恶劣。因子 Ⅱ、Ⅶ、Ⅸ、Ⅹ 为维生素 K 依赖性因子,当胆汁淤积、脂肪泻等出现时维生素 K 吸收减少,从而维生素 K 依赖性因子减少,PT 延长,此时肌内注射足量维生素 K 后 PT 可恢复正常,可以此鉴别肝细胞性黄疸和胆汁淤积性黄疸。

2.部分凝血活酶时间(PTT)

为内源性凝血系统的过筛试验,正常参考值 $60 \sim 85$ 秒,较对照延长 10 秒以上为延长,提示因子 Ⅷ、Ⅸ、Ⅺ、Ⅻ 缺乏或活性减低,也可见于因子 Ⅰ、Ⅱ、Ⅴ、Ⅹ 缺乏或活性减低。严重肝病或

DIC 时延长。

3.凝血酶时间(TT)

反映血浆纤维蛋白原的反应性,正常参考值 16～18 秒,较对照延长3 秒为延长,见于严重肝病、纤溶亢进,血中类肝素抗凝物质存在时。

三、肝脏负荷试验

本组试验原理是向体内输入主要在肝内代谢的物质,测定其代谢速度,可反映肝脏功能。

(一)药物代谢试验

常用安替比林口服检测其血浆清除率或半衰期,该试验是慢性乙型肝炎活动性的良好指标。应用 ^{14}C 氨基比林(二甲基氨基安替比林)在肝中代谢最后生成 $^{14}CO_2$ 从呼吸中排出,计算一定时间内呼气中排出的 ^{14}C 的百分比。此呼气试验可方便地反映肝内药物代谢动力学。研究表明肝炎和肝硬化患者呼出 $^{14}CO_2$ 减少,异常程度与凝血酶原时间、清蛋白、空腹血清胆汁酸等具有良好的相关性,而胆汁淤积病例本试验正常或轻度异常。^{13}C-美沙西汀呼气试验也可用于反映肝实质细胞损害情况。

(二)半乳糖廓清试验

半乳糖进入肝内后迅速磷酸化,用一次性静脉注射法测定血中半乳糖清除速率,或用 ^{14}C-半乳糖呼气试验测定呼气中的 $^{14}CO_2$ 量,可以判断肝脏功能,其最大价值在于随访肝病经过和判断疗效。

(三)尿素合成最大速率测定

本测定主要用于预测肝硬化患者能否代谢氮负荷,是否需调整饮食结构,预防肝性脑病。还用于门-体分流术后估计发生肝性脑病的危险,但本试验敏感性差,未广泛应用于临床。

(四)色氨酸耐量试验

空腹静脉注射色氨酸 4 mg/kg 体重,45 分钟时测定游离色氨酸与总色氨酸(F/T)比值,正常人F/T<0.14,肝损害时比值增加,耐量减退。

四、肝脏排泄试验

肝脏是重要的排泄器官,除可排泄内源性物质,如胆汁酸、胆固醇、胆红素,还可排泄外源性物质如药物、色素、毒物等。测定肝脏排泄能力,可反映肝脏功能。

(一)色素排泄试验

1.磺溴酞钠(BSP)试验

因 BSP 偶可发生严重变态反应,又有 ICG 试验可将其取代,故已废除 BSP 试验。

2.靛氰绿(ICG)试验

将 ICG 注射于患者静脉后,一定时间内采取血样,测定 ICG 在血中的含量,了解 ICG 排泄情况。15 分钟血中潴留率 R_{15} ICG 正常值(7.83 ± 4.31)％,每增加 5 岁,潴留率可增加 0.2％～0.6％,上限为12.1％。ICG 注入血液后,迅速与清蛋白和 α_1-球蛋白结合,分布于全身血管,几乎全部被肝细胞摄取,再逐步排入胆汁中。它没有肝外清除,不从肾排泄,不参与肝肠循环,以游离形式排入胆汁,是一种单纯的排泄试验,ICG 几乎无毒性及变态反应。影响 ICG 清除的主要因素是肝血流量、功能肝细胞总数、胆汁的排泄和胆管通畅程度,黄疸对 ICG 无影响。ICG 潴留率主要反映肝细胞贮备功能,在测定肝血流量和对慢性肝病的肝功能方面,目前认为是最有价值、最实用的色素,但其费用昂贵限制了应用。

(二)血清胆汁酸代谢试验

肝脏在胆汁酸的生物合成、分泌、摄取、加工转化中占重要地位,因而血清总胆汁酸可以较特异地反映肝细胞功能,在严重肝病时,其比胆红素更敏感地反映肝损害。对肝硬化有特别的诊断参考价值,阳性率高于 ALT,且可用于判断预后。在急慢性肝炎胆汁淤积时均可升高。本试验虽然有重要的理论意义,但在临床上还没有把它列入常规肝功能检查项目。目前主要用于先天性和溶血性高胆红素血症的鉴别诊断,此两者血清胆汁酸正常,且有助于随访肝病经过和判断疗效。

五、肝脏疾病的酶学标志

(一)反映肝细胞损害的标志

1.转氨酶

临床上常用谷丙转氨酶(ALT)和谷草转氨酶(AST)。ALT 在肝内含量最多,仅存在于肝细胞质内,而 AST 在心肌中含量最高,在肝中存在于肝细胞线粒体(AST 线粒体同工酶,m-AST)和细胞质(AST 细胞质同工酶,c-AST)中。当肝细胞病变引起细胞膜通透性改变时或肝细胞破坏时,ALT 和 AST 可从细胞逸出进入血流,由于肝细胞内转氨酶浓度比血清高 $10^3 \sim 10^4$ 倍,故肝细胞损坏时,血清转氨酶浓度敏感地升高。其中 ALT 比 AST 更为敏感和特异。正常参考值 ALT(改良赖氏法)$2 \sim 40$ U/L,AST $4 \sim 40$ U/L、AST/ALT 正常约 1.15。在急性病毒性肝炎、中毒性肝坏死、肝缺氧时转氨酶可明显升高,但升高幅度与肝细胞损伤严重程度不一定平行。如急性重型肝炎时,肝细胞大量坏死,不能合成转氨酶,可出现"酶胆分离"的现象,ALT 可见轻度升高或下降,而黄疸升高明显,提示预后恶劣。肝硬化活动期、肝癌、肝脓肿、胆管阻塞时,转氨酶可轻至中度升高。AST/ALT 比值在轻度肝损害时可降到 1 以下,而在严重肝损害时,则因线粒体中 AST 也释放入血,使血清 AST 升高幅度较 ALT 为大,比值升高,如乙醇性肝炎时 AST/ALT>2.0。因 ALT 在体内分布广,许多肝外病变时亦可升高,需加以鉴别。

2.乳酸脱氢酶(LDH)及其同工酶

LDH 广泛存在于人体组织中,缺乏特异性。用电泳法可分离出5种同工酶区带($LDH_1 \sim LDH_5$),LDH_5 主要来自肝脏及横纹肌,在肝病及恶性肿瘤时 LDH_5 升高,而心梗时 LDH_1 升高,故分析血清 LDH 同工酶有助于病变定位。正常参考值:LDH 比色法 $190 \sim 310$ U。

3.谷氨酸脱氢酶(GLH)

主要分布于肝细胞线粒体内,尤以小叶中央区为主。而酒精性肝病及缺血性肝炎主要累及这些部位,故血清 GLH 活性可作为酒精性肝损害的标志,在缺血性肝炎,诊断价值高于转氨酶。非肝胆疾病很少升高。GLH 明显升高说明肝细胞有坏死病变。正常参考值 4.5 U/L。

4.血清谷胱甘肽 S 转移酶(GST)

肝细胞损害时,活性升高,GST 变化与肝脏病理变化有良好的一致性,在反映肝细胞损伤方面,其较 ALT 更为敏感。正常参考值(13.6±5.8)U/L。

5.腺苷脱氨酶(ADA)

正常参考值<25 U(改良 Morrtinek 法)。在急性肝实质细胞损伤时,ADA 和 ALT 往往同时升高。在慢活肝和肝硬化时 ALT 可不升高,而 ADA 升高较明显。在阻塞性黄疸时,ADA 活性很少升高,可与肝细胞性黄疸相鉴别。

(二)反映胆汁淤积的酶类

1.碱性磷酸酶(ALP)及其同工酶

正常血清中的 ALP 及其同工酶的主要来自骨和肝,正常参考值为25～90 U/L。肝脏疾病时,ALP 浓度升高,主要是肝细胞过度制造 ALP 释放入血。肝内外胆管阻塞时,胆汁淤积,胆汁酸诱导肝细胞合成 ALP 增加并可将 ALP 从肝细胞内脂质膜上渗析出来,故血清 ALP 升高最显著。黄疸患者同时测定 ALP 和 ALT 或 AST 有助于鉴别诊断。肝炎、肝硬化时血清 ALP 轻至中度升高。肝硬化患者血清 ALP 浓度大于正常值 3 倍时应怀疑原发性肝癌。血清 ALP 升高亦见于各种骨骼疾病。ALP 同工酶测定有助于鉴别不同来源的 ALP。用聚丙烯酰胺凝胶梯度电泳,可将血清 ALP 分出活性带Ⅰ～Ⅶ。ALPⅠ诊断原发性肝癌敏感性差,但特异性很高,且与AFP 间无相关性。ALPⅦ见于肝外阻塞性黄疸和转移性肝癌,用于鉴别诊断。而 ALPⅢ则主要见于骨病。

2.γ-谷氨酰转肽酶(γ-GT、GGT)

γ-GT 广泛分布于人体组织中,如肾、胰、肝内,正常人血清 γ-GT 主要来自肝脏,正常值 <40 U/L。急性病毒性肝炎时,γ-GT 明显升高;慢性肝炎活动期 γ-GT 活力常增高,故可作为反映慢性肝病活动性的指标之一,慢性迁延性肝炎则多正常。肝内外阻塞性黄疸时 γ-GT 均可升高,原发性肝癌及酒精中毒者,γ-GT 也可明显升高。用聚丙烯酰胺梯度凝胶电泳可分离出肝癌特异性区带 γ-GTⅡ,对肝细胞癌的敏感性为 80%～90%,特异性为 90%,且与甲胎蛋白无相关性,故可与其联合诊断肝癌。由于 γ-GT 敏感性太高,在多种肝病及多种肝外疾病,如心肌梗死、胰腺疾病、糖尿病、风湿性关节炎、肺疾病等时均可升高,故可作为肝脏疾病的筛选试验。

3.5'-核苷酸酶(5'-NT)

血清 5'-NT 升高见于肝胆疾病及正常妊娠。对于肝胆疾病其诊断意义与 ALP 相似,但骨病时不升高,故主要临床价值在于判断血清 ALP 升高是由肝胆系统疾病还是骨骼疾病引起。正常参考值2～17 U/L。

4.亮氨酸氨基肽酶(LAP)

与 5'-NT 一样,血清 LAP 升高仅见于肝胆疾病和妊娠。胆管阻塞时酶活性明显升高,尤以肝外恶性胆管梗阻时更为显著,骨病时正常。也可用于确定 ALP 升高是否来源于肝胆。正常参考值:男 306～613 nmol/(s·L),女 272～488 nmol/(s·L)。

(三)反映肝纤维化的酶类

1.单胺氧化酶(MAO)

肝硬化时 MAO 常明显升高,MAO 活力与肝脏表面结节形成的进程相平行。当肝内形成桥状纤维结缔组织时,约 80% MAO 升高;当假小叶形成时,MAO 活力几乎均增高。肝坏死时,肝细胞线粒体内 MAO 释放,血清 MAO 也可增高。MAO 同工酶可区别两种来源,MAO$_1$、MAO$_2$ 主要来自线粒体,MAO$_3$ 主要来自结缔组织,后者对肝硬化诊断有意义。MAO 正常参考值:12～40 U。

2.脯氨酰羟化酶(PH)

PH 是胶原合成酶,可用夹心酶联法测定血清免疫反应性脯氨酸羟化酶 β-亚单位(SIR-β-PH),普遍认为 SIR-β-PH 含量可以反映肝纤维增生的活动程度,但尚未常规应用。

3.胆碱酯酶同工酶(CHE)

有报道,在肝纤维化时,CHE1、2、3 相对减少,CHE5 相对升高,有利于诊断。

六、肝纤维化的血清学标志

纤维化是一个极其复杂的动态过程。目前临床上对肝纤维化的诊断仍以肝活检为主,但它具有创伤性,难以动态观察,所以肝纤维化的血清学诊断成为目前研究的一个热点。目前,已发现许多肝纤维化的血清学标志物,一般认为应联合不同类型的指标进行综合判断。酶学标志见前述,现将临床上已应用的其他标志简述如下。

(一)Ⅲ型前胶原肽(PⅢP)

PⅢP已广泛应用于临床。其含量反映肝中活动性纤维增生,是诊断肝纤维化或早期肝硬化的良好指标,对慢性肝病预后判断有一定意义。正常人血清PⅢP含量为$7.0 \sim 9.9$ ng/mL。肝硬化晚期因纤维合成已不活跃,PⅢP可降低。另外,在急性肝炎和肝癌患者PⅢP也可升高。

(二)Ⅲ型原胶原(PCⅢ)

PCⅢ与PⅢP有相似的临床意义,能反映肝纤维化程度,但肝脏炎症对PCⅢ影响较小,有研究者认为其较PⅢP诊断肝纤维化价值更高。

(三)Ⅳ型胶原(C_{IV})

Ⅳ型胶原正常值为(99.3 ± 24.8)ng/mL,是构成基底膜的一种成分。肝纤维化时基底膜增生,C_{IV}是最早增生的胶原。C_{IV}可敏感地反映肝纤维化的程度,是判断肝纤维化尤其是早期肝纤维化的指标。可将C_{IV}分离为TS胶原和NC_1片断,其中血清TS与肝纤维化程度正相关,是诊断肝纤维化的良好指标。

(四)层粘连蛋白(LN)

LN是基底膜的主要成分,与C_{IV}构成基底膜的骨架。已有研究证明,血清LN水平与肝纤维化程度及门静脉高压间呈正相关。此外,原发性肝癌患者血清LN也可增高。正常值为$0.81 \sim 1.43$ U/mL。

(五)透明质酸(HA)

HA是细胞外间质的重要成分,可反映已形成的肝纤维化程度,对判断肝病严重程度及预后有一定临床意义。正常参考值$2 \sim 110$ ng/mL。肝硬化患者> 350 ng/mL。

(六)纤维连接蛋白受体(FNR)

血清FNR水平与肝纤维化程度高度正相关,是一种较好的肝纤维化标志物。

(七)其他

组织金属蛋白酶抑制剂(TIMP-1)有助于诊断活动性肝纤维化。转化生长因子-β_1(TGF-β_1)是众多细胞因子中,对肝纤维化最重要的因子,其活性能较好地反映肝纤维化的进展情况,并可用于判断预后及疗效。

七、肝癌标志

(一)甲胎蛋白(AFP)及其异质体

AFP对肝细胞癌(HCC)具有确立诊断、早期诊断和鉴别诊断的价值,其动态变化比绝对值意义更大。正常参考值< 25 ng/mL。诊断HCC标准:血清AFP> 500 ng/mL持续4周或AFP在$200 \sim 500$ ng/mL持续8周者,在排除其他引起AFP增高的因素外,结合定位检查,即可做出肝癌诊断。许多亚临床肝癌或小肝癌血清AFP浓度在$200 \sim 500$ ng/mL,注意观察此范围AFP的动态变化有助于早期诊断。AFP低浓度持续阳性(低持阳)是指连续2月查AFP 3次以上,均在 50～200 ng/mL。AFP 低持阳患者是肝癌高发人群,其中部分已是亚临床肝癌,应密切随访。AFP 是肝癌最重要的血清学标志,但诊断肝细胞癌有一定的假阳性和假阴性,影响了其诊断价值。AFP 假阳性可见于肝炎、肝硬化等非癌性肝病,以及胚胎癌、孕妇等。在肝炎、肝硬化时常伴有 ALT 升高,随病情好转 AFP 可下降,且 AFP 多＜200 ng/mL。AFP 假阴性可见于不合成 AFP 的细胞株较多的肝细胞癌、小肝癌、分化较好或分化程度极低的肝癌,假阴性率约 30%。AFP 异质体的研究提高了 AFP 的诊断价值。用亲和电泳和层析技术可分为 LCA 结合型和 LCA 非结合型 AFP,LCA 结合型有利于早期诊断肝细胞癌,尤对 AFP 低浓度者特别适用。另外,AFP 单克隆抗体对肝癌的早期诊断和病情监护均有较高价值,已在研究之中。人们正在不断探索 AFP 以外的其他肝癌标志,与 AFP 互补诊断,也取得了一些进展。

(二)诊断价值肯定、常与 AFP 联检的标志

(1)γ-谷氨酰转肽酶 II(γ-GT II):如前所述,γ-GT II 是 γ-GT 的肝癌特异性区带,且与 AFP 浓度无关,可与 AFP 联检。

(2)酸性同工铁蛋白(HTFA):肝癌细胞合成、释放 HIFA,肝细胞癌时 HIFA 明显升高,优于常规 SF 测定价值,并有助于疗效观察。正常参考值(火箭电泳法)16～210 mg/L。

(3)异常凝血酶原(AP):在 AFP 低浓度和阴性的肝细胞癌患者中阳性率可达 67%～69%,与 AFP 联检可使肝细胞癌检出率明显提高。

(4)5'-核苷酸磷酸二酯酶同工酶 V(5'-NPDV):聚丙烯酰胺电泳时,病理情况下可出现 5'-NPD 的 V 带,诊断肝细胞癌的敏感率为 84%,特异性仅为 48%,但测定快速同工酶带迁移率时,特异性明显提高。

(5)碱性磷酸酶同工酶:用聚丙烯酰胺凝胶梯度电泳,可将血清 ALP 分出活性带 I～VIII,ALP1 诊断肝细胞癌特异性达 98.6%,但敏感性差。用等电聚焦电泳法(IEF)分出 ALP 1～5 条区带,其中 ALP3 检测肝细胞癌敏感性、特异性均较好。

(三)其他有参考价值的标志

有 α-L-岩藻糖苷酶(AFU)、α_1 抗胰蛋白酶(α_1-AT)、醛缩酶-A(ALD-A)、丙酮酸激酶同工酶-M_2(Pyk-M_2)、α_1-抗糜蛋白酶(α_1-AC)、铜蓝蛋白(CP)等。这些标志在肝癌时均可升高,诊断肝癌的特异性多在 90% 以上,敏感性多在 70%～80%,其中 AFU 水平和血清 AFP 值及肝癌大小无关。α_1-AT 用刀豆素 A 亲和双向免疫电泳时峰值的变化可作为判断良恶性肝病的参考。ALD-A 在肝癌时水平增高,且与 AFP 水平无关。AAC 在肝癌组升高,而慢性良性肝病时降低,故研究者认为其较 α_1-AT 更有利于良恶性肝病的鉴别。

多种血清标志物联检可互补诊断,尤其可提高 AFP 阴性肝癌的诊断率。国内报道,AFP 与 γ-GT II 联检率达 94.4%,认为 γ-GT II 是另一亚于 AFP 的肝癌标志,建议首先联检此二者用于诊断肝癌。AFP 联检 SF 阳性率为 92.3%～93.9%,两者同时阴性可排除肝癌。另外,还有用 A III、α_1-AT、AFU、AFP 异质体与 AFP、GGT II 联检,指标增多,联检率也提高,可提高肝癌的诊断率。

(孟光彦)

第四章

消化系统疾病的内镜治疗技术及应用

第一节　内镜下射频消融术

一、概述

内镜下射频消融术是指内镜下插入射频消融附件,利用射频能量传导产生的热量作用于靶组织,导致病变组织汽化或凝固,从而达到治疗目的微创治疗技术。射频消融的深度为 $500\sim 1\,000\ \mu m$,可有效地毁损病变黏膜,而且非常安全,基本不会造成穿孔。内镜下射频消融主要用于食管、胃黏膜层病变的治疗,在 Barrett 食管(Barett's esophagus,BE)的治疗中取得了显著的临床效果,最近研究显示其在食管早期癌的治疗中也有较好的疗效。

二、适应证与禁忌证

(一)适应证

食管及胃黏膜层的病变,包括 BE 及食管、胃早期癌,不典型增生及肠化。

(二)禁忌证

(1)严重凝血功能障碍。

(2)严重心肺疾病不能耐受内镜检查者。

(3)食管-胃底静脉曲张患者。

(4)患者不配合,以及不同意接受治疗者。

三、术前准备

(一)器械准备

目前内镜下射频消融设备主要为 BARRX 公司的 HAO 系统,有两种 HALO 射频消融系统,它们在治疗早期食管癌和癌前病变上皮方面有各自的优势与作用。第一种是 HALO-360 射频消融系统,由射频能量发生器、消融导管和可测量食管内径的球囊组成。射频能量发生器还可用来扩张放在食管内的球囊,以便测定食管目标区的食管内径。当病变区域的食管内径(mm)确定后,选择适当直径的 HALO-360 射频消融导管进行射频消融治疗。消融导管远端有一个被电极包裹的球囊,电极由许多间隔紧密的双极电极带组成。射频能量发生器通过放置在食管内的消融导管,传递一定量的射频能量到球囊电极上,以达到需要射频消融的效应。在我们推荐的能量密度和手术次数下,既往研究中表明所施行射频消融治疗的最大深度是黏膜肌层。第二种是 HALO-90 射频消融系统,由射频能量发生器和安装在内镜前端的指状电极组成。HALO-90射频消融系统在可以在内镜直视下,对小范围病变进行更精确地局灶消融治疗。无论是首次治疗还是第二次治疗,从射频能量的传导、消融的深度来看,HALO-90 系统和 HALO-360 系统本质上是相同的,两种系统的电极设计也是相同的。两种系统的区别在于 HALO-90 表面积更小,能对残余病变组织进行更精确的选择性局灶消融术治疗;HALO-90 指装电极安装在内镜前端,而 HALO-360 是通过消融导管与球囊上的电极相连接。

(二)患者准备

(1)通过病程、症状评分、既往治疗情况及多种术前检查,完成患者信息登记表,明确贲门失弛缓症的诊断及分级,评估手术的难度及预期效果。严重肺部感染病史者术前行肺功能检查。

(2)术前签署知情同意书,并告知可能获得的益处和风险。

(3)术前流质饮食 2 天。手术当天行内镜检查,以确认食管内无内容物潴留,为手术提供良好的视野,并预防麻醉过程中的反流误吸。

四、操作步骤

(一)HALO-360 系统操作步骤

首先内镜下确定病变部位,导丝引导下插入测量球囊进行测量,从食管胃交界线(TGF)近端 12 cm 开始测量,经导丝导引,将测量球囊向前推进,以 1 cm 为间隔,测量内径,自近端至远程,一般需要的测量步骤为 5~7 个,测量时如发现资料跃变,说明球囊已在贲门内;退出测量球囊,插入消融导管,进行消融,选用合适尺寸的消融导管,经导丝导引,将消融导管向前推进,放在病变近端约 1 cm 处,球囊充气,进行消融,球囊自动抽空,向前推进 3 cm,再次消融,球囊自动抽空,将消融导管抽出,清除凝固物;导丝引导重复消融后完成治疗。

(二)HALO-90 系统操作步骤

内镜头端预置 HALO-90 消融导管,贴近病灶进行消融,对每个病灶消融 2 次,清除凝固物,重复2 次,治疗完成(图 4-1)。

图 4-1　HALO-90 系统操作步骤

五、术后处理

术后常规禁食 1 天,抑酸治疗两周即可。如有出血则适当给予止血治疗。

六、术后并发症

HAO 系统消融的特点是一致的消融和可控的深度,能有效去除病变黏膜,每个操作者之间差异性低,因此并发症发生率非常低。28 000 例患者的研究发现,狭窄发生率仅 0.13%,穿孔发生率为 0.03%。

(田 江)

第二节 内镜下黏膜切除术

1984 年日本多田正弘、竹本忠良等首先报道了所谓黏膜剥脱活检术,它是一种对常规活检难以确诊的病变或对胃癌浸润深度难以估计的病例进行较大块活检的方法,后来又将此法应用于早期黏膜层胃癌的切除,又称内镜下黏膜切除术(endoscopic mucosal resection,EMR)。

一、适应证

胃黏膜切除术的适应证如下:①常规内镜活检不足以做出诊断的某些病变,如早期胃癌到达深度、反应性淋巴组织增生症、黏膜下肿瘤等。②癌前病变的切除:如重度异型增生病灶、扁平隆起型腺瘤等。③治疗早期黏膜层胃癌:对小于 2 cm 的高分化腺型癌或小于 1 cm 的低分化型腺癌,多可一次性完全切除;如果病变范围较大,患者因高龄或全身情况较差不能耐受手术或拒绝手术,亦可行内镜下多次分割局部切除治疗。④内镜下黏膜切除术法不仅适合于隆起型病变,也适合于平坦型及凹陷型病变。

二、禁忌证

如果病变表面有明显溃疡或溃疡瘢痕,提示癌肿已累及黏膜下层,内镜无法安全切除,属禁忌证。

三、操作方法

操作方法可依据病变的形态及胃内部位的不同而不同,若病变呈有蒂或亚蒂状息肉样隆起,单纯用息肉切除法切除即可,但对于扁平隆起型、平坦型、Ⅱc 样凹陷型者,则需用黏膜切除法进行,它是一种内镜黏膜下注射法与息肉切除法结合起来的方法。

(一)抓提圈套切除法

经超声内镜或染色确定病灶的范围,为了防止遗漏,保证完整切除,切除前可进行病灶周围标记,常用方法为病灶的四周黏膜下注射亚甲蓝或墨汁。治疗时首先将内镜注射针经胃镜活检孔插入病变边缘的黏膜下层,可一点或多点注入 0.05% 肾上腺素生理盐水 2~4 mL,使病变组织连同周围黏膜呈黏膜下肿瘤样隆起,然后用夹持钳穿过圈套器将该病变提起,同时用圈套器套住隆起之病变并缩紧,然后放开夹持钳再接通高频电凝波或凝切混合波,先弱后强切下局部病变组织,并取出体外。

操作时可用双腔治疗型胃镜或两根细径胃镜替代双腔内镜。一般 2.8 mm 的通道插入鼠齿钳,3.7 mm的通道插入圈套器,对不同部位的病变可选用不同型号的胃镜:如病变在胃体、胃角或胃后侧壁,选用侧视型胃镜进行观察、注射和前视型内镜圈套器切除;病变在胃窦,则可用双钳道前视型治疗内镜或两根前视型内镜。

病变黏膜下注入生理盐水后,使局部病变黏膜下层厚度增加,电阻增大,电流的凝固作用仅局限在黏膜下层,对肌层很少损伤,可有效地降低穿孔等并发症的发生。同时,注射液中的肾上腺素可预防切面凝固不全时的出血。

(二)结扎-圈套器切除法

其原理同曲张静脉结扎术,经超声内镜及黏膜染色确定病灶范围后,使用结扎器对准病灶,负压吸引后结扎,使扁平病灶人为造成"假隆起病灶",尔后采用隆起息肉切除法切除病灶。在制造"假隆起病灶"时,应适当吸引仅套住黏膜层即可,应绝对避免对病灶强力吸引以致连同肌层一起套起,否则,切除时易造成穿孔,特别是薄壁部位。

采用此法时,普通单发圈套器结扎后视野有限,常需退出内镜,卸去结扎器,不利操作,Wilson-Cook公司生产的6连发圈套器最后一枚橡皮筋释放后将有宽敞的视野,可同时进行病灶切除。

(三)吸引-圈套器切除法

于内镜前端安装一透明套帽,在圈套器张开置于病灶周围时,对准病灶局部持续负压吸引,制造假隆起。当假隆起在内镜下较明显时,助手收紧圈套器,套住病灶,停止吸引,保持圈套状态稍后退内镜,进行通电切除病灶。

此法类似于"结扎-圈套切除法",收紧圈套器前应绝对避免强力吸引病灶局部,以防同时套住肌层组织。

(四)双圈套器切除术

本法需使用双孔道内镜,将圈套器张开置于病灶上,圈套器张开范围可大些,用活检钳钳住病灶,将其提起呈哑铃状,然后在其根部收紧圈套器,通电切除。亦可将圈套器先套在活检钳上,待活检钳将病灶提起呈哑铃状后,圈套器套紧病灶根部进行电切。

(五)注射高渗盐水-肾上腺素的内镜切除术

内镜直视下找到病灶,在病变部位黏膜下注射高渗盐水-肾上腺素液(50%葡萄糖40 mL＋1‰肾上腺素1 mL＋3.7%盐水40 mL),一般约30 mL,使病变局部隆起,用针状电极沿病变周边划痕标记切开,使病变更为隆起,易于圈套,然后用圈套器切除病变,并可预防出血。此方法特别适合于平坦型、凹陷型及黏膜下肿瘤切除。划痕时针状电极的烧切深度不应超过黏膜下层。

(六)标本处理

术后取出标本要注明部位,如为多次分块套切者,应将不同部位分别标出,注明套切的基底层,因为切下病灶的不同部位可能即有正常组织,介于正常和癌灶之间的增生活跃过渡区,也有癌灶区域,标本送病理科后,应将病灶每2 mm切片一张,注明该片的部位,以便确定病灶浸润的深度、广度。

四、黏膜切除术切除早期胃癌的标准

内镜下切除标本一般在8~30 mm,应常规送病理组织学检查,并每隔2 mm连续切片,以确定切除是否完全及病变浸润深度。日本学者提出确定内镜切除的黏膜标本边缘无癌细胞存在应符合下列标准:①每个切片边缘均未见癌细胞。②任一切片的长度应大于相邻切片中癌的长度。③癌灶边缘距切除标本断端,高分化型管状腺癌应为 1.4 mm,中分化型管状腺癌为 2 mm。

若癌灶边缘与切除断端的最短距离大于或等于 2 mm(相当于正常腺管 10 个以上)为完全切除,小于 2 mm 为不完全切除,切除断端仍有癌细胞残留为残留切除。第一次完全切除后内镜随访有发现肿瘤组织则为局部复发。对切除标本边缘组织模糊不清者,有人认为是电灼之故,对此类患者做了内镜随访活检,未发现肿瘤残存。对不完全切除的高分化型腺癌,若未累及黏膜下层,可再次做内镜切除治疗,而低分化型腺癌,应行外科手术治疗。当病灶检查提示有黏膜下层浸润或血管侵及、不完全切除尽量行外科手术。

为达到内镜下完全性切除,术前准确估计病变的大小及浸润深度和仔细寻找多发癌灶十分重要,必要时喷洒亚甲蓝溶液染色确定隆起部分,而沉积于胃小窝之间的隆起部分,而沉积于胃小窝的凹陷内,使染色区与不染色区之间对照鲜明,可衬托出病变基底部颗粒及结节,周边轻度堤状隆起和周围黏膜皱襞等。对胃小区之间的高度破坏或地图状凹陷等病变,帮助判断癌的浸润深度及癌表面的浸润范围。但对黏膜发红、褪色改变的观察,常规内镜优于色素内镜,主张在常规内镜仔细观察的基础上再行色素内镜。

五、术后随访

早期胃癌内镜下黏膜切除术后,应定期随访内镜观察局部愈合情况及有无复发迹象。术后 1 个月、3 个月、6 个月、12 个月及以后 5 年内每年 1 次内镜随访加活检检查,以免遗漏局部复发和残存灶。若早期胃癌黏膜切除术后 2 年内胃镜随访观察未见局部癌复发,则认为治愈。

六、并发症

内镜下早期胃癌黏膜切除术是一项新的内镜技术。只要有娴熟的息肉切除技术,注射止血技术及静脉曲张套扎技术,进行这种手术的安全性是非常高的。总的并发症约 2.24%,其中 78.9% 为出血,穿孔占 11.3%,病死率为 0.007%。

(一)出血

出血发生率在 1%～5%,多发生于溃疡型或平坦型病变套切的过程或术后。出血原因多为套切过深或过大,由于术前注射了肾上腺素,出血方式一般为渗血,可再局部注射 1:10 000 肾上腺素液或喷洒其他止血药。

(二)穿孔

由于黏膜下注药使之与黏膜下层分离开,套切时很少发生穿孔,一旦发生应及早外科手术切除病灶或穿孔修补手术。

七、注意事项

(1)圈套切除的部位深度是否得当是手术成败的关键,应使套切的针状既不遗留病灶,又不过大过深造成穿孔。

(2)病灶切除后,应仔细观察创面数分钟,确无活动性出血后退镜,否则立即镜下止血治疗,术后 24 小时应严密观察有无再出血。

(3)患者应卧床休息,手术当天禁食,次日进流质饮食,以后逐渐恢复软食。术后 24 小时观察血压、脉搏,有无黑便、呕血。

八、超声内镜在 EMR 中的应用

应用超声内镜(endoscopic ultrasonography,EUS)评价胃癌的浸润深度,对提高 EMR 术后病灶完全切除率很有价值。正常胃壁的 EUS 表现为 5 层:第 1、3、5 层为高回声带,第 2、4 层为低回声带,回声的高低直接描绘出胃壁各层,第 1、2 层是黏膜,第 3 层是黏膜下层,第 4 层是肌层,第 5 层是浆膜下层及浆膜。黏膜内的早期胃癌可局限于胃壁第 1 层及第 2 层的低回声图像,如低回声图像达第 3 层则是黏膜下早期胃癌。总之,EUS 成为胃癌临床诊断及分期的最准确方法,若 EUS 示肿瘤侵及黏膜下层,则为 EMR 禁忌;若局限于黏膜层或黏膜肌层,可行 EMR 根治,使患者免于标准根治术。

(田　江)

第三节　内镜下消化道支架置入术

一、概述

(一)消化道支架植入原理

消化道是人体最长的器官,包括食管、胃、肠、肝、胆、胰等脏器,本节主要介绍食管、胃流出道、十二指肠、小肠及结直肠支架置入治疗及进展。

支架按照材质可分为塑料支架、金属支架、生物材料支架等。按照支架是否覆膜可分为无覆膜支架、部分覆膜支架、全覆膜支架(图 4-2)。临床上需根据患者病变部位、性质的不同而选择适合的支架。消化道支架常采用内镜直视、X 线透视或两者结合的途径置入病变部位。

图 4-2　不同种类支架

消化道支架置入术大多数应用于消化道狭窄的患者,选择合适的支架,经口或经肛置入体内,支架置入后通过膨胀产生的径向力将狭窄的管腔撑开并维持腔道的通畅。支架除发挥支撑作用外,覆膜支架还可以起到阻止肿瘤组织通过网孔向腔内生长和封堵瘘(漏)口的作用。近年来有报道,支架亦可以通过其压迫管壁的作用治疗食管静脉曲张性出血。

消化道支架是一种用于消化道通畅功能重建的治疗器械。为了安全准确地置入支架,需要

专业的影像学技术人员、医护人员，以及配套的设备如专门的操作室、高分辨的 X 光透视仪、齐全的内镜设备、操作过程中所需的辅助器械(如导丝、导管、输送器等)、氧气、吸引器、抢救仪器、心电监护仪、术后恢复室。

(二)发展史

20 世纪 50 年代，Coyas 和 Tiboulet-Piton 首次对在食管插管中使用塑料导管进行了报道，其后 Mousseau 和 Barbin 发展了食管导丝牵引技术，1959 年 Celestion 使得该技术得到扩展。1977 年 Atskinson 首次成功地在内镜下进行了食管支架置入术，开拓了内镜下食管支架置入的新领域，显著降低了手术操作的风险，得到了大范围的推广。

1983 年 Fremberge 首次应用自膨式螺旋状金属支架对食管恶性狭窄进行治疗并获得成功。1993 年 Knyrim 等人在新英格兰医学杂志上发表了关于自膨式金属支架和塑料支架食管恶性梗阻治疗的随机对照研究报道，自此，自膨式金属支架完全取代了塑料支架在食管狭窄中的应用。

如果说金属裸支架的出现是治疗消化道良恶性梗阻的一个重要的方法，那么，1996 年出现的覆膜金属支架则拓展了支架置入的适应证。覆膜支架被称之为"第二代支架"，是在裸支架即"第一代支架"的基础上发展而来的。覆膜金属支架除了可以保持管腔通畅，还可以减少对黏膜的刺激和肉芽组织的反应性增生，阻止肿瘤组织向腔内生长，并对封堵消化道瘘(漏)有良好疗效。近期，还有关于覆膜支架治疗食管静脉曲张破裂出血的文献报道。

随着支架的越来越广泛应用，支架置入后引起的局部黏膜的炎症反应或增生的炎性组织、肿瘤组织过度生长等导致支架再次发生狭窄的并发症一直没有得到彻底解决。因此，致力于抑制黏膜增生和抑制肿瘤生长的新型消化道支架即"第三代支架"受到越来越多的关注。目前研究较多的新型消化道支架有药物洗脱支架、生物可降解支架、载放射性粒子支架和纳米银胆道支架等。虽然目前这些新型消化道支架的研究还处于动物实验和小范围临床试验阶段，但无论是实验室研究结果还是临床疗效都显示了其有效的抗黏膜组织增生或抑制肿瘤生长的潜能。

(三)国内外概况

消化道支架的临床应用历史并不长，20 世纪 80 年代中期，国外消化道金属支架逐渐应用于临床，首先是在食管和胆管狭窄治疗中应用，起到了良好的解除梗阻的效果，在随后的 20 年迅速发展。目前，在美国、德国、韩国、中国、爱尔兰等国家都有各种消化道支架的生产地。研究发现，在发展中国家和地区，消化道支架的应用还远不及发达国家和地区的水平。因其费用昂贵，在一定程度上限制了其使用范围。

消化道支架及支架技术于 1990 年前后进入我国市场，首先用于胆管狭窄的治疗，随后，国内也相继有学者研究出中国自主的支架品牌。范志宁等设计了镍钛记忆合金单丝网状支架用于食管狭窄的治疗，并于 1997 年在美国胃肠内镜杂志(Gastrointestinal Endoscopy)发表消化道裸支架研究与临床应用的论著，这是首次报道食管单丝网状结构裸支架的论文。

二、适应证与禁忌证

(一)适应证

对于不同部位的消化道往往需要选择不同类型的支架，而不同部位支架置入的适应证也不完全一致。

1.食管支架置入术适应证

(1)食管恶性狭窄：对于食管肿瘤晚期不能手术治疗的患者，置入支架可以改善患者生存质量,延长生存时间。多选用覆膜金属支架,可以降低肿瘤向支架内生长,以及支架内堵塞的发生率,也可选择载药支架或载放射性粒子支架。对于食管下段或贲门部肿瘤引起的狭窄,宜选择防滑和抗反流支架。

(2)食管良性狭窄:包括炎症性、放射性损伤、化学腐蚀性损伤、贲门失迟缓等引起的狭窄。传统金属支架由于取出困难,不适合用于食管良性狭窄的治疗。此类疾病可选择全覆膜可回收支架、自膨式塑料支架及生物可降解支架。

(3)食管气管瘘(漏)和食管纵隔瘘(漏):选用覆膜金属支架。一方面可起支撑作用并防止肿瘤向腔内继续生长,更主要的是封堵瘘(漏)口;良性疾病患者可促进瘘(漏)口的愈合,为进一步治疗提供有力的保证。

(4)残胃支气管瘘(漏)、吻合口支气管瘘(漏),覆膜金属支架可用于封堵瘘(漏)口。

(5)食管静脉曲张破裂出血的止血:选用可回收的覆膜金属支架,凭借支架置入后的径向力压迫破裂的血管,达到即刻止血的目的。

2.胃流出道、十二指肠及小肠支架置入术适应证

(1)胃窦恶性肿瘤引起的胃流出道狭窄:失去手术机会或不能耐受手术患者可置入胃流出道支架,需根据患者病情具体情况定制合适的金属支架。

(2)十二指肠原发恶性肿瘤导致的十二指肠恶性狭窄。

(3)邻近脏器的恶性肿瘤浸润十二指肠导致的十二指肠恶性狭窄。

(4)胃癌术后吻合口肿瘤复发导致的胃出口狭窄。

(5)胃手术后吻合口狭窄扩张无效。

(6)空回肠良恶性狭窄:虽然全世界仅有几例,但是其效果显著。

3.结直肠支架置入术适应证

(1)可切除的结直肠恶性狭窄发生急性肠梗阻:术前解除梗阻,作为手术治疗的桥梁。

(2)不可切除的结直肠恶性或复发狭窄的姑息治疗。

(二)禁忌证

(1)不配合或不稳定的患者(如精神病患者或智力障碍患者)。

(2)有严重心、肺功能不全且无法纠正。

(3)伴有气腹或腹膜炎体征的上消化道穿孔。

(4)明确诊断有腹腔广泛转移、多发性狭窄梗阻,估计1~2根支架无法缓解。

(5)门静脉高压所致胃底重度静脉曲张出血期或有严重的出血倾向。

(6)距门齿≤20 cm 的食管病变。

(7)绞窄性肠梗阻。

(8)距肛管齿状线上缘≤2 cm 的直肠病变。

三、术前准备

(一)食管支架置入术前准备

1.对症治疗

(1)营养支持,纠正水、电解质紊乱。

(2)做好对患者、家属的解释工作,缓解患者的紧张和恐惧心理。向患者交代术中可能出现的不适反应及并发症,取得患者的配合,并签署知情同意书。

2.胃肠道准备

术前清洁食管是必不可少的,应至少禁食 8 小时,如果患者梗阻情况严重可适当延长禁食时间,也可以通过留置胃肠减压管、胃镜吸引冲洗来进行食管的清洁。

3.术前检查

(1)术前常规检查心电图、胸片等评估患者心肺功能。检查出凝血时间、血小板计数、凝血酶原时间等。告知患者术前至少 1 周停止服用影响凝血功能的药物,有凝血功能异常者应及时纠正。

(2)术前 1～2 天行消化道钡剂或含碘水溶性造影剂造影、胃镜检查及活检组织学检查,明确狭窄部位、长度、狭窄程度及性质,以及有无瘘管形成。对食管气管瘘(漏)的患者忌用钡剂造影,而用含碘水溶性造影剂。

(3)术前行 CT 检查观察有无胸主动脉和气管的浸润。

4.术前用药

(1)镇静和镇痛药:包括地西泮和哌替啶。如患者完全可以配合,可不必使用镇静剂,使患者保持清醒状态,治疗过程更加安全。

(2)平滑肌松弛剂:术前 10 分钟可肌内注射山莨菪碱。

(3)基本抢救药物:以备出现意外情况可以及时抢救。

(二)胃流出道、十二指肠及小肠支架置入术前准备

1.对症治疗

同食管支架置入前处理。因其并发症发生率要高于食管支架置入术,与患者沟通要更仔细。

2.胃肠道准备

胃流出道支架置入前应术前禁食 24 小时,对严重狭窄者术前 2 天应放置胃引流管行胃肠减压,减小胃的容积。

3.术前检查

(1)术前常规检查心电图、胸片等评估患者心肺功能。检查出凝血时间、血小板计数、凝血酶原时间等。告知患者术前至少 1 周停止服用影响凝血功能的药物,有凝血功能异常者应及时纠正。

(2)术前 1～2 天行消化道钡剂或含碘水溶性造影剂造影、胃镜检查及活检组织学检查,明确狭窄部位、长度、狭窄程度及性质,以及有无瘘管形成。对食管气管瘘(漏)的患者忌用钡剂造影,而用含碘水溶性造影剂。

(3)术前行 CT 检查观察有无胸主动脉和气管的浸润。

4.术前用药

(1)镇静和镇痛药:包括地西泮和哌替啶。如患者完全可以配合,可不必使用镇静剂,使患者保持清醒状态,治疗过程更加安全。

(2)平滑肌松弛剂:术前 10 分钟可肌内注射山莨菪碱。

(3)基本抢救药物:以备出现意外情况可以及时抢救。

(三)结直肠支架置入术前准备

1.对症治疗

同食管支架置入前处理。

2.胃肠道准备

肠道支架置入前,对尚无肠梗阻症状者限食流质,术前 12 小时口服聚乙二醇或磷酸钠盐口服液导泻,术前6小时完全禁食;对已有肠道梗阻症状者应提前禁食,忌用导泻剂防止因梗阻段近端高压导致肠腔破裂穿孔;对完全性肠梗阻者应及时给予留置胃管进行胃肠减压。术前根据患者情况清洁灌肠1~2次。

3.术前检查

术前一般检查同食管支架置入术。影像学检查包括普通X线检查和造影检查。

(1)普通X线检查:通过腹部透视或拍腹部立、卧位平片了解肠道梗阻程度和部位,梗阻上段肠道的扩张情况,判断是完全性还是不完全性梗阻,单一部位还是多部位梗阻,单纯性还是绞窄性梗阻。

(2)造影检查:以水溶性含碘造影剂或小剂量稀钡行气钡灌肠观察梗阻部位、程度和有无结直肠瘘等。忌用大量钡剂灌入狭窄段上端,以免钡剂沉积加重梗阻。

4.术前用药

同食管支架置入前用药。

四、操作步骤

(一)食管支架置入术

1.病变部位定位

术前常规吞钡或碘油X线摄片,了解狭窄的长度、形态、部位,以及有无瘘管等情况,选择合适的支架(图4-3)。一般支架上下缘需超过病变部位上下缘2 cm以上。对于需暂时性置入支架的疾病如食管良性狭窄、良性食管瘘(漏),以及食管静脉曲张破裂出血等,可选用挂线或双向记忆镍钛合金全覆膜支架,因其取出更方便,对组织损伤更小。残胃支气管瘘(漏)、吻合口支气管瘘(漏)可用伞状堵漏器。

图4-3 支架置入前行食管造影示食管狭窄合并上段食管明显扩张

2.狭窄部位扩张

对于食管狭窄的患者,支架置入前需常规对狭窄段进行扩张,主要有探条扩张和球囊扩张两种方法。置入支架前对狭窄段进行有效的扩张,可以使支架置入后扩张充分,并且避免支架与消化道管壁之间形成沟隙。

常规在内镜直视和X线监视下插入不锈钢导丝并通过狭窄段,根据狭窄的程度确定选用适宜的探条扩张器或球囊;如狭窄严重或狭窄段扭曲成角,普通不锈钢导丝不能通过狭窄段,使用直径为0.035 inch的超滑导丝或0.038 inch的斑马导丝通过狭窄段,再沿导丝插入探条或气囊进行扩张。将狭窄段扩张到1.2 cm后维持1～2分钟。

3.支架置入

管腔扩张到1.2 cm后将导丝留在原位,沿导丝插入支架输送器,在X线引导下正确定位后退出支架外套管释放支架,支架逐步膨胀后拔出支架输送器。再次行内镜检查观察支架膨胀情况、是否有出血,并确定支架位置是否准确,如位置有误,则用支架回收器、活检钳调整或取出重放。行X线透视或摄片确认支架位置和确定有无穿孔。

(二)胃流出道、十二指肠及小肠支架置入术

1.病变部位定位

经内镜插入导丝和造影管到达狭窄上口,插入超滑导丝或斑马导丝通过狭窄部。沿导丝插入造影管并注射造影剂,确定导丝位于肠腔内,以及明确狭窄部位和长度。根据病情选择合适支架,支架两端均应超过狭窄部位2 cm以上。置入十二指肠水平部及以下病变部位支架时,如普通内镜难以到达的可以使用大通道内镜。

2.狭窄部位扩张

对狭窄病变通常采用气囊扩张,按常规扩张食管的方法将狭窄段扩张到1.2 cm后维持1～2分钟。

3.支架置入

胃流出道和十二指肠支架置入术大多数采用经内镜(TTS)置入支架。经内镜沿斑马导丝置入支架输送器,在X线监视下准确定位,边退外套管边释放支架,并始终保持支架两端超过病变部位2 cm,确保支架位置准确。支架释放后拔出输送器和导丝,行X线透视或摄片确认支架位置和有无穿孔。

以上方法只能置入无覆膜金属支架,如置入覆膜金属支架,因支架输送器无法通过内镜钳道,则需在X线监视下置入;而输送器质硬不易通过幽门及十二指肠弯曲部位,因此不易置入。

(三)结直肠支架置入术

1.病变部位定位

以水溶性含碘造影剂或小剂量稀钡行气钡灌肠观察梗阻部位、程度和有无结直肠瘘等。结直肠支架一般选择无覆膜支架。覆膜肠道支架近年来也有报道,但其移位发生率较高。

2.狭窄部位扩张

肠道支架置入术中导丝通过狭窄段是成功置入支架的关键步骤。肠道支架置入前一般不扩张狭窄段,因为有可能增加穿孔的风险。斑马导丝能通过狭窄段的,无须扩张。斑马导丝不能通过的,先用带0.035 inch超滑导丝的造影管通过狭窄段,注射造影剂证实造影管位于肠腔中,再交换插入0.038 inch的斑马导丝。如肠道狭窄扭曲成角,在X监视下经内镜沿导丝插入经气囊扩张狭窄段至1.2 cm并维持1～2分钟。

3.支架置入

结直肠支架置入术大多数采用经内镜(TTS)置入支架。经内镜沿斑马导丝插入支架输送器,在X线监视下正确定位,边退外套管边释放支架,并始终保持支架两端超过病变部位2 cm,确保支架位置准确。支架释放后拔出输送器和导丝,行X线透视或摄片确认支架位置和有无穿孔。

以上方法只能置入无覆膜金属支架,如置入覆膜金属支架,因支架输送器无法通过内镜钳道,则需在X线监视下置入;输送器质硬难以通过肠道弯曲度较大部位,且输送器不易到达右半结肠,因此不易置入。

五、术后处理

(一)食管支架置入术后处理

术后应密切观察患者临床症状,如有疼痛、呕吐等需排除术后并发症并给予及时的处理。对于老年及有基础疾病的患者给予必要的心电监护,密切观察生命体征的变化。

支架术后患者应待支架膨胀固定后才可逐渐开放饮食,并禁止冷水冷饮等,防止记忆合金支架遇冷收缩,移位甚至脱落。患者开放饮食后,应细嚼慢咽,少食多餐,切勿进食黏稠、多纤维素或硬质食物,餐后保持坐位或立位,以防胃食管反流、支架堵塞等并发症。术后定期行上消化道造影或透视观察支架在位情况。

(二)胃流出道、十二指肠及小肠支架置入术后处理

术后需观察有无呕吐、呕血、黑便、腹痛及发热等症状。术后定期行上消化道造影或透视观察支架在位情况。术后24小时进食流质饮食、1周后进食半流质饮食为主,多选择稀软食物。切勿进食黏稠、多纤维素或硬质食物,以防造成支架管腔阻塞。进食后应保持坐位或立位。术后定期行上消化道造影或透视观察支架在位情况。

(三)结直肠支架置入后处理

术后观察有无腹痛、腹胀、黑便、便血、发热等症状。适当补充液体、电解质及抗炎处理,同时密切观察病情,及早发现和及时处理并发症。

患者术后一般于24小时后开放流质饮食,与其他部位支架置入后类似,尤其需要避免粗纤维食物。结直肠支架置入后也应定期复查。

六、术后并发症及处理

虽然大样本文献报道及临床应用证实消化道支架置入后可明显改善患者生存质量,延长患者生存时间,但支架置入后仍可出现一系列并发症。常见的有疼痛及异物感、支架移位、出血、反流及支架再狭窄等。我们应予以充分认识,通过严密的临床观察,积极地处理以预防或早期治疗相关并发症。

(一)食管支架置入术并发症

1.疼痛及异物感

50%以上的患者术后均会出现疼痛及异物感,表现为胸骨后及上腹疼痛、异物感。原因多为支架张力和支架膨胀后,扩张狭窄段和刺激局部引起,一般可自行缓解,少数无法缓解的患者可考虑使用止痛药物。应术后给予抑酸、止痛等对症治疗。

2.胃食管反流

尽管目前有防反流支架的应用,但仍然不能完全防止胃内容物的反流。患者应进食后取半卧位,睡眠时抬高床头,避免吸烟和进食刺激性食物,可服用抑酸药物来缓解症状。

3.出血

出血分为早期出血和晚期出血,早期出血一般由于操作原因引起,晚期出血可由肿瘤坏死、瘘或支架刺激引起。肿瘤组织本身质脆,易出血;术前大剂量放疗、化疗的患者食管壁变薄、脆,也易发生出血;扩张食管时可出现狭窄处少量渗血。内镜检查无活动性出血时一般无须特殊处理。出现大出血时可内镜下治疗,如局部注射1:10 000肾上腺素或喷洒去甲肾上腺素、止血夹

止血等,出现不可控制的大出血且内镜下无法处理时应及时转外科治疗。特别是食管主动脉瘘大出血首先应使用气囊压迫,有条件的可行夹层动脉支架介入治疗。

4.穿孔

由于食管壁经放疗、化疗后失去弹性或扩张时气囊或探条直径过大导致局部狭窄撕裂甚至穿孔(图4-4)。可置入覆膜金属支架封堵穿孔部位。

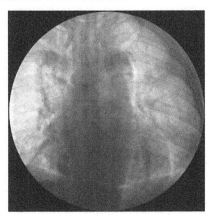

图 4-4　气囊扩张术后透视下发现纵隔气体,提示食管穿孔

5.支架堵塞与再狭窄

早期主要原因是食物堵塞端口,后期主要因为肿瘤生长或肉芽组织增生。支架置入术后早期应嘱咐患者以软食为主,忌食黏稠、多纤维素或硬质食物。一旦发生吞咽困难应及时就诊,检查梗阻原因并采取内镜检查及疏通。

对于肿瘤患者,肿瘤可通过无覆膜的支架网孔向支架腔内生长,也可过度生长超过支架端口引起再狭窄,因此,肿瘤患者应尽量选用覆膜支架,术后结合放、化疗以控制肿瘤生长,减少肿瘤生长导致的再狭窄。一旦肿瘤向两端生长并引起再狭窄,可再次置入支架或狭窄部位球囊扩张(图4-5)。目前有研究报道新型药物洗脱支架、载放射性粒子支架可抑制肿瘤的生长。

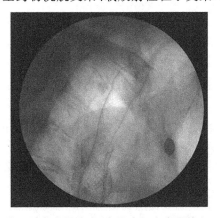

图 4-5　支架植入后发生再狭窄,在原支架上方再植入一枚金属支架

食管在不断蠕动的过程中与支架口发生摩擦刺激局部黏膜增生和肉芽组织的增生也可引起支架口的再狭窄。因此,对于良性狭窄的患者解除梗阻后应尽早取出支架,避免黏膜增生和再狭窄发生。

6.食管气管瘘

食管气管瘘多由肿瘤向纵隔或气管浸润性生长后坏死形成。发生瘘后多采用再次置入覆膜食管支架封堵瘘口的治疗方法(图 4-6)。支架引起的高位食管气管瘘可置入主气管覆膜支架封堵瘘口。如食管支架突入气管中,可置入气管覆膜支架通畅气道。

图 4-6　食管造影发现食管气管瘘

7.支架移位

金属支架移位发生率约为 5%,全覆膜支架移位发生率更高。因此,需定期行上消化道造影或透视观察支架的在位情况。一旦发现移位应及时调整,不能调整的应取出重新置入支架。另外,还可发生食管支架移位至气管,可置入气管覆膜支架通畅气道。

8.心律失常

置入支架时迷走神经受到刺激、长期不能正常进食导致电解质紊乱或因疼痛及精神紧张刺激均可引起心律失常。因此,术前应完善相关检查排除严重心肺疾病、纠正电解质紊乱,术后给予镇静、镇痛药物,并予以心电监护、密切观察心律变化。

9.压迫周围脏器

支架过度膨胀直接挤压或肿瘤浸润导致气道严重狭窄从而引起呼吸困难,此时应立即取出食管支架或置入气管支架解除气道梗阻。

(二)胃流出道、十二指肠及小肠支架置入术并发症

1.穿孔

穿孔多与支架置入前气囊扩张有关,也有支架相关穿孔的报道。穿孔发生率低,但后果严重。如术后患者出现剧烈腹痛后发热、血象升高应考虑穿孔可能。X 线透视及摄片发现膈下游离气体或后腹膜气体即可确诊。一般情况下,小的穿孔通过胃肠减压、禁食,以及抗生素使用可得到控制,大的穿孔一经诊断应立即外科手术引流。

2.出血

出血不多见,扩张狭窄段和支架置入后的刺激均可引起管壁出血。少量出血时,口服止血药即可,大量活动性出血需要内镜介入如微波、射频、氩离子凝固等止血措施。

3.胆管炎、胰腺炎及梗阻性黄疸

这种情况见于乳头开口被置入的十二指肠金属支架所覆盖,以覆膜支架更多见。已有胆道梗阻或为了避免支架置入后发生胆道梗阻,可在置入十二指肠支架前经 ERCP 或 PTCD 放置胆道支架(图 4-7)。也可在置入十二指肠无覆膜支架后经支架网孔置入胆管支架,但这样会增加第二枚支架置入的困难。

图 4-7　十二指肠及胆管梗阻患者植入胆管和十二指肠双支架,以及 PTCD 引流管

4.支架移位和脱落

覆膜支架移位率要高于无覆膜支架。支架移位主要由于狭窄部位扩张过大、狭窄段太短、狭窄部组织受支架压迫坏死脱落导致管腔增大,使原支架失去着力点所致。胃流出道狭窄的患者可根据其胃窦腔形状设计支架口有宽大喇叭口的支架,以防止支架移位。支架部分向下移位可重新置入支架与原支架部分重叠。支架完全移位脱落后,一般可从肛门排出,无须特殊处理,但应密切观察,如有穿孔应及时手术。支架如向上移位,可通过内镜取出重新置入。

5.食物堵塞

应嘱咐患者以软食为主,忌食黏稠、多纤维素或硬质食物。一旦发生梗阻应及时就诊,检查梗阻原因并采取内镜检查及疏通。

6.再狭窄

同食管支架置入术后再狭窄及处理。

(三)结直肠支架置入术并发症

1.出血

出血是最常见的并发症,主要由于支架压迫肿瘤组织引起。迟发性出血可见于支架引起的肠黏膜溃疡。大部分可通过保守治疗控制,极少数需输血或外科手术。

2.疼痛、里急后重感及大便失禁

疼痛是肠道支架置入术后的常见并发症,一般可在有限的时间内缓解,剧烈疼痛应排除穿孔、支架移位等严重并发症。支架位置距离肛门较近也是剧烈疼痛的重要因素,可伴有里急后重和大便失禁。对于疼痛难以耐受的患者给予适当的止痛药;对于无法耐受疼痛或出现里急后重、大便失禁的患者应及时取出支架。

3.粪石梗阻

服用缓泻药可有效地预防粪石引起的梗阻。一旦怀疑粪石梗阻,应行内镜下机械再通。

4.菌血症和发热

菌血症和发热见于完全性梗阻的患者,有专家推荐支架置入前后应用广谱抗生素。

5.支架移位

有文献报道,裸支架置入后支架移位发生率为 3％～12％,覆膜支架移位发生率为 30％～50％。支架置入后早期发生移位的,多与支架位置不准有关,因此,放置时应使支架中心部位(腰部)位于狭窄处,且支架上下缘应超过狭窄处 2 cm。肠道支架移位后往往很难调整支架位置,需内镜下用圈套器、活检钳等将支架取出。

6.穿孔

穿孔是最严重的并发症。患者如出现腹膜炎症状则应高度怀疑穿孔的发生。透视或 CT 观察到膈下游离气体或后腹膜气体即可确诊(图 4-8)。小的穿孔通过禁食及广谱抗生素使用可得到控制,小穿孔形成局限性脓肿可通过引流联合抗生素保守治疗,大的穿孔一经诊断应立即外科手术治疗。

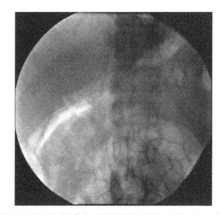

图 4-8　透视下可见后腹膜气体及肾影确诊支架植入术后肠道穿孔

7.再梗阻

支架置入术后再梗阻发生率平均 12％(10％～92％),再梗阻大多是因为肿瘤侵袭长入支架内引起。梗阻后可通过再次置入支架术治疗。有文献报道,新型结直肠药物洗脱支架也可有效抑制肿瘤侵袭,正在研发过程中。

(田　江)

第四节　内镜下胃减容术

肥胖症是指体内脂肪堆积过多和/或分布不均匀,体重增加。病态肥胖症常伴发高血压、2 型糖尿病、缺血性心脏病、血脂异常、关节退行性变、睡眠呼吸暂停及某些肿瘤等。因此,有效控制体重、预防和控制并发症备受关注。肥胖症治疗包括一些保守疗法,如控制饮食、体育锻炼、生活习惯改善及食欲的降低等,但这些治疗效果并不理想。由于观察到胃石能在胃内存在很长时间并可导致体重明显下降,Nieben 等于 1982 年提出使用胃内球囊来减少胃内容积来治疗肥胖症,即胃减容术(BIB)。

胃内球囊有下列几种:Garren-Edwards 型胃内球囊(GEGB)是一种聚氨基甲酸酯制成的圆柱状装置,可以冲入 220 mL 空气,Ballobes 型胃内球囊是另一种可冲人 475 mL 空气的球囊。

但大量临床试验研究表明这两种球囊和饮食、行为调整等治疗方法相比,并不能有效地降低体重,没有明显优势,并伴有很高的并发症,如胃糜烂、胃溃疡、小肠梗阻、贲门撕裂等。目前临床上已不采用这些球囊治疗肥胖症。Taylor 型胃内球囊呈梨形,由硅树脂材料做成,可以充填550 mL生理盐水,但由于缺乏大量实验数据及长期随访资料,未能在临床上推广。BiEonterics 胃内球囊系统具有理想的胃内球囊特征:①用液体来充满水囊而不是空气使饱胀感更为明显,使合作减少食物的摄入量,形成新的饮食习惯;②表面更换;③装有不透射线的标志物,以便于定位及随访;④所用的材料不容易受胃酸腐蚀而导致水囊渗漏;⑤大小可调整。正因为这些特征,使其得到了更广泛的应用。

一、适应证与禁忌证

(一)适应证

(1)严重肥胖症患者即体重指数(BMI)≥40,治疗肥胖的手术或其他手术之前为降低手术风险而进行短期减肥时使用。

(2)BMI 为 35～40 且有并存疾病患者。

(3)BMI＜35 的肥胖患者在长期节食和行为调整失败的情况下。

(4)BMI＜30 的患者,同时辅以节食和行为调整。

(二)禁忌证

(1)有胃肠道炎性疾病,包括严重食管炎、活动性胃十二指肠溃疡、癌症、克罗恩病等。

(2)胃肠道手术史、胃肠道畸形。

(3)无法配合操作或有精神、心理疾病者。

(4)正在接受阿司匹林、抗凝血药或其他刺激胃肠道药物治疗的患者。

(5)患有出血风险的疾病。

(6)酒精或药物成瘾者。

(7)已怀孕或正在哺乳的患者。

(8)大的食管裂孔疝(＞5 cm)。

二、球囊置入的机制与方法

(一)机制

胃内球囊放置会导致体重下降的确切机制目前还不知道。可能和下列原因有关:胃排空延迟,激素的作用,胃内容减小后导致的饱胀感,行为的调整及神经内分泌因素等。

(二)术前准备

胃内球囊置入可以在门诊进行或短期住院治疗,手术前需进行血常规、血液生化、心电图、上消化道钡餐造影检查;专科人员评价患者营养状态、心理状态。还应常规进行胃镜检查除外上消化道疾病并检测幽门螺杆菌(Hp),如 Hp 感染应先进行内科治疗。术前向患者及家属告知手术的整体规划,可能出现的并发症,取得患者及家属的谅解并签署同意书。

(三)手术方法

1.球囊置入

患者左侧卧位,首先进行胃镜检查,以除外重度食管炎,消化性溃疡等球囊置入的禁忌证,取出胃镜。用润滑剂给 BIB 系统润滑,将之轻柔地通过咽喉部插入食管并进入胃内。重新插入胃镜,确认球囊位于下食管括约肌之下,并完全进入胃腔(注意尽量使球囊靠近贲门下方)。取出导丝后,将充液管和装满无菌生理盐水和0.1%亚甲蓝的充液系统相连接,用60 mL的注射器向球囊缓缓地注入生理盐水,一般注入500 mL,最多不超过700 mL。充完液后,将注射器直接连在充液管的Luer阀门上,回拉注射器,在阀门上形成真空,以确保阀门密闭。将充液管从球囊上释放,轻轻拉出,检查阀门无渗漏,确认球囊漂浮在胃腔内,推出胃镜。

2.取出球囊

球囊放置时间最长不能超过6个月。在取出球囊之前,一定要确认球囊中的生理盐水尽可能的排空,以免损伤食管括约肌。首先插入胃镜,通过活检孔道置入硬化剂注射针或是剪刀,破坏球囊,使生理盐水排出后,用圈套器或异物钳将球囊抓住,缓慢从胃腔拉出,阻力很大时不要暴力操作,以免损伤食管和咽喉部。必要时可以肌内注射氢溴酸山莨菪碱,使肌肉松弛,便于球囊拉出。

(四)术后处理及随访

球囊置入的最初24小时,不要做剧烈运动;手术后前3天,只能进流质饮食,逐渐过渡到半流质、固体食物;口服止吐、抑酸及解痉等药物;球囊置入后的第1个月每周随访1次,询问患者的饮食和营养情况并记录患者体重,同时注意术后的症状及可能出现的并发症;以后每个月随访1次;每2个月检查1次腹部平片,确定球囊的位置,并检测血、尿和便常规。

三、胃内球囊置入后的疗效

Genco等报道了2 515例肥胖症患者接受BIB治疗,同时采用饮食控制(4 148 kJ/d),结果表明球囊置入后6个月BMI平均下降了4.9,球囊置入前的合并症如高血压、糖尿病及睡眠呼吸暂停等有89.1%得到部分或完全缓解。巴西的一项前瞻性多中心研究表明球囊置入后6个月BMI平均下降了5.3,体重平均下降15.3 kg,额外体重丧失为48.3%,治疗前伴有合并者的患者有90.8%得到缓解。对于BMI基础水平≥50的重度肥胖症患者,体重平均下降了26.1 kg,将手术前的ASA(美国麻醉医师协会)分级从Ⅲ~Ⅳ级降为Ⅱ级,有效地降低了胃手术期的风险。Pasulka等研究也表明术前体重下降10%~20%,可明显降低术后并发症的出现,因此,对于重度肥胖患者,BIB的置入可作为手术治疗前的有效辅助治疗措施。Herve等评价了BIB取出1年后56%患者仍可以维持较为满意的体重水平。另外,BIB置入可改善患者的精神状况。

四、并发症

最常见的早期并发症是恶心、呕吐,球囊放置1周内呕吐的发生率可达77%,上腹痛为13%~20%。由于无法忍受球囊而必须早期将其取出也是比较常见的并发症,为5%~7.7%。其他并发症还包括胃溃疡(0.2%~2.2%)、食管炎(1.27%~4.8%)、胃食管反流(11.5%~12.4%)、球囊自行排出(3.7%~19%),还有一些少见但较为严重的并发症,如消化道穿孔、小肠梗阻、急性胃扩张等。为了降低小肠梗阻的风险,可以在球囊里加入少量的亚甲蓝,当球囊破裂后,亚甲蓝可以改变患者尿液的颜色,使之呈绿色,以便患者能及时发现就诊。另外球囊破裂后,大量液体进入肠道会导致腹泻,出现绿色便。

胃内球囊放置是一种微创的治疗方法,可以安全有效的治疗肥胖症。

(田 江)

第五节 经皮内镜胃造口术

经皮内镜胃造口术(percutaneous endoscopic gastrostromy,PEG)是在内镜引导下,经皮穿刺放置胃空肠造瘘管,以进行胃肠营养和/或减压的目的。

一、适应证

凡各种原因造成的经口进食困难引起营养不良,而胃肠道功能正常,需要长期营养支持者,特别适合于下列情况:①各种神经系统疾病及全身性疾病所致的不能吞咽,伴或不伴有吸入性呼吸道感染。如脑干炎症、变性或肿瘤所致的咽麻痹,脑血管意外、外伤、肿瘤或脑部手术后意识不清,经口腔或鼻饲补充营养有困难者,各种肌性病变造成的吞咽障碍及完全不能进食的神经性厌食及神经性呕吐患者。②食管病变所致狭窄、头颈部肿瘤累及下咽部和食管造成进食困难。③恶性肿瘤引起的恶病质及厌食,需经胃肠道补充营养者。④作为胃肠减压的一种。⑤长期输液,反复发生感染者。⑥严重的胆外瘘需将胆汁引流回胃肠道者。⑦食管切除术后胸腔胃不宜经口饮食。

二、禁忌证

(1)各种原因所致幽门梗阻。

(2)大量腹水。

(3)凝血障碍或近期进行抗凝治疗及术前服用阿司匹林。

(4)有胃溃疡或胃出血病史,门静脉高压致腹壁和食管-胃底静脉曲张者。

(5)胃大部切除术后,残胃位于肋弓之下,无法从上腹部经皮穿刺胃造瘘。

三、术前准备

(一)器械准备

根据不同的置管法准备不同的器械。

(1)前视或前斜视治疗用纤维或电子胃镜,内镜用全套器,小手术切开包,有效吸引器一台。

(2)牵拉式置管法备用 3 号粗线或导引钢丝 150 cm,16 号套管穿刺针,胃造瘘管。

(3)直接置管法备用 18 号穿刺针,16 F 或 18 F 特制套有塑料外鞘的中空扩张器,12 F 或 14 F Foley 气囊胃造瘘管和一根 40 cm 长的"J"型引导钢丝。

(二)患者准备

(1)常规做心电图、查血常规、凝血 3 项。

(2)禁食 8 小时以上,预防性静脉滴注足量广谱抗生素,防止造瘘口周围炎及与 PEG 相关性蜂窝织炎,肺部感染等。

(3)术前 20～30 分钟常规肌内注射地西泮 10 mg、丁溴东莨菪碱 20 mg 或山莨菪碱 10 mg,并做麻药皮试。

(4)口服祛泡剂,同时用 1%利多卡因喷雾麻醉咽喉黏膜。

（5）患者左侧卧位，先常规对食管、胃、十二指肠进行内镜检查。

（三）工作人员准备

胃镜操作者、经皮穿刺者各一名，护士两名。分别协助术者固定胃镜、监护患者呼吸和助手者进行内镜操作。

四、操作方法

（一）牵拉式置管法

（1）体表定位：患者左侧卧位，术者插入胃镜转平卧，头部抬高 $15°\sim30°$ 角并左转，双腿伸直。向胃腔注气，使胃前壁与腹壁紧密接触。胃镜在胃内前壁窦一体交界处定位，同时在体表左上腹腹壁透光处，确定穿刺点。助手在腹壁透光处用手指按压此点，术者在内镜直视下可见胃腔内被按压的隆起，指导助手选定体表 PEG 最佳位置（通常在左上腹、肋缘下，中线外 $3\sim5$ cm）。术者固定胃镜前端，并持续注气保持胃腔张力。护士协助术者将圈套器经胃镜活检孔插入胃腔内，并张开置于胃内被按压的隆起处。

（2）局部麻醉：助手常规消毒穿刺点皮肤，铺无菌巾，用 1‰ 利多卡因局部逐层浸润麻醉至腹膜下。

（3）助手将穿刺点皮肤纵切 $0.5\sim0.8$ cm 至皮下，再钝性分离浅筋膜至肌膜下。

（4）助手用 16 号套管穿刺针经皮肤切口垂直刺入胃腔的圈套器内，术者镜下直视指导护士套住穿刺针头。助手左手始终固定穿刺针外套管，右手拔出金属针芯，并将长 150 cm 的粗丝线或导丝经穿刺针外套管插入胃腔，圈套器套紧粗丝线或导丝后，连同胃镜一同退出口腔外。使粗丝线一端在腹壁外，一端在口腔外。

（5）术者将口端粗丝线或导丝与造瘘管尾部扎紧，造瘘管外涂润滑油，助手缓慢牵垃腹壁外粗丝线或导丝，将造瘘管经口、咽喉、食管、胃和腹壁轻轻拉出腹壁外。

（6）再次插入胃镜，观察造瘘管头端是否紧贴黏膜，确认后退出胃镜。用皮肤垫盘固定、锁紧造瘘管，并于造瘘管距腹壁 20 cm 处剪断，按上"Y"形管。

（二）直接置管法

（1）器械、体表定位、麻醉及患者准备同牵拉式置管法。

（2）术者插入胃镜向胃腔内注气，使扩张的胃壁紧贴腹壁，助手用 18 号穿刺针在确定好的腹壁穿刺点处垂直刺入胃内，拔出针芯，将"J"型导丝头端由针管插入胃腔。

（3）助手拔去穿刺针，沿导丝切开皮肤至肌膜，依据扩张器的直径确定切口的大小。再将特制套有外鞘的中空扩张器在导丝引导下，分次旋转钻入胃腔内，拔出扩张器，保留外鞘于胃腔内。

（4）用选好的 Foley 气囊胃造瘘管通过外鞘插入胃腔，并向气囊内注气或注水，使其充分扩张，然后向外牵拉，使张大的囊壁紧贴胃黏膜，拔出外鞘，将腹壁外造瘘管固定好，缩紧或缝于皮肤上，剪掉多余造瘘管，按上"Y"型管。

（田　江）

第六节　内镜逆行胰胆管造影术

一、超声内镜引导下胆管引流术

(一)概述

ERCP下胆管引流是目前临床上治疗胆道梗阻的标准方法,经验丰富的内镜医师,ERCP胆管引流的成功率为90%～95%,仍有部分患者不能顺利经ERCP胆管引流术以解除胆道梗阻。其主要原因包括胃肠道手术后消化道重建肠腔改道、本身解剖结构异常、各种原因的胃肠道梗阻造成的狭窄及乳头插管困难等情况。对于恶性梗阻性黄疸,经ERCP胆道引流失败后通常采用经皮经肝胆管引流(percutaneous transhepatic biliary drainage,PTBD)。但是PTBD并发症可高达15%(包括腹膜炎、败血症和胆管炎),病死率可达5%,PTBD尚需经胸腹壁等周边结构、穿过肝脏进入胆道,术中和术后并发疼痛,胆汁被引流至体外,以致生活质量降低。外科手术也是ERCP失败后的选择之一,但外科手术的死亡率和并发症发生率更高,现在已很少选择外科手术进行胆道引流。

EUS能提供清晰的肝左叶及肝外胆管的影像,能用于胆道疾病的诊断和介入性治疗。EUS引导下胆管穿刺引流(endoscopic ultrasonography-guided biliary drainage,EUS-BD),给胆管疾病治疗提供了新方向。1996年Wiersema等首次报道了EUS引导下经十二指肠胆管穿刺造影术用于ERCP失败的病例,此后,2001年Giovannini等报道EUS引导下经十二指肠穿刺胆管置管引流术治疗梗阻性黄疸。随着EUS仪器设备和操作技术逐渐发展,EUS引导下的介入治疗技术也逐渐趋于成熟。国内外都已逐渐开展对于ERCP治疗失败患者行EUS-BD治疗梗阻性黄疸的先进技术,结果显示疗效佳,并取得了一定的经验。

(二)适应证和禁忌证

目前EUS-BD不是行胆管减压引流的常规方法,适用于经ERCP胆管减压引流不成功的病例。包括选择性胆管造影及乳头插管不成功患者,胃肠道改道手术后胆道梗阻者。

绝对禁忌证极少,包括已知或者怀疑内脏器官穿孔者;相对禁忌:明显出凝血障碍行穿刺有出血风险者,心肺功能不全,食管重度狭窄者。

(三)操作步骤

1.技术及设备

(1)放射科机房,患者全身麻醉,吸氧。

(2)线阵式扫描超声内镜,其扫描方向与内镜长轴平行,可直视穿刺针道,具有彩色多普勒功能,能够显示扫描区血管及血流情况,以利于穿刺时避开血管,以增加穿刺的安全性,活检孔道直径3.7 mm或以上,并配备有抬钳器,可通过大部分内镜附件,方便进行治疗操作。

(3)19 G超声内镜专用穿刺针,可通过0.035 inch导丝,扩张探条或扩张球囊,胆道塑料或金属支架。注射针内可预先抽满造影剂,导丝经侧孔Y连接器连上以使随后造影剂注射方便。

2.操作步骤

EUS-BD可经贲门或胃体上部小弯胃壁进行左肝内胆管穿刺引流即肝内途径(图4-9),也可经十二指肠壁或者胃窦壁行胆总管穿刺引流即肝外途径。EUS 实时引导下胆管穿刺成功后插入导丝,这时可有两个选择,一是留置导丝,退出超声内镜,插入十二指肠镜,进行对接操作并置入胆管支架;二是超声内镜直接置入胆管支架。

1.导丝;2.穿刺针;3.支架放入左肝管(箭头);4.引入推送器

图 4-9　EUS-CD 示意图

先进行 EUS 扫查,显示扩张的胆管,彩色多普勒显示周围血管,避开血管后明确穿刺部位,在 EUS 实时监测下将 19 G 穿刺针刺入扩张的胆管,穿刺后注入造影剂进行胆管造影,循着穿刺针将导丝置入胆管,留置导丝并退出穿刺针,随后用探条扩张通道或者先用针状刀扩大穿刺通道再行扩张,经导丝在 X 线透视下置入胆管支架,最后拍片确定支架位置良好。

3.患者处理

患者术前接受预防性抗生素治疗,术后住院观察生命体征并加用抗生素治疗,根据淀粉酶等情况看是否需要使用生长抑素。

(四)术后并发症及处理

目前报道 EUS-BD 并发症的发生率约为 14%,包括胆汁性腹膜炎、胆管炎,出血等。EUS-BD 的主要风险可能为胆汁腹膜炎,尤其对支架放置失败的病例。虽然至今为止没有 EUS-BD 发生严重甚至致死的并发症,但是所有的报道都是以个案或者少量的病例,因此认为这类技术的并发症风险较小尚为时过早。随着 EUS 引导下胆管引流术的进一步开展,也许这样的并发症的报道也会随之增加。

(五)临床评价

EUS 技术在近年内取得了很大进展,特别是线阵超声内镜的出现使得 EUS 由单纯诊断转变成了集诊断与介入治疗为一体的新技术。EUS 引导下的 FNA 是各种介入性治疗的基础,在此基础上逐渐发展了 EUS 引导下胰腺假性囊肿内引流术、腹腔神经丛阻滞止痛术、肿瘤内药物注射、肿瘤放射粒子植入术等介入性 EUS 技术。近年来 EUS 引导下胆管引流术也开始逐渐在临床中应用,并取得了良好的效果(表 4-1)。1996 年 Wiersema 等最先报道了 7 例 ERCP 失败的患者,在 EUS 引导下经十二指肠壁穿刺胆管行胆管造影,其中 5 例获得成功。此后,Giovannini、Burmester 等学者相继报道了 EUS 引导下胆管穿刺造影,并成功置入胆管支架,术后患者黄疸减退。此后又有多名学者报道了该技术的应用情况,但多为少数病例的报道。但是关于 EUS-BD 尚无临床指南。

表 4-1　EUS 引导下胆管穿刺引流治疗梗阻性黄疸

作者	年份	例数	穿刺针	支架	成功率	并发症
Giovannini	2001	1	针状刀	10 F 塑料	100%	无
Burmester	2003	2	针状刀	8.5 F 塑料	50%	胆汁性腹膜炎 1 例
Puspok	2005	5	针状刀	7～10 F 塑料	80%	无
Kahaleh	2006	1	19 G FNA 针	金属支架	100%	气腹 1 例
Ang	2007	2	19 G 针状刀	7 F 塑料	100%	气腹 1 例
Yamao	2006	5	19 G 针状刀	7～8.5 F 塑料	100%	气腹 1 例
Fujita	2007	1	19 G FNA 针	塑料	100%	无
Tarantino	2008	4	19 G/22 G FNA 刀	塑料	100%	无
Itoi	2008	4	19 G FNA 针	7 F 塑料,鼻胆管	100%	胆汁性腹膜炎 1 例

　　若用 19 G 穿刺针进入胆道后即用探条扩张瘘口有时候会非常困难,此时可以先用过导丝的针状刀接混合电流扩大穿刺点后再使用探条扩张瘘口,就比较容易了,也可使用囊肿切开刀。也有报道 EUS 引导下直接使用针状刀穿刺胆管,针状刀外套管沿针芯进入胆道,然后拔出针芯,并沿着外套置入导丝。穿刺针穿刺的优势在于在 EUS 或 X 线下,都显示很清晰,而且能很好地用力,缺点是穿刺针较硬,容易成角。针状刀的优势在于导丝和针芯可以快速交换。目前对使用何种穿刺针或者针状刀进行穿刺并无明确规定,可以根据操作者的经验和对穿刺针的熟悉程度选择相应的穿刺针。

　　在胆管穿刺成功支架置入前,通常需要进行扩张形成瘘口。由于十二指肠和胆管之间的瘘口为人为造成,无明显狭窄段,有支架移位的风险,理论上讲双猪尾支架似乎可减少支架移位的风险,而直头支架在支架回收或者更换时较容易,金属覆膜支架也有支架移位风险,而且覆膜可能覆盖另外的一个管腔,如胆囊管或者一支肝内胆管,而金属非覆膜支架只用于塑料支架更换时,此时窦道已经完全形成。理论上金属支架的通畅期要长于塑料支架,但是经十二指肠壁放置金属支架需谨慎,因为金属支架张开后瘘口会扩大,且金属支架有网眼,有导致胆汁性腹膜炎的风险。支架放置后短期效果良好,长期疗效如何尚需进一步研究。Yamao 等报道 5 例胆管恶性梗阻患者行 EUS 引导下经十二指肠胆管置管引流术,均成功放置塑料支架,塑料支架的通畅期为 211.8 天。支架通畅期与经乳头放置相似。

　　至今为止,EUS-BD 尚无形成临床指南。对于 EUS-BD 经十二指肠穿刺行肝外引流还是经胃壁穿刺肝内胆管肝外引流,穿刺成功后留置导丝直接放置支架还是退出超声内镜换十二指肠镜进行对接手术,放置塑料支架还是金属支架进行引流目前尚无定论,尚需要更多的病例进行对照研究。

　　总之,EUS 引导下胆管引流术在国内外刚刚开展,对于 ERCP 进行胆管引流失败的病例是个较好的选择,具有良好的应用前景。然而该技术的开展需在具有大量治疗性 EUS 经验的医疗机构,需要有丰富经验 EUS 专家和 ERCP 专家进行才能提高其成功率,更好避免并发症的发生。

二、超声内镜引导下胰管穿刺引流术

(一)概述

ERCP 下胰管支架植入术是目前解除胰管内高压和胰腺实质压力增高而导致的腹痛的常规

治疗方法。胰管的狭窄,胰管内结石及胰管中断是造成慢性胰腺炎胰管梗阻至胰管内高压的三大主要原因。另外,胰腺术后胰肠吻合口狭窄也可导致胰管梗阻引发腹痛的一个原因。经ERCP 胰管减压引流可使60%～80%患者的症状达到完全或部分缓解。以往,对于 ERCP 失败或无法行 ERCP 治疗的患者来说,只能行外科手术或保守治疗。而 EUS 能清晰显示胰腺实质、胰管及胰腺周围血管的影像。近年来,随着 EUS 操作技术及 EUS 相关设备的发展,EUS 引导下的胰腺介入治疗技术也逐渐趋于成熟。国内外最近发展了一项 EUS 介入治疗技术即超声内镜引导下胰管穿刺引流术(EUS-guided pancreatic duct drainage),被用于 ERCP 失败患者的胰管梗阻的解除。

(二)适应证与禁忌证

1.适应证

由于 ERCP 治疗失败或者胰肠吻合术后不能行 ERCP 者,包括胰管梗阻造成胰管高压或者复发性胰腺炎。

2.禁忌证

无绝对的禁忌证。

(1)有出血性疾病或凝血功能障碍者或正在行抗凝治疗的患者。

(2)全身状况差及不能耐受麻醉者。

(3)食管狭窄不能通过内镜者。

(4)穿刺路径有大血管而无法避开。

(5)胃肠道壁和主胰管之间的距离较远。

(6)多节段性胰管狭窄。

(7)EUS 下胰管显示不清楚。

(三)术前准备

1.患者准备

术前常规禁食禁水 12 小时以上。术前常规一次静脉用预防性抗生素。治疗前 20～30 分钟服用祛泡剂和咽部麻醉剂,必要时解痉药物,需使用静脉全身麻醉。

2.器械准备

(1)内镜:超声内镜为线阵扫描穿刺超声内镜,可以清楚显示穿刺针道,活检孔道直径3.7 mm 或 3.8 mm,可通过 10 F 支架,具有彩色多普勒功能,可显示穿刺区域血管及血流情况。若使用对接技术,EUS 穿刺胰管导丝置入后需要使用治疗性十二指肠镜或者肠镜或者单气囊或双气囊小肠镜。

(2)附件。导丝:0.032、0.025、0.020、0.018 inch 导丝;用于消化道壁切开装置,如针状切开刀或囊肿切开刀,便于支架的置入;扩张球囊;猪尾或直头塑料支架或者覆膜金属支架;高频电发生器等。

(四)操作方法

超声内镜引导下胰管穿刺引流术可以分为两种。

顺行性法:EUS 穿刺成功进入主胰管后造影并留置导丝,经胃直接放置胰管支架;逆行性或者对接法:EUS 穿刺成功胰管造影并留置导丝后(导丝需出十二指肠乳头或者胰肠吻合口),退出超声内镜,换成十二指肠镜进行对接,逆行性通过十二指肠镜经十二指肠乳头放置支架入胰管。

1.超声内镜引导下胰管穿刺引流术(顺行法)

使用线阵扫描型穿刺超声内镜对胰腺进行扫描,避开穿刺路径的血管,选择距离主胰管最近路径的位置,确定穿刺部位。在 EUS 引导下将 19 G 或 22 G 超声内镜穿刺针穿刺入主胰管,进行胰管造影,并将导丝经穿刺针留置于主胰管内,尽量将导丝顺行通过十二指肠乳头入十二指肠(此时,导丝不易滑脱出胰管),若该方向不能完成,则导丝将逆行进入胰尾部。用小口径探针,4.5 F 顶端锥形的 ERCP 套管或电热导管以扩张经腔管道。然后使用 4 mm 或 6 mm 球囊扩张器进一步扩张,再将合适长度的猪尾支架或直头塑料支架经胃壁或十二指肠壁置入主胰管,X 拍片显示支架定位良好。

2.超声内镜引导下经十二指肠乳头对接引流术(对接法或逆行法)

首先 EUS 扫描胰腺和胰管及周围血管,明确穿刺部位。EUS 引导下穿刺主胰管,对胰管进行造影,X 线下显示扩张的胰管,将导丝顺行通过十二指肠乳头或已行胰十二指肠切除术后患者的胰肠吻合口,插入肠腔,此后退出 EUS 镜子,采用十二指肠镜或者结肠镜对接,经十二指肠镜或结肠镜找到导丝,将导丝通过圈套器拉入镜子的活检孔道完成对接,或者沿着出乳头的导丝插入第二根导丝进入主胰管,此后操作同 ERCP。由于只是要将导丝入主胰管并通过十二指肠乳头开口或手术吻合口进入肠腔为目的,所以可以不使用大通道的超声内镜。

(五)术后处理

术后处理基本同 EUS 引导下穿刺及 ERCP 术后处理。

(1)术后常规禁食 24 小时。无出血、腹痛、发热等异常,可逐步进流食、半流食及普食。

(2)术后常规抑制胰酶、抑酸、抗感染治疗 3 天。

(3)检查术后 3 小时血淀粉酶及 24 小时血淀粉酶、血常规。

(4)术后密切观察患者有无腹痛、腰背部剧烈疼痛、呕血、发热等情况。

(六)术后并发症及处理

EUS 引导下胰管穿刺引流术的并发症发生率较低,约 5.8%。最常见的并发症是术后短暂的腹痛,一般可逐渐缓解。另外,可有出血,少量渗血在术中常见,可使用止血药物或行内镜下止血,大量活动性出血,必要行血管造影和栓塞治疗,无效者应考虑外科手术治疗。其他如急性胰腺炎、胰漏、胰周脓肿,应作相应的对症处理,必要时 EUS 下引流。也有出现支架移位,理论上双猪尾支架移位风险更小,推荐选择双猪尾支架,若出现移位或者支架堵塞,建议放多个支架,但是多个支架的放置可能增加胰漏的风险。

(七)临床评价

EUS 已经从单纯的诊断性技术逐渐步入介入治疗的时代。越来越多的 EUS 引导下的介入治疗被逐渐应用于临床中。而其中 EUS 引导下的胰管穿刺引流似乎是所有的 EUS 介入治疗中难度最大的,最难获得成功的。目前,EUS 引导下的胰管穿刺引流术在国内外刚刚起步,尚无形成治疗的共识或者指南。

1995 年第一次报道了联合应用 EUS 引导下穿刺并造影和 ERCP 对一例胰胆吻合术后患者主胰管结石进行取石术。此后有关 EUS 引导下胰管穿刺引流的手术逐渐增多,主要用于 ERCP 失败的患者。最新的来自 Mayo Clinic 的最多病例数(43 例)的研究显示,EUS 引导下的胰管穿刺引流手术成功率 73%,83% 的患者支架位置良好并且症状完全消失,非常有趣的是即便在 EUS 引导下穿刺造影胰管没有明显梗阻或者扩张的患者都能通过支架置入使得患者症状完全消失。虽然 EUS 引导下的胰管穿刺造影成功率为 98%,但仍有 11 例患者最终未能成功置入支架,原因包括导丝未能置入主胰管或通过乳头或者胰肠吻合口,未能顺利扩张消化道腔壁;在之后的对接后 ERCP 中导丝滑脱。置入的直头或者猪尾支架大部分是 7 F,也有 5 F、10 F 和 3 F 的,平均长度 9 cm,也有 1 例 10 mm 直径 8 cm 长的覆膜金属支架。中重度并发症发生率 5.8%,包括 1 例急性胰腺炎,住院 11 天后痊愈;1 例胃壁扩张周围的胰周脓肿,EUS 引导下穿刺引流后痊愈;1 例有 3 cm 长的导丝的外层在导丝退出过程中被针刀刮下并遗留在后腹膜,但是无明显的后遗症。第二军医大学附属长海医院于 2009 年在国内率先对 1 例 Whipple 术后胰管扩张伴腹痛、脂肪泻的患者行 EUS 引导下经胃壁胰管穿刺引流术,置入长 5 cm 直径 7 F 的双猪尾支架。术后随访 1 年,患者腹痛消失,体重增加 10 kg,CT 复查示胰管扩张较术前明显好转(图 4-10)。

图 4-10 CT 显示 EUS 引导下胰管穿刺引流术后主胰管扩张明显好转

迄今为止,EUS 引导下胰管穿刺引流术在国内外刚起步,对于具体使用顺行性还是对接的方式,使用哪种支架等尚需进一步的研究。由于该技术对术者要求较高,同时具有一定的并发症发生,主要选择性用于胰管梗阻而 ERCP 手术失败的患者,有广阔的前景,但这项技术的开展,需要在较大的内镜中心,同时具有丰富 EUS 和 ERCP 经验的专家来进行,这样才能提高手术成功率,减少并发症的发生。

(田　江)

第七节　上消化道狭窄的内镜治疗

消化管狭窄是消化道病变后期的常见并发症,严重影响患者的生活质量,并可导致营养不良等并发症,加速原有疾病的发展,内镜下的扩张,对解除梗阻、提高生活质量是一简便有效的治疗方法。而临床上以食管、贲门病变引起狭窄为主。

食管、贲门狭窄常见病因包括食管、贲门肿瘤、食管动力障碍、食管胃吻合术后狭窄、食管炎瘢痕狭窄等。临床表现为不同程度的吞咽困难,1977 年 Stooler 按症状轻重将吞咽困难分为 5 级。①0 级:无症状,能进各种食物;②1 级:能吞咽大部分固体食物;③2 级:能吞咽半固体食;④3 级:仅能进流质食物;⑤4 级:不能吞咽液体食物。食管狭窄的治疗包括药物治疗、内镜下治疗和外科手术治疗等。内镜下治疗对解除梗阻、提高生活质量是一种简便有效的方法,主要方法有扩张术(探条扩张术、气囊或水囊扩张术)、切开术(圈套器切开术、电刀切开术)、支架置放术、凝固疗法(微波凝固疗法、电凝固疗法、激光凝固疗法)、注射疗法、光动力学治疗、冷冻疗法等。本节将就最常见的探条和球囊扩张术、金属支架置入术加以阐述。

一、探条扩张术

目前国内常用探条控制器是 Savary 扩张器,一般由聚乙烯或聚乙烯化合物、可曲性硅胶等制成,有多种不同的外径可供选择,分别为 5 mm、7 mm、9 mm、11 mm、13 mm、15 mm 和16 mm等。该控制器前端呈锥形,可通导丝,有不透 X 线标志,可以在内镜和/或X 线透视下进行。

(一)适应证与禁忌证

1.适应证

(1)食管炎性狭窄。

(2)食管术后吻合口狭窄。

(3)先天性食管狭窄:如食管环、食管蹼。

(4)功能性食管狭窄:贲门失弛缓症等。

(5)晚期食管癌或贲门癌梗阻。

(6)瘢痕性食管狭窄。

2.禁忌证

(1)上消化道内镜检查禁忌者。

(2)食管化学性灼伤后两周内。

(3)食管病变疑为穿孔者。

(二)术前准备

1.患者准备

(1)了解食管狭窄的病因、部位、特点及手术方式。

(2)常规行食管钡餐(或碘油)、内镜检查及病理学检查。

(3)其他术前准备同常规上消化道内镜检查。术前 15 分钟肌内注射地西泮 5～10 mg,溴化东莨菪碱20 mg,必要时肌内注射哌替啶 50 mg。

2.器械准备

(1)前视式上消化道内镜。

(2)Savary 探条扩张器。

(3)专用或其他导丝。

(三)操作方法

(1)内镜直视及 X 线监视下将导丝通过食管狭窄段。

(2)保留导丝退出胃镜。

(3)根据食管狭窄程度确定选用适宜的探条扩张器。使患者头稍后仰,使咽与食管稍成直线位,助手拉紧导丝,术者左手用涂有润滑剂的纱布擦扩张器,右手按执笔式或在 X 线监视下徐徐推进探条,通过狭窄区,将探条停留 30 秒左右,退出探条时,助手不断推进导丝,以免导丝脱出。

(4)逐级更换探条,尽可能将狭窄段扩至最大程度,然后将探条与导丝一并退出。

(5)再次通过胃镜,观察扩张后情况。

(四)注意事项

(1)操作应在导丝引导下及 X 线监视下进行,以确保安全。

(2)探条扩张原则:探条号码由小到大,动作轻柔,切勿粗暴,当阻力较大时,不可强行用暴力通过。

（3）术后检查有无颈、前胸皮下气肿，并禁食2～4小时，无特殊不适可进流食。

（4）扩张术后，常规胸腹部X线透视检查或吞碘油造影以除外穿孔并发症。

（5）贲门切除患者，扩张后常引起胃反流，平卧及睡眠时应抬高床头15°～30°角，并给予制酸剂。

（6）部分患者术后常胸骨后疼痛，可对症处理。

（五）并发症及处理

1.穿孔

患者可感剧烈胸痛，出冷汗及发热，继发纵隔及胸腔感染，口服液体造影剂X线透视，可见漏出食管外及纵隔气影。一旦证实应立即禁食、输液、胃肠减压、应用抗生素，保守治疗无效者应行手术治疗。

2.出血

可再行内镜检查，明确原因，镜下止血。

3.感染

感染发生机会较少，但不可忽视扩张创面引起局部感染及反流误吸导致的呼吸道感染，一旦发生应积极处理。

4.反流性食管炎

反流性食管炎发生率较高，治疗后常规抗反流治疗。避免暴饮暴食，少进油腻食物，常规服用制酸剂及黏膜保护剂。

5.狭窄复发及再狭窄

食管狭窄探条扩张后部分患者会近期复发，可再次扩张，恶性狭窄可在扩张后置入金属支架，难治性食管良性狭窄可在反复扩张无效后尝试置入可取出全覆膜金属支架。

二、气囊扩张术

（一）适应证与禁忌证

同探条扩张术法。

（二）术前准备

1.患者准备

同探条扩张术法。

2.器械准备

（1）气囊扩张器：对食管狭窄可经内镜活检钳道通过气囊（through the scopy，TTS），或先经内镜通过导丝，退出内镜后再沿导丝通过气囊（over the wire，OTW），气囊直径因使用目的不同而异，食管气囊为6～20 mm，贲门失弛缓扩张气囊为30 mm、35 mm和40 mm。

（2）前视内镜。

（3）专用或其他导丝。

（三）操作方法

1.经内镜气囊技术（TTS）

（1）按常规插入胃镜，胃镜头端置于食管狭窄处上方。将涂布润滑剂的气囊导管从活检孔道中插入，在内镜监视下气囊通过狭窄部位。

（2）气囊充气，通过外接压力泵控制气囊压力，根据患者耐受情况持续扩张30～60秒，放气后休息几分钟,再重复操作,直至注气时阻力明显减少为止。

2.经导丝气囊扩张术(OTW)

(1)插入内镜至狭窄部近端,在 X 线监视下,将导丝通过狭窄部,退出内镜,保留导丝。

(2)沿导丝将气囊通过狭窄部。

(3)在 X 线监视下,将气囊正确定位,注气,使压力至 6～8 psi(psi 压力单位,1 psi＝6.8 948 kPa),持续 1～3 分钟。

(4)放气后休息,重新充气,可反复操作 1～2 次,可见狭窄的"凹腰征"逐渐消失。

(5)抽尽气囊中的气体或液体,退出导丝和气囊导管。

(四)并发症及预防

基本上类同探条扩张术,但气囊扩张是助手注气,术者并无手感,因而并发穿孔的概率远较探条扩张者多,尤其是 OTW 气囊扩张法,通常发生的是深度撕裂而不是一种贯穿的裂伤,内科保守治疗多治愈,对膈下有游离气体的穿孔患者必须立即施行外科手术。

三、食管金属支架置留术

(一)适应证与禁忌证

本术主要适用于食管、贲门部肿瘤所致狭窄或癌肿复发所致之狭窄,一般认为良性病变不用此法,但近年来有报道全覆膜可取出支架治疗食管难治性良性狭窄,取得较好效果。

(二)支架类型

金属支架由推送器及支架两部分组成,推送器是金属支架重要组成部分,其主要功能是将套在端部的支架安放到狭窄部位。各公司生产的金属支架推送器,其外径、塑料的成分均不完全相同。支架的类型大致可分成以下 3 类。

1.Wallstent 支架

由不锈钢合金丝构成,网眼管状结构。完全扩张时直径 14～20 mm,可用长度从 53～106 mm。压缩时内径减小、长度增加;扩张时内径增大、长度减小。改进型有哑铃状、体部涂硅胶的带膜支架。这是最早用于食管的金属支架。

2.Ultraflex 或 Strecker 支架

由 0.15 mm 镍钛合金编成管状,最大直径 18 mm;近端增大至直径 20 mm。可用长度 7～15 cm。镍钛合金具有记忆特性,随温度增加可以使其成形。是较有前途的食管支架。

3.Gianturco 支架

由 0.3～0.5 mm 不锈钢钢丝编成多角 Z 型圆柱状,单个支架完全膨胀时直径为 14～20 mm,长度2.0 cm。多个支架体相连可使支架长度增至 8～14 cm。中间或次节支架装有"倒钩"以防滑脱。现有多种改进型,其中以涂硅胶的带膜支架较多见。此支架临床应用较多。

(三)术前准备

1.患者准备

术前患者应做内镜及胃肠钡餐检查,以了解狭窄病变的部位、长度、狭窄程度、有无食管支气管瘘。常规检查出凝血时间、血小板计数、凝血酶原时间,术前肌内注射地西泮 5～10 mg,溴化东莨菪碱20 mg及哌替啶 50 mg。

2.器械准备

(1)前视式内镜、导丝、扩张探条或气囊扩张器等。

(2)支架选择:食管支架品种较多,带膜支架适用于癌性狭窄,或并有食管支气管瘘患者;病变累及贲门者,应尽量选用防反流支架,该型支架末端装有防反流膜瓣,可减轻胃食管反流的发生。选用支架的长度应超过狭窄段上下端各 1~2 cm。

(四)操作方法

(1)内镜下将导丝通过狭窄部。

(2)用 Savary 探条或气囊扩张器(TTS)对狭窄部进行扩张至所需的最大直径。撤出探条或气囊保留导丝。

(3)定位:用内镜观察狭窄部位黏膜情况,结合 X 线,确定狭窄部位,以确定放置支架的位置与长度,一般支架应超过病变两端各 1~2 cm,对于吻合口支架和贲门支架,其远端不应留置过长,一般不超过1 cm为宜。

(4)退出内镜,沿导线插入支架推送器,务必使支架两端标记与定位相一致。

(5)拔除支架外套管,使支架扩张。

(6)再次插入内镜观察支架安放情况。

(五)注意事项及术后处理

(1)食管支架安放关键是要定位正确,应提倡在内镜及 X 线下正确定位,在插入推送器及拔除支架外套管时,应保持正确位置。

(2)术后至少观察 6 小时。48 小时吞咽液体食物,随后逐渐增加半固体、固体食物。

(3)术后常有胸痛及胃食管反流症状,可应用止痛药、抑酸药及抬高床头等处理。

(4)常规应用抗生素,防止食管黏膜破损所致的感染。

(5)对使用镍钛合金支架患者,应避免吞咽过冷食物或饮料,以防支架变形滑入胃内。

(6)术后 24 小时、1 周、2 个月、6 个月进行随访钡餐检查或内镜检查;以后一般 6 个月或一年复查一次。

(六)并发症及处理

1.出血

早期主要为扩张及支架损伤所致,应做相应处理。

2.穿孔或食管支气管瘘

较少见,可再置入一带膜支架。

3.呼吸系统感染

呼吸系统感染主要是反流误吸引起。

4.反流性食管炎

反流性食管炎较常见,主要发生于贲门切除患者或贲门部放置支架患者,易引起反流,而致严重的反流性食管炎及并发出血。置入防反流支架可减轻反流性食管炎的发生。大多数患者使用药物即可控制,有些患者需服用稍长时间抗酸药物。

5.支架移位及脱落

其原因是狭窄部位扩张过大及狭窄段太短。脱落后应在内镜下取出,移位严重者应取出原支架,重新置入。

6.再狭窄

支架上下端因受刺激,组织过度增生而致狭窄,也可经支架网孔向腔内生长致狭窄。虽带膜支架可以减少食管腔内再狭窄发生率,但对肿瘤组织还不能起到很好阻碍作用。发生狭窄后可用探条或气囊扩张治疗,也可在内镜下用氩气刀、微波或激光烧灼治疗,无效者,可再行置入一支架。

7.食物嵌顿

食物嵌顿多为患者吞咽大块食物或未咀嚼、咀嚼不全的食物所致。少数为支架入口没有增宽或位置不正所致。金属支架置入后,对固体和半固体食物应充分咀嚼后方可吞咽。嵌顿食物用内镜取出或探条推入即可恢复正常吞咽。

(田 江)

第八节 消化道息肉的内镜治疗

消化道息肉是临床常见的疾病。早在 1952 年,就有人把息肉归入癌前状态,并以此为依据,对息肉患者行胃大部切除术、结肠切除术等。自内镜问世以来,对息肉有了全新的认识,使其得以早期发现、早期诊断、早期治疗,不仅可以对息肉进行全瘤活检,治疗其出血等症状,而且可以阻断癌的发生。消化道息肉摘除已成为内镜下最基本、开展最为普遍的微创治疗。与手术相比,痛苦少,费用低,已越来越多地为消化科医师所掌握,患者所接受。随着内镜技术的发展和新技术的不断开发,内镜下息肉切除适应证和禁忌证也在变化,原来属于禁忌范围现已变为适应证,临床上应根据患者具体情况来分析决定。

一、息肉切除适应证和禁忌证

(一)适应证
(1)各种大小的有蒂息肉和腺瘤。
(2)直径小于 2 cm 的无蒂息肉和腺瘤。
(3)多发性腺瘤和息肉,分布散在,数目较少。

(二)禁忌证
(1)有内镜检查禁忌证者,如严重的心肺疾病。
(2)直径大于 2 cm 无蒂息肉和腺瘤。
(3)多发性腺瘤和息肉,局限于某部位密集分布,数目较多者。
(4)家族性腺瘤病。
(5)内镜下形态已有明显恶变者。
(6)有心脏起搏器者,因高频电可能对起搏器产生干扰,故对于放置有心脏起搏器者,不宜行高频电息肉摘除。

二、息肉切除方法

(一)高频电息肉切除术
1.器械准备
(1)高频电发生器:高频电发生器是利于高频电流通过人体时产生的热效应,使组织凝固、坏死来到达息肉切除、止血等治疗目的。其电流频率是大于 300 kHz,无神经效应,对心肌无影响,对人体绝对安全。目前临床上应用于内镜治疗的高频电发生器有日本欧林巴斯公司生产的

UES-10 型,PSD-10 型,ERBE-ICC200 型、ICC-300E 等。各种类型的高频电发生器均可产生电凝、电切和电凝电切混合电流。切开波是连续等高的正弦波,通电单位面积电流密度大,在短时间内局部组织达到很高温度,使组织水分蒸发、坏死而达切开效果,凝固波是间歇减幅正弦波,通电时局部组织温度低,不引起组织气化,仅使蛋白变性凝固,达到止血目的。电切波组织损伤小,但凝血作用弱,易引起出血。电凝波有止血作用,但组织损伤大,易引起穿孔。混合波是根据需要可选择一定比例同时发生电凝、电切波。息肉切除时选择何种波形电流并无严格规定,要根据操作者习惯和息肉具体情况而定。ERBE 专为内镜手术设计的 ENDO-CUT 功能将切割过程分为自动电切和电凝两部分交替进行,切割速度受到仪器自动控制,这样可避免因切割速度太快导致出血及切割速度过慢凝固过度而导致组织穿孔的危险。

(2)圈套器:按圈套钢丝张开的形状分为六角形、新月形和椭圆形 3 种。适用于有蒂息肉和直径大于 0.5 cm 的无蒂息肉。

(3)热活检钳:与普通活检钳相似,能咬取组织并通电灼除息肉。钳取中央组织不会灼伤,可做病理学检查。

(4)电凝器:前端呈球形,与热活检钳相似,通电后可灼除息肉,适用于直径小于 0.5 cm 的息肉。与热活检钳不同的是不能取活检。

2.术前准备

术前应了解患者的全身脏器功能,检测凝血机制,如有凝血机制障碍,应纠正后才施行。停用抗凝药物 1 周以上。内镜下息肉切除一般可门诊施行,但对无蒂较大息肉或多发性者,估计出血、穿孔危险发生可能性较大者,以住院治疗更为稳妥。小儿,尤其是学龄前儿童一般需要在麻醉下施行。向患者交代病情,签署知情同意书。

患者需禁食 4~6 小时,咽部局部麻醉,解痉剂和镇静、麻醉药可酌情应用。电极板敷以湿纱布,捆绑于患右侧大腿或小腿部位。取掉患者所有金属物品,以免导电造成损伤。仔细检查高频电发生器与患者、内镜及电源连接情况,确保连接无误。取左侧卧位,并可依息肉生长部位调整体位,以易于观察,易于圈套电切为原则。

3.操作方法

首先在内镜下做完整的检查,一旦发现息肉,观察其部位大小、形态和数目。套持息肉时要利用调节镜端的弯角、旋转镜身、改变患者体位方向等,使息肉置于视野中央,充分暴露,息肉与镜端的距离一般保持 2 cm 为宜,若体积巨大,可适当远些。插入圈套器,令助手打开圈套拌,最好套拌面与息肉相垂直,套持息肉。依息肉形状不同选择套持点,有蒂息肉套在蒂的息肉侧,无蒂息肉套在基底稍上方,选择好位置后助手缓慢地关闭和收紧圈套拌,动作要轻柔,切忌用暴力,套住息肉后即可通电。一般采用先电凝,后电切,反复间断多次通电,也可以用混合电流,每次通电时间为数秒钟,逐渐割断。在通电时要注意有无胃肠蠕动,一旦有蠕动出现即要停止通电,避免灼伤邻近黏膜成出血。切下后,可采用抓持器或网篮将息肉抓持,随镜身退出,送病理学检查。

各种形态息肉的切除方法如下。①直径小于 0.5 cm 无蒂息肉:该型息肉一般采用电凝灼除或热活检灼除法。热活检灼除法适用于相对体积较大无蒂息肉,用热活检钳咬持息肉头部,然后向上轻轻提拉息肉,使基底形成天幕状假蒂,通凝固电流后基底黏膜发白,即行拔取。电凝器灼除术适用于更小息肉,插入电凝器,轻轻接触息肉即通电,息肉发白,即可灼除。因该法不能取活组织,可先用活检钳咬取部分息肉后再电凝以免漏掉早期癌。②直径小于 2 cm 的无蒂息肉:圈套钢丝打开后,用塑料管头端顶住息肉的基底部,回收圈套器,在收紧圈套器之前,稍上抬圈套器,在息肉基后较稍上方将息肉套住,这是圈套最佳部位,不可过深或将邻近正常黏膜套入。轻轻关闭拌套,稍收紧轻轻提拉,将息肉提起,基底呈天幕状时通电切割。先电凝后电切或采用混合电流,逐渐切下。注意电流选择要合适,避免造成出血或穿孔。③有蒂息肉:长蒂息肉圈套位置选择蒂的中央,尽可能保留残蒂 1 cm 左右,并提起悬在腔中,与周围没有接触,再通电。不要怕残蒂留得过长,因为息肉蒂柄是正常的黏膜,由于息肉重力和蠕动将黏膜牵拉而形成,并非是肿瘤性组织。一旦息肉摘除后重力作用消失,残蒂 3～5 个月自然消失,恢复平坦。而残留较长蒂柄可保证电凝安全,避免穿孔,如摘除后发生即刻出血时,可立即于残蒂再圈套凝固止血。短蒂息肉的圈套位置尽可能选择在蒂的息肉侧,当圈拌套入息肉后先不紧收钢丝,提高圈套器放置在蒂与息肉交界颈部再收紧钢丝,将息肉悬在肠腔中,与周围组织无接触再通电。细蒂息肉要注意关闭套拌钢丝时一定轻而慢,稍有阻力即停止收勒,如关闭圈套器用力稍过猛可造成机械性切割而出血然后通电,一般可只用凝固电流。

粗蒂息肉供血的血管较粗,位于蒂中央,电切时电凝不充分易造成中央血管出血,因此需要反复交替使用电凝电切电流,逐渐割向中央,特别是快要切断的时候,一定要先凝固再切断。为预防粗蒂息肉出血可采用尼龙绳结扎加电切法,本方法为首先用尼龙绳套在蒂的基底部,收紧尼龙绳,观察息肉的颜色变为暗紫色,说明尼龙绳阻断了息肉的血流,然后用圈套器在结扎上方的蒂部作息肉高频电切除,这样可有效地预防出血的发生。1995 年,日本 Hasachi 开创了内镜下金属止血夹的应用,也可预防和治疗粗蒂大息肉电凝切除所引起出血的并发症。本方法是在内镜下先用金属夹夹住蒂的基底部,一般夹 3 个左右,以夹住后息肉表面颜色变暗红或紫色为标准。然后在金属夹上方作息肉电凝切除术。操作成功的关键是夹子尽量靠近息肉的基底部,为随后电凝圈套切除术留出足够的蒂长度。金属夹方向应与管腔平行,便于圈套器的操作。圈套器套持的切割点尽量与金属夹保持一定距离,避免接触产生异常电流灼伤肠壁,或造成金属夹当即脱落引起出血。当然金属夹最适用于息肉切除后,在电凝不足以造成即刻出血时,立即插入金属夹在残端夹持止血治疗。

头部大的有蒂息肉圈套后要悬于肠腔中与周围黏膜不接触有一定困难,可采用密接法切除,抽吸管腔内气体,使息肉与周围黏膜接触面积足够大,使单位面积中通电量减少,则接触面的温度降低不至于灼伤接触部管壁造成穿孔。较大的息肉一次不能圈套入,可采用分块切除,先切除部分息肉头部,使头部体积变小,再套入摘除。息肉圈套选择位置太近肠壁,如将邻近正常黏膜一起套入,或息肉未悬在肠腔中,而与周围或对侧肠壁有接触会引起异常电流,或圈套钢丝未收紧,钢丝接触周围黏膜,均属不正确圈套法,容易引起穿孔。

(4)直径大于 2 cm 的无蒂息肉:该形态息肉属相对禁忌范围,因为在内镜下摘除易引起出血和穿孔。故术前准备应按剖腹手术肠道准备方案施行,一旦出现并发症可立即行手术处理。如基底较窄仍可按上述方法圈套摘除。宽基底者需采用黏膜切除法(EMR)。先用注射针,在息肉底部注射高渗盐水或1:10 000肾上腺素盐水 1～2 点,每点 1 mL,然后用上述方法做圈套摘除。胃镜头端可加装透明帽,如果有双活检管道治疗镜,可先伸入抓持钳,咬持并提起息肉头部使基底形成假蒂,再圈套电凝摘除。如为更大的息肉可用分块分期切除法。需注意的是,该方法每次摘除息肉宁少勿多,每次切除后表面残留溃疡,再间隔 2～3 周待溃疡面愈合后做第二次切除。

4.并发症的防治

并发症的种类以出血多见,穿孔次之。大部分出血者经保守治疗而痊愈。而穿孔相反,穿孔比出血所引起的后果严重。并发症发生后不及时诊断和处理会引起死亡。内镜下息肉电凝摘除术引起的并发症,肯定要较内镜诊断为多,故对息肉摘除的操作要求较高,因此主张必须取得了一定诊断操作经验者,才能开展息肉摘除。为了减少和避免并发症的发生,全面了解息肉切除的基本原理,了解并发症发生的原因,掌握并发症的防治方法,给予开始工作者全面的培训,掌握扎实的基本功,都是必不可少的。

(二)高频电息肉切除术并发症

1.出血

根据发现的时间和不同原因可分为即刻或早期出血和迟发性出血。即刻出血即是在术中或息肉刚摘除后在内镜下见残端出血,早期出血是息肉摘除后24小时内出血,它们的发生原因相同。迟发性出血是指息肉摘除结束的24小时后发生,常见是3~7天,最长的有10余天才发生。

(1)即刻或早期出血。①未通电即勒断造成机械性切割:主要是手术者和助手配合不默契,助手套圈收紧过快用力过度,手术者尚未踏电凝发生器的开关即切下息肉,或刚圈套住息肉,即发生较强的蠕动波,致使息肉移位,尤其发生在细蒂息肉。②电流功率选择过小,凝固不足:实际是通过机械性切割力切下息肉,或功率选择过大,未起到凝固作用很快切下息肉,均会造成早期出血。③电流类型选择不当:电切电流因凝固作用极小,故在切割息肉时用单纯电切电流会引起即刻出血,故应采用电凝电流或混合电流。④粗蒂和无蒂息肉:一般中心有较粗血管,如切割时未交替使用先电凝后电切反复通电逐渐切割的方法,会造成中心血管未凝固而即刻或早期出血。⑤圈套位置不佳时就收紧,重新松开圈套器再选择,结果黏膜部分机械性切割或钢丝粘着息肉撕裂而出血。

(2)迟发性出血:由于息肉电凝摘除后残端有灼伤的焦痂形成,焦痂在日后脱落时形成溃疡,此时凝血不全会引起出血。①电流功率选择过弱,电凝时间过长造成电凝过度,使残端创面溃疡过大、过深。②高血压、动脉硬化或有凝血机制障碍者,在焦痂脱落时血管内血栓形成不全,引起迟发性出血。③术后活动过度,饮食不当导致焦痂脱落过早,引起创面损伤而出血。

(3)防治。①预防:术前认真校试器械,圈套收紧关闭要缓慢,用力要适当,整个操作过程中,视野要清晰,术者与助手配合默契。高频电发生器的电流强度类型选择要合适,严格按照先电凝后电切逐渐切割的原则,粗蒂或无蒂息肉需交替使用电凝、电切电流,术后要注意休息及饮食,避免重体力活动1~2周。②治疗:对于摘除后有少量的渗血,可不做处理,随访观察。如果出血量多,则应立即进行止血。即刻出血可立即施行内镜下止血的各种措施,包括药物喷洒、黏膜下药物注射、止血夹、电凝、氩气刀、激光、微波等。对于有蒂息肉如残留有较大残蒂时可立即圈套电凝止血。Shinya主张在圈套收紧钢丝后无须电凝持续保持15分钟,使残蒂肿胀压迫血管止血,可避免因再圈套电凝位置太靠近肠壁造成穿孔的危险。动脉喷射性出血止血夹夹闭血管止血疗效最确切,黏膜下注射配合止血夹治疗。

对于早期或迟发性出血,一般先行积极保守治疗,如补充血容量,应用止血药物和垂体后叶素、奥曲肽等,大多数可以治愈,尤其是迟发性出血。如果保守治疗失败即做内镜下止血,如再失败则应剖腹手术止血。

2.穿孔

穿孔可发生于摘除术时的即刻,也可发生在术后数天。迟发性穿孔的原因是由于焦痂深达浆膜,当时因焦痂遮盖无穿孔症状,一旦焦痂在术后脱落时出现穿孔的症状。

(1)原因:①圈套切割部位距管壁太近。②通电时未将息肉向上提拉,形成天幕状假蒂。③邻近正常黏膜一起被套入误切,或圈套钢丝与周围管壁接触,这大部分是在操作时视野不清,未看清完整的息肉及圈套钢丝,勉强施行引起。④电流强度选择过弱,通电时间长,使残端灼伤过深至管壁多层,往往引起数天内穿孔。⑤圈套钢丝未收紧通电,致使通电时间过长,灼伤过深。⑥通电时胃肠蠕动,使圈套钢丝损伤管壁造成穿孔。

(2)诊断:发生穿孔会因为不同的部位引起不同的症状。食管穿孔引起颈部及胸部皮下气肿、胸痛、吞咽困难及梗阻感伴发热等纵隔炎的症状。明确诊断可依靠胸片有纵隔气肿征象,吞水溶性造影剂做食管 X 线检查可明确穿孔部位。胃及十二指肠穿孔均引起腹膜炎症状。在穿孔瞬间剧烈腹痛,以后主要腹胀,数小时后出现严重腹痛、反跳痛、腹部板样强直、肝浊音消失等弥漫性腹膜炎的症状和体征。为了能早期诊断和及时治疗,对疑有穿孔者应做腹部 X 线透视,如膈下有游离气体则可确诊。

(3)防治:术前认真调试器械,圈套时切割点选择要稍远离肠壁,有蒂息肉在蒂的息肉侧,无蒂者在基底上方。套取后钢丝收紧要得到确认,然后自腔内提拉,形成天幕状,避免将周围黏膜套入。电流功率要选择适当、避免通电时间过长。术中通电时要避免肠蠕动,一旦有蠕动要立即停止通电。术后尽可能吸净肠腔内气体。以上要点多加注意,穿孔一般是可以避免的。一旦发生穿孔,在食管或腹腔内,应该尽早手术治疗,否则会因感染、败血症、休克导致死亡或造成术后其他后遗症。手术方式,可根据具体情况,选择修补、局部切除或造瘘等方式,腹腔外穿孔可采取保守治疗,禁食,补液,胃肠减压,一般不需要手术治疗均能治愈。

3.灼伤、浆膜炎

这种并发症程度往往较轻,一部分患者无临床症状,只是内镜下见到邻近黏膜灼伤,呈白色浅灼伤溃疡,一般无须处理。如灼伤过深或息肉摘除时残端创面过大、过深可引起浆膜炎,但未穿孔,临床表现为术后数天内出现腹痛,腹部检查有局部反跳痛,少部分可有肌紧张。但腹部 X 线透视无膈下游离气体可与穿孔鉴别。

(1)原因:①摘除时由于通电时间过长,电流过大等致灼伤过深。②摘除时息肉与周围黏膜有接触,而且未按密接法摘除息肉,接触面积小引起异常电流,造成接触处管壁灼伤、浆膜炎,严重者甚至会穿孔。

(2)防治:其预防与穿孔相同,因两者发生的原因,机制基本相同,只是程度稍有不同而已。治疗上经对症处理,随访观察几天后即自愈。部分浆膜炎者也可有腹痛、肌紧张、局部压痛、发热等症状。灼伤、浆膜炎与穿孔相鉴别较为重要,主要依靠反复 X 线透视或平片检查有无膈下游离气体。

(三)其他切除息肉的方法

1.氩离子凝固术

氩离子凝固术(APC)也是一种热能凝固术,但它不是通过治疗器具与组织接触而起作用,是通过气体将热能转化致组织凝固而起作用,因此其具有特殊性。氩离子凝固术是 20 世纪90 年代初期由德国学者 Grund 首先应用于内镜治疗,在我国则是上海瑞金医院吴云林教授在内镜治疗中首先引进该项技术。10 余年来,国内外学者在该项技术的应用中取得了较好的成绩,同时也积累了一定的经验,并且展示了该项技术在内镜治疗中的特殊作用及发展前景。氩离子凝固术的设备包括一台高频电发生器、一个氩气源,一条可以通过内镜活检管道的氩气喷射管、电极板和脚踏开关。氩气通过喷射管喷出,经过喷射管远端电极与组织产生的电场时,氩气被离子化形成氩离子束,氩离子束将钨丝电极产生的高频电能量传到组织而起到凝固作用。氩离子束可以形成纵向与侧向的电流,所以喷射管不需与组织垂直。通常氩离子对组织凝固的深度在

4 mm以内,在控制好高频电输出的功率及每次作用的时间下,凝固深度则会更浅。这是氩离子凝固术特色之一:作用表浅,对周围组织损伤小。

氩离子凝固术可用于直径<1.0 cm无蒂息肉的治疗,在内镜观察清楚病灶并确定使用氩离子凝固治疗术时,将喷射管沿着内镜的活检管道插入,插入时要注意勿将喷射管弯折,将喷射管前端伸出内镜先端部约1.0 cm,距病灶0.2～0.5 cm,通常伸出喷射管后先接触病灶,再退回喷射管,主要靠移动内镜来调整喷射管先端和病灶的距离。在确定调整好位置后,抓住时机及时踩踏脚闸开关,应用氩离子凝固治疗,一般1～3秒/次,病灶组织表面变为白色,有时呈焦黑色。每个病灶治疗的次数,要视病灶的大小、性质而定。

APC主要并发症有穿孔,胃肠胀气也较常见。预防措施主要有操作时避免氩离子束导管前端与病灶组织垂直;功率要根据治疗部位而定,避免过大及作用时间过长;凝固止血次数应视出血病灶及息肉大小而定;治疗后应多吸气。

2.微波治疗

微波治疗的本质系加温治疗。将微波通过同轴电缆(天线)经内镜器械管道孔插入,在内镜直视下,对息肉进行治疗,使息肉凝固坏死,以达到治疗目的。适用于广基或难以圈套电凝电切者,亦可治疗多发性息肉。

(1)器械准备:①内镜,可采用各种内镜,包括电子内镜。②内镜微波治疗仪:基本技术参数为微波频率2 450 MHz,波长12 cm,微波输出功率0～200 W(可调),同轴电缆(微波天线)要有隔热塑料包裹,以防损伤内镜,其直径及长短要适合所采用的内镜。亦可用针状电极,其针尖长度为2～4 mm,以便插入靶组织,再行微波辐射。还应具备时控装置,将连续发射的微波变成脉冲发射,脉冲时间在2～60秒内可调。微波产生由脚踏开关控制,最好有自动关闭系统及报警器。

(2)操作方法:①常规插入内镜,调节内镜至适当位置。②从器械孔道插入微波同轴电缆或针状电极。如采用同轴电缆,则可按息肉大小、类型使其接触到息肉的表面或蒂部2～5 mm处,如采用针状天线则将其刺入息肉。③微波的辐射功率多选用40～50 W,脉冲时间选择3～20秒,具体需根据操作者的经验而定。脉冲次数根据息肉大小而定,一般为1～7次,通常2～4次即可烧灼完毕。微波辐射后,可见胃肠蠕动立即明显减弱,组织表面呈现红色凝固斑或呈棕黑色。小息肉可立即消失,有蒂者可立即脱落。较大的息肉产生变形、变性、萎缩。对于大息肉可多次治疗,直至达到治疗目的。多枚息肉,亦可逐个治疗。术中应注意吸引,清除烟雾。④对于有蒂息肉,应力争回收。⑤术后处理同息肉电凝电切术。罕见出血或穿孔。出血可因组织凝固后与同轴电缆粘连,造成撕裂出血,应注意预防。因微波对深层组织无明显损伤,故不易发生穿孔。术后的溃疡按急性溃疡处理,多于1个月左右完全愈合。

3.其他方法

息肉其他治疗方法还有采用药物注射(如纯酒精)、冷冻法、激光烧灼法等治疗,但这些方法治疗效果并不满意,后者器械昂贵,目前极少采用。

三、息肉的回收和术后处理

息肉摘除术后,要做全瘤病理学检查,对决定进一步随访和处理有很大价值。小于0.5 cm的息肉,一般用热活检钳灼除,故不存在息肉回收问题。如果息肉较小,可通过将其吸引至滤过装置来进行回收。较大息肉可用息肉抓持钳或网篮取出,亦可用圈套器代替。术后处理原则是预防并发症的发生。因摘除息肉的大小、形态不同，所残留溃疡面大小也不一样，溃疡愈合长短时间不同，故不可生搬硬套，千篇一律，应在一般原则的基础上，具体情况具体对待。

各部位息肉切除的共同处理原则有以下几方面。①术后 1 周避免剧烈运动，小息肉时间适当缩短，大息肉时间适当延长。②术后禁食、卧床休息 6 小时。③术后需按溃疡病处理，用药 2～4 周。④术后 1～3 个月复查胃镜。

息肉切除术后随访原则：单发性息肉摘除后 1 年随诊检查 1 次，阴性者术后 3 年再随诊 1 次，再阴性者 5 年随诊 1 次即可。多发性息肉开始 6 个月随访检查 1 次，以后 2 年、3 年、5 年随访 1 次。凡随访检查时有息肉新生，则再次内镜下摘除，随访计划按上述方案重新开始。

四、各部位息肉切除特点

(一)食管

食管息肉的发病率较低，要注意与黏膜下间质瘤的鉴别，以避免造成穿孔。从解剖特点来看，食管无浆膜层，管壁较薄，如操作不当极易引起穿孔，且穿孔后可引起纵隔炎，后果严重。所以对食管息肉选择行内镜下摘除的适应证掌握要严格。有蒂型息肉各种大小均可，对于亚蒂型或有蒂型体积大于 2 cm 应相对禁忌。

术后禁食时间相对比胃息肉摘除要长，一般 24 小时，然后流质饮食 2～3 天，然后进半流质饮食 1 周左右。摘除后开始数天常有胸骨后疼痛或烧灼感，可服用氢氧化铝凝胶等药物。

(二)贲门部息肉

贲门息肉亦较少见，良性的贲门隆起大部分为炎性息肉，如发生在贲门切除术后的吻合口处，或见于反流性食管炎。对炎性息肉的处理不必过于积极，通常在治疗后会自行消失。在治疗时，由于贲门部血管丰富，较易出血，因而电凝要充分。对老龄患者，由于贲门部距心脏较近，要注意心脏并发症，有条件术中要有心电监护。

(三)胃息肉

在上消化道息肉中，以胃息肉最多。治疗前要做到必须明确息肉的部位、数量与形态分型，并行病理检查明确病变的性质。治疗时要注意：①对 Ⅰ 型与 Ⅲ～Ⅳ 型息肉，尽量用圈套器械，以彻底摘除息肉；②对 Ⅰ～Ⅱ 型息肉则以电灼为主，息肉应尽量回收，送大体病理活检；③多发性息肉一次切除不宜太多，一般不超过 5 个息肉，以免黏膜创伤面积过大。

(四)十二指肠息肉

十二指肠的息肉相对少见，在诊断上，避免将十二指肠腺体增生误诊为息肉。更不应该将乳头或副乳头误诊为息肉，以免造成严重后果。由于十二指肠肠壁较薄，因而电切时使用的功率不应太大。

(犹小乙)

第九节　静脉曲张性上消化道出血的内镜治疗

食管-胃底静脉曲张破裂出血是门静脉高压症的并发症，各种原因导致的门静脉高压皆可造成食管-胃底静脉曲张，其中 95% 因各种原因的肝硬化所致，其他可见于肝癌、门静脉闭塞、脾静脉血栓及肿瘤压迫、各部位的动-门静脉瘘、Budd-Chiar 综合征、缩窄性心包炎等。

静脉曲张破裂出血病情凶险,急性大量出血病死率高,短期内可再发出血,造成肝功能迅速衰竭,对手术耐受性小,所以急性出血很少考虑外科手术止血,传统的内科药物治疗和三腔二囊压迫止血仅能暂时控制出血,早期再出血率高,目前内镜治疗是最合适的选择。

一、静脉曲张分类

(一)食管静脉曲张
EV 位于贲门齿状线以上的食管黏膜下的静脉曲张。

(二)胃底静脉曲张
反转内镜所观察到的贲门周围、胃底部黏膜下的静脉曲张。

(三)接合部静脉曲张
接合部静脉曲张位于贲门齿状线以下即胃-食管黏膜移行接合部黏膜下的静脉曲张。

二、静脉曲张分度

(1)根据静脉曲张的严重程度,Soehendra 将曲张静脉分为 3 度,此分类法较简单明了,便于掌握(表 4-2)。

表 4-2　Soehendra 食管、胃底曲张静脉分度法

分度	食 管	胃 底
Ⅰ	扩张的静脉直径<5 mm,直径延伸,且局限于食管下段	扩张的静脉直径<5 mm,与黏膜皱襞几乎无法区别
Ⅱ	扩张的静脉直径 5~10 mm,蛇行状稠密分布,延伸至食管中段	扩张的静脉直径 5~10 mm,呈单发状或片状
Ⅲ	扩大的静脉直径>10 mm,丰满、密集、并排、簇状,伴有薄壁红色征(樱桃红征)	扩大的静脉直径>10 mm,多为大而多的薄壁串珠样混合物

(2)国内将 EV 采用较简单并实用的分度方法为轻、中、重 3 度;轻度指曲张静脉直径<3 mm,局限于食管下段,呈蛇行扩张;中度为曲张静脉直径 3~6 mm,范围不超过食管中段,呈扭曲的结节状隆起;重度是曲张静脉直径>6 mm,范围延伸至食管上段,呈明显的结节状隆起以致阻塞部分食管腔。

(3)胃静脉曲张(gastric varices,GV)大多伴有食管静脉曲张,少数不伴有食管静脉曲张,称为孤立性胃静脉曲张(IGV),内镜下 GV 的分类方法尚无一致意见。

三、结扎治疗术

1986 年,Stiegmann 等首次报道了对食管静脉曲张患者成功地实施了经内镜结扎治疗(endoscopicvariceal ligation,EVL),这一方法日益受到各国学者的注意。

(一)适应证
原则上各种原因所致肝硬化门静脉高压症引起的 EV 出血和可能发生出血的病例均为内镜结扎术的对象。

(1)食管静脉曲张急性出血时的紧急止血,即内镜结扎距离出血发作时间在 8~72 小时,在积极复苏、输血、输液、应用加压素等治疗的同时,尽早予以 EVL 术。

（2）食管静脉曲张急性出血时的延迟止血，即非手术方法使出血得以暂时停止，病情初步稳定，此后逐渐恢复稳态水平，约需 3 个月，这段时间往往为时甚短而复发出血，因而在这个相对稳定的时间内施行延迟性 EVL 术很有必要。

（3）应用 EVL 术行 EV 根治性治疗后，为预防静脉曲张复发，可重复行 EVL 术。因为在结扎根治性治疗的终结时，总有部分静脉太小，以致不能被结扎器所抽吸，因而有小的静脉曲张复发出血率 5.6%，强调根治后定期强制性复查内镜，若发现静脉曲张复发即同时再予以结扎，这样始终维持患者为根治状态。

（4）外科手术再出血，因首次出血的病死率是 30%～50%，EVL 术由于并发症发生率低，疗效肯定，在对预防 EV 首次出血中的作用和地位受到越来越多的学者的重视。尤其是对出血高危患者预防首次出血时，可采用 EVL 术。对肝硬化食管静脉曲张首次出血的高危人群，一般先给予药物治疗，如普萘洛尔、硝酸异山梨酯。但在下列情况下应及时进行 EVL 术：①对β受体阻滞剂有反指征或有明显不良反应者；②对药物治疗不能耐受者；③对药物疗法反应不佳，用药品 HVPG≥1.6 kPa（12 mmHg）者。目前，EVL 术主要应用于未经内镜硬化治疗的食管静脉曲张曾有出血史或正在出血的患者。

（二）禁忌证

（1）以往曾经进行过栓塞、硬化治疗的急性再发出血和再发曲张静脉形成，由于食管壁纤维化使结扎难以完成。

（2）食管狭窄扭曲，食管憩室者。

（3）2 度以上胃底静脉曲张（出血或无出血）。

（4）凝血功能严重障碍，结扎 4 天橡皮圈脱落后，有早期再发大出血的可能者。

（5）循环不稳定的患者。

（6）对乳胶过敏的患者。

（三）结扎器的使用方法

结扎器分单环发和多环发两大类。由于单环发在使用过程中需提前在食管内插入直径为 2 cm 外套管，患者不易耐受，故临床已很少应用。目前多使用连发结扎器，连发结扎器套柱上备有结扎橡胶圈 4～8 个不等，由于橡胶圈太多，外套柱加长，给操作带来不便，常用五连发或六连发结扎器。

1.组成

组成连发结扎器由 3 个部分组成。

（1）透明外套柱：使用时插入胃镜前端，其上备有多个橡胶圈。

（2）牵拉线：有丝线和金属线两种。

（3）操作手柄：安放在胃镜活检插孔内。旋转手柄，通过牵拉线作用于外套柱上的橡胶圈使其释放。

2.操作方法

将安装好结扎器的胃镜送入食管齿状线附近，确定结扎部位，将内镜对准曲张静脉持续负压吸引，将曲张静脉吸入外套柱内，待视野一片红时旋转手柄释放圈套。套圈脱落后牢牢地将曲张静脉结扎为饱满球形，旋转退镜，重复上述操作，完成对所有曲张静脉结扎治疗。

3.EVL 治疗注意事项

（1）结扎区域以齿状线上 1～5 cm 区域为宜。

(2)结扎力求完全、彻底,结扎时一定要持续吸引待视野完全红时释放套圈。套扎不完全会导致橡胶圈早脱,影响疗效,甚至会导致出血。

(3)每条曲张静脉结扎1~2点即可。

(4)如遇到红色征或黏膜表面有糜烂,尽量避开,在其远端结扎,否则宜导致术后出血。

(5)如遇到吸引不利,视野不能变红往往是由于外套柱贴黏膜壁过紧,此时适当退镜或调整内镜前端方向可见视野突然变红,便于理想结扎。

(6)密集结扎术:即在每条曲张静脉套扎3~4点以获得较高的曲张静脉消失率。溃疡发生率增多,但曲张静脉消失率有所提高。

(7)低蛋白血症及血糖持续居高不下者,应择期治疗,否则术后近期出血率高。

(8)伴有重度胃底曲张静脉破裂出血者,不宜单纯进行食管静脉曲张结扎治疗,应采用联合治疗。

(9)硬化治疗术后患者及残存细小静脉曲张者,不宜首选结扎治疗。

(四)疗效判断

1.活动性出血控制的判断

内镜结扎术后,吸尽食管腔内的血液,见无持续出血,术后72小时内无新的上消化道出血证据,表示活动性出血已控制。

2.食管静脉曲张根治的判断

食管末端5cm内及胃近端1~2cm内无曲张静脉残留者,可判断为根治。

3.远期疗效

采用内镜结扎治疗食管静脉曲张出血进行较长期的追踪,对再出血的频率、静脉曲张的复发和存活率进行研究已受到重视。EVL术后静脉曲张复发率较高,达35%~47%,故往往需要2~3次结扎治疗方才可达到曲张静脉消失的目的。有少数患者即使连续3~5次治疗,亦很难达到曲张静脉消失之目的。

曲张静脉回缩情况以术后第3周最佳,侧支循环于术后4周开始建立,12周时程度最重。所有EVL术后静脉消失不理想或术后复发率高的患者,大多是由于食管壁内深层静脉扩张或交通支的缘故。

术后单纯用胃镜复查食管静脉曲张之变化,判断治疗效果及预后有一定的局限性。看不到食管壁内深层静脉曲张的情况。对伴有食管壁深层静脉扩张或伴有交通支形成的患者单纯结扎治疗效果不理想。应改用食管静脉曲张硬化疗法或硬化与结扎并用联合治疗可收到良好的效果。微探头超声胃镜在食管静脉曲张治疗的临床应用,对选择食管静脉曲张的治疗方案及判断预后有一定的指导意义。

(五)并发症

动物实验及临床研究表明,由于结扎术后食管肌层是完整的,因而该治疗是安全的,并发症发生率较低。

1.会咽-食管保护管置放相关并发症

此并发症主要包括食管撕裂伤及出血,挤压伤、食管静脉破裂出血及食管穿孔。导致食管静脉破裂出血的原因有两种:①保护管置入过程中直接损伤;②咽道管插入食管上段后,压迫曲张静脉使食管中段曲张静脉回流受阻,压力升高,导致破裂出血。使用扩张器置放保护管,较经内镜置放可以降低上述并发症的发生率,使用多连发结扎器则无此类并发症。一旦发生食管黏膜下损伤和食管穿孔,应终止进行内镜结扎治疗,必要时进行对比剂的食管造影,进一步证实有无黏膜下损伤,有无对比剂渗入纵隔现象,以及有无纵隔气肿和颈部皮下组织积气。否则,应立即禁食、输液、抗生素治疗,并严密观察,必要时请胸科会诊,以便及时手术处理。

2.结扎治疗相关并发症

此并发症主要包括:①胸痛,发生于术后 2～3 天,持续 2～3 天后自行缓解,一般不需特殊处理;②急性食管梗阻或出血:因结扎的曲张静脉阻塞食管腔而致狭窄,过早进非流质食物使结扎球过早脱落致出血;③食管瘢痕狭窄:因反复结扎脱落形成溃疡,愈合后瘢痕形成,导致食管狭窄。

(六)术后处理

(1)术后严密检测患者血压、脉搏及一般情况。术后不用鼻胃导管。

(2)术后禁食 72 小时,以防结扎圈因进食过早脱落致大出血,禁食期间予以补液静脉营养支持。72 小时后可进流食,逐渐过渡到软食。

(3)结扎术后患者可出现短时间的胸骨后疼痛和吞咽不适,持续 2～3 天可自行缓解,一般不需特殊处理。

(4)并发曲张静脉破裂出血,应改行硬化止血或栓塞止血。

(5)食管撕裂及出血可试用金属夹子钳夹止血。

(6)食管狭窄采用"内镜扩张术"或"Savary-Gilliard 扩张器扩张"。

(7)食管穿孔可采用手术或保守治疗。

(8)结扎团块 4～10 天开始坏死,随后坏死组织腐脱、橡皮圈脱落,遗留基底部白色深 1～2 mm 直径 10～12 mm 的圆或椭圆的浅溃疡,2～3 周后覆盖上皮组织修复。故结扎后应休息12～14 天再行下一次结扎,直至曲张静脉根治,如经过 4 次结扎治疗仍见到Ⅱ度曲张静脉,则应改换或联合使用硬化术。曲张静脉根治 1～2 年内应每 3 个月复查一次内镜,若有静脉曲张复发,即予以再结扎直至根治,随后 6～12 个月内镜随访一次,3 年后终生内镜随访,每年一次,只要发现食管曲张静脉就进入根治性结扎治疗,使之终生内镜随访。

四、硬化治疗

内镜下静脉曲张硬化疗法(endoscopic variceal sclerosis,EVS)的原理是使用注射局部黏膜和曲张的静脉发生化学性炎症,曲张的静脉内血栓形成,2 周后肉芽组织逐渐取代血栓,3 个月后肉芽组织逐渐机化,静脉周围黏膜凝固坏死形成纤维化,增强静脉的覆盖层,从而防止曲张静脉破裂出血,同时可以消除已经出现的曲张静脉。

(一)适应证

(1)急性食管及结合部曲张静脉出血,须立即止血。

(2)食管静脉曲张出血的间歇期。

(3)既往曾接受分流术或脾切除术后再出血。

(4)重度食管静脉曲张,有出血史者,全身情况不能耐受外科手术。

(5)结扎治疗术中并发大出血,可以快速盲目的再结扎,但成功率低,如再结扎失败,应立即改为硬化治疗。

(6)既往无曲张静脉出血史的患者,预防性内镜硬化治疗是相对适应证。

(二)禁忌证

(1)Ⅱ度以上胃底静脉曲张。

(2)长期用三腔二囊管压迫可能造成较广泛的溃疡及坏死,EVS疗效常不满意。

(三)手术方法

1.硬化剂

有关硬化剂的选择和用量目前尚无统一规范,理想的硬化剂应是组织反应轻,黏度小并能迅速形成血栓,能收缩血管,引起无菌性组织坏死。常用的有:①1%乙氧硬化醇,本品较为理想,其特点是硬化剂效果可靠,局部及系统不良反应小,本品每点注射1～2 mL,一次总量为每点4～6 mL,一次总量不超过20 mL;②5%鱼肝油酸钠:使用也较为普遍,注射量为每点4～6 mL,一次总量不超过20 mL;③5%油酸氨基乙醇:本品刺激性较小,目前也较广泛采用,注射量每点2～3 mL,一次总量不超过25 mL;④0.5%～1.5%硫酸(sodium teradecyl sulfate,STD):每点注射5 mL左右,本品注射5 mL左右,本品组织损伤较大,已较少使用。

2.注射方法

注射方法有3种:曲张静脉内注射、曲张静脉旁注射和联合注射。对小的曲张静脉做血管内注射,对大的曲张静脉采取联合注射法,即先注射在曲张静脉旁,以压迫曲张静脉使其管腔缩小,随后再行静脉腔内直接注射使之闭塞,因为纯静脉内较大量注入硬化剂可能导致系统不良反应,而只产生有限的局部作用。具体操作方法根据曲张静脉程度选择。

(1)曲张静脉硬化法:①常规内镜检查上消化道,排除其他病灶出血,记录食管静脉曲张的程度及范围,内镜对准食管-胃接合部以上2 cm的食管下段曲张静脉。②插入内镜注射针(针头处于套管内)并伸出镜端约1.0 cm,使其前端对准待硬化的曲张静脉。③伸出注射针头,直接穿刺静脉,采用"运动注射法",即在注射过程中不断做注射针的小幅度出入运动,目的是使硬化剂能够渗入静脉周围,高压快速推入2～3 mL。

(2)Ⅱ～Ⅲ度曲张静脉硬化法:①前两步同Ⅰ度曲张静脉硬化法;②使食管腔足够充气,直视下伸出针头并迅速穿刺入曲张静脉旁的黏膜下;③采用"进针注射法",即针头浅刺黏膜后即同时注射硬化剂,一边穿刺进针,一边缓慢推注硬化剂,注射量以使局部在镜下出现灰白色黏膜隆起为准,一般每点注射1～2 mL,同样手法注射曲张静脉的另一侧;④在已被硬化的曲张静脉两旁注射针眼之间,直接穿刺曲张的静脉,在静脉腔内注入1%乙氧硬化醇。

(3)食管壁硬化法:每次曲张静脉硬化治疗后,对可见的食管下段静脉柱之间的黏膜采用"进针注射法"硬化食管壁。使镜下见灰色隆起。此法对提高治疗的长期效果、预防新生曲张静脉的形成和出血是十分必要的。

(4)镜下柱状出血硬化止血法:首先从出血点的远侧(胃腔侧)开始,环绕出血点静脉内、静脉旁注射止血是十分必要的。

(5)择期重复内镜硬化治疗:重复EVS治疗操作简单,损伤较小,且不影响肝功能,虽不一定能改善远期生存,但确能根除食管曲张静脉,是出血间歇期预防再出血的唯一有效途径。曲张静脉是通过连续多次的注射才能完全消失。重复治疗应在1～2周后施行,直至曲张之静脉完全消失或只留白色硬索状血管为止,这一点至关重要,实验及临床报告,多次注射者,病理性炎症及血栓明显,但不宜过频(<1周),间期过短止血效果不佳,不良反应发生的频度和严重不良反应的发生都要多。多数病例施行3～5次治疗可以使可见曲张静脉根除,第一次复查胃镜应在根除后4周,此后1～2年内每3个月内镜随访一次,随后6～12个月内镜随访一次,3年后终生内镜随

访每年一次,每次随访内镜只要有可见的曲张静脉消失,长期系统内镜随访是硬化治疗的基本环节,其目的在于通过反复注射完全消除可见的曲张静脉,使食管黏膜下层组织纤维化,从而降低晚期再发出血率。

(四)疗效判断

近10年来的前瞻性对照观察,EVS急诊止血疗效为75%~94%。经过重复治疗的病例,再出血率明显减少,硬化组再出血率为8%~43%,对照组为27%~75%。大约10%的患者曲张静脉未根除之前持续出血,对于这些EVS无效的患者应及时采取其他的治疗反复,通常推荐外科分流或断流手术。

影响疗效的因素:①硬化剂注射次数:多数认为注射4次以上疗效好;②硬化治疗的时机:食管静脉曲张出血尤其是大出血的患者择期EVS术较紧急EVS术效果好,且较安全;③肝病的严重程度:Sauerbruch报道96例EVS术前瞻性研究证明预后与肝病严重程度密切相关,硬化剂治疗后1年生存率ChildA级患者100%,B级82%,而C级38%。

EVS术存在的主要问题是门静脉高压症持续存在,曲张静脉终将复发或再出血,患者需终生随访、重复内镜检查或硬化治疗。

(五)并发症

发生率为10%~33%。其中1/3为严重并发症,病死率为0~2.3%。

1.出血

对穿刺点渗血,可用镜身或肾上腺素棉球压迫,一般就可止血,注射后几日再出血,主要是穿刺痂皮脱落,黏膜糜烂溃疡所致,溃疡引起出血大部分为渗血,用热凝、电凝等方法有时难以控制,常用止血夹子来控制出血。持续较大的出血来源于破裂的曲张静脉,最好的办法是使用组织黏合剂栓塞静脉,或再次行EVS术以控制出血。气囊压迫止血可使穿孔危险增大,应尽量减少使用。

2.溃疡

溃疡发生率为22%~78%,有浅溃疡和深溃疡两类,一般多无症状,可在3~4周内自愈。发生原因与硬化剂的刺激性、注射次数、硬化剂黏膜下泄漏程度有关,大而深的溃疡可能并发出血,可予抗溃疡及止血药物治疗。

3.穿孔

穿孔发生率通常很低,<1%,可因注射针头过粗或过长、过深注射使硬化剂引起食管肌层广泛坏死而穿孔。一旦发生,应立即胃肠引流,必要时胸腔引流,全胃肠外营养和抗生素联合保守治疗,小穿孔可以愈合,大穿孔病死率高达75%~100%,操作中应高度重视。

4.狭窄

狭窄发生率为3%,主要见于长期重复注射治疗的患者,血管旁注射法更易发生,为食管壁坏死过深的结果。早期在坏死愈合后,狭窄形成前,采用每周两次的单纯内镜扩张术,可以防止狭窄发生,后期对于已形成的狭窄可使用Savary-Gilliard扩张器进行扩张治疗,但最大扩张不宜超过12.8 mm,无须外科治疗。

5.其他

如胸骨后疼痛、吞咽哽噎感、发热等较为常见,一般在术后2~3天内自行消失,无须处理。此外尚可发生菌血症、吸入性肺炎、胸腔积液、脓胸、颈部气肿、纵隔炎、食管旁脓肿等。尽量用短的注射针(<5 mm)、尽量采用血管内注射法、及时应用抗生素可预防此类并发症的发生。

（六）术后处理

（1）密切检测患者的血压、脉搏及一般情况。

（2）禁食、补液1天，此后温流质饮食2天，一周内半流食，逐渐在8～10天内过渡到软食。

（3）术后卧床休息1～2天，然后可起床进行轻微的活动，原则上还是多卧床少活动，更忌做下蹲、屈身弯腰等较大的活动。

（4）酌情使用抗生素。特别是对一般状况差，有重要全身疾病和/或有吸入可能者。

（5）口服黏膜保护剂。

五、栓塞治疗术

1981年，Gotlib首先使用了组织黏合剂（Histoacryl）行内镜下栓塞治疗术。组织黏合剂即N-J基-α-腈基丙烯酸酯（N-buutyl-2,cyanoacrylate）是一种快速固化的水溶性制剂，静脉注射后与血液接触能在几秒钟内发生聚合反应、硬化，迅速堵住出血的食管曲张静脉或胃曲张静脉。目前有学者认为栓塞疗法为食管静脉曲张活动性出血首选方法，也是胃静脉曲张出血内镜治疗唯一可选择的有效措施。

（一）适应证

组织黏合剂注射法的原理与硬化疗法是相似的，因而其适应证也基本相同，且可用于胃底静脉曲张的治疗，故较硬化治疗适应证更为广泛。

（1）急性活动性食管和胃底曲张静脉出血期，有人主张作为首选。

（2）三度红色征（＋）的食管静脉曲张。

（3）二度以上的胃底静脉曲张。

（4）结扎治疗和硬化治疗术中并发大出血者。

（二）禁忌证

同一般内镜检查的禁忌证。

（三）术前器械准备

1.内镜

选择同硬化治疗，为了预防黏合剂与内镜前端黏合造成内镜损害，使用硅油涂抹内镜前端蛇骨管部位及镜面，形成硅油保护层。工作通道也应吸入硅油，使工作通道腔面内面形成硅油保护膜。

2.注射针

不同于硬化治疗，适用于栓塞治疗的注射针头工作长度为7 mm，直径0.7 mm，注射针内芯塑料管长度180 cm，直径为4 F，过长的内芯导管将明显增加栓塞剂注射过程的难度。胃底曲张静脉栓塞时，针头可略长出1～2 mm。注射前先用蒸馏水检查注射针是否通畅，同时计量注射针内芯容量，通常长180 cm，外径为4 F的塑料导管内芯容量为0.7 mL。检查注射针确实通畅后向内注入少许脂溶性碘剂（Lipiodol），然后将其排出，目的是使Liplodol在针芯内层管壁形成一层膜，以防止组织黏合剂过快凝固。

3.栓塞剂

目前广泛使用的栓塞剂为组织黏合剂——组织丙烯酸酯是氰基丙烯酸类高分子化合物的一种，由于其具有长烷基链的特点，因而组织毒性低，少量使用不会造成人体中毒反应。其为水溶性液体，空气中生理盐水环境下，20秒完全固化，遇血则立即发生固化，因此限量情况下，将其直接注射到局部曲张静脉栓塞,不至于产生系统静脉栓塞的不良反应。为防止 Histoacryl 在注射针内芯导管内很快固化,而黏堵住管腔,无法注射到曲张的静脉腔内,临床应用时主要采用两种方法。①稀释法:将 Histoacryl 与 Lipiodol 以0.5 mL∶0.8 mL 比例的注射器内混合备用,总量为 1.3 mL,其聚合时间可延长至 20 秒;②"三明治夹心法":即生理盐水 1 mL,Histoacryl 0.5 mL,生理盐水 0.5 mL,稀释的目的在于可以减缓组织黏合剂过快凝固,混合脂溶性碘剂可便于进行 X 线透视及拍片。与 Histoacryl 不同的是 D-TH 液采用"原液法"(即不作任何稀释注射),操作方便。目前临床上多采用稀释法。

4.其他准备

装有混合液的注射器和备好的注射针分别放置于工作台备用,另备数个 2 mL 注射器,抽满蒸馏水,用于冲刷掉注射针管内残余的黏合剂及冲洗注射针。由于组织黏合剂的黏合性很强,每个操作者都应戴上保护眼镜,以防高压推注时不慎溅入眼睛。

(四)术前患者准备

患者的眼睛应采取保护措施,余同结扎治疗术。

(五)操作方法

(1)常规内镜检查确定排除其他原因出血,寻找合适的注射部位,出血间歇期选曲张静脉最隆起点为注射部位,出血活动期注射部位以曲张静脉的部位不同而不同,食管曲张静脉尽可能于出血点或其近侧(近贲门侧)注射,结合部曲张静脉接近贲门出血点注射,当出血点直接注射困难时,可在出血点旁最容易注射处进针,胃底曲张静脉尽可能接近出血点注射,如不可能,可在出血点旁穿刺破裂出血的血管。

(2)插入备好内镜注射针(此时针头退入外管内)用注射针外管前端触探静脉,以判定确实为曲张静脉,并最后确定针头穿刺部位。

(3)将备好黏合剂混合液的注射器与注射针尾相连。

(4)注射针外管前端恰好接触注射部位,伸出针头并使之穿刺入血管腔内,应尽可能避免静脉旁过深注射至食管肌层,因为静脉旁组织黏合剂注射将会导致严重的局部黏膜深溃疡。

(5)快速、强力推入黏合剂混合液。Ⅲ度食管曲张静脉从贲门到食管中段,每点注射 0.5 mL,最大量不超过 1.0 mL,Ⅰ度胃底曲张静脉每点注射 0.5 mL,Ⅱ~Ⅲ度胃底曲张静脉每点注射 1.0 mL,每根曲张静脉注射 2~3 点。于选择的被穿刺部位准确地进行静脉腔内注射组织黏合剂是栓塞技术的关键,如静脉旁黏膜下注射则出现蓝灰色黏膜隆起,而准确注入静脉腔内则无此现象,应尽可能绝对避免静脉旁注射,以免导致严重的局部黏膜深溃疡。

(6)快速更换注射器,注入 0.7~1.0 mL 蒸馏水(内镜注射针内芯容量),以确保所有黏合剂完全注入曲张静脉内,随即可见活动性出血立即停止。

(7)然后迅速将注射针头退入注射针外管内,并使整个注射针前端于食管腔中央向前插入,使针端远离镜面,以确保内镜镜面不被粘住。一次注射后至少 20 秒内避免吸引,以防从充血点注射部位漏出的未凝固的黏合剂被吸入内镜工作通道造成管腔阻塞。已经凝固的黏膜如被吸入工作通道,需要立即退出内镜,使用内镜刷清除。

(8)20 秒之后再以相同的方法进行其他部位的栓塞治疗。

(9)制订栓塞治疗计划:①食管曲张静脉出血急性期栓塞止血后,对其他可见的曲张静脉同时进行硬化治疗或结扎治疗,并进入根除治疗计划。三度红色征时,局部栓塞后,小的曲张静脉同时进入根除治疗计划;②接合部曲张静脉出血急性期栓塞治疗止血后,第 4 天随访,如有曲张静脉,可进行再次栓塞或配合硬化治疗;③胃底曲张静脉出血急性期栓塞止血后,对其他的曲张静脉也同时进行栓塞,术后第4天进行第一次内镜随访,确保是否有未被栓塞硬化的曲张静脉,如有则再次栓塞治疗,此后每周复查内镜一次,并视情况决定是否栓塞治疗,直到所有曲张静脉被完全栓塞。

(六)并发症

1.大出血、食管狭窄、溃疡及穿孔

主要原因是栓塞技术错误和用量过大,技术的关键是掌握快速准确的静脉腔内阻塞,静脉旁、黏膜下或过深食管肌层注射及过量注射,是造成上述并发症的根本原因。一旦发生,同硬化剂并发症的治疗。

2.异位栓塞

如单次注射组织黏合剂混合液的量不超过1.0 mL,则无造成系统栓塞的危险。

(七)术后处理

(1)术后常规处理同硬化剂治疗。

(2)栓塞治疗期间应停止使用所有制酸剂,因为胃内低酸环境易诱发感染。

(3)注入的组织黏合剂本是一种异物,但在食管或胃壁内存在一至数天而不会造成任何出血或其他不良反应,以后逐渐被排入食管、胃腔内,必要时可以通过内镜异物取出方法加以取除。

(犹小乙)

第十节　非静脉曲张性上消化道出血的内镜治疗

非静脉曲张性上消化道出血是临床上常见的类型,原因众多,常见的有溃疡、炎症、黏膜病变、黏膜撕裂、肿瘤及内镜治疗后出血,其中以消化性溃疡最常见。

一、分类

(1)根据临床表现分类分为活动性出血、自限性出血和慢性出血。

(2)内镜下表现分类:目前世界范围内较为广泛应用的是改良Forrest分类法。

1)Forrest Ⅰ:活动性出血。①Ⅰa:喷射性活动性出血(动脉性)。②Ⅰb:渗出性活动性出血(静脉性或微小动脉性)。

2)Forrest Ⅱ:近期出血性病灶(黑色基底血块附着,突起血管)。①Ⅱa:有"可见血管残端"。②Ⅱb:无"可见血管残端"。

3)Forrest Ⅲ:单发病灶但无近期出血迹象。

对于消化道出血,传统的方法是药物或急诊手术止血,药物止血失败者也转为手术治疗。随着内镜技术的发展,内镜止血已成为目前消化道出血治疗的首选方法。

二、药物喷洒止血

(一)适应证及禁忌证

(1)适应证:①局限性的较表浅的黏膜面糜烂或溃疡面出血;②贲门黏膜撕裂;③内镜下黏膜

活检术后及息肉切除术后出血。

（2）禁忌证：①弥漫性黏膜病变；②巨大血管瘤出血；③应激性溃疡；④食管、胃、肠滋养动脉破裂出血。

(二)术前药物准备

（1）去甲肾上腺素溶液：可收缩局部血管，浓度为 8 mg/100 mL，每次用量 20～40 mL，最多 100～200 mL。可用冰盐水来配制，收缩血管效果更好。

（2）凝血酶：直接作用于局部出血部位中的纤维蛋白原，使其成为纤维蛋白，加速血液的凝固达到止血。浓度 400 U/mL 为宜，临用时新鲜配制。

（3）孟氏液（Monsell）：即碱式硫酸亚铁溶液，经硫酸亚铁经硫酸和硝酸处理后加热制成，是一种强烈的表面收敛剂，遇血后使血液发生凝固，在出血创面形成一层棕黑色、牢固黏附在表面的收敛膜，5％～10％浓度最适宜，用量 20～40 mL。动物实验结果表明，Monsell 溶液能收缩出血灶周围组织的血管，甚至使血管痉挛使出血减少或停止，并有促使血液凝固的作用。本品主要用于溃疡边缘渗血、出血、糜烂性胃炎、息肉摘除术后表面渗血等，对动脉喷射性出血效果较差。本药可使胃肠道平滑肌强烈收缩，剂量过大时患者可有腹痛和呕吐等不良反应，个别患者由于食管和喉头痉挛，以致胃镜拔出困难。

(三)操作方法

（1）常规急诊内镜检查。

（2）先清除血凝块和胃肠内潴留液，暴露出血部位，自活检孔道插入冲洗管，直视下向出血病灶喷洒止血药，出血停止后退镜。

三、局部注射止血

20 世纪 70 年代初期，Soehendra 首次将内镜注射止血技术应用于临床，目前已成为治疗内镜基本技术之一。

(一)适应证

（1）溃疡面显露的小血管出血。

（2）贲门黏膜撕裂综合征。

（3）Dieulafoy 病变出血。

（4）局限性血管畸形出血。

（5）胃肠道早期癌或息肉内镜下切除术后出血。

(二)禁忌证

（1）广泛损伤性出血，如弥漫出血性胃炎、广泛的血管畸形、结肠血管发育不良。

（2）大而深的十二指肠球部和胃溃疡并出血。

(三)操作方法

1.器械

内镜注射针，主要有金属和塑料注射针两种，塑料注射针较金属注射针更为实用，且易清洗消毒，目前还有一次性塑料注射针，实用更方便、安全。塑料注射针有外径 5 F（1.59 mm）和 7 F（2.23 mm）两种，分别适合于工作通道为 2.8 mm 和 3.7 mm 的内镜。注射针的外径 0.5 mm，长度应小于 7 mm，以防发生穿孔，针尖的斜坡面（马蹄面）应小。注射针管应可选用 1 mL、2 mL 或 5 mL 注射器，使用前应常规检查注射针头是否通畅。如注射油性或高黏度药液时，可用高压注射手枪。

2.药物准备

(1)高渗盐水-肾上腺素溶液(hypertonic saline-epinephrine,HS-E):该溶液止血机制为肾上腺素有强力的血管收缩作用,而高渗钠可延长作用时间。肾上腺素局部作用的时间,并使黏膜下组织肿胀,使血管发生纤维化变性及血管内血栓形成。局部注射 HS-E 液后,胃壁局部血流缓慢,有利于止血。为预防溃疡形成,该溶液配制为 1.5%NaCl 溶液 20 mL 加 0.1%肾上腺素 1 mL,为了减少疼痛还可酌情加入 2%利多卡因。

(2)1∶10 000 肾上腺素配制法:为 1 mL(含 1 mg)肾上腺素加生理盐水至 10 mL。

(3)95%~100%无水酒精:注射于出血的周围或基底部,可使其脱水、固定,引起血管收缩、管壁坏死或血栓形成达到止血目的,同时尚有刺激局部组织修复的作用。

(4)1%乙氧硬化醇:可使局部组织水肿,出血灶周围压力增高,压迫血管,血管内血栓形成。

(5)高渗盐水或生理盐水:注射于出血血管的周围或基底部,使黏膜下组织肿胀,压迫血管,达到止血的目的。高渗盐水浓度多为 15%~20%,总量 3~5 mL,生理盐水量为 10~20 mL。

3.操作方法

(1)根据出血部位选择使用前视或前斜视治疗内镜,有抬举器更好。

(2)常规插入内镜,行消化道急诊内镜检查,发现活动性出血灶后用蒸馏水冲去渗血。

(3)从活检管道插入注射针,注射针伸出内镜前端 3 cm 左右,以免伸出过长使操作失控,伸出过短使刺入部位发生裂伤。

(4)注射针头刺入出血灶应保持 45°角,以免角度过大使针头刺入太深,过小使针头刺入太浅,针头刺入出血灶的深度一般是 3~5 mm,使针头刺入黏膜层、黏膜下层而不会进入肌层引起坏死、溃疡、穿孔。

(5)在距离出血病灶 1~2 mm 处分为 3~4 点注射,每点注射的量依止血药物的种类不同而不同。1∶20 000 去甲肾上腺素和 HS-E 每点注射 1~2 mL,总量 5~10 mL。1∶20 000 肾上腺素每点注射 0.5 mL,总量不超过 10 mL,无水酒精每点注射 0.1~0.2 mL(最好使用皮试注射器),注射速度应小于 0.2 mL/s,总量不超过 1.2 mL,以免引起黏膜坏死。凝血酶注射总量 10~15 mL,1%乙氧硬化醇注射总量不超过 5 mL。

4.注射技术

(1)溃疡性出血:采用 3 种方式。①溃疡基底部直接注射;②出血血管周围注射;③可见血管直接注射。首先推荐单纯去甲肾上腺素注射,次选去甲肾上腺素+乙氧硬化醇联合注射,即在溃疡基底部黏膜下层环绕血管直接注射 5~10 天肾上腺素稀溶液,在上述部位待出血停止后,视野清楚情况下,再注射乙氧硬化醇,以加强止血作用。

(2)贲门黏膜撕裂综合征:沿撕裂黏膜的边缘逐点注射,如见出血点或有血管残端,应直接进行出血点部位注射止血,最常使用的止血剂是 1∶20 000 肾上腺素。

(3)内镜治疗术后出血:最常见的是息肉切除术后及十二指肠乳头切开术后出血,息肉切除术后出血常发生在粗蒂、广蒂或无蒂大息肉,可在电凝切除术前预防性注射 1∶20 000 肾上腺素于息肉蒂基底部中央 3~5 mL,注射量不宜过多,以免影响息肉切除术。息肉切除后基底部少量渗血,注射方法同溃疡出血,环形局部黏膜下注射 1∶20 000 肾上腺素,如基底部动脉性出血或可见血管残端则不宜采用注射止血术,应选用止血夹钳夹止血。

5.退镜

注射后观察数分钟,也可在内镜直视下用冰盐水冲洗血凝块以判断止血效果,必要时可补充注射,确认无新鲜出血后退镜。

6.并发症及处理

可能发生的并发症如下。①局部并发症:注射高渗盐水、酒精及乙氧硬化醇时,可发生注射后疼痛,而且过量过深注射时将导致注射局部黏膜坏死,如超过正常量大剂量,坏死将扩大,最终发生穿孔。坏死面如并发活动性出血常需手术。②全身不良反应:肾上腺素吸收可导致心动过速或血压明显升高,但发生率很低,预防措施是降低注射浓度减少注射量。对原有心血管疾病的患者慎用去甲肾上腺素及肾上腺素稀释液注射。

四、金属钛夹止血术

金属夹子钳夹止血法是近年来国外开展的一种有效的内镜止血方法,其基本原理是利用特制金属小止血,经内镜活检孔插入内镜,对准出血部位,直接将出血的血管或撕裂的黏膜夹持住起到机械压迫止血及"缝合"的作用,特别是对非静脉曲张性急性活动性出血及可见血管残端是一种简便有效的立即止血和预防再出血发生的方法。

(一)适应证及禁忌证

1.适应证

(1)急慢性消化性溃疡出血,直肠孤立性溃疡出血。

(2)贲门黏膜撕裂综合征。

(3)Dieulafoy 病。

(4)非门静脉高压性胃底静脉瘤并急性大出血。

(5)肿瘤出血——血管残端可见性出血。

(6)内镜治疗术后出血如组织活检后出血、息肉切除术后出血、黏膜切除术后出血。

(7)带蒂息肉切除前预防出血。

(8)直径小于 0.5 cm 的穿孔并出血。

2.禁忌证

(1)直径大于 2 mm 直径的动脉性出血。

(2)溃疡大穿孔合并出血。

(3)弥漫性黏膜出血。

(二)术前准备

器械准备如下。

1.持夹钳

由操作部、外管、内管及金属夹钩 3 个部分组成。且均有旋转装置,用于钳夹前调整金属夹方向。根据所需内镜的长度及活检孔道不一样,其长度和外径亦不一样。

2.金属夹

根据夹臂的长度不同分为标准型、长夹子及短夹子 3 种类型。又根据夹子臂之间的夹角分为 90°、135° 两种类型。根据用途又分为止血夹子和病变标记夹子。

(三)操作方法

(1)常规插入胃镜,寻找出血灶,并明确部位,暴露清晰血管断端。

（2）从内镜工作钳道插入安装好的止血夹系统，在术者指导下，助手持止血夹持放器，向后移动手柄部的塑料管关节，使止血夹伸出显示视野中。若出血部位特殊，如胃底部，首先伸直内镜前端使止血夹伸出镜端，再反转或较大角度弯曲内镜前端。

（3）适当向后移动手柄部内芯线滑动柄，止血夹张开度将达到最大（1.2 cm），继续向后移动，止血夹将逐渐缩小张开度，缩小的程度与向后移动的距离成正比。根据病灶的大小决定选择止血夹的张开度，如夹子张开度过小，不能适应钳夹止血。

（4）助手通过顺时针方向旋转止血夹手柄部的方法调节钮或新型持放器的旋转齿轮，以调整前端止血夹方向。

（5）当止血夹的张开度和方向恰好与钳夹目标相适应时，术者推进止血夹，使张开的止血夹尽量垂直接触出血部及部分周围组织，此时助手用力使内芯线滑动柄向后滑动，套锁止血夹，当听到"喀嗒"声说明夹子已完全合拢。

（6）推动内芯线滑动柄，使内芯线前端小钩脱离止血夹连接柄，退出止血夹持放器，操作完成后认真观察结扎是否牢固，是否确实有效止血。结扎止血的数量，可根据病灶大小，长度而定，一次可使用一至数个止血夹。

五、电凝止血术

高频电流通过人体会产生热效应，使组织凝固，坏死达到止血目的。

（一）适应证及禁忌证

1.适应证

溃疡病出血、局限的胃黏膜糜烂出血、胃肠息肉切除术后出血、贲门黏膜撕裂综合征、小血管畸形出血。

2.禁忌证

弥漫性胃黏膜糜烂出血、深溃疡底部出血。

（二）术前准备

同常规内镜检查，并于术前筋内注射地西泮 10 mg 及丁溴东莨菪碱 20 mg，以减少胃肠蠕动及恶心、呕吐等反应。对出血量较大的患者，先纠正低血容量状态，如胃内有大量积血，应插入较粗的胃管将积血抽净并冲洗，以便易于暴露出血病灶。

（三）操作方法

（1）常规插入内镜，发现出血病灶后，用生理盐水冲洗病灶表面血凝块，充分暴露病灶，尤其是出血血管更应暴露清晰。

（2）检查高频电发生器及各种电极连接有无故障。

（3）插入相应的电凝电极探头，探头正面对准出血病灶，轻轻按压在出血病灶中心部位，运用单纯凝固波形电流，电流指数为 3～4，通电时间为 2～3 秒，确认出血停止后退出内镜。

（4）轻轻撤离电凝器，对病灶适量注水，观察 1～2 分钟，确认出血停止后退出内镜。

（四）疗效判断

一般来说，高频电凝止血的疗效可达 80%～90%，单极电凝止血较多极电凝止血成功率更高，首次止血成功率为 97%，第 2 次电凝的成功率为 94%。多极电凝止血取消了对极板，电流的热能仅作用于每对电极间组织，凝固坏死的范围小，局限于表层，对深层组织影响不大，首次止血率可达 94%，但再出血率较高达 19%，但 Laine 证实，在无隆起血管溃疡组，MPEC 治疗使再出血率、急诊手术率、住院时间及医疗费用都明显降低。

(五)并发症

1.穿孔

穿孔发生率为1.8%,多发生于单极电凝止血,因其通电时难以预测管壁损伤程度及深度,一旦发生即按急性胃肠穿孔常规处理。

2.出血

单极电凝探头可能与凝固组织粘连,导致黏膜撕裂,引起继发性出血。为预防并发症的发生,电凝强度不能过高,通电时间不能太长,电凝创面不要过大,术后还要给予口服肠道抗生素、止血剂、黏膜保护剂,并给予半流质饮食,以促使电凝创面愈合。

六、微波止血术

微波止血术也是一种温热凝固疗法,它是利用电磁波产热来达到治疗目的,微波治疗可使组织的极性正负离子在瞬间产生局部高速震荡,从而产生高温,使蛋白凝固,达到止血目的。微波所引起的局部组织升温程度远不如高频电凝所引起的那么高,一般不超过100 ℃,与高频电凝止血术相比更加安全,其适应证同电凝止血术。

操作方法:常规插入内镜明确出血部位及性质,将微波电极经内镜活检孔插入,针头电极伸出内镜前端2～3 mm,瞄准出血病灶,将电极插入出血灶黏膜内1～2 mm,选择辐射功率30～50 W,通电时间10～15秒进行辐射,辐射后病变表面即刻出现白色凝固斑或呈棕黑色。病变范围大者,可更换部位,反复辐射凝固,直至出血停止。内镜直视观察数分钟,确定未再出血后推出内镜。注意电极拔除前通过离解电流,使电极与组织分离,缓慢将电极拔出,以免撕伤组织再致出血。

该方法可使直径3 mm的血管凝固,其疗效评价不一。Tabuse等报告虽然微波治疗的首次止血率为100%,但有21%的患者发生再出血。

七、热探头止血术

热探头(heater probe,HP)是一种接触性探头,可以压迫出血的血管阻断血流,然后供热闭塞血管,起到压迫和凝固血管的双重止血作用。热探头为一中空的铝制圆锥体,内有线圈,顶端表面涂有聚四氟乙烯层,探头将电极能转变为热能,温度可达150 ℃,传导到组织表面,使组织脱水,蛋白凝固,血管萎缩而止血。探头上带有间歇水喷头,可同时灌洗,以清除血液和其他组织碎屑。

方法:常规插入内镜,发现出血灶或出血血管后,清洗病变表面的血凝块,在内镜直视下,将热探头对准出血灶,热探头轻轻压在出血灶或出血血管表面,加压要适中,切勿重压以免损伤组织太深而致穿孔。热探头与出血病灶接触要紧密,否则影响止血效果。然后通电进行热凝固,待病变组织颜色变苍白后注水使探头冷却,并与凝固组织分离,如仍有出血,可再重复几次,直至出血停止,观察数分钟,确认无出血后退镜。注意在热凝固止血后,热探头脱离凝固组织前应充分喷水,使探头冷却,确认与组织分离后再退出探头,否则因探头与组织粘连而撕脱组织导致再出血。

八、氩离子电凝止血术

氩离子电凝止血术又称氩离子束凝固术(argon plasma coagulation,APC)是一种非接触性电凝固技术,其原理是利用特殊装置将氩气离子化,将能量传递至组织起到凝固作用。APC 术不仅用于治疗消化道出血,而且对早期癌肿、良恶性狭窄、息肉、血管畸形、Barrett 食管、糜烂性出血性胃炎等方面的治疗也有较好的疗效。

方法:在内镜直视下,先进镜观察出血病灶,然后经内镜钳道插入氩离子束凝固器导管,导管伸出内镜头端,直至病灶上方 0.3~0.5 cm,以每次 1~3 秒的时间施以氩离子凝固治疗后病灶表面泛白、泛黄甚至出现黝黑样变,氩离子凝固止血次数视出血病灶大小而定。APC 主要并发症有穿孔,发生率约 4%,胃肠胀气也较常见,少见的有局限肉芽肿性炎性息肉形成。治疗食管疾病时可发生吞咽疼痛、咽下困难、食管狭窄、食管出血,胸骨后疼痛及发热等。

(犹小乙)

第十一节　消化道早期肿瘤的内镜治疗

消化道肿瘤的治疗方法包括手术切除、药物化学治疗、放射治疗和内镜治疗,以及联合治疗。治疗方法的正确选择,对于保证患者生存期间的生活质量,以及提高 5 年生存率至关重要。消化道肿瘤的治疗方法仍应首选外科手术切除;对于不能耐受手术或拒绝手术的早期消化道肿瘤患者,可进行内镜治疗。本节主要讲述胃癌及大肠癌的内镜治疗。

一、经内镜注射化疗药物

目前普遍认为胃癌、大肠癌对于全身化疗不敏感且不良反应较大,严重地影响了患者的生存质量。近年来,随着内镜技术的发展,内镜下注射化学药物因方法简单、操作方便,没有严重的并发症,无全身化疗的不良反应,有一定的近期疗效而作为一种姑息治疗手段广泛应用于临床,以延长患者生命,减轻患者痛苦,改善患者生存质量。

(一)作用机制

局部抗癌药作用机制研究较少,其基本原理为局部的高浓度抗癌药物对肿瘤细胞增殖有较高的杀伤作用,阻碍癌细胞 DNA 复制和生物合成,抑制癌细胞分裂生长,较全身化疗浓度高而不良反应少。

(二)常用化疗药物

常用化疗药物是氟尿嘧啶、丝裂霉素(MMC)、平阳霉素、博来霉素(BLM)和阿霉素(APM),每次注射的总剂量分别为 50~500 mg、2~6 mg、10 mg、10 mg、10 mg,剂量大小视肿物大小而异。博来霉素是安全、有效的内镜下注射用抗癌药物,对正常组织损伤轻微,但对癌组织有致坏死作用。注射时将药物稀释成 5 mg/mL 的溶液,注射于病灶部位,每次 2~3 点,每点 1~2 mL,每周 1 次,直至活检阴性为止。丝裂霉素可引起癌组织坏死、脱落,从而达到治疗目的,但局部常形成深溃疡。选择癌中心及周围 2~3 点,每点注射 0.5 mL,浓度为 0.4~0.5 mg/mL,每周 1 次,直至活组织检查无癌组织为止。氟尿嘧啶每次总量不超过 250 mg,注射于癌中心及周围,每点 1 mL,

每次 3～4 点,每周 1 次,连续注射 3 周。

(三)注射方法

将注射针直接刺入肿瘤实体内,深度 0.3～0.5 cm,进针太浅药物易外溢,针方向与肿瘤实体角度呈 45°为佳,每点注入 0.5～1.0 mL 药液,在肿瘤部位以每隔 1 cm 间距注射,对于溃疡型肿瘤,应注射于溃疡边缘的隆起处,切忌注射于溃疡底部,以免引起穿孔。在肿瘤基底部注射时避免将药物注入正常黏膜内。在注射后常可引起注射部位的出血,在抗癌药物中加入肾上腺素可达到减少出血的目的,又可提高化疗药物局部浓度,最大限度抑制肿瘤细胞的异常增殖。

(四)疗效

国内学者方瑞辉、沈炳华等报道了内镜下局部注射化学药物治疗食管癌、胃癌取得了一定的疗效,肿块缩小,但大于 3 cm 的瘤体疗效较差,对于胃癌引起的消化道梗阻,治疗后可使梗阻减轻,解除痛苦,因此有一定的近期疗效,但未见有报告晚期肿瘤经注射治疗根除的,因此它只是一种姑息性治疗手段,但本方法设备简单,操作方法容易掌握,无绝对禁忌证,凡能接受内镜检查的患者均可接受治疗,可以延长患者生命,减轻痛苦,提高生存质量。

近年来,内镜化疗缓释粒子瘤体内植入应用于临床,该技术是根据化疗的基本原理研制成功的一项治疗肿瘤的靶向化疗新技术,是将粒子植入肿瘤或肿瘤浸润组织,通过其释放的肿瘤药物,使肿瘤或肿瘤浸润组织受到最大程度的毁灭性损伤,而正常组织不受损伤或仅轻微损伤。

(五)适应证

(1)病变以增生型或隆起型为主。

(2)用于术前、放疗前或结合其他肿瘤的治疗方法。

(六)禁忌证

(1)严重心肺疾病不能耐受者。

(2)严重凝血机制障碍者。

(七)术前准备

粒子植入器及药物:济南新华鲁抗医药器械有限公司生产的 RC-BE150 型消化内镜粒子植入器,可与钳道 2.8 cm 及以上的内镜配合使用,其前端穿刺针孔内预置入化疗药物 5-FU 制成的缓释粒子氟安 4 粒(每粒含 5-FU 1.67 mg),缓释时间 15～30 天,药物缓释渗透半径为 3.5 cm。

(八)操作方法

(1)术前常规内镜检查进一步明确肿瘤的部位、范围。

(2)用内镜导管注入生理盐水清洗肿瘤表面的污物,清晰暴露植入的部位。

(3)打开粒子植入包,将无菌纱布铺在工作台上,将两支植入器取出,并将植入器盒上的两个槽内分别倒入生理盐水和 75% 的酒精,用于每次植入后植入器的清洗和消毒。

(4)将装有粒子的不锈钢药管通过连接导管与植入器前端针连接,然后在粒子药管的另一端用专用推注针栓将粒子推入植入器内(每次 4～6 粒)。

(5)植入粒子剂量应根据病变的大小,放置化疗缓释粒子氟安 100～200 mg。

(6)操作医师或助手在每次将装入粒子的植入器插入内镜前必须确认植入针已经退入外套管内,以免在插入内镜工作管道时造成内镜的严重损害。

(7)植入器的注射针以 45°～75°角穿入瘤体内,深度 0.5～1.0 cm,以 0.5～1.0 cm 的间隔反复进行注射,植入粒子的原则是先下后上、由远而近,严禁在病变的边缘植入,以防造成正常组织的损伤。

(8)操作医师将注入针植入瘤体内,在助手缓慢推注粒子器的同时操作医师有一个退针的动作,以减少粒子推出时的阻力。

(9)每次植入完推出植入器,助手用无菌纱布将植入器前端的血迹擦净,并在生理盐水内清洗,在酒精槽内消毒后擦干再装入粒子,反复进行。

(10)植入期间瘤体出血时可用1:10 000肾上腺素盐水喷洒止血。

(11)粒子植入完后,植入的瘤体表面止血可采用肾上腺素盐水或凝血酶喷洒止血。

(九)术后处理

内镜粒子植入术后常规禁食1天,静脉应用抑酸药物及抗生素预防出血及感染。

(十)临床评价

化疗缓释剂氟安粒子植入肿瘤组织后缓慢释放出5-FU,5-FU在肿瘤细胞内转变为氟尿嘧啶脱氧核苷酸,抑制胸腺嘧啶核苷酸合成酶,阻断脱氧尿嘧啶核苷酸转变为脱氧胸腺嘧啶核苷酸,从而抑制DNA的生物合成,此外还有抑制RNA合成的作用。胃肠道的化疗药物中以5-FU应用最为普遍,在化疗药物全身静脉应用、口服治疗及瘤体内直接注射治疗等方法中,瘤体内直接注射最为有效,试验表明以5-FU为例,口服给药全身正常组织药物占药物总量的28%～89.9%,癌组织内仅占0.1%～2.0%,化疗缓释剂瘤组织间植入给药,全身正常组织药物仅为药物总量的10%～35%,瘤组织内30%～45%,维持时间20～360小时。日本学者等在内镜下瘤体内注射化疗药物及免疫药物治疗胃肠道肿瘤的研究中发现,水剂化疗由于易于渗透,在瘤体内局部停留时间短暂,难以发挥持续长效的抗肿瘤效应,间质化疗是一种将抗癌药物赋予可缓释或不可降解的赋形剂内,制备成药物缓释系统,植入肿瘤组织与癌周组织的间质中,从而在起到局部持久化疗的同时明显减少全身毒副反应。

化疗缓释粒子氟安是我国唯一拥有自主知识产权的间质化疗剂药物,其有效成分为5-FU,5-FU的$t_{1/2}$仅为10～20分钟,制成缓释剂有益于其发挥持续、长效的抗癌活性,其缓释时间为15～20天,药物缓释渗透半径为3.5 cm。临床研究已证明:肿瘤组织间一次性给药即能满足较长时间的稳定的有效浓度,达到长期有效的化疗结果,同时癌细胞凋亡指数增加,增殖指数明显下降,使癌症患者复发和转移率减少。

试验表明,32例胃肠道癌肿并梗阻表现患者,经内镜癌肿内植入5-FU缓释剂氟安粒子,缓解临床梗阻症状的总有效率达84.4%,是一项有效的姑息性治疗方法。有报道在缓解临床梗阻症状,改善患者营养状况后再施行外科病灶切除术是本项治疗的又一临床指征。本组病例选择时未纳入此类患者,对此尚需多中心、大样本的临床研究。

综上所述,内镜化疗粒子植入解除中晚期癌肿并胃肠道梗阻症状疗效确切,具有简便、快捷、安全、毒副作用小、患者适应面广、易于操作、可重复治疗等优点,值得临床推广应用。

二、内镜黏膜切除术

对于早期胃癌、大肠癌可用黏膜切除术来治疗。内镜下早期癌切除术或黏膜切除术(EMR)是指直径<2 cm的消化道原位癌、黏膜或黏膜下层癌,无肌层浸润、无淋巴结转移,内镜直视下切除癌灶的方法。EMR技术最早在德国和日本用于大片组织活检,近年来发展用于消化道早期癌的切除。

(一)早期胃癌内镜黏膜切除术

1.适应证

(1)直径≤2.0 cm 的Ⅱa 型高分化早期癌。

(2)直径≤1.0 cm 的Ⅱc 型高分化早期癌。

(3)≤2.0 cm 的胃炎样癌。

(4)≤0.5 cm 的Ⅱc 型未分化癌。

(5)癌前病变的切除,如重度异型增生病灶,扁平隆起型腺瘤等。

2.禁忌证

如果病变表面有明显的溃疡或溃疡瘢痕,则提示癌肿已累及黏膜下层,内镜下无法安全切除者为禁忌证。

3.操作方法

(1)操作方法:可依据病变的形态及胃内部位的不同而不同,若病变呈有蒂或亚蒂状息肉样隆起,单纯用息肉切除法即可,但对扁平隆起型、平坦型、Ⅱc 样凹陷型者,则需用黏膜切除法进行,它是一种内镜黏膜下注射法与息肉切除法结合起来的方法。

1)抓提-圈套切除法:经超声内镜或染色确定病灶的范围,为了防止遗漏,保证完整切除,切除前可进行病灶周围标记,常用方法为病灶的四周黏膜下注射亚甲蓝或墨汁。治疗时首先将内镜注射针经胃镜活检孔插入病变边缘的黏膜下层,可一点或多点注入 0.05‰肾上腺素生理盐水 2～4 mL,使病变组织连同周围黏膜呈黏膜下肿瘤样隆起,然后用夹持钳穿过圈套器将该病变提起,同时用圈套器套住隆起之病变并缩紧,然后放开夹持钳再接通高频电凝波或凝切混合波,先弱后强切下局部病变组织,并取出体外。操作时可用双腔治疗型胃镜或两根细径胃镜替代双腔内镜。一般 2.8 mm 的通道插入鼠齿钳,3～7 mm 的通道插入圈套器,对不同部位的病变可选用不同型号的胃镜:如病变在胃体、胃角或胃后侧壁,可用侧视型胃镜进行观察、注射和提起黏膜,前视型内镜圈套切除;病变在胃窦,则可用双腔道前视型治疗内镜或两根前视型内镜。病变黏膜下注入生理盐水后,使局部病变黏膜下层厚度增加,电阻增大,电流的凝固作用仅局限在黏膜下层,对肌层很少损伤,可有效地降低穿孔等并发症的发生。同时,注射液中的肾上腺素可预防切面凝固不全时的出血。

2)结扎-圈套切除法:其原理同曲张静脉结扎术,经超声内镜及黏膜染色确定病灶范围后,使用结扎器对准病灶,负压吸引后结扎,使扁平病灶人为造成"假隆起病灶",而后,采用隆起息肉切除法切除病灶。在制造"假隆起病灶"时,应适当吸引仅套住黏膜层即可,应绝对避免对病灶强力吸引以致连同肌层一起套起,否则,切除时易造成穿孔,特别是薄壁部位。

采用此法时,普通单发圈套器结扎后视野有限,常需退出内镜,卸去结扎器,不利操作,Wilson-Cook 公司生产的 6 连发圈套器最后一枚橡皮筋释放后将有宽敞的视野,可同时进行病灶切除。

3)吸引圈套切除法:于内镜前端安装一透明套帽,在圈套器张开置于病灶周围时,对准病灶局部持续负压吸引,制造假隆起。当假隆起在内镜下较明显时,助手收紧圈套器,套住病灶,停止吸引,保持圈套状态稍退后内镜,进行通电切除病灶。

此法类似于"结扎-圈套切除法",收紧圈套器前应绝对避免强力吸引病灶局部,以防同时套住肌层组织。

(2)标本处理:术后取出标本要注明部位,如为多次分块套切者,应将不同部位分别标出,注明套切的基底层,因为切下病灶的不同部位可能即有正常组织,介于正常和癌灶之间的增生活跃过渡区,也有癌灶区域,标本送病理科后,应将病灶每 2 mm 切片一张,注明该片的部位,以便确定癌灶浸润的深度、广度。

(3)疗效评定。完全切除:癌灶边缘与切除断端的最短距离大于或等于 2 mm(相当于正常腺管 10 个以上)为完全切除;不完全切除:癌灶边缘与切除断端的最短距离<2 mm;残留切除:切除断端仍有癌细胞残留。对不完全切除的高分化型腺癌,可再作内镜切除治疗,而低分化型腺癌,应行外科手术治疗。当病灶检查提示有黏膜下层浸润或为残留切除时,应追加外科手术治疗。目前国外报告大宗病例的内镜下切除结果,完全切除率在 69.7%~90.0%,术后 5 年生存率可达 80%~100%。内镜下切除之标本一般在 8~30 mm,应常规送病理组织学检查,并行每 2 mm 间隔的连续切片,确定切除是否完全及病变浸润深度,而实体显微镜检查可指导制作合适的显微镜切片标本,以便更准确地评估早期癌切除效果。

日本学者提出确定内镜切除的黏膜标本边缘无癌细胞存在应符合下列标准:①每个切片边缘均未见癌细胞;②任一切片的长度应大于相临近切片中癌的长度;③癌灶边线距切除标本断端,高分化型管状腺癌应为 1.4 mm,中分化型管状腺癌则为 2 mm。为达到内镜完全性切除,术前准确估计病变的大小及浸润深度和仔细寻找多发癌灶十分重要,必要时可喷洒亚甲蓝溶液染色确定病变范围。有文献报道,直径<2 cm 的高分化型黏膜层胃癌,内镜切除的 5 年生存率已达 82.3%或更高。大泉晴史报道一组 247 例患者经内镜切除 256 个病灶,残留切除率 9.7%(24/247),复发率 12.9%(30/232),在胃镜随访过程中又发现 11 例新癌灶,将这 65 个病灶中的 26 个再次内镜切除,均达到完全切除,其早期胃癌内镜切除的总治愈率为 86.2%(213/247),最长者已随访十余年。田中雅也对内镜切除的早期胃癌48 例50 个病灶、腺瘤 31 例 33 个病灶的切除标本做连续切片检查,结果显示在 83 个病灶中,有 38 个病变断端为阴性,约占 45.7%,并进一步分析指出,所有断端阴性者,病变均为<1 cm 无溃疡形成的黏膜层癌,并位于胃窦部或体部大弯侧。因此,符合上述条件的病变可应用黏膜切除法达到根治。

造成早期胃癌内镜不完全切除或残留切除的主要原因有:①病变周围伴随Ⅱb 的存在,术前未能准确地估计病变范围;②病变直径大于 2 cm;③病变部位操作困难。据统计,完全切除率胃窦为 66.7%,胃体、贲门为 52.6%,胃角为 40%。而在胃窦部的病变中,大弯最高,达 81.8%。其次为前壁(65%),小弯(54.5%),后壁(31.6%)。

(4)术后随访:早期胃癌内镜下黏膜切除后,应定期随访内镜观察局部愈合情况及有无复发迹象。术后 1 个月、3 个月、6 个月、12 个月及以后 5 年内每年 1 次内镜随访取活检检查,以免遗漏局部复发和残存灶。若早期胃癌黏膜切除术后 2 年内胃镜随访观察未见局部癌复发,则认为治愈。

4.并发症

内镜下早期胃癌黏膜切除术是一项新的内镜技术。只要有娴熟的息肉切除技术,注射止血技术及静脉曲张套扎技术,进行这种手术的安全性是非常高的。总的并发症约 2.24%,其中 78.9%为出血,穿孔占 11.3%,死亡率为 0.007%。

(1)出血:发生率在 1%~5%,多发生于溃疡型或平坦型病变套切的过程或术后,出血原因多为套切过深或过大,由于术前注射了肾上腺素,出血方式一般为渗血,可再局部注射 1:10 000 肾上腺素液或喷洒其他止血药。

(2)穿孔:由于黏膜下注药使之与黏膜下层分离开,套切时很少发生穿孔,一旦发生应及早外科手术切除病灶或穿孔修补手术。

内镜下黏膜切除术治疗早期胃癌是一项很有前途的方法,对患者损伤少,切下的组织中做病理检查,对手术的效果可以做出较为可靠的判断,严格把握适应证是提高切除率和减少复发率的关键,而超声内镜对病变深度的判断,以及有无淋巴结转移具有决定性意义。

(二)大肠癌内镜黏膜切除术

1.适应证

(1)局限于黏膜层(M)和黏膜下层(SM$_1$)癌。

(2)宽基隆起性肿瘤。

(3)平坦增高性肿瘤。

(4)平坦性或凹陷性肿瘤。

(5)侧向发育型肿瘤直径在10~40 mm范围内。

(6)直径<10 mm的凹陷型癌(Ⅱc型癌)。

(7)息肉样恶性肿瘤需要将病变及周围可能有残留肿瘤的黏膜组织全部切除者。

(8)为了使早期大肠癌在内镜下黏膜切除达到根治目的,避免癌的残留和复发,将病变大小限于2 cm之内。

2.禁忌证

(1)明确癌已浸润黏膜下层以上结构。

(2)癌肿侵及黏膜下层。

(3)局部注射后,病变抬举不完全者。

(4)黏膜下层与肌层之间粘连者。

(5)有结肠镜检查禁忌证。

(6)凝血功能障碍,有出血倾向者。

在进行EMR之前,对于已经怀疑恶性肿瘤的病变,首先要明确是黏膜内癌还是黏膜下癌。黏膜内癌是EMR的绝对适应证,黏膜下癌则必须明确癌细胞的浸润深度,浸润深度在黏膜下层1/3以内(SM$_1$)是EMR切除的适应证,如果浸润深达2/3(SM$_2$)以上,虽可切除病变,但有可能残留恶性肿瘤细胞,或已有淋巴结转移。内镜下判断肿瘤浸润深度的方法。①空气介导变形:首先肠腔内充气使病变完全展开,然后吸气,如果病变形态出现凹陷样改变则可以初步判断肿瘤没有浸润至黏膜下全层;如果无论如何吸气,病变形态均无改变,则肿瘤可能已经浸润达黏膜下全层或更深,此时已经是手术的适应证。②抬举征阳性:在黏膜下注射生理盐水时,如果病变黏膜可以完全与固有肌层分离,则为抬举征阳性,可以采用EMR方法切除病变;如果病变不能与固有肌层分离,则抬举征阴性,表明肿瘤组织已经浸润至肌层,不能采用EMR切除病变。③超声内镜检查判断肿瘤浸润深度。

3.术前准备

(1)血常规、血型、出凝血时间、心电图检查。

(2)清洁肠道。

4.判断标准

(1)放大内镜:隆起型的腺开口以ⅢL、Ⅳ型为主;凹陷型的腺开口以Ⅲs型为主。ⅢL、Ⅳ型多见于腺管腺瘤,多数为轻、中度不典型增生。型多见于绒毛状腺瘤,常伴有高度不典型增生,部分为M癌。Ⅲs型多数为轻、中度不典型增生。Ⅴa型以高度不典型增生、M癌、SM轻度浸润癌为主,ⅤN型绝大多数为SM癌。

(2)超声内镜:可判断病变的浸润深度和有无淋巴结转移。

5.操作方法

(1)抓提-圈套切除法:经超声内镜或染色确定病灶的范围,为了防止遗漏,保证完整切除,切除前可进行病灶周围标记,常用方法为病灶的四周黏膜下注射亚甲蓝或墨汁。治疗时首先将内镜注射针经活检孔插入病变边缘的黏膜下层,可一点或多点注入 0.05‰肾上腺素生理盐水 2～4 mL,使病变组织连同周围黏膜呈黏膜下肿瘤样隆起,然后用夹持钳穿过圈套器将该病变提起,同时用圈套器套住隆起之病变并缩紧,然后放开夹持钳再接通高频电凝波或凝切混合波,先弱后强切下局部病变组织,并取出体外。

病变黏膜下注入生理盐水后,使局部病变黏膜下层厚度增加,电阻增大,电流的凝固作用仅局限在黏膜下层,对肌层很少损伤,可有效地降低穿孔等并发症的发生。同时,注射液中的肾上腺素可预防切面凝固不全时的出血。

(2)圈套切除法:①将病变调整至视野的 5～7 点处,用 0.4％靛胭脂溶液 5～10 mL 经活检通道喷洒于病变区,对病灶进行染色,观察病变的范围及腺管开口形态,判断病变的性质,是否有癌的存在,如果有则进行空气介导变形观察或超声内镜检查。②将内镜注射针经内镜活检孔插入,在病变边缘的远端将注射针刺入黏膜下层,并注入生理盐水,然后注射病变的两侧,最后注射病变的近端。注入量以将病变黏膜完全形成隆起或以与黏膜下层分离且病变位于隆起的顶端为佳,注射后通常病变组织和周边的黏膜一同形成半球形隆起,注射液体量可为 2～5 mL,但需根据病变大小而定。原则上,以将病变完全与黏膜下层分离为准,因此注射液体量可多也可少。③退出注射针,插入圈套器,并将圈套器的开口完全置于病变隆起的黏膜并压紧,轻吸气使病变周围的部分正常黏膜一并套入,稍收紧圈套器至有抵抗感,此时病变应完全在所切除的黏膜范围内,同时将圈套器上举以防固有肌层夹入。④接通高频电发生器,选择切割电流(不用凝固电流、混合电流),功率为 3.5～4.0 W。病灶切除后,观察创面有无出血,如有少许渗血,通常可不必处理;如渗血较多可在创面喷洒去甲肾上腺素 8 mg 加生理盐水 100 mL 喷洒止血,或用氩气刀凝固止血。对创面较大者,可用钛夹缝合创面。

(3)透明帽法:在内镜先端部安置上塑料透明帽,内镜对准病变负压吸引,圈套器放置在透明帽的边槽内,再次吸引病变,然后收紧圈套器用高频电切除。

6.标本处理

术后取出标本要注明部位,如为多次分块套切者,应将不同部位分别标出,注明套切的基底层,因为切下病灶的不同部位可能即有正常组织,介于正常和癌灶之间的增生活跃过渡区,也有癌灶区域,标本送病理科后,应将病灶每 2 mm 切片一张,注明该片的部位,以便确定癌灶浸润的深度、广度。

7.疗效评定

(1)完全切除:癌灶边缘与切除断端的最短距离大于或等于 2 mm(相当于正常腺管 10 个以上)为完全切除。

(2)不完全切除:癌灶边缘与切除断端的最短距离<2 mm;残留切除:切除断端仍有癌细胞残留。对不完全切除的高分化型腺癌,可再做内镜切除治疗,而低分化型腺癌,应行外科手术治疗。当病灶检查提示有黏膜下层浸润或为残留切除时,应追加外科手术治疗。目前国外报告的大宗病例的内镜下切除结果,完全切除率在 69.7％～90.0％,术后 5 年生存率可达 80％～100％。

8.术后随访

早期大肠癌内镜下黏膜切除后,应定期随访内镜观察局部愈合情况及有无复发迹象。术后1个月、6个月、12个月各1次,以后5年内每年1次内镜随访取活检检查,以观察局部复发和残存灶。如术后2年内未见局部复发为治愈。

9.并发症

内镜下早期大肠癌黏膜切除术是一项新的内镜技术。只要有娴熟的息肉切除技术,注射止血技术及静脉曲张套扎技术,进行这种手术的安全性较高,并发症的发生率较低,主要有以下两点。

(1)出血:发生率在1%～5%,多发生于溃疡型或平坦型病变套切的过程或术后,出血原因多为套切过深或过大,由于术前注射了肾上腺素,出血方式一般为渗血,可再局部注射1:10 000肾上腺素液或喷洒其他止血药。

(2)穿孔:由于黏膜下注药使之与黏膜下层分离开,套切时很少发生穿孔,一旦发生应及早外科手术切除病灶或穿孔修补手术。

三、热极治疗

热极治疗的原理是利用其热传导和热辐射,将特制的热极探头接触病灶组织,当组织内的温度迅速上升至一定温度时,使组织蛋白凝固、坏死、炭化。

(一)特点

(1)预热时间短,热极探头升至预制温度的平均时间仅需2～3秒。

(2)适应性强,国产和进口胃镜、肠镜均可适用。

(3)使用范围广,对消化道出血、慢性糜烂性胃炎、小息肉、早期及晚期消化道肿瘤等疾病均有明确的治疗作用。

(4)使用安全,穿孔率最低,不损伤正常黏膜,不存在触电危险,不引起肠道可燃气体爆炸。

(5)不粘连组织,因此避免因粘连所致的继发出血。热极探头表层经特殊处理后,耐高温、抗腐蚀、不导电、不粘连。

(6)设有计算治疗时间的数字显示与间断加热同步发生的正常信号装置,供操作者估计治疗时间和监视仪器正常工作之用。

(二)安装方法

(1)热极探头、脚踏开关、电源线等连接于电控单元相应位置E、G、J。

(2)打开电源,彩色显示屏出现操作方法指南。在选项中预置治疗所需温度,脚踏开关此时显示屏显示秒时并同步发出信号,表明仪器工作状态正常,热极探头将预置温度恒定发热。

(三)热极治疗消化道肿瘤的适应证和禁忌证

1.适应证

(1)不愿或伴有其他器质性疾病,不宜外科手术的早期胃癌、大肠癌患者。

(2)不典型增生Ⅱ～Ⅲ级病灶。

(3)病灶绝对适应证:①直径<2.0 cm,除外癌灶较深的Ⅲ型癌;②分化型癌;③黏膜内癌;④病变界限清楚。

(4)病灶相对适应证:①直径>2.0 cm;②低分化癌;③浸润至黏膜肌层。

(5)失去手术机会的晚期肿瘤伴有消化道狭窄。

2.禁忌证

(1)患者不愿行内镜治疗或有抗拒心理。

(2)患者不能耐受内镜治疗。

(四)术前准备

(1)术前向患者说明治疗的目的和大致过程,解除患者的顾虑和恐惧,取得患者合作。

(2)术前查出、凝血时间,心肝肾功能及心电图。

(3)术日晨禁食水。

(4)术前 15～30 分钟肌内注射丁溴东莨菪碱 20～40 mg,地西泮 10 mg。

(5)咽部 2%利多卡因喷雾麻醉。

(五)操作方法

(1)热极探头及其导管经内镜活检孔插入,直至从内镜观察窗或电视屏幕上看到热极探头伸出适当长度为止,并在选项中将计时器复零。

(2)将热极探头压紧病灶部位,脚踏开关,即可进行治疗。

操作过程中,应注意遵循:清晰暴露病灶通过适当注气、活检钳洗剂、清水加压冲洗、抽吸黏液、残水等方法。蠕动的影响:术前可酌情用解痉、镇静剂,术中避免多余的抽镜、退镜、旋镜等以减少蠕动的刺激。减少正常黏膜的损伤:热极探头应紧贴或压迫病灶以增加摩擦力,减少滑脱而降低正常黏膜损伤的概率。提高疗效的技巧:预置温度,选择高温档(200～230 ℃)以缩短治疗时间,并根据病灶位置、形态、大小、质地和蠕动状态,热极探头对病灶紧密接触,同时借助内镜同步进退、同步横移或同步旋转热极探头,有利于提高疗效。

(六)并发症

未见有出血、穿孔等并发症出现。

(七)疗效评价

热极治疗消化道早期癌及晚期癌设备简单、价格低廉、操作方便、几乎无并发症出现,是一种比较理想的治疗消化道肿瘤的内镜方法,尤其对失去手术机会的晚期肿瘤患者。

四、微波治疗

微波是指波长 0.1～1.0 mm、频率为 300～300 000 MHz 的一种电磁波。微波能使介质或物体的阴、阳离子的极性分子发生振动而产生热能,在生物细胞内的各种离子亦是由于这种电场作用而产生热效应,此种热效应被称之为"微波热能"。

微波按波长分为 4 段:分米波(10～100 cm)、厘米波(1～10 cm)、毫米波(1～10 mm)及亚毫米波(0.1～1 mm)。

按效应分为 3 种:微波量在 10 mW/cm^2 以上为热效应,1 mW/cm^2 以下为非热效应,1～10 mW/cm^2 为微热效应,在医疗领域中均应用热及微热效应。

微波以人体组织本身作为热源,利用其丰富的水分子产生不导电的热,临床上主要是利用这种热效应治疗疾病。微波致热效应的机制是:生物体是由极性蛋白极性水分子组成,它们呈杂乱排列,当磁控管产生的微波辐射至组织后,使极性分子随微波频率迅速旋转摆动,沿电场方向变化而变化,分子在做极性排列过程中,与相邻分子碰撞,摩擦,产生类似摩擦反应,使辐射区组织温度上升,组织凝固坏死。

微波在当代生物工程学中是一项新兴技术,在医学领域中的应用最初只作为温热疗法对局部组织照射,具有活血化瘀和消炎止痛的作用;微波使组织温度升高到 42 ℃(41～45 ℃)时,可以抑制癌细胞呼吸,抑制癌细胞 DNA 复制,RNA 转录及蛋白质合成,其中抑制 RNA 转录的作用迅速而明显,细胞核染色体出现明显改变,抑制丝状分裂,阻止肿瘤细胞增殖,细胞失去活力,细胞核损伤并可破碎,甚至细胞死亡。亦有实验报道,微波能增强 T 淋巴细胞和 NK 细胞对肿瘤细胞的作用。这都是微波用以治疗良、恶性肿瘤的依据。随着微波研究的深入,腔内微波疗法迅速发展,将微波发生器的探头通过内镜插入,直视下对病变进行治疗,称为"内镜-微波治疗"。国外首先是 1971 年高仓将微波应用于组织凝固术,1982 年日本田伏克淳应用微波治疗消化性溃疡及胃出血,近年来微波除止血、息肉切除外,还应用于消化道早期癌的治疗。

(一)内镜微波凝固装置

1.内镜

任何活检钳道直径≥2.7 mm 的国产或进口内镜均可使用。

内镜应用的国产微波仪,称之为"内镜微波仪",由微波发生器及同轴导线(天线)组成,其导线细而能通过内镜活检孔道,其顶部有特种辐射器装置。

2.微波发生仪

功率:5～200 mA。输出频率:2 450 MHz,波长 12 cm。定时装置:足踏起动,秒计,定时微波加热,自动控制时间,微波自动消失,有积累计时。

电源:200 V,预热 3 分钟。

3.同轴导线(天线)

同轴导线为特种金属导丝,外有隔热塑料包裹,根据各种内镜的类型,可配有粗细不同,长短不同的导丝。尖端辐射器是特种金属制成,要求不易熔化,不易变形脱落,不易黏附组织,其形态根据治疗要求而异,如有针状、杆状、半球状、铲状等,其长度不得超过 0.5 cm。

(二)微波凝固治疗

1.适应证

(1)不愿或伴有其他器质性疾病,不宜外科手术的早期胃癌、大肠癌患者。

(2)不典型增生Ⅱ～Ⅲ级病灶。

(3)病灶绝对适应证:①直径<2.0 cm,除外癌灶较深的Ⅲ型癌;②分化型癌;③黏膜内癌;④病变界限清楚。

(4)病灶相对适应证:①直径>2.0 cm;②低分化癌;③浸润至黏膜肌层。

2.禁忌证

(1)患者不愿行内镜治疗或有抗拒心理。

(2)患者不能耐受内镜治疗。

(3)有出血倾向者。

(4)严重心力衰竭或使用心脏起搏器,或体内有子弹头、吻合器用的金属钉(内镜微波凝固治疗时金属物可产生过热现象,损伤人体)。

3.术前准备

(1)术前向患者说明治疗的目的和大致过程,解除患者的顾虑和恐惧,取得患者合作。

(2)术前查出、凝血时间,心肝肾功能及心电图。

(3)术日晨禁食水。

(4)术前 15～30 分钟肌内注射丁溴东莨菪碱 20～40 mg,地西泮 10 mg。

(5)咽部 2%利多卡因喷雾麻醉。

4.操作方法

(1)进镜找到病灶后,以生理盐水冲洗病灶处黏液。

(2)0.5%亚甲蓝染色以显示病灶轮廓。

(3)经内镜钳道插入微波辐射天线,距灶缘 0.3～0.5 cm,点灼上下左右四点以标记切除范围。

(4)于病灶边缘的黏膜下层一点或多点注入 1：10 000 肾上腺素 2～4 mL。一方面通过黏膜层隆起情况判断病灶浸润深度,另一方面天线头周围的水分可避免在微波凝固组织和封闭血管后移动天线头时相互粘连引起再出血。此外肾上腺素盐水可预防凝固不全时的出血。

(5)根据病灶及局部解剖情况,选用功率 20～30 W,针或柱状天线自病灶边缘向病灶中心规律点灼,每点 5～10 秒,直至创面出现白色凝固坏死,即达到治疗目的。

(6)创缘取组织送检,以判断是否有癌组织残留。

5.术后处理

(1)饮食:术后禁食 24 小时,24 小时后进流食,48 小时后低渣半流质饮食,1 周后正常饮食。

(2)抑酸:应用 H_2 受体阻滞剂或质子泵抑制剂。

(3)止血:预防局部出血,口服或静脉滴注止血剂。

(4)常规补液。

(5)观察:有无呕血、便血及腹痛等症状,警惕活动性出血和穿孔的发生。

(6)术后 3～4 周复查内镜并在病灶处取活检。

(三)疗效评价

(1)江畸等对几例Ⅱa、Ⅱc 型早期胃癌和 3 例Ⅲ型早期胃癌进行微波凝固治疗,以治疗后 1 个月开始随访 1 年,经内镜活检,所有病例癌细胞阴性。

(2)Kuyama 等报道 15 例早期胃癌行微波凝固治疗,其中型 1 例、Ⅱa 型 6 例、Ⅱa＋Ⅱc 型 1 例、Ⅱc 型 7 例,密切随访,活检病理阴性 10 例,其中 2 例随访 33 个月无复发。

(3)田伏克淳报告 37 例早期胃癌微波治疗随访 1～102 个月,4 例局部复发,追加治疗后消失,除去 8 例因其他疾病死亡,29 例 5 年生存率为 91.7%。

(4)国内张立玮等人采用微波治疗早期胃癌 30 余例,平均每人治疗 2～3 次,无并发症发生,有 3 例分别于治疗后 5 年、1 年、10 个月复发,此 3 例均位于贲门部,Ⅱc 型,其中 1 例病灶 2.5 cm。分析原因:①由于贲门部蠕动频繁,一方面天线头不易固定每次接触烧灼病灶的边界不易掌握而易有遗漏,经大体标本组织学观察主要原因是癌边缘凝固不足,以致癌细胞被包埋于组织中;另一方面天线头对组织加压的力度不同,接触组织的面积就大小不定,从而输出频率不同;②微波治疗是对癌灶的破坏,无标本存留;③病灶直径<2.0 cm、Ⅱ型、Ⅱa 型及Ⅱb 型多为黏膜胃癌,而>2.0 cm、Ⅱa＋Ⅱc、Ⅱc、Ⅲ型则黏膜下胃癌概率高。

根据以上易复发的原因,张立玮强调行早期胃癌微波治疗应注意以下几点:①凹陷型病灶,2.0 cm 者应慎行微波治疗,如病灶较大界限欠清者选择微波治疗应重复治疗 2～3 次;②微波治疗术后于创缘取组织送病理检查;③术后 1 个月、3 个月、6 个月、12 个月,以后每年一次均应行胃镜检查并取活检,如有复发或出血Ⅱ～Ⅲ级不典型增生,随时重复治疗,直至临床治愈;④如有条件者术前应行超声内镜检查,以确定肿瘤的浸润范围、深度,以及有无淋巴结转移。

内镜微波治疗早期胃癌简单、价格低廉、操作方便且安全有效,只要掌握了适应证,远期疗效较高。

内镜下微波治疗除用于早期胃癌外,还可应用于进展期胃癌,用以改善症状,提高生活质量。蔡华等经内镜应用微波加温及凝固治疗并注射丝裂霉素 2 mg＋5-Fu 250 mg,共 24 例(食管癌 12 例,贲门癌 2 例,胃癌 10 例),结果 CR 6 例(25％),PR 9 例(37.5％),MR 4 例(16.7％),NR 5 例(20.8％)。活检复查 11 例未见癌细胞,无穿孔或出血等并发症,也未见毒副作用。存活期最短 4 个月,最长 1 年,平均 6 个月。因此,对于进展期胃癌,内镜下微波治疗可作为姑息治疗方法之一。

对晚期直肠癌等引起的管腔狭窄,一些学者试用微波来改善症状。Tabuse 等对伴有出血和梗阻症状的 6 例直肠癌、5 例子宫癌及 1 例前列腺癌患者进行微波治疗,结果显示出血完全停止,并且由狭窄引起的肛门不适和直肠梗阻症状均得到缓解,从而大大提高了患者的生活质量。

五、激光治疗

激光含义是受激而发出辐射的光放大。即激光器在外界的能源作用下使介质原子里面绕核运转的电子从低能位跃居于高能位,当它在激光器谐振腔中受激于感应光后再返回到低能状态时释放出经受激辐射而放大的光能——激光。在医学中利用此种光能照射于组织,产生生物效应(如光凝固作用,光化学作用等)来达到治疗目的。高能激光的光凝固作用主要用于消化道出血、食管静脉曲张、痔及血管发育不良等疾病的治疗,高能激光对组织的汽化作用用于消化道肿瘤、良恶性疾病的梗阻、早期胃癌、肠结石等疾病的治疗。

通过内镜将 Nd：YAG 激光(掺钕钇铝石榴石)由光导纤维导入胃肠道腔内,在直视下对胃肠道良、恶性肿瘤照射烧灼,使组织细胞变性破坏、汽化,是治疗胃肠道良、恶性肿瘤行之有效的方法。对于不能手术的进展期胃癌、大肠癌,内镜激光治疗可以改善症状,延长患者生存时间,对于早期胃癌、大肠癌患者,手术切除后 5 年生存率＞95％,故应尽量以手术治疗为主,但无手术条件或拒绝手术者应用激光治疗是可取的,本文重点介绍激光在早期胃癌、大肠癌中的应用。

(一)激光治疗早期胃癌、大肠癌的适应证

激光治疗早期胃癌、大肠癌,有无淋巴结和远处转移是激光根治早期胃癌、大肠癌的必要条件,TanakaM,SuzukiH 等提出早期胃癌、大肠癌激光治疗的适应证。

(1)局限于黏膜内的Ⅰ型、Ⅱa 型癌,或癌组织＜30 mm 的Ⅱb 型和Ⅱc 型但癌组织＜10 mm。

(2)癌组织侵犯到黏膜的Ⅱa 及Ⅱc 型,癌组织＜10 mm；Ⅱa 型癌组织＜20 mm；Ⅱb 型和 c 型,癌组织＜10 mm；Ⅱa＋Ⅱc,癌组织＜10 mm。

(3)激光根治性治疗早期胃癌、大肠癌的相对适应证:①拒绝手术治疗的患者；②有其他绝对手术禁忌证或相对手术禁忌证致手术危险较大者；③高龄患者。术前判断是否适合行内镜激光治疗主要通过癌肿大小、组织学分类、侵犯深度和其他辅助检查来确定,对于癌肿的侵犯深度,以及有无周围淋巴结的转移可用超声内镜(EUS)来确定,它可分辨出消化道管壁的 5 层结构判断病变的浸润深度,有无邻近脏器的侵犯,以及周围有无肿大的淋巴结。

(二)方法

常用的激光器有 Nd：YAG 激光、Ar⁺ 激光等,主要是利用激光对肿瘤组织的汽化和凝固。对明显可见的肿瘤组织的中心部位采用汽化,周边交界不清部位可用凝固作用。按激光器输出特点,Nd：YAG 汽化治疗又可分非接触照射和接触照射两种方式。非接触照射是指激光输出器照射时不接触癌组织,离癌组织 0.5～2.0 cm,所用功率 40～60 W,时间 0.5～1.0 秒,间歇照

射。接触照射是在激光光纤远端加一个抗高热的陶瓷头,照射时照射头可直接与癌组织接触,它与非接触照射法相比,有以下几个优点:它有较好恒定的蒸发病变的作用。使用功率低,一般为15~30 W。穿孔机会少。胃的某些部位如贲门、胃体及胃窦后壁处则只能采用接触照射法。

激光照射时需注意以下几个问题:照射中心部位时,激光功率可大一些,多用汽化;边界清楚的癌组织用汽化;照射肿瘤周边部位时,功率可小一些,多用凝固作用。激光照射癌组织时应适当扩大边界 0.5~2.0 cm,边界部位用凝固作用。一次照射不彻底或可疑残留癌组织时可多次照射。照射斑点之间可相互重叠一部分,不间隔照射。实际激光治疗操作中,对癌组织边界不清的,可采用自体荧光法或光敏剂荧光法等来确定癌组织边界,治疗中既不使正常胃组织受伤过多,亦不漏掉癌组织。

(三)疗效

(1)激光治疗早期胃癌、大肠癌疗效的评价主要从以下几点:①治疗后的病理检查结果;②术后随访、复发情况,以及 5 年生存率等;③与手术治疗相比较。

(2)激光治疗早期胃癌、大肠癌的疗效除与适应证的选择,以及具体治疗的准确性有关外,还具有以下特点:①对黏膜癌的效果优于黏膜下癌或侵犯到黏膜下层癌肿,激光治疗局限于黏膜层的癌有效率达 80%~100%,侵犯到黏膜下层的有效率在 80%以下;②癌组织越小,效果越好,有人研究表明,肿块<1.0 cm,有效率 100%;<2.0 cm 的有效率 83.30%;>2.0 cm 的 64.7%;③疗效还与癌肿所在胃的部位有关,胃体最好,胃角次之,胃窦较差,有效率分别为 95.0%、86.7%、71.1%;④对隆起型和平坦型效果优于凹陷型;⑤激光对鳞状细胞癌和腺癌的作用无明显差别。

(3)激光治疗早期胃癌在国外开展较多,治愈率较高。1986 年 Takemoto 报道激光治疗早期胃癌 47 例,42 例癌细胞消失,3 例复发,2 例死于其他疾病。1988 年 Tajiri 报道 74 例早期胃癌 62 例治疗有效,有效率占 84%。1994 年浅本报道对 87 例绝对适应证进行分析,术后仅有 3 例活检证实有癌组织残留,治愈率为 96.5%,Ito 把激光治疗早期胃癌与手术治疗进行比较,56 例激光治疗患者 1 年后活检阴性率 73%;5 年内有 14 例死亡,占 25%。57 例手术患者有 11 例在手术后 5 年内死亡,占 19.3%。而激光治疗患者术后生活质量要好于手术切除患者,另外激光治疗的患者多是拒绝手术或有手术高风险的患者,若有高危险的患者也采用外科手术,则激光治疗与手术治疗效果可能无明显差别。

Gevers 等对 219 例远端大肠癌患者进行了内镜下激光治疗。根据其主要症状分为 3 组:梗阻组、出血组和其他症状组。经首次治疗后症状缓解率为 92%(198 例),3 组结果相似。长期症状缓解率为 75%(160 例),其中梗阻组 76 例(65.0%)、出血组 63 例(82.9%)和其他症状组 21 例(80.8%),可保持症状缓解直至死亡。

Takemoto 研究认为超声内镜(EUS)用于早期胃癌具有许多优点,它不但可在术前研究癌组织侵犯深度和淋巴结有无转移,确定胃癌的分级,而且还可检测治疗是否彻底,以及复发等。采用超声内镜检查后,激光治疗早期胃癌可达到与手术治疗早期胃癌相同的结果。

(四)并发症及处理

激光治疗早期胃癌、大肠癌并发症较少,发生率在 10%以内,主要有穿孔、出血、胸痛不适、低热、白细胞计数增多、菌血症等。

1.穿孔

穿孔是主要的并发症,发生率约 5%,只要掌握好适应证,术中准确控制照射量和照射时间,引起穿孔机会很少。引起穿孔主要是所用能量过大或照射某一部位时间过长;亦可能由于胃过度充气扩张或皱曲;凹陷型胃癌易引起穿孔;当肿块较大时,采用光纤插入肿瘤组织照射时亦可因插入过深造成穿孔。

2.出血

当切割或汽化肿块过多过大时易引起出血,一般出血量少且可自行停止。急性出血多为动脉,可再行 Nd:YAG 激光止血。慢性出血多发生在术后 3～7 天,一般采用内科保守治疗可治愈。为防止术后出血,要注意:①激光行切割或汽化等治疗结束前,可用小功率激光将出血部位再行凝固,治疗后局部喷洒肾上腺素液;②术后给予止血、抑酸药物治疗;③治疗创面较大时,治疗后应禁食 3～7 天,2 周内不进固体饮食。

3.菌血症

激光治疗本身很少引起菌血症,多为内镜插入时损伤引起,只要术前、术后预防性应用抗生素多能防止它的发生。

4.其他并发症

激光照射肿瘤时可有胸痛不适,采用镇静等处理多在术后 1 周内缓解,有时激光治疗还伴有低热、白细胞计数增多等,多可于术后 1～3 天自行消失,严重时可应用抗生素。

总之,激光治疗早期胃癌、大肠癌是行之有效的,尤其是对年龄较大,有严重其他疾病的高危患者或拒绝手术治疗者,正确选择适应证,掌握好激光治疗技术,可达到根治性效果。

(犹小乙)

第 五 章

食 管 疾 病

第一节　食管感染性疾病

食管感染在普通人群中比较少见,多见于免疫缺陷人群中。1型单纯疱疹病毒、巨细胞病毒、白念珠菌是最常见的3种病原体。主要表现为不同程度的吞咽痛,常可伴吞咽困难、体重下降、消化道出血等,部分患者可无明显症状。一般预后良好,如治疗不及时,可引发并发症。

一、危险因素与病原体

(一)食管感染的常见危险因素

常见危险因素包括:①恶性肿瘤,接受放疗或抗肿瘤药物治疗者;②器官移植、接受免疫抑制剂治疗;③人类免疫缺陷病毒感染或先天性免疫功能缺陷患者;④某些慢性病,如糖尿病或再生障碍性贫血;⑤长期广谱抗生素或类固醇激素使用;⑥反流性食管炎,食管黏膜有明显糜烂或溃疡者;⑦酗酒;⑧年龄。

(二)食管感染的常见病原体

1.真菌性食管炎

最常见的真菌是白念珠菌。白念珠菌是咽喉部的共生菌,在某些诱发因素下,如免疫抑制、糖尿病、大量使用抗生素等,可成为致病菌引发食管炎。患者通常没有明显症状。

2.病毒性食管炎

1型单纯疱疹病毒、水痘-带状疱疹病毒、巨细胞病毒、人乳头瘤病毒和EB病毒等均可引发,以1型单纯疱疹病毒及巨细胞病毒最常见,在食管感染性疾病中仅次于白念珠菌。1型单纯疱疹病毒及巨细胞病毒感染主要见于免疫缺陷患者,其中1型单纯疱疹病毒感染亦可见于部分免疫功能正常的患者中,如胃食管反流或食管医疗器械操作损伤食管黏膜。人乳头瘤病毒感染可无明显症状,是食管鳞状细胞癌的危险因素之一。

3.细菌性食管炎

通常发生于免疫抑制宿主,常见病原体有乳酸菌和β-溶血性链球菌。在严重的粒细胞缺乏和肿瘤患者中,因患者可合并其他病原体如病毒和真菌感染,细菌感染经常会被忽视。

4.其他病原体

其他病原体如梅毒性食管炎,又称食管梅毒,由梅毒螺旋体感染引起,极为罕见。

二、临床表现

(一)食管表现

食管表现为吞咽痛或吞咽困难、咽喉部异物感、自发性胸骨后疼痛或烧灼感、舌或咽喉部白斑或溃疡。

(二)口腔损害

口腔损害通常也能为食管炎诊断提供依据,特别是在艾滋病患者中,鹅口疮可见于大部分患有食管念珠菌病的艾滋病患者;口咽部疱疹或溃疡很可能提示伴随食管单纯疱疹病毒感染或阿弗他溃疡。

(三)全身表现

全身表现有体重下降和胃肠道出血等,也有表现为发热、恶心、呕吐或腹痛,经内镜检查证实有食管炎症。

(四)并发症表现

并发症表现如食管狭窄、食管支气管窦道形成、食管穿孔等。

三、辅助检查

(一)影像学检查

影像学检查有助于感染性食管炎的诊断,但诊断价值有限。

部分患者 X 线吞钡检查可为正常表现,或为非特异的异常如斑块、溃疡、瘘或肿块等。不同病原体引起的食管感染在 X 线中的表现可相对特异,如黏膜呈长绒毛状提示念珠菌感染;无数小火山形小溃疡可提示单纯疱疹病毒感染;线性深溃疡则提示巨细胞病毒或人类免疫缺陷病毒感染。

CT 扫描可以反映食管炎患者的食管壁厚度。放射学检查主要可以作为不适用内镜检查患者的协助诊断。

(二)内镜检查

内镜检查对于感染性食管炎的诊断非常重要。

1.念珠菌性食管炎

可见充血和散在的黏附紧密的黄白色斑,内含微生物、炎症细胞与黏膜坏死组织,周围可有红斑水肿表现。损伤多位于远端 1/3 食管,可进展至线性融合、大片融合斑块、溃疡、管腔狭窄和坏死、食管穿孔。确诊依赖内镜下直接刷取和活检。

2.单纯疱疹病毒食管炎

起初表现为无数疱疹,以后表现为很多小的火山样浅溃疡(通常<2 cm),由疱疹破溃形成。病变主要累及食管下半部分,亦可累及全食管甚至胃。确诊应在内镜检查时做刷拭、活检和病毒培养或 PCR 技术检测病毒核酸。

3.巨细胞病毒食管炎

出现大而深的线性溃疡(通常>2 cm),单独或多发,位于食管中远端,溃疡边缘清晰,溃疡之间的黏膜相对正常。组织病理学是最可信的诊断方法,从溃疡边缘和基底部取黏膜和黏膜下标本行常规 HE 染色,可发现肿大内皮细胞和成纤维细胞含有大的、致密的核内包涵体。

4.EB 病毒性食管炎

见广泛性溃疡,累及食管上中 1/3,在食管组织中行 PCR 可检出 EB 病毒 DNA。

5.人乳头瘤病毒感染

人乳头瘤病毒感染相关病变常位于中下端食管,表现为红色斑点、白色斑点、结节状或分叶状隆起。活检后组织病理学检测及免疫组织化学染色可帮助诊断。

四、诊断与鉴别诊断

详细的病史询问、体格检查及咽拭子检查等可基本诊断疾病。确诊需要内镜检查和相应的刷拭、活检和病原体培养等。

需与以下疾病鉴别:胃食管反流病、贲门失弛缓症、食管白斑、食管癌、裂孔疝、食管良性肿瘤、食管内异物等。

五、药物治疗

(一)针对病原体的特定治疗

1.抗真菌药物

氟康唑是治疗念珠菌属感染的首选药物,但耐药现象普遍,也可选择伊曲康唑、伏立康唑、泊沙康唑、两性霉素 B、卡泊芬净、阿尼芬净等。

2.抗病毒药物

抗病毒药物可选择阿昔洛韦、更昔洛韦、万乃洛韦和伐昔洛韦等,其中阿昔洛韦和更昔洛韦是具有高度活性的广谱抗病毒药物,对病毒性食管炎尤其巨细胞病毒食管炎疗效明显。

3.激素和免疫调节剂

泼尼松和沙利度胺对人类免疫缺陷病毒患者的口腔和食管阿弗他溃疡治疗有效。

(二)根据基础疾病及免疫抑制程度给予个体化治疗

1.单纯疱疹病毒食管炎

轻型无须抗病毒药物治疗,若症状持久,可试用阿糖腺苷静脉注射,如存在 单纯疱疹病毒口腔炎或唇炎,或食管症状很严重时,需要静脉使用阿昔洛韦,每 8 小时 1 次,每次 5 mg/kg;或口服阿昔洛韦,每天 4 次,每次 800 mg,多在 1 周内起效,但大的溃疡愈合及被覆上皮修复则需要较长时间,疗程可延长至 2～3 周或更长时间。

2.伴有免疫缺陷的巨细胞病毒食管感染

静脉滴注更昔洛韦,每天 1 次或 2 次,每次 5 mg/kg,疗程 10～14 天;或静脉注射膦甲酸钠,每 8 或 12 小时 1 次,每次 90 mg/kg,疗程持续至溃疡愈合。

3.非艾滋病患者的食管念珠菌病

非艾滋病患者可口服制霉菌素或克霉唑片剂口内融化,如患者发热且中性粒细胞减少,经验性抗真菌药应足量全身用药。

4.同种异体骨髓移植受体

如果移植前存在中性粒细胞减少,需预防性应用抗病毒治疗直到移植物移入。食管感染通常发生于移植完成约 6 周后,此时如果中性粒细胞计数尚处于正常范围,该类人群中巨细胞病毒和单纯疱疹病毒感染几乎和念珠菌属一样常见,治疗药物依据病原诊断结果选择。

5.实体器官移植受体

食管炎的治疗应取决于内镜下表现和病原。真菌感染比较常见,治疗药物可选唑类、棘白菌素类,或两性霉素 B 类,必要时可以联合用药。需注意抗真菌药物与免疫抑制剂的药物间相互作用,如氟康唑或伊曲康唑可能导致他克莫司和环孢素血药浓度升高,故需监测后者的血药水平。

6.人乳头瘤病毒感染

小病灶无须特殊治疗,较大的病变可行内镜下切除。

六、预后

尽早诊断,积极治疗原发病,及时合理使用抗生素治疗,食管感染一般预后良好。但如果患者得不到及时有效的治疗,可能引发并发症,如食管运动功能障碍、贲门失弛缓症、食管瘢痕形成及狭窄、食管憩室、食管-支气管窦道等。

(吕俊三)

第二节　弥漫性食管痉挛

弥漫性食管痉挛(diffuse esophageal spasm,DES)是食管的一种不协调收缩运动,是食管源性胸痛的病因之一。临床主要表现为吞咽困难、反食和非心源性胸痛。女性多见,小儿罕见,随年龄增加而增加,一般症状较轻,常与胃食管反流性疾病(GERD)混淆。在进行食管测压的患者,DES 占 5% 左右。

一、病因及发病机制

食管由内环、外纵两层肌肉组成。上食管括约肌(DES)、食管体部和下食管括约肌(LES)的协调运动是食管完成食物运输的关键。在 DES 时食管因内环、外纵两层肌肉和食管体部、LES 等不协调运动,可使食管中下段发生强烈的非推进性持续性或者重复性收缩运动。但 DES 的病因尚不明了,目前认为 DES 可能与食管神经肌肉变性、精神心理因素、感觉异常、食管黏膜刺激、炎症及衰老等因素有关。

二、临床表现

(一)食管源性胸痛

胸痛可向后背放射,也可以向颈部和左手臂放射。疼痛可从闷痛、隐痛到酷似心绞痛。有时常与冠心病相混淆,但食管源性胸痛与进食生冷、坚硬的食物、吞咽等有关,而与体力活动等无关。

(二)吞咽困难

吞咽困难常与胸痛同时存在,但也可单独发生。DES 的吞咽困难常呈间歇发作,而发作时不论是进食液体或固体食物都会产生吞咽困难,这一点可以与食管癌等器质性病变相鉴别。

(三)反食

当吞咽困难发生时食物反流到口腔和鼻腔称反食。这时反流食物多是刚刚咽下不久的食物,这种食物常无胃内的酸味,可与呕吐相鉴别。

(四)体格检查

常无异常发现。

三、辅助检查

食管钡剂造影和食管压力测定常有一定帮助。

(一)食管钡剂造影

对 DES 确诊有很大的帮助,吞钡后可见食管呈多发痉挛性收缩,将冰、酸等加入钡剂中,可刺激食管产生痉挛性收缩。食管下段蠕动性收缩减弱。严重时食管中下段可见食管呈螺旋状、串珠状或卷曲状改变。

(二)CT 检查

食管呈多发痉挛性收缩,食管肌层可增厚。

(三)食管压力测定

典型的 DES 在 10 次吞咽中看见两次以上的不协调收缩波,但收缩幅度可以正常或升高。可有食管中下段的同步收缩波的出现。LES 松弛不完全,LES 压力可升高。而贲门失弛缓症时,虽然有 LES 松弛不完全,LES 压力可升高的存在,但这时食管体部的收缩波是同步低幅或正常收缩。

(四)胃镜

胃镜对 DES 的确诊帮助不大,但可除外器质性疾病。

四、诊断与鉴别诊断

由于临床症状没有特异性,所以诊断困难。许多患者虽然在食管测压和食管造影表现异常,但可以没有临床症状。与吞咽有关的胸痛、呈间歇性的吞咽困难和反食是弥漫性食管痉挛的主要症状。通过食管钡剂造影和食管压力检测可确诊。目前认为食管测压是诊断弥漫性食管痉挛最好的方法。

需与胃食管反流病、贲门失弛缓症、冠心病、心包炎、胸膜炎等相鉴别。

五、治疗

(1)钙通道阻滞剂可减低食管的收缩幅度和收缩频度。常用的有硝苯地平 10 mg,3 次/天,硫氮酮30~90 mg,3 次/天。也可选用高选择性胃肠钙通道阻滞剂,奥替溴铵 40 mg,3 次/天,匹维溴铵 50 mg,3 次/天,马来酸曲美布汀100 mg,3 次/天。

(2)硝酸酯类药物可使血管和食管平滑肌舒张,特别是在急性胸痛发作时可明显缓解症状。可口含硝酸甘油 0.6 mg,或硝酸异山梨酯 10 mg,3 次/天。

(3)三环类抗抑郁药,如丙咪嗪 100 mg,3 次/天,阿米替林 150 mg,2 次/天。

(4)用肉毒杆菌毒素封闭受体,可减少神经末梢乙酰胆碱的释放。可通过胃镜在下食管括约肌上方注射,出现症状后可重复注射。

(5)虽然气囊扩张主要用于贲门失弛缓的治疗,但在 DES 时也考虑使用。

(6)在内科治疗效果不佳时,可选择食管肌肉切开术或者食管切除术。

弥漫性食管痉挛多为良性疾病,一般不影响寿命。然而严重的弥漫性食管痉挛可影响患者的生活质量。由于对该病的认识不同,误诊为冠心病或者食管肿瘤等疾病,可对患者的身心造成不必要的压力。所以,要正确地认识弥漫性食管痉挛。在治疗上应首选精神心理治疗和口服药物相结合,必要时再选择介入治疗或者外科手术治疗。

(吕俊三)

第三节　食管-贲门黏膜撕裂综合征

食管-贲门黏膜撕裂综合征由 Mallory 和 Weiss 于 1929 年首先报道,又称为 Mallory-Weiss 综合征,是指剧烈呕吐和腹内压骤然升高等因素(如剧烈咳嗽、举重、用力排便等)所导致的食管下段和胃贲门部黏膜纵向撕裂出血。出血可轻微,但若撕裂累及小动脉则引起严重出血。1956 年,Hardy 首先应用内镜做出诊断。该病是上消化道出血的重要病因之一,占上消化道出血的 3%～15%,男性多于女性,发病高峰多在 30～50 岁。

一、病因和发病机制

食管-贲门黏膜撕裂症发病的最根本原因是腹内压力或胃内压力的骤然升高,在呕吐时,胃内压力急剧升高,可达 16.0～21.3 kPa(120～160 mmHg),甚至高达 26.7 kPa(200 mmHg),而胸内食管内压一般仅有 6.7 kPa(50 mmHg),这种骤然升高的压力差极易使食管黏膜撕裂,食管黏膜下层与胃贲门部有丰富的血管丛。其撕裂的血管多为黏膜下横行动脉,容易造成大出血。

胃内压力升高的主要原因为呕吐和剧烈干呕。60%以上的患者发病前有大量饮酒及暴食史,其他病因如妊娠呕吐、食管炎、急性胃肠炎、消化性溃疡、急性胆囊炎、急性胰腺炎、尿毒症、糖尿病酮症、放置胃管、内镜检查等。

凡能引起胃内压力增高的任何情况均可发生食管-贲门黏膜撕裂,如剧烈咳嗽、举重、用力排便、酗酒、分娩、胸外按摩、癫痫发作、哮喘持续状态、食管裂孔疝、麻醉期间的严重呃逆等,其中尤以食管裂孔疝常诱发撕裂,并同时影响撕裂的部位。静息时有食管裂孔疝的患者,撕裂多位于胃的贲门部;而不伴有食管裂孔疝者,撕裂多位于食管的远端。由于呕吐而产生的一过性裂孔疝,撕裂多骑跨于食管和胃交界处。

二、诊断步骤

(一)病史采集要点

典型表现为先有干呕或剧烈呕吐,随后出现呕血或黑便,大多数患者表现为无痛性出血。出血量与黏膜撕裂范围、程度和位置有关,严重者可引起休克和死亡,但多数患者出血量较少。有的甚至仅有黑便或呕吐物带有血丝。

(二)体格检查要点

轻者多无明显的体征。出血量大者可出现贫血、循环障碍甚至休克等。

(三)辅助检查

1.胃镜检查

胃镜检查是诊断该病的最有效手段,应列为首选检查方法。胃镜应在出血 24 小时内或在出血即时进行。胃镜下可见食管与胃交界处或食管远端、贲门黏膜的纵行撕裂,撕裂多为单发,少数为多发,裂伤一般长 3～20 mm,宽 2～3 mm。

2.X 线气钡双重造影

可见不规则充盈缺损,有时钡剂位于溃疡龛影内,有时可看到出血灶附近的钡剂位于溃疡龛影内,有时可看到出血灶附近的钡剂充盈缺损区。

3.选择性腹腔动脉造影

可检出速度为每分钟 0.5 mL 的出血,可见造影剂自食管和胃的交界处溢出,沿食管上或下流动,可显示食管黏膜的轮廓,适用于钡餐、内镜检查阴性的患者。

三、诊断

(一)诊断要点

诊断依据有:①有导致腹内压增高的诱因和明显病史。②出现频繁呕吐,继之呕血的临床表现。③X 线气钡双重造影、选择性腹腔动脉造影和内镜检查有确诊价值。

(二)鉴别诊断要点

本病需与自发性食管破裂、消化性溃疡、糜烂性出血性胃炎、食管-胃底静脉曲张破裂等引起的上消化道出血相鉴别。

1.自发性食管破裂

多发生在暴饮、暴食及其他原因所致剧烈呕吐后,常有液气胸的发生,吞咽、饮水、进食后胸痛加剧。

2.消化性溃疡

消化性溃疡有慢性、节律性、周期性中上腹部疼痛;可有反酸、嗳气、恶心、呕吐及其他消化不良的症状,胃镜检查可明确诊断。

3.糜烂性出血性胃炎

一般为少量、间歇性出血,可自止,也可大出血引起呕血和/或黑粪;确诊有赖于胃镜,但宜在出血后 24～48 小时内进行。

4.食管-胃底静脉曲张破裂

病情急、出血量大,常有肝炎或肝硬化等病史,肝功能化验异常,胃镜可明确诊断。

(三)临床亚型

胃镜下可将食管-贲门黏膜撕裂综合征的裂伤出血分为 5 类:①活动性动脉性喷血。②活动性血管渗血。③可见血管显露。④裂伤处黏附有新鲜血痂。⑤单纯性裂伤。

四、治疗

(一)治疗原则

治疗包括镇静止吐、减少或避免腹压增加、补充血容量、药物止血和介入治疗等保守疗法,无效时应手术结扎出血血管、缝合撕裂黏膜。

(二)治疗计划

1.一般治疗

出血时给予禁食,出血停止后 24 小时可以进食流质。必要时可以放置胃管抽出胃内容物,避免饱餐的胃加剧撕裂。

(1)积极补充血容量:保证充足的静脉通道,必要时输血,需保持血细胞比容在 30% 以上,血红蛋白浓度在 70 g/L 以上。但应避免输血及输液量过多引起急性肺水肿或再出血。

（2）药物止血：只有当胃内 pH＞6.0 时，才能有效地形成血小板聚集及血液凝固。所以须快速提升胃内 pH。通常静脉给予制酸剂、H_2 受体阻滞剂（如西咪替丁、法莫替丁等）或质子泵抑制剂（如奥美拉唑等）抑制胃酸分泌，目前临床上多采用后者。

（3）止呕：可肌内注射甲氧氯普胺，必要时静脉推注中枢止呕药。

2.内镜治疗

随着内镜技术的发展，治疗内镜技术在消化道出血紧急止血中起着非常重要的作用，对出血量大、活动性出血或内镜发现有近期出血的患者都应进行内镜止血治疗。

（1）注射止血术：其机制是通过向撕裂边缘或出血点注射药物，以压迫、收缩血管或通过局部凝血作用达到止血目的。注射止血术操作简便，疗效确切，费用低廉。但要注意并发症的发生，如食管穿孔、食管狭窄、贲门狭窄、高血压、心律失常等，故不宜反复注射，应严格控制注射药物的浓度，同时应注意监测血压、心率等。

（2）金属钛夹止血术：该方法是近年来国内外广泛开展的一种有效的内镜止血术。其基本方法是在内镜直视下，利用金属止血夹，直接将出血血管或撕裂的黏膜夹持住，起到机械压迫止血及缝合作用，能达到立即止血及预防再出血的目的。主要适用于有活动性及再出血迹象的撕裂患者。该方法止血率高，安全，操作简便，组织损伤小，并发症少，仅个别报道有穿孔发生。钛夹通常在 1～3 周自行脱落，随粪便排出体外。

（3）微波止血术：微波治疗可使组织中的极性离子在瞬间发生局部高速振荡，从而产生高温，使蛋白凝固，达到止血的目的。该方法操作简便，疗效确切，不影响撕裂黏膜愈合。但由于食管没有浆膜层，撕裂的部位较薄，不宜反复操作，以防壁性损伤和穿孔。

（4）其他：电凝止血术利用高频电流通过人体产生热效应，使组织凝固，从而止血。方法与微波止血术相似。电凝止血术疗效可达 80％～90％，其并发症主要有穿孔和出血。其他还有热探头止血术、激光光凝治疗等，其基本原理均为使局部产生高温，达到组织凝固止血的目的。

3.动脉栓塞治疗

对于经保守治疗和内镜治疗失败的患者，可考虑行动脉栓塞治疗，食管贲门部主要由胃左动脉供血，可栓塞胃左动脉或其食管支。该方法止血迅速可靠，但需要有经验的介入医师进行操作。

4.手术治疗

对于经保守治疗或内镜治疗失败的患者。应行紧急手术治疗，结扎出血的血管。

（三）治疗方案的选择

对有活动性出血或胃镜发现有近期出血血痂的患者建议采用胃镜治疗。撕裂较表浅且有活动性出血者，选择局部注射止血术、微波和电凝治疗；活动性动脉出血或有血管显露者，选择金属夹止血。胃镜治疗安全、简单、组织损伤小，但不宜反复进行，同时应控制药物浓度和剂量。

五、病情观察及处理

（一）病情观察要点

（1）卧床休息，严密监测生命体征及每小时尿量，保持呼吸道通畅，避免呕吐时引起窒息。

（2）定期复查血常规，必要时监测中心静脉压，尤其是老年患者。

（3）注射止血术后要注意并发症的发生，如食管穿孔、食管狭窄、贲门狭窄、高血压、心律失常等,故不宜反复注射,应严格控制注射药物的浓度,同时应注意监测血压、心率等。

(4)复查大便常规及隐血试验。

(5)必要时可复查内镜。

(二)疗效判断及处理

1.疗效判断(可参考上消化道出血的判断方法)

血红蛋白、红细胞计数及血细胞比容测定上述指标可以用于失血程度的估计,但由于这些指标在急性失血后并不能立即反映出来,故不能以此作为早期判断出血量的依据。此外,上述指标亦受出血前有无贫血、脱水和缺氧等因素的影响。因此,动态地观察血红蛋白、红细胞计数及血细胞比容等的变化则更有意义。

2.处理

对于常规处理后仍有出血或再次出血的患者可采用胃镜治疗;对保守治疗和胃镜治疗失败的患者可考虑动脉栓塞或手术治疗。

六、预后评估

大多数患者经积极补液、禁食、制酸、保护黏膜及止血等治疗后,出血大多可自行停止,撕裂处大多数在 1 周内愈合。

(吕俊三)

第四节　食管裂孔疝

食管裂孔疝是指腹腔内脏器通过膈食管裂孔进入胸腔所致的疾病。食管裂孔疝是其中最常见者,达 90% 以上。

一、流行病学

发病率随年龄的增加而上升,40 岁以下人群的发病率低于 9%,50 岁以上人群的发病率升至 38%。老年人高发可能与其裂孔周围组织萎缩和弹性减退有关。

二、病因与发病机制

(一)先天性

正常人的食管裂孔具有环肌束,其右侧肌束强大,构成了环肌束的大部分,将食管下段夹在其中。深吸气时,右侧肌束将食管拉向右侧并使食管腔缩小。同时食管下段和食管胃连接处分别有上、下膈食管韧带和胃膈韧带固定于食管裂孔处,以防止食管胃连接部和其他腹腔脏器疝入胸腔。先天发育异常可使右侧肌束部分或全部缺失,引起食管裂孔的松弛。

(二)后天性

正常食管裂孔的直径约为 2.5 cm。随着年龄增长,构成食管裂孔的肌肉组织及膈食管膜弹力组织萎缩,食管裂孔增宽,同时固定食管的有关韧带松弛,使食管在腹压增高时(包括妊娠后期、肥胖、腹水、腹内巨大肿瘤、剧烈咳嗽、便秘、频繁呕吐和呃逆等)易滑入胸腔。此外,食管炎、食管溃疡引起的瘢痕收缩;癌浸润引起的食管缩短;胸椎后突;严重的胸腹部损伤和手术引起的食管或胃与食管裂孔正常位置的改变;手术引起的膈食管膜和膈食管裂孔的松弛均可导致本病。

三、临床分型

(一)滑动型食管裂孔疝

食管的膈下段及胃底的一部分经食管裂孔突入胸腔所致,是一种轴型疝,即食管-贲门-胃的轴性关系仍然存在,但贲门部抬高至膈以上。其疝囊下段为食管裂孔,疝囊上段为生理性下食管括约肌。滑动型食管裂孔疝占食管裂孔疝的90%,平卧时易出现,站立时消失。滑动型食管裂孔疝一般较小,且可复原,故患者可无任何临床症状,部分患者可合并反流性食管炎。

(二)食管旁疝

由于膈食管裂孔的左前缘薄弱或缺损,胃底的一部分从食管的左前方突入胸腔所致。随着病程进展,缺损加重,可导致全胃疝入胸腔,形成巨大食管裂孔疝。食管旁疝较少见,也极少发生胃食管反流,但约1/3的巨大食管裂孔疝易发生嵌顿,故有重要临床意义。

(三)混合型食管裂孔疝

最少见,是指滑动型和食管旁疝同时存在。其发生与膈食管裂孔过大有关,兼有滑动型和食管旁疝的特点。

四、临床表现

主要与反流性食管炎的症状有关,也可有某些消化不良的表现。

(一)胸骨后烧灼感或隐痛

胸骨后烧灼感或隐痛为滑动型食管裂孔疝的最常见症状。约1/3患者伴有胃食管反流而引起典型的反流性食管炎,表现为胸骨后、剑突下烧灼感或疼痛。疼痛可因嗳气、呃逆、平卧、弯腰、蹲下、咳嗽、饱食后用力屏气而诱发或加重,站立、半卧位、散步、呕吐后症状可减轻。反胃也是常见症状,有时可反出未完全消化的食物。症状的轻重与疝囊的大小有关,疝囊小者往往疼痛较重,而疝囊大者则很少剧痛。

(二)吞咽困难

患者常于进食后有食物阻滞感;伴食管糜烂或溃疡者可有明显的吞咽疼痛。当长期糜烂性食管炎引起食管狭窄时可出现吞咽困难,当进食过快或进食过热、过冷、粗糙食物时更易发作。此外,食管旁疝即使无并发症,也易出现吞咽困难。

(三)贫血

15%的食管裂孔疝患者可伴有缺铁性贫血。部分患者贫血与上消化道出血有关。食管旁疝患者的贫血及消化道出血的发生率明显高于滑动型食管裂孔疝。除食管炎易引起出血外,较大疝囊本身也可出血。

(四)其他症状

患者可有反复嗳气、进食后上腹部不适、腹胀、胃食管反流引起的吸入性肺炎、巨大食管裂孔疝压迫心肺引起的气急、心悸、咳嗽、发绀等症状。

五、并发症

(一)糜烂性食管炎

约 1/3 的食管裂孔疝患者可并发食管炎;已有短食管者食管炎发生率可达 80％;50％的食管炎患者可有食管溃疡;病程长者可有食管缩短、狭窄。

(二)上消化道出血

25％～35％的食管裂孔疝患者可出现上消化道出血,多由反流性食管炎、食管溃疡或食管癌引起。单纯食管炎大多仅为少量出血,极少大出血。

(三)嵌顿及绞窄

滑动型可复性食管裂孔疝极少发生嵌顿或绞窄;食管旁疝可因裂孔口压迫胃底、胃扭转等原因引起胃血供障碍,形成嵌顿、绞窄或坏死,严重者可出现胃穿孔和大出血。

(四)食管癌

0.5％～1.0％的食管裂孔疝患者可并发食管癌,癌灶常位于鳞状-柱状上皮交界处,其发生可能与 Barret 食管有关。

(五)其他

食管裂孔疝与胆石症、结肠憩室并存时为 Saint 三联症;与胆囊疾病、十二指肠溃疡并存时为 Casten 三联症。上述两种三联征的因果关系尚不明了,在鉴别诊断时应予以考虑。

六、辅助检查

(一)X 线检查

X 线检查是目前诊断食管裂孔疝的主要方法。对于临床上高度可疑但一次检查阴性者应重复检查,并取仰卧头低足高位等以提高阳性率。钡餐造影可显示食管裂孔疝的直接征象及间接征象。

(二)上消化道内镜检查

可与 X 线检查相互补充,协助诊断。镜下可有如下表现:①食管下段齿状线上移;②食管腔内有潴留液;③贲门口扩大和松弛;④His 角变钝;⑤胃底变浅;⑥膈食管裂孔宽大而松弛。

(三)高分辨率食管测压

食管裂孔疝时主要有以下表现:①LES 测压时出现双高压力带,上区代表食管下段的内在压力,下区代表膈脚,二者分离提示存在食管裂孔疝。双高压带在滑动型食管裂孔疝中检出率较高,其特异性高于影像学和内镜下表现。②LES 压力低于正常值。

七、诊断与鉴别诊断

根据患者的临床表现结合适当的辅助检查,本病诊断不难。食管裂孔疝所引起的临床症状需与以下疾病相鉴别。

(一)心绞痛

伴有反流性食管炎患者的胸痛可放射至左肩和左臂,含服硝酸甘油亦可缓解。此时心电图改变对两者的诊断最有帮助。有时上述两种情况可同时存在,因为从疝囊发出的迷走神经冲动可反射性地减少冠脉血流,诱发心绞痛。所以在临床分析时应考虑上述可能性。

(二)下食管和贲门癌

易发生于老年人。癌组织浸润食管下段可破坏 LES 而引起胃食管反流和吞咽困难,应警惕此病。

(三)慢性胃炎

可有上腹不适、反酸、胃灼热等症状,内镜及上消化道钡餐检查有助于鉴别。

(四)消化性溃疡

抑酸治疗效果明显,与食管裂孔疝治疗后的反应相似,但上腹不适、反酸、胃灼热等症状通常于空腹时发生,与体位变化无关。内镜检查可明确诊断。

(五)胆道疾病

除右上腹不适外,一般可有发热、血白细胞计数增高等炎症表现。伴胆管炎的患者多有黄疸,肝酶增高。体检右上腹可有局限性压痛;超声及 CT 扫描有助于诊断。

八、治疗

无症状、无并发症的滑动型食管裂孔疝者无须治疗;大多数有症状的食管裂孔疝患者仅需内科治疗;有严重并发症的滑动型食管裂孔疝和食管旁疝患者应手术治疗。

(一)内科治疗

主要目的是降低腹腔压力,减少反流,缓解症状,减少并发症。治疗原则主要是消除疝形成的诱因,控制胃食管反流,促进食管排空,以及减少胃酸分泌。

(二)外科治疗

2％～4％的患者需要手术。

(1)手术指征:①症状经内科长期治疗无缓解;②有重度反流性食管炎、食管狭窄、上消化道大出血、食管癌等严重并发症;③长期消化道出血合并贫血;④食管裂孔疝发生急性嵌顿或绞窄。⑤食管旁疝,尤其疝囊较大者。

(2)手术原则:①复位疝内容物;②修补松弛薄弱的食管裂孔;③防治胃食管反流;④保持胃液流出道通畅;⑤兼治并存的并发症。

(3)手术主要包括疝修补术及抗反流手术。常用的术式:①贲门前固定术;②后方胃固定术(Hill 修复法);③经腹胃底折叠术(Nissen 手术);④Belsey 四点手术(亦称 Mark Ⅳ)。近年来由于内镜手术的迅速发展,上述部分手术可通过胸腔镜或腹腔镜完成。文献报道术后早期症状完全缓解率可高达 80％～90％,失败率仅 5％,约 10％术后反流复发。

(吕俊三)

第五节　食管憩室

食管憩室一般病史较长,发展缓慢,属良性病变。不同部位的食管憩室,临床表现各异。通过 X 线钡餐和内镜检查可以发现食管憩室和假性憩室。多不需要手术切除憩室。可以行狭窄扩张术、抗反流治疗及应用钙通道阻滞剂。

一、咽-食管憩室（Zenker 憩室）

在食管憩室中最常见，是由于咽-食管连接区的黏膜在环状软骨近侧的咽后壁肌肉缺陷处膨出而成。当吞咽时下咽部压力增加，局部黏膜自环咽肌薄弱处膨出从而形成 Zenker 憩室。

上消化道钡餐检查时的发现率为 0.1%，其中 70% 发生于 70 岁以上者。男性约占 2/3，多位于左颈部咽-食管连接区。患者中食管裂孔疝的发病率明显高于正常人群。

初期憩室很小，可无任何症状，随着憩室逐步增大，临床表现为轻度吞咽困难，潴留在憩室里的食物可反流入口腔。饭后及睡眠时易发生呛咳。晚期表现有喉返神经受压引起的声嘶，饮水时有气过水声及反复发作的吸入性肺炎。体检时可在锁骨上方颈根部发现面团样肿块，按压时发出水过气声。

X 线钡餐侧位检查有助诊断。憩室内发生肿瘤者，需手术治疗。

二、食管中段憩室

较少见，为牵拉性的真性憩室。憩室一般不大，直径多在 1~2 cm，呈锥形，无颈。多数无症状，部分病例出现胸骨后疼痛、胃灼热感，少数有吞咽困难，极少数发生纵隔脓肿或食管气管瘘。无症状者不需要手术治疗。

三、膈上食管憩室

在食管憩室中最少见，男性多见，常发生在贲门食管连接之处上方，食物易潴留，不易排出。常伴食管痉挛、贲门痉挛、反流性食管炎或食管裂孔疝。诊断依赖 X 线检查，CT 扫描可鉴别纵隔肿瘤、脓肿。无症状者不需治疗，有明显症状如吞咽障碍、胸骨后疼痛及癌变者需做手术切除。

四、食管壁内假性憩室

多因黏膜下腺体炎症，炎症细胞浸润压迫腺体造成腺体阻塞，扩张形成吸袋，多继发于食管痉挛、胃食管反流和念珠菌病等。憩室常有规则地分布于整个食管，憩室很小，常为 1~3 mm。由于炎症及病情逐渐进展，70%~90% 存在食管狭窄。大部分患者表现为间歇性吞咽困难，并伴有胸骨后疼。

（吕俊三）

第 六 章

胃十二指肠疾病

第一节 急 性 胃 炎

急性胃炎是由多种原因引起的急性胃黏膜非特异性炎症所致,病理上以中性粒细胞浸润为主要特点。根据黏膜损害程度,分为急性单纯性胃炎和急性糜烂出血性胃炎,后者又称为急性胃黏膜病变。

一、病因及发病机制

(一)理化因素

过冷、过热或过于粗糙的食物、饮料(如浓茶、浓咖啡、烈酒)、刺激性调味品、特殊类型药物(如非甾体抗炎药、肾上腺皮质激素、抗生素、抗肿瘤药物等),均可破坏黏膜屏障造成胃黏膜损伤和炎症。非甾体抗炎药还能干扰胃黏膜上皮细胞合成硫糖蛋白,使胃内黏液减少,脂蛋白膜的保护作用削弱,引起胃腔内氢离子逆扩散,导致黏膜固有层肥大细胞释放组胺、血管通透性增加,引起胃黏膜充血、水肿、糜烂和出血等病理过程,同时药物还抑制前列腺素合成,使胃黏膜的修复受到影响而加重炎症。

(二)生物因素

生物因素包括细菌及其毒素。常见致病菌为沙门菌属、嗜盐菌、致病性大肠埃希菌等,常见毒素为金黄色葡萄球菌及肉毒杆菌毒素,尤其是以前者较为常见。进食了污染细菌或毒素的不洁食物后可引起合并肠炎的急性胃炎,即急性胃肠炎。此外,近年来发现因病毒感染而引起本病者逐渐增多。

(三)机体因素

机体因素包括全身感染、严重创伤、颅内高压、大手术、休克、过度紧张劳累等。应激状态下,交感神经及迷走神经兴奋,前者使胃黏膜血管痉挛收缩,血流量减少,后者则使黏膜下动、静脉短路开放,黏膜缺血缺氧加重,导致胃黏膜上皮损害,发生糜烂和出血。

二、病理

病变多为弥漫性,也可为局限性,仅限于胃窦部。大体表现为黏膜充血水肿,表面常有渗出物及黏液覆盖,急性糜烂出血型胃炎表现为多发性糜烂和浅表性溃疡,常有簇状出血病灶。显微镜下表现为黏膜固有层中性粒细胞浸润或形成小脓肿。糜烂出血型胃炎胃黏膜上皮失去正常柱状形态并有脱落,黏膜层有多发局灶性出血坏死。

三、临床表现

多数急性起病,症状轻重不一。急性单纯性胃炎主要表现为上腹饱胀、隐痛、食欲减退、嗳气、恶心、呕吐等。由沙门菌或金黄色葡萄球菌及其毒素致病者,常于进不洁食物数小时或24小时内发病,多伴有腹泻、发热,严重者有脱水、酸中毒或休克等。外周血白细胞总数增加,中性粒细胞比例增多。糜烂出血性胃炎可无症状或为原发病症状掩盖,也可表现为腹痛、腹胀、恶心等非特异性消化不良症状;严重者起病急骤,在原发病的病程中突发上消化道出血,表现为呕血及解黑便。内镜检查可见胃黏膜充血、水肿、渗出,严重者表现黏膜糜烂、出血或浅表溃疡,可弥漫性,也可局限性。

四、诊断和鉴别诊断

依据病史、临床表现诊断不难,但应注意和消化性溃疡、早期急性阑尾炎、急性胆囊炎、急性胰腺炎等鉴别。内镜结合病理检查有助于诊断。糜烂出血性胃炎确诊依靠早期胃镜检查,胃镜下可表现为黏膜充血糜烂或出血灶,超过48小时,病变可能已消失。通过临床观察、超声检查、血液生化检查、腹部X线摄片等排除其他疾病。除消化道出血外,轻症、短期发生的急性胃黏膜病变不推荐首选胃镜检查。

五、治疗

急性单纯性胃炎,治疗需去除病因、适当休息、清淡流质饮食,必要时禁食1~2餐。呕吐、腹泻剧烈者注意水与电解质补充,保持酸碱平衡;对症处理,可给予黏膜保护剂;细菌感染所致者应给予抗生素;腹痛明显可给阿托品或山莨菪碱。

急性糜烂出血性胃炎,应积极治疗原发病,除去可能的致病因素。除黏膜保护剂应用外,疼痛明显,胃镜下糜烂、出血病灶广泛的患者可同时给予 H_2 受体阻滞剂;严重患者,尤其是以消化道出血为表现者需要应用质子泵抑制剂。

临床上对存在应激状态,可能引起急性胃黏膜病变的患者常给予适当抑酸治疗达到预防目的;对长期服用非甾体抗炎药患者应采用选择性 COX-2 抑制剂,饭后服用,或加用 H_2 受体阻滞剂、质子泵抑制剂。

六、预后

除消化道大出血外,本病一般预后良好。

(朱传昌)

第二节　急性胃扩张

急性胃扩张是指无幽门或十二指肠机械性梗阻而突然发生的胃过度扩张。急性胃扩张是一种少见的急腹症,病情发展迅速,过程凶险,病死率较高。如果本病能够早期发现并得到及时处理,则预后良好。因此,临床上应对本病保持高度警觉。由于急性胃扩张的临床表现不典型,不易早期发现,患者常常被延误诊断和治疗。

一、病因

(1)急性胃扩张常见于手术后,尤其是腹膜后的手术后。术后发生胃扩张可能与下列因素有关:外科手术可直接刺激躯体及内脏神经或通过神经反射抑制胃的自主神经功能,导致胃壁平滑肌弛缓进而形成扩张;麻醉过程中口罩加压给氧或吞入大量空气;手术牵拉致持续性幽门痉挛;术中长时间牵拉小肠使肠系膜上动脉和主动脉夹角变小,压迫十二指肠水平段;术后给氧和胃管鼻饲可使大量气体进入胃内及胃管脱出或阻塞影响胃腔减压。近年来由于术前准备和术后处理的改进,特别是在腹部大手术时多放置胃管减压,发生于术后的急性胃扩张已经很少见。

(2)短时间进食过多,可影响胃的张力和胃的排空而诱发急性胃扩张,是急性胃扩张最常见的病因。暴饮暴食引发的急性胃扩张,其严重性较手术后急性胃扩张为大。大量食物吃进胃内,强行打乱神经反馈弧,使食物不能及时排空消化,引起分泌增加。食物不能排空消化而引发发酵,进一步加重胃扩张。大量食物进入胃内,还可使胃壁肌肉突然受到过度牵拉导致反射性麻痹。由于胃体积增加而收缩力下降,重力作用使扩张的胃压迫了十二指肠,胃内容更难排出,形成了恶性循环,对机体造成严重损害。据报道,约80％的急性胃扩张病例是在原发疾病基础上饮食过量或饮食不当而引发的,尤其是衰弱、慢性饥饿和神经性厌食或因肥胖症而节食者,胃的顺应性差,突然大量进食后可以诱发急性胃扩张,女性多见。

(3)洗胃可以引起急性胃扩张。机制是洗胃灌注的液体过多而未能及时完全呕出,使胃内液体短期内积聚过多,在数分钟内即可产生胃内高压状态,胃明显扩张。如果扩张的张力超过了胃壁的弹性限度,可导致浆肌层撕裂,最后胃全层破裂。洗胃引起的急性胃扩张,因缺血时间短,无组织坏死,仅引起胃动力障碍,一般不致引起严重后果。同时大剂量阿托品的应用也抑制了胃运动功能,促进了急性胃扩张的发生。因此,在临床上洗胃时应注意灌入的洗胃液的量应与排出的量大致相等。

(4)任何类型的创伤均可以引发急性胃扩张,尤以腹部损伤或气管切开者多见。各种外伤尤其是上腹部挫伤或严重复合伤,其产生的应激状态及创伤对腹腔神经丛的强烈刺激可诱发急性胃扩张。创伤性急性胃扩张较为罕见,但上腹部外伤后要考虑到急性胃扩张的可能,以免漏诊。

(5)另外,长期卧床者可以发生急性胃扩张。

(6)胃扭转、嵌顿性食管裂孔疝、幽门附近的病变,以及躯体部上石膏套后1～2天均可引起急性胃扩张。

(7)其他可引起急性胃扩张的疾病包括糖尿病、急性感染、水电解质紊乱、慢性消耗性疾病、肠扭转、精神性疾病和情绪紧张等。糖尿病神经病变,因其可导致内脏自主神经病变使胃张力改变、运动减弱。情绪紧张、精神抑郁和营养不良均可引起自主神经功能紊乱使胃的张力减低和排空延迟。严重感染如败血症均可影响胃的张力和胃的排空导致胃扩张。

二、病理生理

(1)胃扩张后神经反射作用导致胃迷走神经过度抑制,胃壁运动受抑而迟缓,失却了正常生理功能而使胃壁肌肉麻痹,胃壁肌肉张力减退进而使胃排空障碍,属动力性加机械性梗阻,而以胃壁肌肉麻痹占主导地位。

（2）胃扩张时恶心呕吐造成胃液大量丢失，电解质与酸碱平衡紊乱。胃液的大量丢失是低钾产生的重要原因，因为胃液中的钾离子浓度是血浆的 3～5 倍。低钾可引起神经肌肉应激性下降出现胃肠麻痹，进一步加重胃扩张。

（3）胃和十二指肠极度膨胀，腔内有大量液体潴留。随着胃腔压力的增高，食管下端受压，使胃管无法置入胃内，易误诊为食管下端或贲门平滑肌痉挛。使用抗胆碱药阿托品用于解除平滑肌痉挛，会加重胃肠平滑肌的麻痹。

（4）当胃扩张到一定程度时胃壁肌肉张力减弱，使食管与贲门和胃与十二指肠交界处形成锐角，进一步阻碍胃内容物的排出。

（5）由于胃麻痹和胀满，一方面使膈肌升高，胸腔容积变小，影响呼吸功能，甚至可致呼吸困难，还可机械性地压迫门静脉引起功能性下腔静脉梗阻，使血液淤滞于腹腔内脏，回心血量减少，心排血量亦减少，最后导致周围循环衰竭，出现休克。

（6）扩张的胃可占据整个腹腔甚至达盆腔，把小肠和横结肠推入腹腔下部甚至盆腔，致小肠系膜紧张，肠系膜上动脉和主动脉夹角变小，持续性压迫十二指肠水平部；或者胀满的胃直接压迫在十二指肠水平部通过脊柱部分，使胃内食物、咽入的空气及胃十二指肠的分泌液和胆汁、胰液大量积存，这些液体的滞留又可以进一步刺激胃十二指肠黏膜，使黏膜分泌和渗出显著增多，加重了胃扩张程度。

（7）胃扩张引起胃壁静脉血液回流障碍，致大量液体和电解质由血浆和组织间液进入胃腔内，迅速引起水和电解质失调。

（8）胃扩张继续发展，胃壁变薄，微循环发生障碍，造成组织缺血缺氧，胃黏膜血管麻痹性扩张，局部渗出增加，吸收功能丧失，又加剧了胃扩张的发展；胃壁血液循环障碍加重，出现血性渗出，胃液呈咖啡色，最后胃壁血供受阻，导致胃壁组织细胞坏死。

（9）若胃扩张得不到解除，坏死将向食管下段及十二指肠发展。胃黏膜受压血管破裂，黏膜形成溃疡、淤血和坏死灶，重者可发生胃破裂穿孔。

（10）大量体液丢失，引起严重脱水，易发生代谢性酸中毒；胃黏膜的大量渗出，丢失钾离子和氢离子，可以继发代谢性碱中毒；胃的膨胀影响呼吸功能使呼吸受限，换气浅快，导致呼吸性碱中毒。

三、临床特点

急性胃扩张原发病过程不典型，临床症状重，临床表现多样化。尽管急性胃扩张发病迅速，但发病初期不易引起患者及家属的注意，多在临床症状急剧加重时就诊。患者多有明显过量进食史、手术史或外伤史。但手术后或上腹部外伤后通常会考虑胃和胰腺的损伤，一般不易联想到急性胃扩张。

（1）高度腹胀，上腹部饱胀及进行性腹部胀痛。呕吐频繁但无力，呈典型的溢出性呕吐，呕吐棕褐色混浊液体，呕后腹胀不减轻。如果属于麻痹性扩张，胃内容物并不易呕出。

（2）呼吸浅短、脉快。高度腹胀，明显的腹部隆起，上腹部明显，常不对称，左侧更为隆起。看不到胃蠕动波。上腹可引出振水音。全腹轻压痛及肌紧张，肠鸣音减弱或消失。短期内出现低血容量性休克、呼吸困难、代谢性碱中毒及少尿。

（3）置入胃管可吸出数千毫升棕绿色液体气体，潜血试验阳性。如果吸出大量液体气体，诊断即可确立。

(4)X线检查:X线透视可见上腹部弥漫性致密影及胃泡水平面增大。如果中上腹饱胀,未见膈下游离气体而胃泡水平面增大应考虑到急性胃扩张可能;腹部X线片可发现胃显著扩张积气及气液平面(胃影可达盆腔),如果发生穿孔和胃壁坏死可出现腹膜炎表现和膈下游离气体;X线钡餐检查可见胃扩张,胃内积气积液,胃蠕动弱,造影剂长时间滞留胃内。

(5)腹部B超:可见胃明显扩张,胃壁变薄,其内充满内容物,于体表可以测出胃的轮廓。

(6)腹部CT:可以了解胃的扩张程度,以及对周围脏器的压迫情况。

四、诊断及鉴别诊断

急性胃扩张因其早期临床表现不典型,易于其他急腹症混淆,早期及时明确诊断十分重要。患者如存在上述病因和诱发因素,应想到发生急性胃扩张的可能,应进一步观察,注意本病临床症状和体征的特点。早期可有腹胀、上腹或脐周隐痛,恶心和持续性呕吐,呕吐后症状并不减轻。随着病情的加重,全身情况进行性恶化,可出现脱水、碱中毒,并表现为血压下降和休克。突出的体征为上腹膨胀,可见胃形,叩诊过度回响,有振水声。实验室检查可发现血液浓缩、低钾血症、低氯血症和酸碱平衡紊乱。立位腹部X线检查可见左上腹巨大液平面和充满腹腔的特大胃影及左膈肌抬高,即可做出诊断。

急性胃扩张的患者病情重,病因复杂,临床表现多样,实验室表现复杂,往往因分析病情不全面,容易误诊为其他腹部急症,文献报道此病有较高的误诊率(28.5%)。误诊原因为医师对本病的认识不足。对于高危人群一旦出现腹痛、腹胀、呕吐等消化道症状,均不能排除本病的可能。应仔细查体,反复检查,严密观察病情变化。

急性胃扩张主要应与机械性肠梗阻、弥散性腹膜炎和幽门梗阻区别。机械性肠梗阻可有腹胀、呕吐,但常有较明显腹痛,腹部体格检查可见肠型,肠鸣音多亢进,立位腹部X线片可见小肠积气,并可见肠腔内多个液平面,胃管抽吸无大量胃内容物。弥散性腹膜炎常由腹腔内脏器穿孔或急性胰腺炎引起,起病急骤,腹痛剧烈,腹部肌肉紧张,有压痛及反跳痛,肝脏浊音界可消失,肠鸣音消失,患者体温常升高,白细胞计数增多。消化道穿孔者腹部X线检查可发现膈下游离气体;急性胰腺炎患者有血尿淀粉酶升高,腹部CT可见胰腺肿大、胰腺周围渗出等改变。消化性溃疡、胃窦部肿瘤引起的幽门梗阻也可导致胃扩张的发生,但一般起病缓慢,患者呕吐物无胆汁,上腹部可见到胃形及胃蠕动,很少出现脉搏快速而微弱、血压下降等,胃镜检查或X线钡剂造影可明确诊断。

五、治疗

(一)非手术治疗

急性胃扩张患者确诊后,应首选内科非手术疗法。禁食水,持续胃肠减压,营养支持,纠正水、电解质失衡和酸碱平衡紊乱,并发休克者积极抗休克治疗。快速从静脉输入生理盐水及葡萄糖溶液,使尿量正常,必要时输入全血。如果有低钾性碱中毒,需补充钾盐。

胃抽吸和冲洗:插入胃管,将胃内液体及气体抽空,每隔半小时用温生理盐水冲洗,冲洗时避免一次注入过多液体,直至胃液颜色变淡,量逐渐减少为止。暴饮暴食所致的急性胃扩张,胃内常有大量食物,用一般胃肠减压管不容易吸出,需用较粗胃管抽吸洗胃并持续减压。如果减压洗胃仍不能缓解或大量食物无法吸出则须考虑手术治疗。

体位疗法:患者取俯卧位,头转向侧方,床脚抬高,可减轻小肠系膜的紧张,并防止其对十二指肠的压迫,以利胃内容进入远侧消化道。

一旦病情好转,2～3天后可往胃里注入少量液体,如果无异常情况即可开始恢复少量进食。

对于年老体弱、营养不良或病史长恢复慢的患者应及时给予完全胃肠外营养,纠正低蛋白血症。

对病情严重,特别是对疑有胃壁坏死、穿孔及腹腔感染者,应及时行手术治疗。术前应同时进行积极有效的液体复苏,给机体提供充足热量,维持水、电解质平衡及纠正酸碱失衡。选用敏感抗生素控制感染,预防和有效控制毒血症的发生。

(二)手术疗法

(1)手术指征:①胃肠减压不见好转,全身情况恶化,休克难以纠正;②有腹膜炎体征或腹腔穿刺有血性渗液;③腹部X线检查出现膈下游离气体。

(2)暴饮暴食引起的急性胃扩张,因胃内内容物呈固糊状较多,有时胃肠减压难以奏效,或有时胃管不能插入胃腔,这种情况下应及早采取手术治疗。如早期未能及时正确处理,预后极差。急性胃扩张病程超过12小时,极易出现胃壁组织坏死,甚至穿孔、休克,病死率可高达20%。手术方法以简单有效为原则,常用胃切开减压术。切开胃壁清除其内容物,对于胃壁部分坏死者行部分切除,点状坏死则行浆肌层内翻缝合包埋坏死灶为宜,有胃穿孔者行修补术,术后应继续胃管吸引减压或做胃造口术。给予适量促进胃收缩药物,同时抗炎补液,预防电解质紊乱及酸碱平衡失调等并发症的出现。

(3)如果保守治疗失败或者保守治疗期间怀疑有胃穿孔,应立即手术探查,延迟治疗可造成80%～100%的病死率。手术也应力求简单,胃切开减压术,清除胃内积存的食物残渣,清洗胃腔和腹腔。如果胃壁无血运障碍,可行胃壁切开减压后缝合。如果胃壁发生血运障碍,根据坏死的范围可选择胃部分切除、胃空肠吻合术或全胃切除、食管空肠吻合术等术式。由于急性胃扩张患者胃壁已基本上完全丧失运动能力,血运差,预计手术后长时间不能恢复,可行胃造口术或空肠营养造口术,有利于维持患者的营养状态,并可避免肠外营养所致的许多并发症。亦可考虑手术中安置鼻肠营养管术后早期给予肠内营养支持。

(4)如果病情危重,则不宜采用过于复杂的手术方式,只进行胃造口术和腹腔引流术即可,待病情好转后再酌情进行二期手术。

六、预防

要普及卫生知识,积极宣传暴饮暴食的危害性;腹部手术前积极去除各种急性胃扩张的原发因素,若患者一般状态差,最好于术前进行胃肠减压直到术后胃肠功能完全恢复,这是预防急性胃扩张的有效措施;术后患者饮食逐渐从流质饮食过渡到普通饮食,避免暴饮暴食;术中麻醉操作要熟练,避免使患者吞咽大量空气;术中减少创伤,避免对组织的过度牵拉;术后预防腹腔感染,注意给予营养支持;术后要经常变换体位,并适当给予对症处理,以促进患者胃肠功能的恢复;一旦出现急性胃扩张的征象时,应及早进行处理,不要等到症状加重时再治疗。在门急诊接诊腹胀患者时,详细询问病史,注意观察病情变化,诊断不明确时及早进行相关的辅助检查,以免漏诊,对一时难以明确诊断的患者,应留诊观察或收入院进一步诊治。

(朱传昌)

第三节　胃　扭　转

胃扭转是由于胃固定机制发生障碍,或因胃本身及其周围系膜(器官)的异常,使胃沿不同轴向发生部分或完全的扭转。胃扭转最早于 1866 年由 Berti 在尸检中发现。

本病可发生于任何年龄,多见于 30～60 岁,男女性别无差异。15％～20％胃扭转发生于儿童,多见于 1 岁以前,常同先天性膈缺损有关。2/3 的胃扭转病例为继发性,最常见的是食管旁疝的并发症,也可能同其他先天性或获得性腹部异常有关。

一、分类

(一)按病因分类

1.原发性胃扭转

致病因素主要是胃的支持韧带有先天性松弛或过长,再加上胃运动功能异常,如饱餐后胃的重量增加,容易导致胃扭转。除解剖学因素外,急性胃扩张、剧烈呕吐、横结肠胀气等亦是胃扭转的诱因。

2.继发性胃扭转

继发性胃扭转为胃本身或周围脏器的病变造成,如食管裂孔疝、先天及后天性膈肌缺损、胃穿透性溃疡、胃肿瘤、脾大等疾病,亦可由胆囊炎、肝脓肿等造成胃粘连牵拉引起胃扭转。

(二)以胃扭转的轴心分类

1.器官轴(纵轴)型胃扭转

此类型较少见。胃沿贲门至幽门的连线为轴心向上旋转,造成胃大弯向上、向左移位,位于胃小弯上方,贲门和胃底的位置基本无变化,幽门则指向下。横结肠也可随胃大弯向上移位。这种类型的旋转可以在胃的前方或胃的后方,但以前方多见。

2.系膜轴型(横轴)胃扭转

此类型最常见。胃沿着从大、小弯中点的连线为轴发生旋转。又可分为两个亚型:一个亚型是幽门由右向上向左旋转,胃窦转至胃体之前,有时幽门可达到贲门水平,右侧横结肠也可随胃幽门窦部移至左上腹;另一亚型是胃底由左向下向右旋转,胃体移至胃窦之前。系膜轴型扭转造成胃前后对折,使胃形成两个小腔。这类扭转中膈肌异常不常见,多为胃部手术并发症或为特发性,典型的为慢性不完全扭转,食管胃连接部并无梗阻,胃管或内镜多可通过。

3.混合型胃扭转

较常见,兼有器官轴型扭转及系膜轴型扭转两者的特点。

(三)按扭转范围分为完全型和部分型胃扭转

1.完全型扭转

整个胃除与横膈相附着的部分以外都发生扭转。

2.部分型扭转

仅胃的一部分发生扭转,通常是胃幽门终末部发生扭转。

（四）按扭转的性质分为急性胃扭转和慢性胃扭转

1.急性胃扭转

发病急,呈急腹症表现。常与胃解剖学异常有密切关系,在不同的诱因激发下起病。如食管裂孔疝、膈疝、胃下垂、胃的韧带松弛或过长。剧烈呕吐、急性胃扩张、胃巨大肿瘤、横结肠显著胀气等可成为胃的位置突然改变而发生扭转的诱因。

2.慢性胃扭转

有上腹部不适,偶有呕吐等临床表现,可以反复发作。多为继发性,除膈肌的病变外,胃本身或上腹部邻近器官的疾病,如穿透性溃疡、肝脓肿、胆道感染、膈创伤等亦可成为慢性胃扭转的诱因。

二、临床表现

胃扭转的临床表现与扭转范围、程度及发病的快慢有关。

（一）急性胃扭转

表现为上腹部突然剧烈疼痛,可放射至背部及左胸部。有时甚至放射到肩部、颈部并伴随呼吸困难,有时可有心电图改变,有可能被误诊为心肌梗死。急性胃扭转常伴有持续性呕吐,呕吐物量不多,不含胆汁,以后有难以消除的干呕,进食后可立即呕出,这是因为胃扭转使贲门口完全闭塞的结果。上腹部进行性膨胀,下腹部平坦柔软。大多数患者不能经食管插入胃管。急性胃扭转晚期可发生血管闭塞和胃壁缺血坏死,以致发生休克。

查体可发现上腹膨隆及局限性压痛,下腹平坦,全身情况无大变化,若伴有全身情况改变,提示胃部有血液循环障碍。反复干呕、上腹局限压痛、胃管不能插入胃内,这是急性胃扭转的三大特征,称为"急性胃扭转三联症"（Borchardt 三联症）。但这三联症在扭转程度较轻时,不一定存在。

（二）慢性胃扭转

较急性胃扭转多见,临床表现不典型,多为间断性胃灼热感、嗳气、腹胀、腹鸣、腹痛,进食后尤甚。主要临床症状是间断发作的上腹部疼痛,有的病史可长达数年。亦可无临床症状,仅在钡餐检查时才被发现。对于食管旁疝患者发生间断性上腹痛,特别是伴有呕吐或干呕者应考虑慢性间断性胃扭转。

三、辅助检查

（一）X 线检查

1.立位胸腹部 X 线平片

可见两个液气平面,若出现气腹则提示并发胃穿孔。

2.上消化道钡餐

上消化道 X 线钡餐不仅能明确有无扭转,且能了解扭转的轴向、范围和方向,有时还可了解扭转的病因。器官轴型表现为胃大弯、胃底向前、从左侧转向右侧,胃大弯朝向膈面,胃小弯向下,后壁向前呈倒置胃,食管远端梗阻呈尖削影,腹食管段延长,胃底与膈分离,食管与胃黏膜呈十字形交叉。系膜轴型表现为食管胃连接处位于膈下的异常低位,而远端位于头侧,胃体、胃窦重叠,贲门和幽门可在同一水平面上。

（二）内镜检查

内镜检查有一定难度，进镜时需慎重。胃镜进入贲门口时可见到齿状线扭曲现象，贲门充血、水肿，胃腔正常解剖位置改变，胃前后壁或大、小弯位置改变，有些患者可发现食管炎、肿瘤或溃疡。

四、诊断与鉴别诊断

（一）诊断

诊断标准：①临床表现以间歇性腹胀、间断发作的上腹痛、恶心、轻度呕吐为主要临床症状，病程短者数天，长者选数年，进食可诱发。②胃镜检查时，内镜通过贲门后，盘滞于胃底或胃体腔，并见远端黏膜皱襞呈螺旋或折叠状，镜端难通过到达胃窦，见不到幽门。③胃镜下复位后，患者即感临床症状减轻，尤以腹胀减轻为主。④上消化道 X 线钡剂检查示：胃囊部有两个液平；胃倒转，大弯在小弯之上；贲门幽门在同一水平面，幽门和十二指肠面向下；胃黏膜皱襞可见扭曲或交叉，腹腔段食管比正常增长等。符合上述1～3 或 1～4 条可诊断胃扭转。

（二）鉴别诊断

1.食管裂孔疝

主要临床症状为胸骨后灼痛或烧灼感，伴有嗳气或呃逆。常于餐后 1 小时内出现，可产生压迫临床症状如气促、心悸、咳嗽等。有时胃扭转可合并疝，X 线钡餐检查有助于鉴别。

2.急性胃扩张

本病腹痛不严重，以上腹胀为主，有频繁的呕吐，呕吐量大且常含有胆汁。可插入胃管抽出大量气体及胃液。患者常有脱水及碱中毒征象。

3.粘连性肠梗阻

常有腹部手术史，表现为突然阵发性腹痛，排气排便停止，呕吐物有粪臭味，X 线检查可见肠腔呈梯形的液平面。

4.胃癌

多见于中老年，腹部疼痛较轻，查体于上腹部可触及节结形包块，多伴有消瘦、贫血等慢性消耗性表现。通过 X 线征象或内镜检查可与胃扭转相鉴别。

5.幽门梗阻

都有消化性溃疡病史，可呕吐宿食，呕吐物量较多。X 线检查发现幽门梗阻，内镜检查可见溃疡及幽门梗阻。

6.慢性胆囊炎

非急性发作时，表现为上腹部隐痛及消化不良的临床症状，进油腻食物诱发。可向右肩部放射，墨菲征阳性，但无剧烈腹痛、干呕。可以顺利插入胃管，胆囊 B 超、胆囊造影、十二指肠引流可有阳性发现。

7.心肌梗死

多发生于中老年患者，常有基础病史，发作前有心悸、心绞痛等先兆，伴有严重的心律失常，特征性心电图、心肌酶学检查可协助鉴别。

五、治疗

急性胃扭转有时不易作出早期诊断，病死率高，一经发现应及时处理。多数病例需急诊手术治疗,少数经非手术治疗也可缓解,以下介绍非手术疗法。

(一)非手术治疗

可首先试行插入胃管进行减压。少数如能将胃管成功插入胃腔,可经胃管吸出胃内大量气体和液体,急性症状可随之缓解,并自行复位。

但非手术治疗有如下缺点:①疗效短,易复发;②易在插管时损伤食管;③可能隐藏着更严重的胃及其周围脏器的病变未被发现和及时治疗。

为此,非手术疗法即使成功,也应明确病因,防止再发。

(二)辅助治疗

(1)输液:急性胃扭转常有水、电解质和酸碱平衡失调,应输液予以纠正。此外,如有休克应积极抗休克治疗。胃扭转复位后,在禁食、胃肠减压和恢复正常进食前仍应继续输液,以补充每天热量、水和电解质等的需要。

(2)胃肠减压:手术或非手术复位成功后应持续胃肠减压、禁食,以保持胃内空虚,一般术后3～4天方可停止胃肠减压。

(3)饮食:胃肠减压停止后,可开始进食少量流质,并在密切观察下逐渐增食量。

(4)病因及并发症治疗:经非手术疗法复位后或因病情危重仅行复位术者,可能有某些病因或并发症尚未处理,应给予相应治疗。

六、预后

由于诊断和治疗措施的不断改进,急性胃扭转的病死率已下降至15％～20％,急性胃扭转的急症手术病死率约为40％,若发生绞榨则病死率可达60％。已明确诊断的慢性胃扭转患者的病死率为0～13％。

(朱传昌)

第四节　胃排空障碍

胃排空指胃内容物进入到十二指肠的过程,是自主神经系统、平滑肌细胞和肠神经元在中枢神经系统调控下协调完成的。胃排空的动力来源于胃的收缩活动,同时受十二指肠内压及幽门阻力的影响,各方面的调控异常均会导致胃排空障碍。

胃排空障碍包括胃排空延迟和胃排空加速。胃排空延迟可由幽门、小肠、结肠机械性梗阻造成,也可在没有机械性出口梗阻的状态下发生。没有机械性出口梗阻、存在客观的胃排空延迟证据的一组综合征称为胃瘫,属于胃动力性疾病,以固体胃排空延迟为主要特点。胃排空加速可发生在十二指肠溃疡、Zollinger-Ellison综合征、胃大部切除术后和吸收不良患者,表现为不同程度的固体和/或液体排空加快。

一、病因

胃瘫的病因有很多,包括内分泌疾病(糖尿病、甲状腺功能减退和亢进、甲状旁腺功能减退、艾迪生病等)、神经系统疾病(帕金森病、脑血管意外、多发性硬化症、脊髓损伤、多发性神经纤维瘤、周围神经病变、Chagas 病等)、风湿免疫疾病(硬皮病、皮肌炎、系统性红斑狼疮)、恶性肿瘤和伴癌综合征、腹部手术、病毒感染、胃淀粉样变、克罗恩病、胰腺疾病、神经性厌食症、药物(阿片类麻醉药、抗胆碱能药物、抗胰高血糖素样肽-1、α_2肾上腺素激动剂和三环类抗抑郁药)等,尿毒症、酸中毒、低钾血症、低钙血症、全身或腹腔内感染、剧烈疼痛、严重贫血也可致本病。其中主要病因有特发性(36%)、糖尿病(29%)、腹部手术后(13%)。

(一)特发性胃瘫

特发性胃瘫是指患者由于排空延迟出现症状,但找不到原发的导致胃排空延迟的异常,是胃瘫中最常见的情况,以女性居多。部分特发性胃瘫患者中存在严重的焦虑和抑郁。19%的患者存在前驱感染,如急性胃肠炎、食物中毒或者呼吸道感染。病毒感染后发生的胃瘫病程常呈自限性,在 1 年左右改善;但少部分巨细胞病毒、EB 病毒(epstein-barr virus,EBV)、水痘-带状疱疹病毒感染导致自主神经病变,这些患者症状缓解较慢,可历经数年,比病毒感染未累及自主神经的患者预后差。轮状病毒可能是儿童胃瘫的病因,一般在 24 个月内恢复。

特发性胃瘫患者的胃底调节功能受损,对胃气囊扩张的敏感性增加。炎症因子可能参与了特发性胃瘫的发病过程。

(二)糖尿病胃瘫

有报道糖尿病患者胃瘫在 1 型糖尿病患者的 10 年发病率是 5.2%,2 型糖尿病是 1%。糖尿病胃瘫患者胃功能受损,空腹和餐后胃窦收缩减少,部分患者出现胃窦痉挛,而胃底感受阈值上升,对进餐的调节迟钝。胃瘫影响了糖尿病患者的生活质量,增加了住院次数,也与患者病死率有关。

糖尿病胃瘫的发病机制与多种因素有关,高血糖症使移行运动复合波停止,增加胃底的容受性,影响胃的敏感性,破坏正常的慢波活动。除高血糖本身的影响外,糖尿病神经病变亦与胃瘫有关。研究发现,糖尿病患者迷走神经受损,自主神经病变严重程度与胃排空时间相关。线粒体 DNA 突变 3243 促进 2 型糖尿病患者出现胃瘫。

(三)手术后胃瘫

手术后胃瘫常常发生在腹上区手术后,是由于迷走神经切除或者损伤导致的,依据手术范围和术式胃瘫的发生率不同。

胃大部切除术后残胃功能性排空障碍的发生率约 8.5%,高危因素有糖尿病、腹膜炎、高龄、营养不良和消化道出血、胆胰漏、吻合口瘘等并发症,通常在 4 周内恢复,个别患者需要 6 周。

二、病理

糖尿病患者和特发性胃瘫患者的迷走神经出现不同程度的髓鞘变性,神经细胞胞体、神经节细胞和神经纤维减少,伴或不伴淋巴细胞浸润,结缔组织增多,伴有平滑肌纤维化,间质 Cajal 细胞数量减少,形态异常。特发性胃瘫患者的神经元一氧化氮合成酶显著降低。

三、临床表现

胃瘫可发生于任何年龄,女性多见。各种原因引起的胃瘫的表现类似,通常表现为恶心、呕吐、早饱、餐后持续性上腹胀满,与胃排空延迟相关,呕吐后症状可以暂时获得缓解。腹痛也是胃瘫的常见表现,如钝痛、绞痛或烧灼痛,但仅在 18%的患者中表现突出。随着疾病进展,可以出现食管炎、贲门食管黏膜撕裂、消化性溃疡、胃石等表现。急性患者可致脱水和电解质代谢紊乱;

慢性患者,病程较长,可有营养不良和体重减轻。严重或长期呕吐者,因胃酸和钾离子的大量丢失,可引起碱中毒,并致手足抽搐。

体格检查可见脱水表现,可有腹上区或者不确定部位压痛,振水音阳性有提示作用,但也可能体检没有阳性发现。另一些检查可能发现患者基础疾病相关的情况,如系统性硬化患者肢端雷诺现象,大关节挛缩等。

四、实验室及辅助检查

患者可见不同程度的贫血、低清蛋白血症、电解质与酸碱平衡紊乱和肾前性氮质血症等。常规实验室检查一般难以确诊胃瘫,但可以帮助排除其他疾病。如腹痛患者可以借助血淀粉酶、脂肪酶等与胰腺炎鉴别。X线钡餐检查可见钡剂胃排空减慢,未发现胃流出道有器质性梗阻病变。内镜检查能够排除上消化道器质性疾病,观察有无机械性梗阻,如肿瘤、消化性溃疡、幽门狭窄。胃瘫在内镜表现为胃内有隔夜食物残留,严重者可有胃石。如果内镜无异常发现,应该进一步检查评估患者的胃排空状态和测定胃内压。

胃排空检查是评价胃运动功能的重要方法,有助于提供胃排空延迟的依据,但应该注意胃瘫的症状与胃排空状态可以不一致。能够定量测定胃排空的方法有插管法、吸收试验、X线、超声波、核素显像、胃阻抗图、胃磁图、呼气试验、MRI和无线动力胶囊内镜等,目前推荐核素闪烁扫描技术、无线动力胶囊内镜和呼气试验,其中核素闪烁扫描技术是一种非侵入性的定量方法,因其准确性高、放射照射少,目前仍然是评估胃排空的金标准。具体方法为在进食固体的标记餐后定时扫描胃容量来反映胃内残留的食物量,在进食含^{99m}锝的鸡蛋三明治后即刻、1小时、2小时和4小时的时候扫描。如果1小时胃残留超过90%,2小时超过60%,4小时超过10%,则认为胃排空延迟,其中4小时残留率超过10%是主要评价标准,如果已经进行了4小时扫描或者排空超过一半时胃排空半衰期也是一个可以接受的指标。

在检查之前须控制其他影响胃排空的因素,须停止服用减缓胃排空的药物(抗胆碱能药物、阿片类止痛药、肾上腺素能药物、三环类抗抑郁药物等)和促进胃排空的药物(甲氧氯普胺、多潘立酮、红霉素、莫沙必利等)48小时以上,检查当天不能吸烟,如果血糖高于15 mmol/L,需要注射胰岛素降低血糖或待血糖控制后进行检测。

五、诊断和鉴别诊断

(1)胃瘫的诊断需要符合以下3个标准:①具有胃瘫症状;②排除胃出口梗阻或溃疡病变;③有胃排空延迟的依据。需要除外其他引起恶心、呕吐、腹痛等症状的疾病才能诊断本病,包括食管炎、消化性溃疡、肿瘤、肠梗阻、克罗恩病和胰腺、胆道疾病等,还要与药物的不良反应和尿毒症进行鉴别。

(2)胃瘫的诊断一般通过以下3个步骤实现。①第1步:详细询问病史,患者症状可以提示疑似胃瘫。有典型症状的年轻女性多为特发性胃瘫,当有长期胰岛素依赖的患者需考虑糖尿病胃瘫。腹部手术术后,尤其是迷走神经被切断或损害的患者会出现胃排空延迟。振水音阳性对诊断有帮助。脱水或体重下降预示病程迁延和程度重。②第2步:内镜或上消化道钡餐检查进一步排除机械性梗阻或溃疡。内镜对检测黏膜损害更敏感。双对比造影技术提高了影像学检测的敏感性。小肠钡剂造影可以探查小肠黏膜,能准确检出严重小肠梗阻并且有助于判断克罗恩病。然而,小肠钡餐造影往往无法检出轻度梗阻或者小肠黏膜的轻微病变。小肠钡剂造影发现十二指肠水平部扩张可提示肠系膜上动脉压迫综合征。CT特别是小肠CT技术对小肠梗阻的检出和定位有重要意义。③第3步:通过放射性标记的固体餐进行胃排空检查。如果胃排空试验是正常的,就要寻找其他病因引起的胃瘫。当胃排空试验正常时,不能完全排除存在胃动力障碍,还应考虑局部动力异常,如胃底松弛障碍,胃窦膨胀或胃节律紊乱。当证实存在胃延迟排空时不应停止其他相关检查评估,除了糖尿病、胃部手术外,神经、肌肉、代谢性、内分泌性因素也要考虑。甲状腺功能试验可提示是否存在甲状腺功能减退。糖化血红蛋白反映长期血糖控制水平,血糖控制不佳会影响胃排空。当排除所有继发性因素后可诊断为特发性胃瘫。

(3)术后胃瘫综合征的诊断标准尚不统一,有专家提出的术后胃瘫综合征诊断标准是:①经一项或多项检查提示无胃流出道机械性梗阻,但有胃潴留;②胃引流量每天>800 mL,并且持续时间>10天;③无明显水电解质酸碱失衡;④无引起胃瘫的基础疾病,如糖尿病、甲状腺功能减退等;⑤无应用影响平滑肌收缩的药物史。

六、治疗

治疗原则包括改善症状和营养状态、维持水电解质平衡、发现和治疗基础疾病、去除病因,以及缓解症状。停用影响患者胃动力或者影响止吐药效果的药物如阿片类麻醉药,监测和控制糖尿病患者的血糖。对于顽固性呕吐、脱水等临床表现严重的患者,应该住院治疗。

建议调整轻症患者饮食,少食多餐,增加液态营养物。中重度患者需要营养支持,必要时禁食并行胃肠减压,无小肠梗阻者可予鼻-空肠营养。如肠内营养失败则需胃肠外营养。

促胃动力药物是主要的治疗药物,以多巴胺D_2受体拮抗剂和5-羟色胺受体拮抗剂为主。甲氧氯普胺是多巴胺D_2受体拮抗剂,能够促进胃排空,但应警惕长期应用甲氧氯普胺引起的帕金森样运动、迟发性运动障碍、肌张力障碍、QT间期延长等。多潘立酮是外周多巴胺受体拮抗剂,其中枢不良反应小,可以10 mg口服每天3次,但可能延长QT间期,建议随访心电图。莫沙必利5 mg每天3次、依托必利50 mg每天3次,也被用于糖尿病胃瘫的治疗。5-羟色胺受体拮抗剂如昂丹司琼作为二线药物治疗胃瘫,可以控制呕吐症状,但不改善胃排空,目前尚无证据表明其作用优于甲氧氯普胺。此外,部分患者通过中药或者针灸治疗亦可取得一定疗效。小剂量的三环类抗抑郁药可以改善恶心呕吐和腹痛症状,但需要注意阿米替林由于有抗胆碱作用不适用于胃瘫患者。

研究发现乳糖酸红霉素在每8小时给予3 mg/kg的剂量(静脉滴注时间>45分钟,以避免静脉炎)对糖尿病胃瘫有效,作用可持续数周,但之后可由于胃动素受体的下调而失效,红霉素也可以延长QT间期,需要注意。

术后胃瘫患者可内镜治疗,经过长期内科治疗无效时,可选择胃电刺激治疗。胃电刺激治疗能够有效缓解患者症状,对糖尿病导致的胃瘫作用相对较好。胃电刺激治疗的主要并发症是感染,5%~10%的患者因此需要拆除该装置。对无明确原因的胃排空障碍在等待4周同时加强支持治疗,如持续无改善,少数患者可慎重考虑手术治疗,如空肠造瘘术、减压胃造瘘术等。

对于可能出现术后胃瘫的患者应该积极采取预防措施。食管、幽门手术中加用气囊进行幽门扩张,减少胃排空阻力,可以预防术后胃瘫的发生。手术后应积极改善营养状态,控制糖尿病,引流腹腔、膈下残留脓肿、抗感染治疗。

(叶 蕾)

第五节 门脉高压性胃病

门脉高压性胃病(portal-hypertensive gastropathy,PHG)广义是指各种由门脉高压引起的胃十二指肠病变,如胃黏膜病变,肝源性溃疡,胃窦毛细血管扩张症,胃十二指肠静脉曲张。狭义主要是指门脉高压患者伴发的胃黏膜病变,内镜下表现为各种形态的充血性红斑(尤其蛇皮征、马赛克征)和糜烂伴或不伴出血,组织学上表现为血管扩张,黏膜下层静脉短路开放和固有层水肿,伴或不伴有炎性细胞浸润。临床上表现为静脉非曲张性消化道出血,蛋白丢失性胃肠病和缺铁性贫血。

一、发病机制

PHG 的发病机制目前尚不十分清楚,可能与以下因素有关。

(一)门静脉高压

门脉高压是 PHG 发生的病理生理基础。由于门脉高压,静脉回流受阻,从而造成胃微血管系统血流动力学变化,胃黏膜微血管系统充血和淤血,引起胃黏膜下毛细血管扩张、通透性增加,血浆外渗致胃黏膜下广泛水肿;门脉高压使黏膜下动-静脉短路开放,胃黏膜下血液分流,有效血容量减少,组织缺血缺氧,代谢紊乱,黏膜防御机制减弱,H^+ 回渗增加,造成黏膜组织损伤。Lo 等研究发现食管静脉曲张套扎术(EVL)能使 PHG 恶化,Sarin 发现曲张静脉内镜下硬化治疗(EVS)后 PHG 发生率增加,原有 PHG 恶化,但联用普萘洛尔能使症状缓解。EVL 主要阻断了食管中、下段黏膜及黏膜下的静脉血流,门静脉不能通过胃左静脉进行分流,大量血液逆流入胃右静脉或经脾静脉进入胃短静脉,从而使胃体、胃底黏膜静脉淤血,加重胃黏膜血流低灌注。

(二)胃黏膜屏障功能受损

胃黏膜屏障包括胃黏膜层及胃黏膜细胞层,PHG 患者两者皆受损,致使胃黏膜对损伤的敏感性增高,抗损伤能力减弱。可能的机制为:①门静脉高压时胃壁动静脉短路大量开放;②毛细血管内皮细胞及其基底膜的损坏和毛细血管内红细胞堆积、变形,透明血栓形成,致黏膜有效血流量减少。

(三)胃肠激素和血管活性物质

有研究发现 PHG 患者肝内 NO 合成相对不足,而内皮素-1(ET-1)、血管紧张素-2、去甲肾上腺素合成增多,使肝血管床收缩,门静脉阻力增加,形成门脉高压。胰高血糖素、胆汁酸、前列腺环素、降钙素基因相关肽等增加,胃黏膜和黏膜下层细血管、毛细血管明显扩张、黏膜血流量增加,引起胃黏膜充血、缺氧,造成黏膜损伤。

(四)生物因子学说

肿瘤坏死因子-α(TNF-α)致胃黏膜损伤,Ohta 等发现 PHG 患者 TNF-α mRNA 表达增加,TNF-α 激活了 PHG 黏膜的内皮结构型 NO 合成酶和内皮素-1(ET-1),NO 过度生成,导致门脉高压高动力循环及产生过氧化亚硝酸盐。过氧化亚硝酸盐与 ET-1 增加了胃黏膜损伤的敏感性。

(五)幽门螺杆菌感染

实验结果表明:伴 PHG 和不伴 PHG 的门脉高压患者 Hp 的感染率差异无显著性($P>0.05$),而不同严重程度的 PHG 患者 Hp 感染率差异亦无显著性($P>0.05$)。因此,可认为 Hp 感染对 PHG 的发生发展没有显著性影响,也有报道认为,Hp 感染对 PHG 患者有加重胃黏膜炎性改变的作用。

二、临床和胃镜表现

根据 Mc Cormack 分类:胃镜下 PHG 分轻、重两型。①轻型:细微粉红样斑点或猩红热样疹。呈淡黄色网格镶嵌的多发性小红斑,多位于胃的近端,是门静脉高压的特征性变化,称马赛克征。黏膜皱襞表面发红。红色或粉红色黏膜上出现细白网状间隔成蛇皮状。临床上患者可以无症状,也可以出现不思饮食、腹胀、嗳气、上腹部不适或疼痛,无特异性,出血危险性很低。②重型:胃镜表现类似曲张静脉,预示高度出血危险性的樱桃样红斑,可发展成弥漫出血的融合病变。临床表现为上消化道出血,出血方式为少量渗血、中量或大量出血,出血复发率高。

三、诊断

(一)门脉高压

参照 Bayraktar 等标准,符合以下两者或两者以上的肝硬化,诊断为门脉高压:①巨脾(B 超下脾长轴>13 cm);②血小板计数$<100\times10^9$/L 和/或白细胞计数$<4.0\times10^9$/L(连续 3 次以上);③B 超下门脉宽度>14 mm 或脾静脉宽度>10 mm;④胃镜下食管静脉曲张;⑤存在腹水或胃镜下胃底静脉曲张。

(二)PHG

以内镜下诊断为主,参照 Mc Cormack 的诊断标准。①轻度:淡红色小斑点或猩红热样疹;黏膜皱襞表面条索状发红;马赛克图案——白黄色微细网状结构将红色或淡红色水肿黏膜衬托间隔成蛇皮状。②重度:散在樱桃红斑点、弥散性出血性胃黏膜病变。

四、预防和治疗

(一)预防

(1)病因治疗:积极防治引起门静脉高压的病因。

(2)饮食:一般以高热量、高蛋白、维生素丰富可口的食物为宜。

(3)提高血浆清蛋白:静脉输清蛋白,其半衰期为 17~21 天,注意用量,使用清蛋白期间可交替使用血浆。

(二)PHG 出血的治疗

1.血管活性药物的使用

由于 PHG 的发生与门脉高压密切相关,因此出血时在综合治疗的基础上降低门静脉压力是其主要治疗措施。血管升压素及生长抑素类可引起内脏血管收缩,减少门静脉血流,改善门静脉血流动力学,宜用于 PHG 引起的上消化道出血。

(1)血管升压素(vasopressin,VP):此药应用已有 40 年历史,因其经济、有效而为首选。其疗效为 44%~97%,能使门静脉压下降 30%~40%,其作用机制是选择性的使肝脏、肠系膜及脾脏毛细血管和动脉血管收缩,减少门静脉血流,从而降低门静脉压;同时降低心脏顺应性,减少心排血量和直接扩张门脉血管而降低门脉压。乐桥良等研究发现血管升压素能明显降低胃黏膜血流量,减轻充血,缓解黏膜损伤。首剂 10～20 U 加入葡萄糖液或 0.9％NaCl 溶液 20～40 mL 静脉缓注,随后持续以 0.2～0.4 U/min 静脉滴注,12～24 小时无出血则减半量持续,72 小时后无出血可逐渐减量、停药。中老年人因动脉硬化、血管和心脏顺应性差,应从小量开始加至 0.2 U/min。一般不良反应有腹部痉挛性、阵发性隐痛,大便频、里急后重感,血压轻度升高,严重反应有面色苍白、头晕、恶心、呕吐、出汗、心悸、血压剧烈升高、心绞痛、心肌梗死,一旦出现严重反应应立即停药,给予对症处理。为减少不良反应最好与硝酸酯类合用,故冠心病和高血压患者慎用。特利加压素(三甘氨酰赖氨酸加压素)为血管升压素的衍生物,其作用在于增加内脏血管阻力,使曲张静脉血流减少从而降低门脉压。止血率为 70％～84％,对心血管无明显不良反应。静脉注射,每次 1～2 mg,4～6 小时一次,持续 24～48 小时。用药后再出血间隔时间平均为 72 小时,而 VP 平均为 26 小时。因价格昂贵,故临床少用。

(2)生长抑素及其类似物:生长抑素八肽奥曲肽半衰期为 100 分钟以上,可使内脏血管收缩,减少门脉系统血流量,从而降低门静脉压,改善胃黏膜内微循环,并对胃泌素、胰泌素、促胰酶素等引起的胃酸分泌和胰外分泌具有抑制作用,故能有效地抑制胃酸和胃蛋白酶原分泌。另外,它还有显著的细胞保护作用,能刺激胃黏膜再生。这对肝硬化门脉高压患者既可降低门脉压又可促进胃黏膜的糜烂和溃疡愈合,有效率为 65％～90％,可作为一线药物选用,首剂 0.1 mg 静脉注射,继之 25～50 μg/h 持续静脉滴注 1～5 天。不良反应少,但价格贵。Zhou 等研究发现奥曲肽静脉用 48 小时,完全控制 PHG 急性出血有效率为 100％,而血管升压素为 64％,奥美拉唑为 59％,且奥曲肽不良反应少。生长抑素十四肽施他宁半衰期为 1～3 分钟,选择性使内脏血管收缩,降低门静脉和侧支循环的血流,同时抑制胰高血糖素,降低门脉压力。首剂 250 μg 静脉注射,再以 250 μg/h 持续静脉滴注,维持 24～48 小时,能明显降低肝静脉压力梯度和奇静脉血流量。不良反应少,但价格贵。Kouroumalis 等研究发现生长抑素十四肽施他宁与奥曲肽在控制 PHG 急性出血方面同样安全有效。

2.抑酸

目前已证明 H_2 受体阻滞剂和硫糖铝治疗 PHG 无效。PPI 类抑酸剂如奥美拉唑可提高胃内 pH,减少高酸环境对凝血作用的影响,对 PHG 出血有治疗作用。

3.介入治疗

(1)经导管脾动脉栓塞术(TSAE):脾静脉血流是门静脉血流的重要来源,门静脉高压、脾大时,脾静脉血流可达门静脉血流的 1/2。采用脾静脉栓塞可减少门静脉血流,从而降低门静脉压,改善 PHG。较适用于门脉高压并脾大、脾功能亢进的急性出血。脾动脉栓塞术远期效果并不佳,可能与肠系膜血流代偿性增加有关。

(2)经颈静脉肝内门体分流术(transjugular intrahepatic portosystemic stunt,TIPS):在肝内肝静脉和门静脉间建立一个人工分流通道,把高压力的门静脉血分流到低压力的肝静脉,从而降低门静脉压力,降低出血的危险性。主要适用于药物治疗无效者,它可明显降低门静脉压,改善 PHG 已损伤的胃黏膜血流灌注,使 PHG 病情减轻。Haskal 等人研究发现,经严格选择的病例行 TISP 治疗后 30 天其死亡率及并发症<5％,其中门体分流性脑病占 23％,比分流手术低,并成功治疗难治性腹水和肝性胸腔积液,且住院时间缩短。如果分流通道狭窄,可通过球囊扩张或 TIPS 放入支架治疗。Sung-Kyu 等研究证实,TIPS 能降低门静脉压力 2.57～3.61 kPa(19.3～27.1 mmHg),同时可改善 PHG 症状。但门静脉压力不是 PHG 发生的独立危险因素,

研究发现 PHG 与食管静脉曲张的程度有明显的相关性,而与胃静脉曲张关系不明显。主要并发症是分流高压力的门静脉血入右心房可能会导致严重的心功能不全和心源性肺水肿。禁忌证主要有右心衰竭、多囊肝。

(3)内镜下止血。热凝固疗法:①电凝止血,应用高频电的热效应使组织蛋白变性而止血,主要适用于溃疡出血,尤其是内镜下见到喷射状出血的裸露小动脉。注意要使电凝探头垂直接触出血部位并轻轻加压,每次通电 2～3 秒。凝固电流(电凝指数 PSD 3～4,UES 3.0～3.5)以产生火花为宜。在通电时若见出血组织发白或出现烟雾,应立即停止通电。②微波止血,通过电极压迫和微波凝固作用引起血管壁膨隆,血栓形成而止血。③热电极止血,将电能转变为热能,使组织脱水、蛋白质凝固,血管萎陷而达到止血目的。④激光止血,将光能在组织内转变为热能,使组织蛋白凝固而止血。目前临床应用的有氩离子激光和钇铝石榴石激光两种。局部喷洒药物止血:一般应首先清除凝血块,暴露出血病灶后再喷药。

常用的止血药物:①高浓度去甲肾上腺素(8％)溶液,可使出血区域小血管强烈收缩、血流量减少而止血,尤其 4～6 ℃冰盐水配制的去甲肾上腺素溶液效果更佳。每次 30～50 mL。②凝血酶,作用于血液中的纤维蛋白原,使其立即转变为不溶性纤维蛋白,加速血液凝固,血栓形成而使局部止血。每次 500～1 000 U。③5％～10％孟氏液(碱式硫酸铁溶液),是具有强烈收敛作用的三价铁盐,通过促进血栓形成使血液凝固,平滑肌收缩,血管闭塞而止血。④纤维蛋白酶,3 万单位纤维蛋白酶溶于 30 mL 生理盐水中喷洒。⑤复方五倍子溶液:选择有收敛止血功能的五倍子、珂子、明矾煎蒸而成,其止血作用也与所含鞣酸和明矾能促使蛋白凝固有关。

(三)预防 PHG 出血和再出血

1.β 受体阻滞剂

目前研究比较多的 β 受体阻滞剂普萘洛尔具有降低门静脉压力作用。其作用机制是减少心排血量(阻断心脏 β_1 受体),同时使内脏血管收缩(阻断内脏血管 β_2 受体),减少内脏血流量,从而降低门静脉压。虽然普萘洛尔能使胃黏膜灌注减少、血红蛋白降低,但血氧饱和度不变,不引起胃黏膜缺氧。T Huluvath 等认为非选择性 β 受体阻滞剂能改善胃黏膜病变,有效地预防 PHG 所致的胃黏膜再次出血。一般从小剂量开始,一般 30～40 mg/d,分 3 次口服,有效剂量为安静状态下心率下降 25％(但不低于 55 次/分),连续维持治疗 3～6 个月或 1～2 年。普萘洛尔的主要不良反应是延缓房室传导和支气管痉挛,以下情况应慎用或禁用:①慢性阻塞性肺病;②病窦综合征;③Ⅱ度Ⅱ型 AVB、Ⅲ度 AVB;④慢性心功能不全(Ⅲ、Ⅳ级);⑤雷诺现象。与硝酸酯类联用可增强疗效,减轻不良反应。长期应用后突然停药可引起 β 受体阻滞剂撤药综合征,因严重的心律失常而造成猝死,并可诱发上消化道大出血。

2.硝酸酯类(硝酸甘油、异山梨酯、5-单硝酸异山梨酯)

通过释放 NO 弥补肝内 NO 的相对不足,扩张肝内血管,降低肝血管床阻力而不影响肝脏血液灌注,同时减少心脏前负荷,降低心排血量,减少门静脉血流量,从而降低门静脉压力梯度。剂量以维持收缩压不低于 12.0 kPa(90 mmHg)为宜。常见不良反应有头痛、头胀、剂量大时心率加快、直立性低血压。与普萘洛尔联用有协同作用。最近研究显示 5-单硝酸异山梨酯(s5Mn)联用 β 受体阻滞剂,可明显增强降低门静脉压和预防初次出血,减少长期单用 s5Mn 导致的肾功能恶化和钠潴留,是迄今为止较为理想的方案。

(四)展望

随着对门脉高压性胃病发病机制和病理生理的进一步研究,针对性的治疗措施也将越来越多。研究发现,长效缓释剂奥曲肽在第 10 次静脉给药后,能使大鼠门静脉压下降持续 20 天之久,对 PHG 患者的临床疗效尚在研究中。肝移植能逆转门脉高压,因此可以有效地治疗 PHG。基因治疗方兴未艾,在门脉内注射编码内皮 NO 合成酶基因的腺病毒,可增加肝细胞内 NO 合成酶的表达,使 NO 合成增多,从而降低门静脉压力。

(郝恩汉)

第六节 胃 腺 瘤

胃腺瘤是起源于胃黏膜上皮的良性肿瘤。任何年龄皆可发病,而60~70岁最多见。男女比为 2:1。胃各部皆可见,以胃窦部好发。胃腺瘤有癌变倾向,平均癌变率为 40%(65%~75%),故视为癌前状态。

一、癌变倾向及其相关因素

(一)组织学类型
胃腺瘤有 3 种组织学类型,癌变率分别为管状腺瘤 14%~20%、乳头状管状腺瘤 36%~46%、乳头状腺瘤 66%~75%。

(二)瘤体大小
胃腺瘤直径<1 cm 者癌变率为 7.5%,1~2 cm 者为 10%,>2 cm 者为 50%以上。

(三)瘤细胞结构和核异型性
有学者将胃腺瘤细胞异型性分为 3 级:一级,癌变率 16%;二级为 19%;三级 35%。多数学者报道胃腺瘤旁黏膜常有不完全型肠化,含硫酸黏液。

(四)其他
多发性腺瘤癌变率高于单发,广基高于有蒂。

二、临床表现和诊断

胃腺瘤早期无症状,或被伴随症症状所掩盖,如萎缩性胃炎、溃疡病等。幽门部带蒂腺瘤脱垂至十二指肠可致暂时性或复发性幽门梗阻。肿瘤表面可有糜烂乃至溃疡引起上腹痛或出血。多数患者胃酸缺乏,时有贫血。有报道肿瘤可因供应血管梗死而自行脱落者。偶有胃腺瘤致胃十二指肠套叠。

X 线钡餐造影可显示以上腺瘤。内镜是诊断胃腺瘤的最佳手段,可呈圆形或卵圆形,有蒂或广基,单发或多发。若表面粗糙、苍白、糜烂或溃疡伴渗血,应警惕已恶变或有炎症。活检组织学检查常可查明其病理特点及异型性等,但以全或部分肿瘤摘除的诊断效果为优。

三、治疗

(一)治疗目的
胃腺瘤治疗最主要目的是预防癌变发生,早期发现、早期治疗已癌变腺瘤。此外,30%左右的腺瘤与胃癌共存,也是治疗的重点。对于伴随症及合并症,如慢性萎缩性胃炎、消化性溃疡、上消化道出血、幽门梗阻及胃十二指肠套叠等也应及时治疗。

(二)内科治疗

1.内镜下活检钳咬除

直径＜0.5 cm 的胃腺瘤有时可以经活检钳多次连续咬切清除。但往往不够彻底,仍应注意内镜随访,咬切下来的组织应送检病理。

2.内镜下全肿瘤摘除

直径 0.5～2.0 cm 的腺瘤或有蒂腺瘤蒂径＜1 cm 者,以内镜下肿瘤摘除为主。多发性腺瘤也可分批摘除。摘除标本应做组织病理检查以提高诊断效果,发现隐藏小癌变灶时应及时进一步处理。

3.内镜下毁除

直径＜0.5 cm 的广基腺瘤,经咬切未能彻底清除也可应用电灼法清除。对于广基腺瘤,或大或小,难以圈套切除者或多发性腺瘤也可采用微波,激光等毁除。无水酒精注射,冷冻法等常需多次操作,已少采用。各种毁除法的共同缺点是不能回收标本做病理检查,有可能漏诊小癌变灶。为此毁除法适宜作为全腺瘤摘除或咬除的补充疗法。并应强调术后随访。

4.随访

有些老年患者,腺瘤较大,有手术指征,但因有心、肺、肾等夹杂症而不能施术者,应在积极治疗夹杂症的同时对胃腺瘤进行定期随访;时机成熟时可行手术治疗,或发现腺瘤癌变,可权衡利弊做出恰当治疗选择。腺瘤经内镜咬除、摘除或毁除后也还须继续随访,以防遗漏的异型性病灶癌变或残留癌灶未得及时处理。

5.伴随症及合并症的治疗

多数伴随症或合并症需内科治疗。

(三)胃腺瘤的外科治疗

1.手术适应证

(1)腺瘤已经癌变或高度可疑癌变。

(2)腺瘤与胃癌共存。

(3)多发性腺瘤,有可疑癌者。

(4)腺瘤最大直径大于 2 cm 者。

(5)腺瘤合并内科难以控制的合并症,如难治性溃疡,大出血内科不能止血,反复发作的幽门梗阻,胃十二指肠套叠。

2.术式选择

(1)肯定未癌变的大腺瘤宜行肿瘤切除或部分胃切除。

(2)已确定癌变者,与胃癌共存者,即使已经内镜摘除也应按胃癌要求进行根治性手术。

(3)可疑癌变者,术中应加强探查,冰冻切片可能有帮助,以便手术中调整治疗方案。

(4)为严重合并症而施术者应根据合并症的需要兼顾腺瘤彻底切除的需要选择术式。

(郝恩汉)

第七节　胃平滑肌瘤

胃平滑肌瘤是属间皮细胞瘤。尸检发现率约15%,50岁以上可达50%,居胃部良性肿瘤的第二位。任何年龄皆可发病,50岁以上多见。男女发病率相近。肿瘤好发于胃体和窦部。平滑肌瘤起源于胃壁肌层、黏膜肌层或胃壁血管肌层。多数呈卵圆形向腔内突起称腔内型,在胃壁生长为壁间型、浆膜下生长为腔外型,同时向腔内外突出呈哑铃状称腔内外型。一般直径为2~4 cm,可大至10~20 cm。60%腔内型表面有溃疡形成。组织学检查,细胞密度大、单形核型、无显著核仁,染色质细而散、很难找到分裂象,胞质丰富、酸染。呈膨胀性生长、生长缓慢。2%平滑肌瘤恶变。

一、临床表现和诊断

本病临床症状缺乏特征性。小于2 cm者可无症状,甚至终生携瘤不被发现。瘤体较大者可在上腹隐痛;有溃疡形成者可有节律性疼痛等,或致呕血和黑便、贫血等。部分病例有上腹包块。周身症状轻微。有恶变者全身症状渐趋明显如食欲减退,体重减轻等。

X线钡餐造影和内镜检查可发现腔内型平滑肌瘤,呈息肉状、圆形或椭圆形,晚期可带蒂。表面光滑,也可见溃疡形成。内镜下常规活检阳性率极低。深挖式活检或经内镜肿瘤切除可获阳性结果。非腔内型诊断常发生困难。

近年来应用选择性动脉血管造影常可判明肌瘤来源和性质。良性平滑肌瘤则表现为轮廓光滑、血管丰富、血管移位和造影剂蓄积等。壁间型、腔外型者也皆可清楚显示。

二、治疗

(一)治疗目的

1.预防肿瘤发展和恶变

胃平滑肌瘤生长缓慢,早期肿瘤较小无症状,常偶然发现。此时治疗目的是彻底清除肿瘤,防止日后引起合并症或恶变。

2.解除症状、治疗合并症

较大或巨大平滑肌瘤常有症状或合并症,少数已恶变。此时应以解除症状,清除肿瘤,治愈合并症为目的。但因平滑肌瘤诊断困难,常误为其他良恶性疾病而误诊误治。

(二)治疗原则

1.彻底清除肿瘤

手术治疗为主,内镜治疗为辅。

2.防止误诊,正确选择术式

胃平滑肌瘤是良性肿瘤,即使恶变,其恶性度也多较低,术式选择与胃癌等恶性肿瘤有较大差异。但近年国内外文献报道,胃平滑肌瘤多数术前误诊,甚至术后病理检查才能确诊,术式选择难能合理。目前诊断技术发展很快,若临床医师对本病有所警惕,术前做出正确诊断也不是不可能的;即使术前未能确诊,术中仔细探查和冰冻切片检查等对本病与胃癌等鉴别也有帮助,可以指导及时调整治疗方案。

此外，良性平滑肌瘤与平滑肌肉瘤的鉴别也常发生困难，冰冻切片对鉴别良恶性也无帮助。有文献报道，少数平滑肌瘤组织学形态为良性，而生物学行为呈恶性表现。为此，平滑肌瘤切除术后，不仅要常规病理形态检查，而且要常规随访 5 年以上。

(三)治疗选择及适应证

1.经内镜切除

腔内型有蒂或无蒂的小平滑肌瘤可经内镜摘除。有报道采用高频电切开摘除术治愈直径小于 4 cm 的肿瘤。高频电圈套器仅能摘除小于 1 cm 的肿瘤。应送检病理。

2.手术切除

多发性、较大腔内型平滑肌瘤、有黏膜溃疡者，有坏死和出血倾向或非腔内型平滑肌瘤宜手术切除治疗。

对较小肿瘤可以行肿瘤摘除术、楔形或袖形切除术。较大肿瘤可行胃大部切除术连同肿瘤一同切除。预后良好。

3.拟平滑肌肉瘤治疗

对细胞学检查证实已恶变或可疑恶变或经内镜及手术摘除或切除后复发者，应按平滑肌肉瘤处理。手术范围力求彻底，无须进行预防性淋巴结清扫。

(郝恩汉)

第八节　胃　　癌

胃癌是我国最常见的恶性肿瘤之一，死亡率居恶性肿瘤首位。胃癌多见于男性，男女之比约为 2：1。平均死亡年龄为 61.6 岁。

一、病因

尚不十分清楚，与以下因素有关。

(一)地域环境

地域环境不同，胃癌的发病率也大不相同，发病率最高的国家和最低的国家之间相差可达数十倍。在世界范围内，日本发病率最高，美国则很低。我国的西北部及东南沿海各省的胃癌发病率远高于南方和西南各省。生活在美国的第二、三代日本移民由于地域环境的改变，发病率逐渐降低。而苏联靠近日本海地区的居民胃癌的发病率则是俄罗斯中、西部的 2 倍之多。

(二)饮食因素

饮食因素是胃癌发生的最主要原因。具体因素如下所述。

(1)含有致癌物：如亚硝胺类化合物、真菌毒素、多环烃类等。

(2)含有致癌物前体：如亚硝酸盐，经体内代谢后可转变成强致癌物亚硝胺。

(3)含有促癌物：如长期高盐饮食破坏了胃黏膜的保护层，使致癌物直接与胃黏膜接触。

(三)化学因素

(1)亚硝胺类化合物：多种亚硝胺类化合物均致胃癌。亚硝胺类化合物在自然界存在的不多,但合成亚硝胺的前体物质亚硝酸盐和二级胺却广泛存在。亚硝酸盐及二级胺在 pH 1~3 或细菌的作用下可合成亚硝胺类化合物。

(2)多环芳烃类化合物:最具代表性的致癌物质是 3,4-苯并芘。污染、烘烤及熏制的食品中 3,4-苯并芘含量增高。3,4-苯并芘经过细胞内粗面内质网的功能氧化酶活化成二氢二醇环氧化物,并与细胞的 DNA、RNA 及蛋白质等大分子结合,致基因突变而致癌。

(四)Hp 感染

1994 年,WHO 国际癌症研究机构得出"Hp 是一种致癌因子,在胃癌的发病中起病因作用"的结论。Hp 感染率高的国家和地区常有较高的胃癌发病率,且随着 Hp 抗体滴度的升高胃癌的危险性也相应增加。Hp 感染后是否发生胃癌与年龄有关,儿童期感染 Hp 发生胃癌的危险性增加;而成年后感染多不足以发展成胃癌。Hp 致胃癌的机制有如下提法:①促进胃黏膜上皮细胞过度增生。②诱导胃黏膜细胞凋亡。③Hp 的代谢产物直接转化胃黏膜。④Hp 的 DNA 转换到胃黏膜细胞中致癌变。⑤Hp 诱发同种生物毒性炎症反应,这种慢性炎症过程促使细胞增生和增加自由基形成而致癌。

(五)癌前疾病和癌前病变

这是两个不同的概念,胃的癌前疾病指的是一些发生胃癌危险性明显增加的临床情况,如慢性萎缩性胃炎、胃溃疡、胃息肉、胃黏膜巨大皱襞症、残胃等;胃的癌前病变指的是容易发生癌变的胃黏膜病理组织学变化,但其本身尚不具备恶性改变。现阶段得到公认的是不典型增生。不典型增生的病理组织学改变主要是细胞的过度增生和丧失了正常的分化,在结构和功能上部分地丧失了与原组织的相似性。不典型增生分为轻度、中度和重度 3 级。一般而言重度不典型增生易发生癌变。不典型增生是癌变过程中必经的一个阶段,这一过程是一个谱带式的连续过程,即正常→增生→不典型增生→原位癌→浸润癌。

此外,遗传因素、免疫监视机制失调、癌基因(如*C-met*、*K-ras* 基因等)的过度表达和抑癌基因(如*p53*、*APC*、*MCC* 基因等)突变、重排、缺失、甲基化等变化都与胃癌的发生有一定的关系。

二、病理

(一)肿瘤位置

1.初发胃癌

将胃大弯、胃小弯各等分为 3 份,连接其对应点,可分为上 1/3(U)、中 1/3(M)和下 1/3(L)。每个原发病变都应记录其二维的最大值。如果 1 个以上的分区受累,所有的受累分区都要按受累的程度记录,肿瘤主体所在的部位列在最前如 LM 或 UML 等。如果肿瘤侵犯了食管或十二指肠,分别记为 E 或 D。胃癌一般以 L 区最为多见,约占半数,其次为 U 区,M 区较少,广泛分布者更少。

2.残胃癌

肿瘤在吻合口处(A)、胃缝合线处(S)、其他位置(O)、整个残胃(T)、扩散至食管(E)、十二指肠(D)、空肠(J)。

(二)大体类型

1.早期胃癌

早期胃癌指病变仅限于黏膜和黏膜下层,而不论病变的范围和有无淋巴结转移。癌灶直径 10 mm 以下称小胃癌,5 mm 以下称微小胃癌。早期胃癌分为 3 型(图 6-1)。Ⅰ型,隆起型;

Ⅱ型,表浅型,包括3个亚型,Ⅱa型,表浅隆起型;Ⅱb型,表浅平坦型;Ⅱc型,表浅凹陷型;Ⅲ型,凹陷型。如果合并两种以上亚型时,面积最大的一种写在最前面,其他依次排在后面。如Ⅱc＋Ⅲ。Ⅰ型和Ⅱa型鉴别如下:Ⅰ型病变厚度超过正常黏膜的2倍,Ⅱa型的病变厚度不到正常黏膜的2倍。

图 6-1　早期胃癌示意图

2.进展期胃癌

进展期胃癌指病变深度已超过黏膜下层的胃癌。按 Borrmann 分型法分为 4 型(图 6-2)。Ⅰ型,息肉(肿块)型;Ⅱ型,无浸润溃疡型,癌灶与正常胃界限清楚;Ⅲ型,有浸润溃疡型,癌灶与正常胃界限不清楚;Ⅳ型,弥漫浸润型。

图 6-2　胃癌的 Borrmann 分型

(三)组织类型

(1)WHO(1990 年)将胃癌归类为上皮性肿瘤和类癌两种,其中前者又包括:①腺癌(包括乳头状腺癌、管状腺癌、低分化腺癌、黏液腺癌及印戒细胞癌);②腺鳞癌;③鳞状细胞癌;④未分化癌;⑤不能分类的癌。

(2)日本胃癌研究会(1999 年)将胃癌分为以下三型:①普通型,包括乳头状腺癌、管状腺癌(高分化型、中分化型)、低分化性腺癌(实体型癌和非实体型癌)、印戒细胞癌和黏液细胞癌。

②特殊型,包括腺鳞癌、鳞状细胞癌、未分化癌和不能分类的癌。③类癌。

(四)转移扩散途径

1.直接浸润

直接浸润是胃癌的主要扩散方式之一。当胃癌侵犯浆膜层时,可直接浸润腹膜、邻近器官或组织,主要有胰腺、肝脏、横结肠及其系膜等,也可借黏膜下层或浆膜下层向上浸润至食管下端、向下浸润至十二指肠。

2.淋巴转移

淋巴转移是胃癌的主要转移途径,早期胃癌的淋巴转移率近 20%,进展期胃癌的淋巴转移率高达 70% 左右。一般情况下按淋巴流向转移,少数情况也有跳跃式转移。胃周淋巴结分为以下 23 组(图 6-3),具体如下:除了上述胃周淋巴结外,还有 2 处淋巴结在临床上很有意义,一是左锁骨上淋巴结,如触及肿大为癌细胞沿胸导管转移所致;二是脐周淋巴结,如肿大为癌细胞通过肝圆韧带淋巴管转移所致。淋巴结的转移率=转移淋巴结数目/受检淋巴结数目。

1.贲门右区;2.贲门左区;3.沿胃小弯;4sa.胃短血管旁;4sb.胃网膜左血管旁;4d.胃网膜右血管旁;5.幽门上区;6.幽门下区;7.胃左动脉旁;8a.肝总动脉前;8p.肝总动脉后;9.腹腔动脉旁;10.脾门;11p.近端脾动脉旁;11d.远端脾动脉旁;12a.肝动脉旁;12p.门静脉后;12b.胆总管旁;13.胰头后;14a.肠系膜上动脉旁;15.结肠中血管旁;16.腹主动脉旁(a1.膈肌主动脉裂孔至腹腔干上缘;a2.腹腔干上缘至左肾静脉下缘;b1.左肾静脉下缘至肠系膜下动脉上缘;b2.肠系膜下动脉上缘至腹主动脉分叉处);17.胰头前;18.胰下缘;19.膈下;20.食管裂孔;110.胸下部食管旁;111.膈上

图 6-3 胃周淋巴结分组

3.血行转移

胃癌晚期癌细胞经门静脉或体循环向身体其他部位播散,常见的有肝、肺、骨、肾、脑等,其中以肝转移最为常见。

4.种植转移

当胃癌浸透浆膜后,癌细胞可自浆膜脱落并种植于腹膜、大网膜或其他脏器表面,形成转移性结节,黏液腺癌种植转移最为多见。若种植转移至直肠前凹,直肠指诊可能触到肿块。胃癌卵巢转移占全部卵巢转移癌的 50% 左右,其机制除以上所述外,也可能是经血行转移或淋巴逆流所致。

5.胃癌微转移

胃癌微转移是近几年提出的新概念,定义为治疗时已经存在但目前常规病理学诊断技术还不能确定的转移。

(五)临床病理分期

国际抗癌联盟(UICC)1987 年公布了胃癌的临床病理分期,尔后经多年来的不断修改已日趋合理。

1.肿瘤浸润深度

用 T 来表示,可以分为以下几种情况:T_1,肿瘤侵及黏膜和/或黏膜肌(M)或黏膜下层(SM),SM 又可分为 SM_1 和 SM_2,前者是指癌肿越过黏膜肌不足 0.5 mm,而后者则超过了 0.5 mm。T_2,肿瘤侵及肌层(MP)或浆膜下(SS)。T_3,肿瘤浸透浆膜(SE)。T_4,肿瘤侵犯邻近结构或经腔内扩展至食管、十二指肠。

2.淋巴结转移

无淋巴结转移用 N_0 表示,其余根据肿瘤的所在部位,区域淋巴结分为 3 站,即 N_1、N_2、N_3。超出上述范围的淋巴结归为远隔转移(M_1),与此相应的淋巴结清除术分为 D_0、D_1、D_2 和 D_3(表 6-1)。

表 6-1　肿瘤部位与淋巴结分站

肿瘤部位	N_1	N_2	N_3
L/LD	3 4d 5 6	1 7 8a 9 11p 12a 14v	4sb 8p 12b/p 13 16a_2/b_1
LM/M/ML	1 3 4sb 4d 5 6	7 8a 9 11p 12a	2 4sa 8p 10 11d 12b/p 13 14v 16a_2/b_1
MU/UM	1 2 3 4sa 4sb 4d 5 6	7 8a 9 10 11p 11d 12a	8p 12b/p 14v 16a_2/b_1 19 20
U	1 2 3 4sa 4sb	4d 7 8a 9 10 11p 11d	5 6 8p 12a 12b/p 16a_2/b_1 19 20
LMU/MUL/MLU/UML	1 2 3 4sa 4sb 4d 5 6	7 8a 9 10 11p 11d 12a 14v	8p 12b/p 13 16a_2/b_1 19 20

表 6-1 中未注明的淋巴结均为 M_1,如肿瘤位于 L/LD 时 4sa 为 M_1。

考虑到淋巴结转移的个数与患者的 5 年生存率关系更为密切,UICC 在新 TNM 分期中,对淋巴结的分期强调转移的淋巴结数目而不考虑淋巴结所在的解剖位置,规定如下:N_0 无淋巴结转移(受检淋巴结个数须≥15);N_1 转移的淋巴结数为 1~6 个;N_2 转移的淋巴结数为 7~15 个;N_3 转移的淋巴结数在 16 个以上。

3.远处转移

M_0 表示无远处转移;M_1 表示有远处转移。

4.胃癌分期(表 6-2)

表 6-2　胃癌的分期

	N_0	N_1	N_2	N_3
T_1	ⅠA	ⅠB	Ⅱ	
T_2	ⅠB	Ⅱ	ⅢA	
T_3	Ⅱ	ⅢA	ⅢB	
T_4	ⅢA	ⅢB		
$H_1P_1CY_1M_1$				Ⅳ

表 6-2 中Ⅳ期胃癌包括如下几种情况:N_3 淋巴结有转移、肝脏有转移(H_1)、腹膜有转移

(P_1)、腹腔脱落细胞检查阳性(CY_1)和其他远隔转移(M_1)，包括胃周以外的淋巴结、肺脏、胸膜、骨髓、骨、脑、脑脊膜、皮肤等。

三、临床表现

(一)症状

早期患者多无症状，以后逐渐出现上消化道症状，包括上腹部不适、心窝部隐痛、食后饱胀感等。胃窦癌常引起十二指肠功能的改变，可以出现类似十二指肠溃疡的症状。如果上述症状未得到患者或医师的充分注意而按慢性胃炎或十二指肠溃疡病处理，患者可获得暂时性缓解。随着病情的进一步发展，患者可逐渐出现上腹部疼痛加重、食欲缺乏、消瘦、乏力等；若癌灶浸润胃周血管则引起消化道出血，根据患者出血速度的快慢和出血量的大小，可出现呕血或黑便；若幽门被部分或完全梗阻则可致恶心与呕吐，呕吐物多为隔宿食和胃液；贲门癌和高位小弯癌可有进食哽噎感。此时虽诊断容易但已属于晚期，治疗较为困难且效果不佳。因此，外科医师对有上述临床表现的患者，尤其是中年以上的患者应细加分析，合理检查以避免延误诊断。

(二)体征

早期患者多无明显体征，上腹部深压痛可能是唯一值得注意的体征。晚期患者可能出现：上腹部肿块、左锁骨上淋巴结肿大、直肠指诊在直肠前凹触到肿块、腹水等。

四、诊断

胃镜和 X 线钡餐检查仍是目前诊断胃癌的主要方法，胃液脱落细胞学检查现已较少应用。此外，利用连续病理切片、免疫组化、流式细胞分析、反转录酶-聚合酶链反应(RT-PCR)等方法诊断胃癌微转移也取得了一些进展，本节也将做一简单介绍。

(一)纤维胃镜

纤维胃镜优点在于可以直接观察病变部位，且可以对可疑病灶直接钳取小块组织做病理组织学检查。胃镜的观察范围较大，从食管到十二指肠都可以观察及取活检。检查中利用刚果红、亚甲蓝等进行活体染色可提高早期胃癌的检出率。若发现可疑病灶应进行活检，为避免漏诊，应在病灶的四周钳取 4~6 块组织，不要集中一点取材或取材过少。

(二)X 线钡餐检查

X 线钡餐检查通过对胃的形态、黏膜变化、蠕动情况及排空时间的观察确立诊断，痛苦较小。近年，随着数字化胃肠造影技术逐渐应用于临床使影像更加清晰，分辨率大为提高，因此 X 线钡餐检查仍是目前胃癌的主要诊断方法之一。其不足是不能取活检，且不如胃镜直观，对早期胃癌诊断较为困难。进展期胃癌 X 线钡餐检查所见与 Borrmann 分型一致，即表现为肿块(充盈缺损)、溃疡(龛影)或弥漫性浸润(胃壁僵硬、胃腔狭窄等)3 种影像。早期胃癌常需借助于气钡双重对比造影。

(三)影像学检查

影像学检查常用的有腹部超声、超声内镜(EUS)、多层螺旋 CT(MSCT)等。这些影像学检查除了能了解胃腔内和胃壁本身(如超声内镜可将胃壁分为 5 层对浸润深度做出判断)的情况外，主要用于判断胃周淋巴结，胃周器官肝、胰及腹膜等部位有无转移或浸润，是目前胃癌术前 TNM 分期的首选方法。分期的准确性普通腹部超声为 50%，EUS 与 MSCT 相近，在 76% 左右，但 MSCT 在判断肝转移、腹膜转移和腹膜后淋巴结转移等方面优于 EUS。此外，

MSCT 扫描三维立体重建模拟内镜技术近年也开始用于胃癌的诊断与分期,但尚需进一步积累经验。

(四)胃癌微转移的诊断

胃癌微转移的诊断主要采用连续病理切片、免疫组化、RT-PCR、流式细胞术、细胞遗传学、免疫细胞化学等先进技术,检测淋巴结、骨髓、周围静脉血及腹腔内的微转移灶,阳性率显著高于普通病理检查。胃癌微转移的诊断可为医师判断预后、选择术式、确定淋巴结清扫范围、术后确定分期及建立个体化的化疗方案提供依据。

五、鉴别诊断

大多数胃癌患者经过外科医师初步诊断后,通过 X 线钡餐或胃镜检查都可获得正确诊断。在少数情况下,胃癌需与胃良性溃疡、胃肉瘤、胃良性肿瘤及慢性胃炎相鉴别。

(一)胃良性溃疡

胃良性溃疡与胃癌相比较,胃良性溃疡一般病程较长,曾有典型溃疡疼痛反复发作史,抗酸剂治疗有效,多不伴有食欲缺乏。除非合并出血、幽门梗阻等严重的并发症,多无明显体征,不会出现近期明显消瘦、贫血、腹部包块甚至左锁骨上窝淋巴结肿大等。更为重要的是,X 线钡餐和胃镜检查,良性溃疡常小于 2.5 cm,圆形或椭圆形龛影,边缘整齐,蠕动波可通过病灶;胃镜下可见黏膜基底平坦,有白色或黄白色苔覆盖,周围黏膜水肿、充血,黏膜皱襞向溃疡集中。而癌性溃疡与此有很大的不同,详细特征参见胃癌诊断部分。

(二)胃良性肿瘤

胃良性肿瘤多无明显临床表现,X 线钡餐为圆形或椭圆形的充盈缺损,而非龛影。胃镜则表现为黏膜下包块。

六、治疗

(一)化学治疗

胃癌对化疗药物有低度至中度的敏感性。胃癌的化疗可于术前、术中和术后进行,本节主要介绍常用的术后辅助化疗。术后化疗的意义在于在外科手术的基础上杀灭亚临床癌灶或脱落的癌细胞,以达到降低或避免术后复发、转移的目的。目前对胃癌术后化疗的疗效仍存在较大的争议,一些荟萃分析显示术后化疗患者的生存获益较小。

1.适应证

(1)根治术后患者:早期胃癌根治术后原则上不必辅以化疗,但具有下列一项以上者应辅助化疗:癌灶面积>5 cm²、病理组织分化差、淋巴结有转移、多发癌灶或年龄<40 岁。进展期胃癌根治术后无论有无淋巴结转移,术后均需化疗。

(2)非根治术后患者:如姑息性切除术后、旁路术后、造瘘术后、开腹探查未切除,以及有癌残留的患者。

(3)不能手术或再发的患者:要求患者全身状态较好、无重要脏器功能不全。4 周内进行过大手术、急性感染期、严重营养不良、胃肠道梗阻、重要脏器功能严重受损、血白细胞计数<3.5×10⁹/L、血小板计数<80×10⁹/L等不宜化疗。化疗过程中如出现上述情况也应终止化疗。

2.常用化疗方案

已证实胃癌化疗联合用药优于单一用药。临床上常用的化疗方案及疗效如下。

(1)FAM 方案：由氟尿嘧啶(5-FU)、多柔比星(ADM)和丝裂霉素(MMC)三药组成,用法：5-FU (600 mg/m²),静脉滴注,第 1、8、29、36 天;ADM 30 mg/m²,静脉注射,第 1 天、第 29 天;MMC 10 mg/m²,静脉注射,第 1 天。每 2 个月重复一次。有效率为 21%～42%。

(2)UFTM 方案：由替加氟/尿嘧啶(UFT)和 MMC 组成,用法：UFT 600 mg/d,口服;MMC 6～8 mg,静脉注射,1 次/周。以上两药连用 8 周,有效率为 9%～67%。

(3)替吉奥(S-1)方案：由替加氟(FT)、吉莫斯特(CDHP)和奥替拉西钾三药按一定比例组成,前者为 5-FU 前体药物,后两者为生物调节剂。用法为 40 mg/m²,每天 2 次,口服;6 周为 1 个疗程,其中用药4 周,停药 2 周。有效率为 44.6%。

近年胃癌化疗新药如紫杉醇类(多西他赛)、拓扑异构酶Ⅰ抑制药(伊立替康)、口服氟化嘧啶类(卡培他滨)、第三代铂类(奥沙利铂)等备受关注,含新药的化疗方案呈逐年增高趋势,这些新药单药有效率＞20%,联合用药疗效更好,可达 50%以上。此外,分子靶向药物联合化疗也在应用和总结经验中。

(二)放射治疗

胃癌对放射线敏感性较低,因此多数学者不主张术前放疗。因胃癌复发多在癌床和邻近部位,故术中放疗有助于防止胃癌的复发。术中放疗的优点为:①术中单次大剂量(20～30 Gy)放射治疗的生物学效应明显高于手术前、后相同剂量的分次照射。②能更准确地照射到癌复发危险较大的部位,即肿瘤床。③术中可以对周围的正常组织加以保护,减少放射线的不良反应。术后放疗仅用于缓解由狭窄、癌浸润等所引起的疼痛,以及对残癌处(非黏液细胞癌)银夹标志后的局部治疗。

(三)免疫治疗

生物治疗在胃癌综合治疗中的地位越来越受到重视,主要包括:①非特异性免疫增强剂,临床上应用较为广泛的主要有卡介苗、短小棒状杆菌、香菇多糖等。②过继性免疫制剂,属于此类的有淋巴因子激活的杀伤细胞(LAK)、细胞毒性 T 细胞(CTL)等,以及一些细胞因子,如白细胞介素-2(IL-2)、肿瘤坏死因子(TNF)、干扰素(IFN)等。

(四)中药治疗

中药治疗是通过"扶正"和"驱邪"来实现的,如人参、黄芪、六味地黄丸等具有促进骨髓有核细胞及造血干细胞的增生、激活非特异性吞噬细胞和自然杀伤细胞、加速 T 细胞的分裂、诱导产生干扰素等"扶正"功能。再如健脾益肾冲剂具有清除氧自由基的"祛邪"功能。此外,一些中药可用于预防和治疗胃癌化疗中的不良反应,如恶心、呕吐、腹胀、食欲减退,白细胞、血小板计数减少和贫血等。

(五)基因治疗

基因治疗主要有抑癌基因治疗、自杀基因治疗、反义基因治疗、核酶基因转染治疗和基因免疫治疗等。虽然这些治疗方法目前多数还仅限于动物实验,但正逐步走向成熟,有望将来成为胃癌治疗的新方法。

(郝恩汉)

第九节　应激性溃疡

应激性溃疡（stress ulcer，SU）又称急性胃黏膜病变（acute gastric mucosa lesion，AGML）或急性应激性黏膜病（acute stress mucosal lesion，ASML），是指机体在各类严重创伤或疾病等应激状态下发生的食管、胃或十二指肠等部位黏膜的急性糜烂或溃疡。Curling 最早在 1842 年观察到严重烧伤患者易发急性胃十二指肠溃疡出血，1932 年 Cushing 报告颅脑损伤患者易伴发SU。现已证实，SU 在重症患者中很常见，75％～100％的重症患者在进入 ICU 24 小时内发生SU。0.6％～6％的 SU 并发消化道大出血，而一旦并发大出血，会导致约 50％患者死亡。SU 病灶通常较浅，很少侵及黏膜肌层以下，穿孔少见。

一、病因

诱发 SU 的病因较多，常见病因包括严重创伤及大手术后、全身严重感染、多脏器功能障碍综合征和/或多脏器功能衰竭、休克及心肺脑复苏后、心脑血管意外、严重心理应激等。其中由严重烧伤导致者又称 Curling 溃疡，继发于重型颅脑外伤的又称 Cushing 溃疡。

二、病理生理

目前认为 SU 的发生是由于胃运动、分泌、血流、胃肠激素等多种因素的综合作用，使损伤因素增强，胃黏膜防御作用减弱，不足以抵御胃酸和胃蛋白酶的侵袭，最终导致胃黏膜损害和溃疡形成（图 6-4）。

图 6-4　SU 病理生理

正常生理状态下，胃十二指肠黏膜具有一系列防御和修复机制，以抵御各种侵袭因素的损害，维持黏膜的完整性。这些防御因素主要包括上皮前的黏液和碳酸氢盐屏障、上皮细胞及上皮后的微循环。

(1)黏液和碳酸氢盐屏障:胃黏液是由黏膜上皮细胞分泌的一种黏稠、不溶性的冻胶状物,其主要成分为糖蛋白,覆盖在胃黏膜表面形成黏液层,此层将胃腔与黏膜上皮细胞顶面隔开,并与来自血流或细胞内代谢产生的 HCO_3^- 一起构成黏液和碳酸氢盐屏障。黏液层是不流动层,H^+ 在其中扩散极慢,其中的 HCO_3^- 可充分与 H^+ 中和,并造成黏液层的胃腔侧与黏膜侧之间存在 pH 梯度,从而减轻胃酸对黏膜上皮细胞的损伤。

(2)胃黏膜屏障:胃黏膜上皮细胞层是保护胃黏膜的重要组成部分,胃腔面的细胞膜由脂蛋白构成,可阻碍胃腔内 H^+ 顺浓度梯度进入细胞内,避免了细胞内 pH 降低。同时上皮细胞能在黏膜受损后进行快速迁移和增生,加快黏膜修复。

(3)黏膜血流:可为黏膜提供氧、营养物质及胃肠肽类激素等以维持其正常功能,还可及时有效清除代谢产物和逆向弥散至黏膜内的 H^+,维持局部微环境稳定。此外,胃黏膜内存在许多具有细胞保护作用的物质,如胃泌素、前列腺素、生长抑素、表皮生长因子等,有保护细胞,抑制胃酸分泌,促进上皮再生的作用。

在创伤、休克等严重应激情况下,黏膜上皮细胞功能障碍,不能产生足够的 HCO_3^- 和黏液,黏液和碳酸氢盐屏障受损;同时交感神经兴奋,使胃的运动功能减弱,幽门功能紊乱,十二指肠内容物返流入胃,加重对胃黏膜屏障的破坏;应激状态下胃黏膜缺血坏死,微循环障碍使黏膜上皮细胞更新减慢;应激时前列腺素(PGs)水平降低,儿茶酚胺大量释放,可激活并产生大量活性氧,其中的超氧离子可使细胞膜脂质过氧化,破坏细胞完整性,并减少核酸合成,使上皮细胞更新速度减慢,加重胃黏膜损伤。活性氧还可与血小板活化因子(PAF)、白三烯(LTC)、血栓素(TXB_2)等相互作用,参与多种原因所致的 SU 发病过程。

三、临床表现

消化道出血是 SU 的主要表现,可出现呕血和/或黑便,或仅有胃液或大便潜血阳性。出血的显著特点是具有间歇性,可间隔多天,这种间歇特性可能是由于原有黏膜病灶愈合同时又有新病灶形成所致。消化道出血量大时常有血压下降,心率增快,体位性晕厥,皮肤湿冷,尿少等末梢循环衰竭表现,连续出血可导致血红蛋白下降,血尿素氮增多,甚至出现重要脏器功能衰竭。除出血外,SU 可出现上腹痛、腹胀、恶心、呕吐、反酸等消化道症状,但较一般胃十二指肠溃疡病轻。由于 SU 常并发于严重疾病或多个器官损伤,其临床表现容易被原有疾病掩盖。

四、辅助检查

(一)胃镜检查

胃镜检查是目前诊断 SU 的主要方法。病变多见于胃体及胃底部,胃窦部少见,仅在病情发展或恶化时才累及胃窦部。胃镜下可见胃黏膜充血、水肿、点片状糜烂、出血,以及大小不一的多发性溃疡,溃疡边缘整齐,可有新鲜出血或血斑。Curling 溃疡多发生在胃和食管,表现为黏膜局灶性糜烂,糜烂局部可有点片状或条索状出血,或呈现大小不等的瘀点及瘀斑,溃疡常为多发,形态不规则,境界清楚,周围黏膜水肿不明显,直径多在 0.5~1.0 cm。Curling 溃疡内镜下表现与其他类型 SU 相似,但病变形态多样,分布较广,病程后期胃黏膜病变处因细菌感染可见脓苔。

(二)介入血管造影

行选择性胃十二指肠动脉造影,当病灶活动性出血量大于 0.5 mL/min 时,可于出血部位见到造影剂外溢、积聚,有助于出血定位。但阴性结果并不能排除 SU。

(三)其他

X 线钡剂造影不适用于危重患者,诊断价值较小,现已很少应用。

五、诊断

SU 的诊断主要靠病史和临床表现。中枢神经系统病变(颅内肿瘤、外伤、颅内大手术等)、严重烧伤、外科大手术、创伤和休克、脓毒血症和尿毒症等患者出现上腹部疼痛或消化道出血时,要考虑到 SU 可能,确诊有赖于胃镜检查。

六、治疗

(一)抑酸治疗

目标是使胃内 pH>4,并延长 pH>4 的持续时间,从而降低 SU 的严重程度,治疗和预防 SU 并发的出血。目前常用的抑酸药物主要有 H_2 受体阻滞剂和质子泵抑制剂。H_2 受体阻滞剂可拮抗胃壁细胞膜上的 H_2 受体,抑制基础胃酸分泌,也抑制组胺、胰岛素、胃泌素、咖啡因等引起的胃酸分泌,降低胃酸,保护胃黏膜,并通过干扰组胺作用,间接影响垂体激素的分泌和释放,从而达到控制 SU 出血的作用。常用药物有雷尼替丁(100 mg 静脉滴注,2~4 次/天),法莫替丁(20 mg 静脉滴注,2 次/天)。质子泵抑制剂能特异性作用于胃黏膜壁细胞中的 H^+-K^+-ATP 酶,使其不可逆性失活,从而减少基础胃酸分泌和各种刺激引起的胃酸分泌,保护胃黏膜,缓解胃肠血管痉挛状态,增加因应激而减少的胃黏膜血流,显著降低出血率和再次出血的发生率。但质子泵抑制剂减少胃酸同时也降低胃肠道的防御功能,利于革兰氏阴性杆菌生长,不利于对肺部感染及肠道菌群的控制,长期应用还可引起萎缩性胃炎等,并可能与社区获得性肺炎或医院获得性肺炎相关。常用药物如奥美拉唑和泮托拉唑,40 mg 静脉滴注,2 次/天。

(二)保护胃黏膜

前列腺素 E_2 可增加胃十二指肠黏膜的黏液和碳酸氢盐分泌,改善黏膜血流,增强胃黏膜防护作用,同时可抑制胃酸分泌。硫糖铝、氢氧化铝凝胶等可黏附于胃壁起到保护胃黏膜的作用,并可以降低胃内酸度。用法可从胃管反复灌注药物。

(三)其他药物

近年研究认为氧自由基的大量释放是 SU 的重要始动因子之一,别嘌呤醇、维生素 E 及中药复方丹参、小红参等具有拮抗氧自由基的作用,但临床实际效果还需循证医学方法证实。

(四)SU 并发出血的处理

一般先采用非手术疗法,包括输血、留置胃管持续胃肠负压吸引、使用抑酸药物、冰盐水洗胃等。有条件时可行介入治疗,行选择性动脉插管(胃左动脉)后灌注血管升压素。另外,如果患者情况可以耐受,可行内镜下止血,如钛夹止血、套扎止血、局部应用组织粘附剂和药物止血、黏膜内或血管内注射止血剂、高频电和氩离子凝固止血等。若非手术治疗无效,对持续出血或短时间内反复大量出血,范围广泛的严重病变,需及时手术治疗,原则是根据患者全身情况、病变部位、范围大小及合并症等选择最简单有效的术式。病变范围不大或十二指肠出血为主者,多主张行胃大部切除或胃大部切除加选择性迷走神经切断术。若病变范围广泛,弥漫性大量出血,特别是病变波及胃底者,可视情况保留 10% 左右的胃底,或行全胃切除术,但全胃切除创伤大,应谨慎用于 SU 患者。

七、预防

预防 SU 的基本原则是积极治疗原发病,纠正休克和抑制胃酸。具体措施包括积极治疗原发病和防治并发症;维护心肺等重要器官正常功能;及时纠正休克,维持有效循环容量;控制感染;维持水、电解质及酸碱平衡;预防性应用抑酸药物;避免应用激素及阿司匹林、吲哚美辛等非甾体抗炎药;对有腹胀及呕吐者留置胃管减压,以降低胃内张力,减轻胃黏膜缺血和十二指肠反流液对胃黏膜的损害。

(叶　蕾)

第十节　功能性消化不良

功能性消化不良(functional dyspepsia,FD)是指过去 6 个月中至少 3 个月有餐后饱胀不适、早饱感、上腹痛、上腹烧灼感等其中一项或一项以上症状,而无器质性、代谢性、全身性疾病可解释的胃十二指肠功能性疾病。目前将 FD 分为两类:餐后不适综合征和上腹痛综合征。患者可同时存在两种情况。

一、病因和发病机制

FD 的发病机制尚未完全阐明,其病理生理学基础主要包括以下几方面。

(一)上胃肠道运动功能障碍

研究发现,30%~80%的 FD 患者存在上消化道运动障碍,包括近端胃容受性障碍、胃节律紊乱、胃排空延迟、移行性复合运动Ⅲ期次数减少、Ⅱ期动力减弱及胃窦-幽门-十二指肠协调运动异常等,引起餐后饱胀、早饱等。

(二)内脏高敏感性

主要是指 FD 患者对生理刺激出现的不适感,对伤害性刺激呈现强烈的反应。FD 患者对胃扩张刺激产生不适感的严重程度明显高于健康对照者,FD 患者对酸的感觉阈值降低,表明 FD 患者存在内脏高敏感性。内脏高敏感可解释患者餐后出现的上腹饱胀或疼痛、早饱等症状。

(三)胃酸分泌

虽然 FD 患者基础胃酸分泌在正常范围,但刺激引起的酸分泌增加,临床上患者的酸相关症状,如空腹时上腹部不适或疼痛、进食后减轻及抑酸治疗有效均提示其症状与胃酸的关系。

(四)胃肠激素紊乱

胃肠激素分泌失调是 FD 的发病机制之一。胃动素、胃泌素、缩胆囊素、血管活性肠肽、生长抑素、降钙素基因相关肽及 P 物质(substance P,SP)分泌异常可能与 FD 患者胃肠道动力障碍及胃肠高敏感有关。

(五)Hp 感染

Hp 与 FD 的关系一直颇有争议,国内学者的共识意见为 Hp 感染是慢性活动性胃炎的主要病因。有消化不良症状的 Hp 感染者,可归属 FD 的范畴。鉴于根除 Hp 后确有部分患者近期症状改善,更重要的是可能获得临床症状的长期缓解,目前大部分学者肯定 Hp 感染在 FD 发病中的作用。Hp 感染所致的胃黏膜炎症可导致胃感觉和运动异常。

(六)精神心理因素

FD 是一种公认的身心疾病,精神、心理因素的研究进展表明其可能是 FD 的重要病因。半数以上 FD 患者存在精神心理障碍,其人际关系敏感、抑郁、焦虑等因子积分均高于健康人。FD 症状的严重程度与抑郁、焦虑及恐惧等有关。

二、流行病学

美国社区居民的消化不良患病率为 25%,我国广东城镇居民的问卷调查显示患病率为 18.9%,天津城镇居民 FD 的患病率约为 23.29%;女性患病率高于男性,患病率随年龄增长而升高。有关消化不良发病率的流行病学资料相对较少,推测年发病率约为 1%。流行病学调查的患病率是指未经检查的消化不良症状,经检查后发现因器质性疾病所致者仅占消化不良患者的少数,多数患者为 FD。

三、临床表现

FD 常见的临床症状有以下几点。

(1)餐后饱胀,指食物长时间存留于胃内引起的不适感。

(2)早饱感,指进食少许食物即感胃部饱满,不能进常规量的饮食。

(3)上腹痛,位于胸骨剑突下与脐水平以上、两侧锁骨中线之间区域的疼痛,有时患者无腹痛主诉而表现为特别不适感觉。

(4)上腹烧灼感,指不适的上述区域的局部灼热感。

四、诊断

(一)FD 诊断标准(罗马Ⅲ标准)

病程至少 6 个月,近 3 个月满足以下诊断标准且至少具备下列 1 个症状:①餐后饱胀;②早饱感;③上腹痛;④上腹烧灼感,同时无器质性、代谢性、全身性疾病原因可查(包括上消化道内镜检查结果)。

(二)报警症状

报警症状包括消瘦、贫血、上腹包块、频繁呕吐、呕血或黑便、年龄 40 岁以上的初发病者、有肿瘤家族史等。对有报警症状的、经验性治疗或常规治疗无效的、有精神心理障碍者及怀疑胃肠外疾病引起的消化不良患者,应及时行相关检查明确有无器质性疾病。

(三)消化不良的相关检查

胃镜检查在我国已很普及,建议将胃镜检查作为消化不良诊断的主要手段。需要时,可进行 Hp 检查。其他辅助检查包括肝肾功能及血糖等生化检查、腹部超声及消化系统肿瘤标志物检查,必要时行腹部 CT 扫描。

五、治疗

消化不良的治疗目的在于迅速缓解症状,去除诱因,预防复发。

(一)一般处理

由于 FD 具有极显著的安慰剂效应(20%～60%),向患者详细地告知病情和耐心解释非常重要。推荐戒烟、酒、咖啡,停止服用非甾体抗炎药,但尚无有关其确切疗效的报道。每天少食多餐、低脂饮食值得推荐。

(二)药物治疗

1.抗酸剂

抗酸剂如氢氧化铝、铝碳酸镁等可减轻症状,但疗效不及抑酸剂。铝碳酸镁除抗酸以外,还能吸附胆汁,伴有胆汁反流的患者可选用。

2.抑酸剂

适用于以上腹痛、烧灼感为主要症状者。常用抑酸剂包括 H_2 受体阻滞剂(H_2RA)和质子泵抑制剂(PPI)两大类。常用 H_2RA 有西咪替丁、雷尼替丁及法莫替丁等。常用的 PPI 制剂有奥美拉唑、兰索拉唑、泮托拉唑、雷贝拉唑和埃索美拉唑等,治疗 FD 常用小剂量 PPI。

3.促动力剂

促动力剂可明显改善上腹饱胀、早饱等。常用的促动力剂包括:①多巴胺受体阻滞剂,甲氧氯普胺具有较强的中枢镇吐作用,增强胃动力,因可导致锥体外系反应,不宜长期、大剂量使用。多潘立酮为选择性外周多巴胺 D_2 受体阻滞剂,不透过血-脑屏障,因此无锥体外系不良反应。该药能增加胃窦和十二指肠动力,促进胃排空,明显改善消化不良患者上腹不适、早饱、腹胀等症状。个别患者长期服用可出现乳房胀痛或溢乳现象。伊托必利通过拮抗多巴胺 D_2 受体和抑制乙酸胆碱酯酶活性起作用,增强并协调胃肠运动,改善患者的临床症状。②5-HT$_4$ 受体激动剂,莫沙必利在我国和亚洲的使用资料表明其可显著改善 FD 患者早饱、腹胀、嗳气等症状。目前未见心脏严重不良反应报道,但对 5-HT$_4$ 受体激动剂的心血管不良反应仍应引起重视。

4.助消化药

消化酶和微生态制剂可作为治疗消化不良的辅助用药。复方消化酶、益生菌制剂可改善与进餐相关的腹胀、食欲缺乏等症状。

5.根除 Hp 治疗

根除 Hp 可使部分 FD 患者的症状得到长期改善,对合并 Hp 感染的 FD 患者,如应用抑酸、促动力剂治疗无效,建议向患者充分解释根除治疗的利弊、征得患者同意后给予根除 Hp 治疗。

6.精神心理治疗

荟萃分析表明,合并焦虑者对抗焦虑、抗抑郁药有一定疗效,单纯抑酸药或促动力药无效。伴有明显精神心理障碍的患者,可选择三环类抗抑郁药或 5-HT 再摄取抑制剂。除药物治疗外,行为治疗、认知疗法及心理干预等可能对这类患者也有益。精神心理治疗不但可以缓解症状,还可提高患者的生活质量。

(三)经验性治疗

对 40 岁以下、无报警征象、无明显精神心理障碍的患者可考虑经验性治疗。与进餐相关的消化不良可首选促动力剂或合用抑酸剂;与进餐非相关的消化不良/酸相关性消化不良可选用抑酸剂或合用促动力剂。经验治疗时间一般为2～4周。无效者应行进一步检查,明确诊断后有针对性地进行治疗。

(郝恩汉)

第十一节　十二指肠炎

十二指肠炎是各种原因引起的急性、慢性十二指肠黏膜的炎症性变化。可分为原发性(非特异性)和继发性(特异性)十二指肠炎两种。

一、病因及发病机制

(一)原发性十二指肠炎

病因尚未完全明确,可能与进食刺激性食物、饮酒、药物(如非甾体抗炎药)、Hp感染等有关。本病亦可伴发十二指肠其他疾病或肝胆胰等周围器官疾病,常与慢性胃炎、消化性溃疡病等合并存在,故认为可能与其病因相同。有人认为十二肠炎可演变为十二指肠溃疡,其依据为:①炎症开始时酸度正常,以后由于炎症进展干扰了十二指肠对胃液分泌的抑制过程,导致高酸产生而形成溃疡;②十二指肠炎时表皮细胞因炎症破坏而丧失,但腺管部细胞增殖可以予以补偿。当腺管细胞因衰竭而不能补偿丧失时,可产生糜烂,继之形成溃疡。

(二)特异性十二指肠炎

多由克罗恩病、肠结核、寄生虫(如钩虫、兰氏贾第鞭毛虫等)及真菌、嗜酸粒细胞性胃肠炎等累及十二指肠而引起特异性炎症。

二、临床表现

(1)消化不良症状:可有上腹饱胀、反酸、嗳气、恶心、呕吐等症状。部分患者可无症状及体征。

(2)上腹痛:类似于十二指肠球部溃疡,多为饥饿痛、夜间痛、进食后缓解。

(3)上消化道出血是糜烂性十二指肠炎的一种并发症,可有黑便或呕血。

(4)常见的体征有上腹部轻度压痛,部分患者可有舌炎、贫血和消瘦等。

三、实验室检查和特殊检查

(一)胃液分析及血胃泌素测定

正常或较高,部分患者与十二指肠球部溃疡相似,但无诊断价值。

(二)X线钡餐检查

十二指肠球部有激惹痉挛、运动增快、皱襞增粗及紊乱等表现,但不能据此而确立诊断。

(三)内镜检查

(1)浅表型:黏膜充血水肿,反光增强,红白相间,以红色为主。

(2)出血糜烂型:黏膜发红,可见点状、片状糜烂灶或出血灶。

(3)萎缩型:黏膜变薄、苍白,以白色为主,可见黏膜下血管显露。

(4)增生型:黏膜粗糙不平或细颗粒结节状改变。

四、诊断和鉴别诊断

本病确诊有赖于内镜下所见和内镜直视下取黏膜活组织检查。

本病需与慢性胃炎、十二指肠腺增生、胃泌素瘤及肠结核和克罗恩病等引起的十二指肠病变鉴别。

五、治疗

(一)原发性十二指肠炎的治疗

基本治疗原则同十二指肠溃疡病。

1.抗酸剂

可用氢氧化铝-镁乳合剂,每次 15～30 mL,每天 3 次,餐后 1～2 小时服用。抗酸剂能中和胃酸、降低胃蛋白酶活性,减轻对消化道黏膜的损伤,缓解疼痛。

2.抑酸剂

可根据患者经济承受能力等因素选用。质子泵抑制剂可用奥咪拉唑 20 mg,每天 1～2 次,雷贝拉唑 10～20 mg,每天 1～2 次等;H_2受体阻滞剂可用法莫替丁 20 mg,每天 2 次,或雷尼替丁 150 mg,每天 2 次。抑酸剂能抑制胃细胞分泌胃酸,减轻胃酸对已有炎症的黏膜刺激,可有效改善症状,但不能逆转病理学异常。

3.M 受体阻滞剂

可选用哌仑西平 50 mg,每天 2 次,或山莨菪碱片 5 mg,每天 3 次口服,可抑制胃酸的分泌。另对胃蛋白酶的分泌也有抑制作用。

4.黏膜保护剂

胶体铋剂在酸性环境下,能与溃疡和炎症组织的糖蛋白络合形成一层保护膜,阻止胃酸、胃蛋白酶的攻击,并有杀灭 Hp 的作用,可用胶体铋 50 mg,每天 4 次。前列腺素能减少胃酸的分泌,加强黏膜抗损伤能力,并有维持黏膜血流、促进黏液分泌等作用。可用米索前列醇 200 μg,每天 4 次,或恩前列醇 70 μg,每天 2 次。

5.胃肠动力药

可予多潘立酮 10～20 mg,每天 3 次,或莫沙必利 5～10 mg,每天 3 次,饭前 15～30 分钟口服,可调整胃窦和十二指肠球部的运动,减少胆汁反流刺激胃窦部 G 细胞分泌胃泌素造成的胃酸分泌。

6.根除 Hp 治疗

常用的抗 Hp 药物有阿莫西林、甲硝唑(或替硝唑)、呋喃唑酮、四环素、克拉霉素及铋剂等。单药疗法根除率不足 20%,故通常两种以上抗生素与抑酸剂(PPI 或 H_2RA)合用,形成三联疗法、四联疗法。疗程一般为 1～2 周。含 PPI 的三联疗法是近年来研究得最多的治疗 Hp 感染的方案。

(二)继发性十二指肠炎的治疗

(1)针对病因和主要疾病,治疗潜在和/或原发性疾病。

(2)对症治疗,可选用治疗原发性十二指肠炎的药物。

(吕俊三)

第十二节　十二指肠壅积症

十二指肠壅积症是指各种原因引起的十二指肠阻塞,以致近端十二指肠食糜滞留及肠管代偿性扩张而产生的临床综合征。

一、病因

引起本症原因很多,以肠系膜上动脉压迫十二指肠形成壅积者居多(占50%以上),称为肠系膜上动脉综合征(superior mesenteric artery syndrome,SMAS)。其他原因如下。①先天性十二指肠畸形:如先天性腹膜束带压迫牵拉阻断十二指肠;十二指肠远端先天性狭窄或闭塞;环状胰腺压迫十二指肠降段;十二指肠发育不良产生的巨十二指肠,以及十二指肠先天性变异而严重下垂,可折拗十二指肠空肠角而产生壅积症。②十二指肠腔内外占位压迫:十二指肠良、恶性肿瘤;腹膜后肿瘤如肾脏肿瘤、胰腺癌、淋巴瘤;十二指肠的转移癌,邻近肿大的淋巴结(癌转移)、肠系膜囊肿或腹主动脉瘤压迫十二指肠。③十二指肠远端或近端空肠浸润性疾病和炎症:进行性系统性硬化症、克罗恩病、憩室炎性粘连或压迫引起缩窄等。④粘连缩窄:胆囊和胃手术后发生粘连牵拉十二指肠;胃空肠吻合术后粘连、溃疡、狭窄或输入襻综合征。

二、发病机制

肠系膜上动脉、腹主动脉和十二指肠三者解剖关系的异常是SMAS的发病基础。十二指肠水平部从右至左横跨第三腰椎和腹主动脉(AO),前方被肠系膜根部内的肠系膜上血管神经束所横跨。肠系膜上动脉一般在第一腰椎水平处分出,与主动脉呈30°~42°。若SMA和主动脉之间的角度过小,可使十二指肠受压。

三、临床表现

急性发作多与创伤及医源性因素有关,症状持续而严重,呕吐频繁而量大,常发生于躯干被石膏固定或牵引而引起,主要临床表现为急性胃扩张,严重者可出现肠坏死、十二指肠穿孔、上消化道大出血、门静脉血栓和门静脉积气等并发症。慢性发作主要表现为餐后上腹闷胀、恶心、呕吐;呕吐物含胆汁及所进食物,呕吐后症状减轻或消失;可伴腹痛,疼痛可位于右上腹、脐上甚至后背部;症状发作与体位有关,侧卧、俯卧、胸膝位、前倾坐位或将双膝放在颌下等可以减轻疼痛。长期发作,可导致消瘦、脱水和全身营养不良。

四、诊断

典型症状是诊断的重要依据。X线钡餐检查特征:十二指肠水平部见钡柱中断(突然垂直切断),类似笔杆压迫的斜行压迹,称"笔杆征"或"刀切征",钡剂经过此处排空迟缓甚至停止,2~4小时内不能排空;受阻近段肠管强有力的顺向蠕动及逆蠕动构成的钟摆运动;俯卧位时钡剂顺利通过,逆蠕动消失。螺旋CT血管造影并三维重建技术能清晰显示扩张的胃及十二指肠肠腔,在增强CT后进行三维重建,可观察SMA和AO之间的角度;并能明确SMA对于十二指肠的压迫,同时排除其他病变。必要时做选择性肠系膜上动脉造影,侧位像结合 X 线钡餐检查可显示血管与十二指肠在解剖角度上的关系。胃镜检查不能诊断该疾病,但可排除胃肠道内病变引起的上消化道梗阻症状。

五、鉴别诊断

消化不良症状需与消化性溃疡鉴别,有时两者也可并存,胃镜可明确诊断。超声、CT 等影像学检查有助于诊断十二指肠肠外病变如胰头癌或巨大胰腺囊肿压迫而引起十二指肠壅积。必要时小肠镜排除高位小肠肿瘤引起的梗阻。本病也需与十二指肠内的结石、蛔虫团、异物所致十二指肠梗阻相区别。

六、治疗

无明显症状者可不必处理。急性发作期给予禁食、胃管减压、静脉营养、维持水电解质和酸碱平衡及营养支持治疗;可酌情使用抗痉挛药物缓解消化道症状;可使用鼻-空肠营养管进行早期肠内营养以改善全身状况。宜少量多餐,餐后使用体位疗法,取侧卧位、俯卧位或膝胸位,加强腹肌锻炼,矫正脊柱前凸。如内科保守治疗无效,可采用手术治疗。手术方式可选用:①十二指肠空肠吻合术;②胃-空肠吻合术;③十二指肠复位术;④Treitz 韧带松解术;⑤腹腔镜手术等。

(侯庆军)

第七章

小肠与大肠疾病

第一节 急性出血性坏死性肠炎

急性出血性坏死性肠炎又称坏死性肠炎,是以小肠的广泛出血、坏死为特征的肠道急性蜂窝织炎,病变主要累及空肠和回肠,偶尔也可侵犯十二指肠和结肠,甚至累及全消化道。临床上以腹痛、腹泻、便血、腹胀、呕吐和发热为主要表现,严重者可有休克、肠麻痹等中毒症状和肠穿孔等并发症,是一种危及生命的暴发性疾病。本病的发病与产生 β 外毒素的 Welchii 杆菌(C 型产气荚膜杆菌)感染有关。任何年龄均可发病,但以学龄前儿童和青少年多见,男性多于女性,农村多于城市。四季均可发病,但高发于夏秋季节。

一、病因与发病机制

近年来认为本病的发病与产生 β 外毒素的 Welchii 杆菌(C 型产气荚膜杆菌)感染有关。β 外毒素属于蛋白质外毒素,它能干扰肠黏膜表面绒毛的正常功能,从而影响肠道的清洗作用,致使病原体黏附于肠黏膜而致病;β 外毒素可致肠道组织坏死,产生坏疽性肠炎。营养不良和饮食不当是本病的诱因。正常情况下胰蛋白酶有破坏 β 外毒素的作用;在蛋白酶活性缺乏或降低的情况下,如长期低蛋白膳食(使消化酶合成减少),当进食受 C 型产气荚膜杆菌污染或变质的食物时,不能分解破坏 β 外毒素而致病;或进食大量的甘薯、大豆等含有耐热性胰蛋白酶抑制因子的食物(使胰蛋白酶的活性和浓度降低),可使寄生肠内的 Welchii 杆菌滋生并产生大量 β 外毒素而致病。饮食习惯突然改变,从多吃蔬菜转变为多吃肉食,使肠内生态学环境发生改变,有利于 Welchii 杆菌的繁殖而致病。变态反应亦参与本病的发病。易感因素包括肠道感染、肠道缺血、肠屏障功能受损、ARDS、先天性心脏病合并心力衰竭、脓毒症、休克等。由于肠壁对细菌及细菌内、外毒素或病毒等过于敏感,引发肠出血、坏死、白细胞浸润、小血管纤维素样变性及坏死。本病病变以空肠和回肠最为多见且严重,有时可累及结肠、十二指肠及胃。病变常呈节段性分布,严重者融合成片。始于黏膜下层的病变,向黏膜层发展,黏膜肿胀增厚、粗糙,呈鲜红色或暗褐色,上有片状坏死和散在溃疡,黏膜下层水肿,此时患者以腹泻为主;黏膜广泛坏死脱落则大量便血;病变向浆肌层发展为主时,出现肠蠕动障碍,临床上可表现为肠梗阻;大片肠壁浆肌层或全层坏死时,肠内细菌与毒素外渗,肠壁也可穿孔,产生严重的腹膜炎和中毒性休克。

二、诊断

(一)病史

起病急,发病前多有不洁饮食或暴饮暴食史。受冷、劳累、肠道蛔虫感染及营养不良为诱因。

(二)临床表现特点

病初常表现为逐渐加剧的脐周或左中上腹阵发性绞痛,其后逐渐转为全腹或右下腹持续性痛并有阵发性加剧。一般在 1~3 天后加重,重者可产生腹膜刺激症状。常伴有恶心呕吐,呕吐常为黄水,严重者呈咖啡样或血水样。腹痛在便血控制后 3~5 天仍可每天发作数次,可为最后消失的症状。

1.腹痛

腹痛发生后即可有腹泻,每天数次至十数次不等。粪便初为糊状而带粪质,其后渐为黄水样,继之即呈血水状或呈赤豆汤和果酱样,甚至可呈鲜血状或暗红色血块,粪质少而具难闻的腥臭味。无里急后重。出血量多少不定,轻者可仅大便潜血阳性无便血;严重者一天出血量可达数百毫升。腹泻和便血时间短者仅 1~2 天,长者可达 1 个多月,且可呈间歇发作,或反复多次发作。严重病例后期因中毒症状严重,发生麻痹性肠梗阻时便次减少,甚至停止,但肛门指检多能发现血便为本病的特征之一。

2.腹泻与便血

起病后不久即出现发热,一般在 38~39 ℃,少数可达 40 ℃以上,持续 4~7 天后渐退,偶有长达 2~3 周者。中毒症状严重者可出现抽搐、昏迷,也可出现四肢厥冷、皮肤暗紫花纹、血压下降、中毒性休克。腹泻、便血严重时,可出现贫血、脱水和酸中毒。

3.全身中毒症状

胃肠道症状虽重,但腹部体征却相对较少。腹部饱满,有时可见肠型。触诊腹软或有轻度压痛,但也可有明显压痛、腹肌紧张和反跳痛,提示急性腹膜炎。移动性浊音可阳性,也可抽出血性腹水。肠鸣音早期亢进,有肠梗阻时可闻及气过水声或金属音。腹膜炎明显时,肠鸣音减弱或消失。

4.腹部体征

体检可有腹部膨隆,有时可见到肠型。脐周和上腹部甚至全腹可有明显压痛,有时还可扪及包块。腹膜炎时腹肌明显紧张,有反跳痛。早期肠鸣音可亢进,而后可减弱或消失,有梗阻或肠段坏死者,可闻及金属音及气过水声。

(三)辅助检查

白细胞计数增多,一般为 $(12\sim20)\times10^9/L$,以中性粒细胞增多为主。嗜酸性粒细胞及血小板常减少。

1.血常规

粪便呈血性,或潜血试验强阳性,镜检可见大量红细胞、白细胞及脱落的上皮细胞。粪便培养部分病例可有 Welchii 杆菌、大肠埃希菌等生长。

2.尿常规

尿常规可有蛋白尿、红细胞、白细胞及管型。

3.X 线检查

立位片中有大小不等的液平面。肠穿孔者可有气腹。在急性期不宜做胃肠钡餐或钡灌肠检查,以免发生肠穿孔。结肠镜检查可见全结肠腔内有大量新鲜血液,但未见出血病灶,并可见回盲瓣口有血液涌出。

(四)临床分型

本病由于病变部位不同,损伤程度不一及机体反应性的差异,临床表现亦不一致。依其最突出的表现,可将本病分为以下几种类型:当病变仅累及黏膜和黏膜下层时,临床表现以腹泻为主,伴有恶心、呕吐,便血不明显。腹部 X 线片示小肠充气、扩张,肠曲间隙增宽。

1.急性胃肠炎型

病变黏膜广泛坏死脱落时,则以便血为主,量多少不等,呈血水样或暗红色,有明显贫血或急性大出血体征。

2.肠出血型

病变以浆肌层为主时,因肠管肌层严重受损而浸润肿胀,肠管变僵直,丧失蠕动能力,临床表现为肠梗阻,如腹痛、腹胀、频繁呕吐,肠鸣音亢进或减弱、消失。可有肠型,腹部 X 线检查见多个液平面。

3.肠梗阻型

随着浆肌层病变加重,肠内细菌毒素外渗或局部出现全层坏死,则发展成腹膜炎。表现为腹部压痛、反跳痛、腹肌紧张、肠鸣音消失。

4.腹膜炎型

全身中毒症状为主,高热、谵妄、血压下降乃至休克。

(五)诊断注意事项

本病的诊断主要依据临床表现:有不洁饮食、暴饮暴食史,突然腹痛、腹泻、便血和呕吐,伴有中度发热,或突然腹痛后出现休克症状或出现麻痹性肠梗阻,应考虑本病的可能,特别是呈腥臭味的洗肉水样便而无明显里急后重者。由于本病的病情变化迅速且复杂,临床分型也较多,故需与之鉴别的疾病也较多。主要有:起病更急,开始即出现高热、惊厥、神志模糊、面色苍白,重者血压下降、休克,数小时后出现脓血便。急性出血性坏死性肠炎常以腹痛、腹泻为主,1~3 天出现红豆汤样或果酱样血便,少量黏液,无里急后重。病程、粪便性质和病原学检查可资鉴别。

1.中毒性菌痢

腹痛、呕吐、便血、休克等症状与急性出血性坏死性肠炎相似。但绞窄性肠梗阻腹痛突出而剧烈,腹胀、呕吐更重,无排便排气,血便出现晚且量少。急性出血性坏死性肠炎早期出现肠梗阻是由于病变侵及肠壁浆肌层,引起节段性运动功能障碍,多为不全性肠梗阻;后期发生的肠梗阻则由于肠管的僵硬、狭窄、粘连、坏死等原因引起,多为完全性梗阻,而且此前常先有腹泻、便血。

2.绞窄性肠梗阻

与本病鉴别较困难,但急性克罗恩病多转为慢性,经常复发,而急性出血性坏死性肠炎却极少复发。

3.急性克罗恩病

以腹痛、便血起病,与本病相似,但无腹泻和发热,中毒症状不重,待皮肤出现紫癜后诊断更明确。

此外,本病尚应与急性阑尾炎、肠套叠、阿米巴痢疾、细菌性食物中毒等鉴别。

4.腹型过敏性紫癜

原因主要有二:一是对本病的临床特点认识不够,未能掌握其规律及其与各种疾病鉴别的要点;二是由于有时症状不典型,尤其有时相当一部分患者无腹泻或血便,对这类病例往往通过肛门指诊才获得确诊。

三、治疗

本病治疗以非手术疗法为主,加强全身支持疗法,纠正水、电解质失衡,解除中毒症状,积极防治中毒性休克和其他并发症。必要时才予以手术治疗。

(一)非手术疗法

患者在发热、腹痛、腹胀、呕吐及便血期间应卧床休息与禁食,腹胀者应早做胃肠减压。禁食是一项重要治疗措施,轻者 7～8 天,重者 14～21 天,疑诊时即应禁食,确诊后更应禁食。待腹胀消失和腹痛减轻,腹部体征基本消失,无便血或大便潜血转阴,临床一般情况明显好转,方可给予易消化、无刺激性流质饮食,逐渐过渡到半流质、软食乃至正常饮食。过早恢复正常饮食可使症状再发,过晚恢复正常饮食又可影响营养状态,延迟康复。

1.休息和禁食

在禁食期间应予静脉输入高营养液,如 10%～25% 葡萄糖液、复方氨基酸液、水解蛋白,以及B族维生素、维生素C、钙剂。儿童补液量每天为 80～100 mL/kg,成人每天 2 000～3 000 mL。贫血或便血严重者输鲜血、血浆或 60% 羟乙基淀粉。治疗期间少量多次输血,对改善全身症状、缩短病程十分有利。本病因呕吐、腹泻和禁食,常有低血钾和酸中毒,若每天尿量不少于 1 000 mL 而又有低血钾者,每天补充氯化钾量不少于 5 g;少数严重低钾(血清钾<2.0 mmol/L)患者,每天补氯化钾可达 8～12 g。有酸中毒时,可给适量 5% 碳酸氢钠液。对重症患者及严重贫血、营养不良者,可施以全胃肠外营养。

2.支持疗法

迅速补充有效循环血容量是治疗休克的关键。除补充晶体溶液外,应适当输血浆、新鲜全血或人体人血清蛋白等胶体液。酌情应用血管活性药物以保持正常的血压,如多巴胺、间羟胺、山莨菪碱等。

3.防治中毒性休克

皮质激素可减轻中毒症状,抑制变态反应,改善和提高机体应激能力,但有加重出血和促发肠穿孔的危险。在高热、中毒休克时可以使用,原则是短期、大量、静脉给药。儿童每天用氢化可的松 4～8 mg/kg,或地塞米松 1.0～2.5 mg;成人每天用氢化可的松 200～300 mg,或地塞米松 5～20 mg。一般用 3～5 天即停药。

4.肾上腺皮质激素的应用

由于本病与细菌感染有关,选用适当的抗生素控制肠道内细菌感染,有利于减轻肠道损害。常用的抗生素有氨苄西林、第三代头孢菌素和喹诺酮类药物等,抗厌氧菌感染宜用甲硝唑或替硝唑。一般选两种联合应用。给药途径以静脉滴入为宜,疗程至少 1 周。

5.抗生素的应用

采用 Welchii 杆菌抗毒血清 42 000～85 000 U 静脉滴注,有较好疗效,但临床上未广泛使用。

6.抗毒血清

(1)微生态制剂调节肠道菌群,可选用双歧杆菌活菌(丽珠肠乐)1 亿活菌口服。

(2)吸附肠道内毒素可用液状石蜡 20 mL/d 或蒙脱石散(思密达,6～9 g/d)口服或胃管内注入。

（3）补充胰蛋白酶可水解 β 外毒素,减少其吸收,并可清除肠道坏死组织。常用胰蛋白酶 0.6～0.9 g 口服,每天 3 次,对重症者可肌内注射 1 000～2 000 U,每天 1～2 次。

7.其他药物治疗

驱虫治疗:疑为或诊断为肠蛔虫感染者在出血停止、全身情况改善后应施以驱虫治疗,可用左旋咪唑 150 mg 口服,每天 2 次,连用 2 天。高热时物理降温,或加用解热药;吸氧;腹痛较剧者可用阿托品、罗通定肌内注射,必要时用哌替啶 50～100 mg 肌内注射。严重腹胀和频繁呕吐者,应行胃肠减压。

8.对症处理

高热时物理降温,或加用解热药;吸氧;腹痛较剧者可用阿托品肌内注射,必要时用哌替啶 50～100 mg肌内注射;严重腹胀和频繁呕吐者,应行胃肠减压。

（二）手术疗法

临床上遇到下列情况应考虑手术治疗:①诊断不明,不能排除其他急需手术治疗的急腹症者;②有明显腹膜炎表现,疑有肠坏死、肠穿孔者;③腹腔诊断性穿刺证明有脓性或血性液体者;④腹胀严重,胃肠减压无效,有肠穿孔危险者;⑤肠出血严重,经反复输血及其他保守疗法无效而有休克趋势者。

手术方法:①肠管尚无坏死或穿孔者,可予普鲁卡因肠系膜封闭,以改善病变肠段的血循环;②病变严重而局限者可行肠段切除并吻合;③肠坏死或肠穿孔者,可行肠段切除、穿孔修补及腹腔引流术。

（吕俊三）

第二节　急性肠梗阻

肠内容物运行由于某些原因发生阻塞,继而引起全身一系列病理生理反应和临床症状。

一、分类

（一）机械性肠梗阻

临床最多见,由于机械性原因使肠内容物不能通过。多见于肠道肿瘤,肠管受压,肠腔狭窄和粘连引起的肠管成角、纠结成团等。肠道粪石梗阻主要见于老年人。

（二）动力性肠梗阻

分为麻痹性肠梗阻和痉挛性肠梗阻,肠道本身无器质性病变,前者由于肠道失去蠕动功能,以至肠内容物不能运行,如低钾血症时;后者则由于肠壁平滑肌过度收缩,造成急性肠管闭塞而发生梗阻,见于急性肠炎和慢性铅中毒等,较为少见。

（三）血运性肠梗阻

肠系膜血管栓塞或血栓形成,引起肠道血液循环障碍,肠管失去蠕动能力,肠内容物停止运行。

二、病因

主要原因依次为肠粘连、疝嵌顿、肠道肿瘤、肠套叠、肠道蛔虫症、肠扭转等。据大宗资料报道,肠粘连引起的肠梗阻占 70%～80%(图 7-1)。

图 7-1 引起急性肠梗阻的常见病因

三、病理生理

急性肠梗阻病因繁多,但肠腔阻塞后的病理生理变化主要概括为以下方面。

(一)肠腔积液积气

正常情况下,人体消化道内的少量气体,随肠蠕动向下推进,部分由肠道吸收,其余最后经肛门排出。消化道气体约 70% 来自经口吞入的空气,约 30% 来自肠腔内细菌的分解发酵。这些气体在肠梗阻时不能被吸收和排除,再加上肠道细菌大量繁殖和发酵作用,肠腔胀气会越来越重。肠梗阻时肠道和其他消化腺分泌的大量消化液正常吸收循环途径被阻断,梗阻近端肠腔内大量积液,病程晚期还有肠壁病变引起的渗出,再加上呕吐丢失,将造成严重的水、电解质平衡紊乱,循环血量不足和休克。严重膨胀扩张的小肠还引起腹腔压力增高,膈肌抬高,影响下腔静脉回流,加重心动过速和呼吸急促。

(二)细菌易位与毒素吸收

急性肠梗阻时肠道细菌迅速繁殖,产生大量有毒物质,并经损伤的肠黏膜屏障和通透性增高的末梢血管进入血液循环,肠腔内细菌也发生易位,进入血液、淋巴循环和腹腔,引起全身中毒反应和感染。

(三)肠壁血运障碍

急性完全性肠梗阻的近端肠管扩张逐渐加重,肠壁逐渐变薄,张力增高,进而引起肠壁血运障碍,即绞窄性肠梗阻,肠黏膜可发生溃疡和坏死,肠壁出现出血点和瘀斑,肠腔和腹腔内均有血性液体渗出。随着时间延长,过度扩张的肠壁会因缺血而坏死,继而肠管破裂,引起急性腹膜炎。

以上病理生理改变持续进展将最终导致 MODS 和死亡。

四、临床表现

急性肠梗阻的症状与梗阻部位和时间有明显关系：位置越高则呕吐越明显，容易出现水、电解质平衡紊乱；位置越低则腹胀越明显，容易出现中毒和感染；病情随时间逐渐加重。急性肠梗阻的共同症状包括腹痛、腹胀、呕吐和停止排气排便。

(一)腹痛

无血运障碍的单纯性肠梗阻为阵发性腹痛。肠管内容物下行受阻，其近端肠管会加强蠕动，因此出现阵发性绞痛，逐渐加剧。其特点是发作时呈波浪式由轻至重，可自行缓解，有间歇，部位不定。腹痛发作时在有些患者的腹壁可见肠型，听诊可闻及高调肠鸣音。腹痛发作频率随蠕动频率变化，早期较频繁，数分钟至数秒钟一次，至病程晚期肠管严重扩张或绞窄时则转为持续性胀痛。绞窄性肠梗阻腹痛多为持续性钝痛或胀痛，伴阵发性加剧，引起腹膜炎后腹痛最明显处多为绞窄肠管所在部位。麻痹性肠梗阻腹痛较轻，为持续性全腹胀痛，甚至没有明显腹痛，而主要表现为明显腹胀。

腹痛随病情发展而变化，阵发性绞痛转为持续性腹痛伴阵发性加剧提示病情加重，肠梗阻可能由不全性转为完全性，单纯性转为绞窄性。

(二)呕吐

急性肠梗阻时多数患者有呕吐症状，呕吐程度和呕吐物性质与梗阻部位及程度有关。高位小肠梗阻呕吐发生早而频繁，早期为反射性，吐出胃内食物和酸性胃液，随后为碱性胆汁。低位小肠梗阻呕吐发生晚，可吐出粪臭味肠内容物。结肠梗阻少有呕吐。呕吐和腹痛常呈相关性，病程早期呕吐后腹痛可暂时缓解。如呕吐物为棕褐色或血性时应考虑已发生绞窄性肠梗阻。麻痹性肠梗阻的呕吐为溢出性，量较少。

(三)腹胀

腹胀症状与梗阻部位有明显关系，高位梗阻因呕吐频繁，胃肠道积气积液较少，腹胀不明显。低位梗阻时腹胀明显。

(四)停止排气、排便

不完全性肠梗阻时肛门还可排出少量粪便和气体，完全性肠梗阻则完全停止排气排便。在高位完全性肠梗阻病例，梗阻以下肠道内的积气、积便在病程早期仍可排出，故有排气排便并不说明梗阻不存在。绞窄性肠梗阻时，可出现黏液血便。

(五)全身症状

急性肠梗阻早期全身情况变化不大，晚期则出现发热、脱水、水、电解质、酸碱平衡紊乱、休克，并发肠坏死穿孔时则出现腹膜炎体征。

(六)体征

腹部膨隆与梗阻部位有关，低位梗阻较明显，可为全腹均匀膨隆或不对称膨隆，随病程进展加重，在腹壁薄的患者可见肠型。腹部叩诊鼓音。未发生肠绞窄或穿孔时，腹肌软，但因肠道胀气膨隆导致腹壁张力升高，可干扰对腹肌紧张的判断。压痛定位不明确，可为广泛轻压痛。发生肠绞窄或穿孔后，压痛明显，定位在绞窄肠管部位或遍及全腹，并有反跳痛和肌紧张。在病程早期听诊可闻及高调金属声响样肠鸣音，至病程晚期近端肠道严重扩张，发生肠绞窄、穿孔或在麻痹性肠梗阻，肠鸣音消失。应注意在年老体弱患者，即使已发生肠绞窄或穿孔，腹部体征也可能表现不明确。

对肠梗阻患者的体检应注意腹股沟区,特别在肥胖患者,其嵌顿疝可能被掩埋于厚层脂肪中而被忽略。肛门指诊应作为常规检查,可发现直肠肿瘤、手术吻合口狭窄或盆腔肿瘤等。多数肠梗阻患者直肠空虚,若直肠内聚集多量质硬粪块,则梗阻可能为粪块堵塞引起,多见于老年人,勿轻易手术探查。

五、辅助检查

(一)立位 X 线腹平片

立位 X 线腹平片是诊断是否存在肠梗阻最常用亦最有效的检查,急性肠梗阻表现为肠道内多发液气平面,小肠梗阻表现为阶梯状液平面;若见鱼肋征,即扩大的肠管内密集排列线条状或弧线状皱襞影,则为空肠梗阻征象;结肠梗阻表现为扩大的结肠腔和宽大的液气平面,而小肠扩张程度较轻。无法直立的患者可拍侧卧位片,平卧位片可以体现肠腔大量积气,但无法体现液气平面(图 7-2)。

图 7-2 急性肠梗阻时立位腹平片(左)和平卧位片(右)对照

(二)超声检查

简便快捷,可在床边进行。肠梗阻时超声可见梗阻近端肠管扩张伴肠腔内积液,而远端肠管空瘪。小肠梗阻近端肠道内径常大于 3 cm,结肠梗阻近端内径常大于 5 cm。根据扩张肠管的分布可大致判断梗阻部位,小肠高位梗阻时上腹部和左侧腹可见扩张的空肠回声,呈"琴键征";小肠低位梗阻时扩张肠管充满全腹腔,右下腹及盆腔内扩张肠管壁较光滑(回肠);结肠梗阻时形成袋状扩张,位于腹周。严重结肠梗阻时肠管明显扩张,小肠与结肠的形态难以区分,但回盲瓣常可显示。机械性肠梗阻时近端肠管蠕动增强,扩张肠管无回声区内的强回声斑点呈往返或漩涡状流动;而麻痹性肠梗阻时肠壁蠕动减弱或消失,肠管广泛扩张积气;绞窄性肠梗阻时肠管粘连坏死呈团块状,肠壁无血流信号。超声诊断肠梗阻的敏感性可达 89%~96%,而且对引起梗阻的病因,如肿瘤、嵌顿疝等也可提供重要线索。

(三)CT

平卧位 CT 横切面影像可显示肠管扩张和肠腔内多发气液平面。机械性肠梗阻有扩张肠管和塌陷肠管交界的"移行带征";麻痹性肠梗阻常表现为小肠、结肠均有扩张和积气积液,而常以积气为主,无明显"移行带征";血运障碍性肠梗阻除梗死或栓塞血管供血的相应肠管扩张、肠壁水肿增厚外,梗阻肠管对应血管可见高密度血栓,或增强扫描见血管内充盈缺损。CT 还有助于发现引起肠梗阻的病因,如肿瘤、腹腔脓肿、腹膜炎、胰腺炎等。

(四)实验室检查

常规实验室检查常见水电解质酸碱平衡紊乱,低钾低钠血症常见,白细胞计数升高,中性粒细胞比值升高等。

六、诊断

依据症状体征和影像学检查,急性肠梗阻的诊断不难确立。完整的急性肠梗阻诊断应包括以下要点。

(一)梗阻为完全性或不完全性

不完全性肠梗阻具有腹痛腹胀、呕吐等症状,但病情发展较慢,可有少量排气、排便,立位腹平片见肠道少量积气,可有少数短小液气平面。完全性肠梗阻病情发展快而重,早期可能有少量排气排便,但随病情进展,排气排便完全停止,立位腹平片见肠道扩张明显,可见多个宽大液气平面。

(二)梗阻部位高低

高位小肠梗阻,呕吐出现早而频繁,水、电解质与酸碱平衡紊乱严重,腹胀不明显,立位腹平片见液气面主要位于左上腹。低位小肠梗阻呕吐出现晚,一次呕吐量大,常有粪臭味,腹胀明显,腹痛较重,立位腹平片见宽大液气平面,主要位于右下腹或遍布全腹。

(三)梗阻性质

梗阻性质是机械性还是动力性肠梗阻,性质不同,处理方法也不同。机械性肠梗阻常伴有阵发性绞痛,可见肠型和蠕动波,肠鸣音高亢。而麻痹性肠梗阻则呈持续性腹胀,腹部膨隆均匀对称,无阵发性绞痛,肠鸣音减弱或消失,多有原发病因存在。痉挛性肠梗阻的特点是阵发性腹痛开始快,缓解也快,肠鸣音多不亢进,腹胀也不明显。机械性肠梗阻的立位腹平片见充气扩张肠管仅限于梗阻以上肠道,麻痹性肠梗阻则可见从胃、小肠至结肠普遍胀气,痉挛性肠梗阻时胀气多不明显。

(四)梗阻为单纯性还是绞窄性

绞窄性肠梗阻预后严重,须立即手术治疗,而单纯性肠梗阻可先保守治疗。出现下列临床表现者应考虑有绞窄性肠梗阻存在:①腹痛剧烈,在阵发性疼痛间歇仍有持续性疼痛。②出现难以纠正的休克。③腹膜刺激征明显,体温、脉搏、白细胞计数逐渐升高。④呕吐物或肠道排泄物中有血性液体,或腹腔穿刺抽出血性液体。⑤腹胀不对称,可触及压痛的肠襻,并有反跳痛。在临床实际中肠绞窄的表现可能并不典型,若延误手术可危及生命,外科医师应提高警惕,急性肠梗阻经积极保守治疗效果不明显,腹痛不减轻,即应考虑手术探查。

(五)梗阻病因

详细询问病史,结合临床资料全面分析。婴幼儿急性肠梗阻多见于肠套叠和腹股沟疝嵌顿,青壮年多见于腹外疝嵌顿,老年人常见于消化道和腹腔原发或转移肿瘤。有腹部损伤或手术史则粘连性肠梗阻可能性大,房颤、风湿性心瓣膜病等可引起肠系膜血管血栓,饱食后运动出现的急性肠梗阻多考虑肠扭转引起。

七、治疗

(一)非手术治疗

非手术治疗为患者入院后的紧急处置措施,可能使部分病例病情得到缓解,为进一步检查和择期手术创造条件,也作为急诊手术探查前的准备措施。

1.禁食和胃肠减压

禁止一切饮食,放置鼻胃管(长度55～65 cm)并持续负压吸引。降低胃肠道积气积液和张力有利于改善肠壁血液循环,减轻腹胀和全身中毒症状,改善呼吸循环。

2.补充血容量和纠正水电解质、酸碱平衡失调

患者入院后立即建立静脉通道,给予充分的液体支持。对已有休克征象者可先快速输注5%葡萄糖盐水或林格液 1 000 mL。高位小肠梗阻常有脱水,低钾、低钠、低氯血症和代谢性碱中毒,其中以低钾血症最为突出,可进一步导致肠麻痹,加重梗阻病情。尿量大于 40 mL/h 可静脉滴注补钾。低钾、低钠纠正后代谢性碱中毒多能随之纠正。低位小肠梗阻多表现为脱水、低钠、低钾和代谢性酸中毒,其中以低钠更为突出。轻度低钠血症一般补充 5%葡萄糖盐水1 000 mL后多可纠正,重度低钠患者则需根据实验室检查结果在补液中加入相应量的 10%氯化钠溶液。对急性肠梗阻患者的补液量应包括已累计丢失量、正常需要量和继续丢失量,其中丢失量还包括因组织水肿而移至组织间隙的循环液体量。应记录尿量、间断复查实验室指标,对重症患者还应监测中心静脉压(CVP),以酌情调整补液量和成分。对绞窄性肠梗阻患者可适当输血浆、清蛋白或其他胶体液,以维持循环胶体渗透压,有利于维持循环血量稳定,减轻组织水肿。

3.应用抗生素防治感染

急性肠梗阻时由于肠内容物瘀滞,肠道细菌大量繁殖,肠壁屏障功能受损容易发生细菌易位,出现绞窄性肠梗阻时感染将更加严重。故应用广谱抗生素为必要措施。

4.营养支持

禁食时间超过 48 小时应给予全肠外营养支持,经外周静脉输注最好不超过 7 天,而经深静脉导管可长期输注,但应注意防治导管感染等并发症。

5.抑制消化道分泌

应用生长抑素可有效抑制消化液分泌,减少肠道积液,降低梗阻肠段压力。

6.其他

输注血浆或清蛋白同时应用利尿剂,有助于减轻肠壁水肿。

(二)手术治疗

经非手术治疗无效,病情进展者,已出现绞窄性肠梗阻或预计将出现肠绞窄的患者应行急诊手术治疗。需根据梗阻病因、性质、部位及全身情况综合评估,选择术式。手术原则是在最短时间内用最简单有效的方法解除梗阻。若伴有休克,待休克纠正后手术较为安全。若估计肠管已坏死而休克短时间内难以纠正者,应在积极抗休克同时进行手术探查。

手术切口应考虑有利于暴露梗阻部位,多采用经腹正中线切口或经右腹直肌探查切口(图 7-3)。应尽量在估计无粘连处进入腹腔,探查粘连区,锐性加钝性分离粘连,显露梗阻部位。已坏死的肠段、肿瘤、结核和狭窄部位应行肠段切除。若肠道高度膨胀影响手术操作,可先行肠腔减压,在肠壁开小口吸取肠内容物及气体,过程中尽量避免腹腔污染。

对肠道生机的判断是决定是否切除及切除范围的依据,主要从肠壁色泽、弹性、蠕动、血供、边缘动脉搏动等方面进行判断。遇判断有难度时,可用温热生理盐水湿敷肠襻,或以0.5%~1%的普鲁卡因10~30 mL在相应系膜根部注射,以缓解血管痉挛,并将此段肠管放回腹腔,15~20 分钟后再观察。若肠壁颜色转为正常,弹性和蠕动恢复,肠系膜边缘动脉搏动可见,则不必切除,若无好转则应切除。多数小肠部分切除后吻合较为安全。若绞窄肠段过长,患者情况危重,或切除范围涉及结肠,应在切除坏死肠段后做近远端肠造瘘,待病情稳定后二期行肠吻合术。

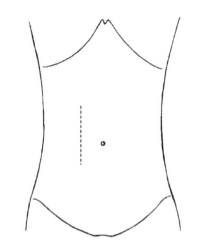

图 7-3　切口选择在有利于显露梗阻的部位

（吕俊三）

第三节　慢性假性肠梗阻

慢性假性肠梗阻（chronic intestinal pseudo obstruction，CIPO）是一种以肠道不能推动肠内容物通过未阻塞的肠腔为特征的胃肠动力疾病，常发生于小肠、结肠，可累及整个消化道和所有受自主神经调节的脏器和平滑肌，是一组具有肠梗阻症状和体征，但无肠道机械性梗阻证据的临床综合征。本病常反复发作，虽不是常见病，但如被忽视，患者可能遭受不必要的手术，甚至使病情的诊治更加复杂，其发病机制是因肠道肌电活动功能紊乱造成的肠道动力障碍。

一、病因

慢性假性肠梗阻（CIPO）的病因可分为原发性和继发性两类。

原发性 CIPO 是由肠平滑肌异常或肠神经系统异常造成，Howard 报道 30% 的 CIPO 具有家族聚集性，遗传方式主要是常染色体显性遗传，少数为常染色体隐性遗传。

继发性 CIPO 有 5 种病因。①结缔组织病：如系统性红斑狼疮、硬皮病、肌萎缩、淀粉样变性等。②神经系统疾病：如帕金森病、南美锥虫病、内脏神经病、肠道神经节瘤病等。③内分泌疾病：如糖尿病、甲状腺功能亢进或甲状旁腺功能低下等。④药物：如吩噻嗪类、三环类抗抑郁药、抗帕金森病药、神经节阻断药、可乐定、吗啡、哌替啶、白细胞介素-2、长春新碱等。⑤其他：如低钾、低钠、高钙、手术后、副癌综合征、巨细胞病毒或 EB 病毒感染等。

CIPO 的常见病因见表 7-1。

二、临床表现

CIPO 的主要症状有腹胀、腹痛、恶心、呕吐、腹泻、便秘；主要的体征有营养不良、体重下降、腹部膨隆、有压痛而无肌紧张、肠鸣音通常不活跃或很少出现，有胃扩张者可发现振水音。

CIPO 的临床表现与梗阻的部位和范围有关,如梗阻主要在小肠,则以呕吐和脂肪泻为主要表现,同时易继发营养不良、叶酸和维生素 B_{12} 缺乏及低蛋白血症;如梗阻主要在结肠,则以腹胀和便秘为主要表现,常伴有严重的粪便嵌塞。

表 7-1　CIPO 常见病因

原发性假性肠梗阻

　1.家族性
　家族性内脏疾病、家族性内脏神经病

　2.非家族性(散发性)
　内脏疾病、内脏神经病、正常组织学变异

继发性假性肠梗阻

　1.疾病影响肠平滑肌

　　(1)胶原血管病:硬皮病、SLE、皮肌炎或多发性肌炎

　　(2)淀粉样变

　　(3)主要为肌病,如肌营养不良、进行性肌营养不良、Duchenne 肌营养不良

　2.内分泌疾病
　甲减或黏液性水肿、糖尿病、甲旁减、嗜铬细胞瘤

　3.神经疾病
　Parkinson 病、Hirchspung 病和 Waardenburg Hirschsprung 病、家族性自身免疫性功能障碍、类癌综合征

　4.感染
　Chagas 病、病毒(巨细胞病毒、EB 病毒)感染

　5.药物
　麻醉药、三环抗抑郁药、可乐定、抗帕金森病药、抗胆碱能药或神经节阻滞剂、长春新碱

三、辅助检查

(一)影像学检查

影像学检查用于鉴别机械性肠梗阻,普通腹部平片对诊断价值不大,很多 CIPO 的平片表现与机械性肠梗阻非常类似。此外平片灵敏度低,高达 20％的患者钡剂造影异常,但之前的普通平片表现正常。平片显示出小肠扩张已多在疾病晚期,之前可能就会存在测压和临床方面诊断 CIPO 的证据。消化道钡餐造影检查可排除机械性肠梗阻,还可对功能紊乱的主要部位提供线索。肌病型 CIPO 有显著的十二指肠扩张,结肠袋消失、收缩减少及结肠直径增加。神经源性 CIPO 表现则多样化,少有特异性表现。

(二)内镜检查

内镜检查用于排除食管、胃、十二指肠和结肠机械性梗阻。常规的黏膜组织活检对 CIPO 的诊断没有帮助,除非取样深达肌层和肌间神经丛。

(三)胃肠动力检查

1.胃肠道转运试验

在排除机械性肠梗阻之后,胃肠道转运试验是有效的非侵入性检查。放射性核素(闪烁扫描)可以特异地评价消化道各器官的转运功能。用 ^{99m}Tc 标记的固体餐测试胃排空是诊断胃排

空延迟的金标准。用^{99m}Tc和^{131}I标记的固体闪烁扫描的可评价小肠和结肠功能。这些检查应有健康人对照,且在禁食状态下进行,以避免由运转新鲜食物所引起的运转时间误差。近来报道胃排空异常和小肠固态食物转运异常可作为诊断IPO的依据。小肠转运试验往往被胃排空延迟干扰,Gryback等使用从胆汁排泄的静脉示踪剂^{99m}Tc-HIDA,这项新技术可直接显示小肠转运,并证实IPO小肠运动减慢,与压力检查异常一致。

2.动力检查

测压有助于IPO的诊断。如果排除了机械性肠梗阻,胃或小肠转运减慢,胃和上段小肠测压评价可确诊IPO。测压评价要有禁食和餐后2种状况与健康人对照组比较。测压还能区分神经源性和肌病型。在神经源性中,压力波幅正常,但MMC结构和相位传播异常,持续不协调的运动活跃,相位波暴发,转化为餐后模式异常。而肌病型受累段波幅减低或压力波消失。小肠丛集性收缩提示远端机械性梗阻,这种情况需要做其他检查。食管测压可提示硬皮病、贲门失弛缓症或HSD。一些IPO的患者与HSD类似,肛门直肠测压显示肛门内括约肌不能对直肠膨胀做出反应性的松弛。IPO胃电图显示餐前胃动过速或餐后30分钟的电活动明显异常,也有助于诊断。

(四)肠壁全层组织活检

自剖腹手术或腹腔镜取的结肠全层组织活检可确诊CIPO。用Smith银染色分析纵向的全层组织活检的标本可显示肌间神经丛淋巴细胞和浆细胞浸润、嗜银神经元数目和比例变化、神经元纤维化、核内出现包涵体。免疫组织化学染色则显示表达 *c-kit* 基因的Cajal细胞消失或分布异常。组织学检查还可发现比正常更大的肠神经节或无神经节细胞缺失时,外源性神经分布增加(如HSD时),也有人认为是假性梗阻的继发改变。

有报道CIPO时特异的神经肽和神经递质(P物质和ⅥP)缺乏,但对单一神经肽和神经递质特殊染色尚未用于临床。过去认为全层活检是诊断成立的要素,但现在有了特异性的非侵入性动力检查(如转运试验和测压),全层活检不再是诊断CIPO必不可少的手段了。

(五)实验室检查

实验室检查主要用于鉴别继发性CIPO。如提示风湿性或内分泌性疾病,则适当选择相应的实验室检查。如CIPO继发于小细胞肺癌的副癌综合征,血清中可查到抗神经元核抗体(抗Hu)。抗Hu并不是恶性肿瘤的特异性抗体,但在未发现原发肿瘤灶却有肠神经节细胞缺失的患者中滴度可以很高。

四、诊断和鉴别诊断

诊断应结合病史、体征(如营养不良表现、腹部振水音与膀胱增大)、实验室检查、X线表现与食管及小肠测压等(表7-2)。约1/3患者有家族史。部分患者剖腹手术,见不到梗阻征象。继发性患者可查出系统性疾病的症状与体征,以及神经系统与自主神经系统功能异常。如患者有神经系统表现,应进一步做检查(包括MRI),以排除脑干肿瘤。肌电图与神经系统检查可检出系统性肌肉病或周围神经病。

北京协和医院总结的CIPO诊断标准为临床上有肠梗阻的症状和体征;腹平片证实有肠梗阻的存在;有关检查明确排除了机械性肠梗阻;消化道造影检查发现有肠管的扩张或肠蠕动减慢、消失;消化道压力测定异常,胃肠通过时间明显延长。

五、治疗

目前有关假性肠梗阻的病因尚无法根除,故治疗 CIPO 的目标是缓解临床症状,保持营养与维持电解质平衡,减少并发症,改善和恢复肠动力。

表 7-2　机械性肠梗阻与慢性假性肠梗阻的鉴别

鉴别方法	机械性肠梗阻	慢性假性肠梗阻
病史	患者多为成年人,过去多有腹部外伤、感染或手术史无任何遗传性疾病的症状	10 岁以前已有病症,为突发性病变,无明显诱因患者可能有家族遗传性病症,如手指的拱形指纹、二尖瓣脱垂或关节异常松弛,也可以有硬皮症、肌肉萎缩或恶病质表现
临床症状	便秘或绝对便秘,2 次发作之间基本无病痛	有时腹泻,有时便秘,2 次发作之间仍可能有腹痛、恶心、呕吐或食欲缺乏
胃肠运动功能监测	食管与胃正常,压力测试也无检查异常	食管和胃也可能无蠕动能力或有扩张现象,压力测试也可能发现括约肌无力或无蠕动力
X 线检查	腹部平片上仅见梗阻近端之肠道扩张,钡灌肠也可能发现结肠梗阻	平片上有时可见多处气液平面,但无梗阻现象钡灌肠可能发现有结肠脱垂或大口径结肠憩室
静脉肾盂造影(IVP)	无泌尿道症状,IVP 见肾盂和输尿管多正常	有时有尿潴留和尿路感染,IVP 可能发现肾盂和输尿管扩张
手术所见	手术时可发现肠梗阻原因	手术时不能发现任何肠梗阻原因
病理	扩张肠管之肠壁全层切片无任何神经丛、平滑肌病变	扩张肠管之全层活检多能发现肠壁神经丛、平滑肌有不发育或衰退现象

(一)一般治疗

CIPO 的急性发作期,应禁食、禁水,行胃肠减压肛门排气,静脉输液及营养支持,保持水、电解质平衡和消除诱发因素。

因为禁食或吸收障碍 CIPO 常导致营养不良。适当的饮食包括低纤维、低乳糖,要素膳或以多肽为主的食物。流质和浓汤对胃排空延迟的患者有益。

由于摄入少且吸收不良,患者需要肌内注射维生素 B_{12} 或口服叶酸、维生素 A、维生素 D、维生素 E、维生素 K、钙和铁。

完全肠道外营养(TPN)可提供足够的营养,一般适用于家族性 CIPO 和严重肌病型的儿童。长期 TPN 费用昂贵并易导致感染、血栓、胰腺炎和淤胆性肝损害,甚至肝衰,故应在 TPN 前尝试胃造口或空肠造口营养。

(二)药物治疗

CIPO 缺乏有效的药物治疗。

1.促动力药

(1)甲氧氯普胺和红霉素可能对一些患者临时有效,但有不良反应。由于快速耐药反应,红霉素在 CIPO 的治疗中作用有限。

(2)新斯的明是胆碱酯酶抑制药,由于其胆碱能不良反应和潜在致心律失常的危险,将其用于 CIPO 的治疗是不恰当的。

(3)多潘立酮、西沙必利也在 CIPO 中使用,西沙必利能改善 MMC 正常且无迷走神经功能紊乱患者的症状。

(4)5-HT 受体部分激动药替加色罗可能对 CIPO 有效,替加色罗是与西沙必利类似的促动力药,且没有心脏毒性。替加色罗能加速蠕动和增加消化道动力,并能加速正常男性的胃排空和促进 IBS 患者小肠和盲肠的转运。

2.奥曲肽

奥曲肽为长效生长抑素的类似物,国外学者用奥曲肽治疗继发于硬皮病的 CIPO 取得了良好效果,对治疗 CIPO 和继发的小肠细菌过度生长也有效。

奥曲肽主要通过抑制肠内源性神经肽,如 VIP、胰岛素、胰高血糖素、肠源胰高血糖素释放起作用。因为奥曲肽能减低胃动力,在治疗 CIPO 时有时与红霉素联合使用。

3.抗生素

抗生素的适应证为继发于细菌过度生长的腹泻。由于 CIPO 肠道转运的延迟,故标准氢呼吸试验对诊断 CIPO 患者细菌过度生长缺乏敏感性,应采用小肠吸出物行微生物分析(培养)。可适当应用广谱抗生素治疗,如环丙沙星、甲硝唑、多西环素、四环素、阿莫西林-双氧青霉素(克菌)等。

(三)电起搏

胃和肠电起搏理论上是可行的,并可能成为难控制的 CIPO 患者的治疗手段之一。目前 CIPO 电起搏研究的焦点是改善胃轻瘫,已获得初步成功。小肠和结肠电起搏仍不能用于临床且难以发展。

(四)手术治疗

本病手术治疗效果不确切,故原则上不行手术治疗。但对于腹部 X 线检查提示病变肠管直径超过 9 cm 者,若不积极处理,将导致肠穿孔、肠破裂。对病变范围局限的假性肠梗阻,如巨十二指肠和巨结肠,采用节段性切除术,可收到较好效果。但病变较为广泛者,手术效果并不理想。

1.肠切除术

切除无功能肠段或做上、下肠段旁路移植。巨结肠和严重腹泻患者行全结肠切除术与空肠-直肠吻合术。严重的小肠梗阻与大量的小肠分泌导致体液损失严重的患者,可行小肠切除。

2.松解术

孤立巨大十二指肠,可行十二指肠空肠侧-侧吻合术,以减轻十二指肠压力,亦可行十二指肠成形术。

3.肠移植术

近年报道的小肠移植术为手术治疗增加了新的选择。由于目前该手术病例数不多,因此临床经验不足。但对严重小肠受累,需依赖全胃肠外营养的患者,值得尝试使用。

六、诊治程序

具体诊治程序见图 7-4。

图 7-4　诊治程序

（吕俊三）

第四节　吸收不良综合征

吸收不良综合征是指由于多种原因所致营养物质消化吸收障碍而产生的一组综合征。吸收不良综合征通常包括消化或吸收障碍或二者同时缺陷使小肠对脂肪、蛋白质、氨基酸、糖类、矿物质、维生素等多种营养成分吸收不良，但也可只对某一种营养物质吸收不良。

消化不良和吸收不良的区别在于消化不良为营养物质的分解缺陷而吸收不良为黏膜的吸收缺陷。吸收不良综合征临床上表现为脂肪泻、消瘦、体重减轻等，脂肪泻常占主要地位。

一、分类

吸收不良综合征的病因和发病机制多种多样，根据消化和吸收病理生理变化将吸收不良分为下列几种情况。

（一）消化不良

1.胰酶缺乏或失活

慢性胰腺炎、胰腺癌、胰腺囊性纤维化、原发性胰腺萎缩、胰腺切除术后、胰脂肪酶失活、胃泌素瘤（Zollinger-Ellison 综合征可因肠内的高酸度抑制脂肪酶的活性，导致脂肪吸收不良）。

2.胆盐缺乏

严重肝实质病变（肝炎、肝硬化、肝癌等），所致胆盐合成减少、回肠切除术后、克罗恩病、长期肝内外胆管梗阻，以及小肠细菌过度生长、新霉素、秋水仙碱、碳酸钙、考来烯胺等与胆盐结合的药物。

3.食物和胆汁胰液混合不充分

胃空肠吻合术后。

4.刷状缘酶缺陷

双糖酶缺乏、乳糖酶缺乏、蔗糖酶-异麦芽糖酶缺乏、海藻糖酶缺乏。

（二）吸收不良

1.小肠黏膜的吸收面积减少

如短肠综合征等（大量小肠切除、胃结肠瘘、小肠-结肠瘘等）。

2.小肠黏膜广泛性病变

克罗恩病、多发性憩室炎、小肠结核，乳糜泻、热带性口炎性腹泻、寄生虫病（贾第鞭毛虫病、蓝伯鞭毛虫病、钩虫、姜片虫等）、放射性小肠炎、内分泌病、糖尿病、甲状旁腺功能亢进、肾上腺皮质功能不全、系统性病变（蛋白质营养不良、淀粉样变、系统性红斑狼疮、硬皮病等）、选择性 IgA 缺乏症。

3.黏膜转运障碍

无 β-脂蛋白症、内因子或某些载体缺陷致维生素 B_{12} 和叶酸转运障碍、AIDS 等。

4.原因不明

Whipple 病、特发性脂肪泻、Fancth 细胞缺乏、先天性小肠旋转不良、假性肠梗阻等。

（三）淋巴或血液循环障碍所致运送异常

1.淋巴系统发育异常

小肠淋巴管扩张、遗传性下肢淋巴水肿。

2.淋巴管梗阻

腹膜后恶性肿瘤、右心衰竭、小肠淋巴管扩张、Whipple 病、小肠结核及结核性肠淋巴管炎。

3.肠黏膜血运障碍

肠系膜动脉硬化或动脉炎。

二、临床表现

吸收不良肠道早期症状仅有大便次数增多或正常而量较多，可伴有腹部不适、肠鸣、乏力、精神不振、体重减轻及轻度贫血等。随病情进展可出现典型症状，如腹泻、消瘦、乏力、心悸、继发营养不良及维生素缺乏等表现。不分昼夜频繁的水样泻是典型的特征，但并不常见。腹泻 3～4 次/天，为稀便或溏便，有时发生脂肪泻（粪便量多，恶臭，面有油腻状的光泽，漂浮水面），可伴腹痛、恶心、呕吐、腹胀、肛门排气增多、食欲缺乏。持续严重的吸收不良可出现各种营养物质缺乏的表现，铁、叶酸及维生素 B_{12} 缺乏可致贫血，维生素（如维生素 A、B、D、K）缺乏致皮肤粗糙、夜盲、舌炎、口角炎、神经炎、感觉异常、骨痛、手足抽搐、出血倾向等改变。面肌抽搐和轻叩面部肌抽搐是钙吸收不良的征象。维生素 D 和钙吸收障碍时,可有击面试验征和束臂试验征阳性。部分患者可有肌内压痛、杵状指、血液系统如皮肤出血点、瘀斑。晚期可出现全身营养不良、恶病质等表现。

三、实验室检查

(一)血液检查

1.常规及生化检查

常有贫血,小细胞性或巨幼红细胞性贫血,凝血酶原时间延长。血清蛋白、胆固醇降低。低血钙,低血磷,血清碱性磷酸酶活性增高,低血钾。严重疾病血清叶酸、维生素 B_{12} 水平降低。

2.血清 β-胡萝卜素浓度测定

血清 β-胡萝卜素测定是脂肪吸收不良的非特异性实验。低于 100 μg/100 mL 提示脂肪泻,少于 47 μg/100 mL 提示严重脂肪泻,但其浓度超过 100 μg/100 mL 并不能排除轻度的脂肪泻。

β-胡萝卜素可在肝脏疾病或进食 β-胡萝卜素缺陷饮食的酗酒者中发现假性降低。脂蛋白紊乱或包含胡萝卜素食物的摄入也影响其结果。

3.乳糖耐量试验

乳糖耐量试验主要用于检查双糖酶(主要是乳糖酶)缺乏。受试者口服乳糖 50 g,每半小时抽血测血糖共 2 小时,正常情况下,口服乳糖经小肠黏膜乳糖酶水解为葡萄糖和半乳糖而吸收。正常人血糖水平上升,超过空腹血糖 1.1 mmol/L。乳糖酶缺乏者,血糖水平上升不明显,同时可出现腹鸣、腹痛、嗳气等乳糖不耐受症状。

(二)粪便检查

寄生虫病患者粪便可查到孢囊,钩虫卵或姜片虫卵等。

1.粪脂肪定性测量

如发现有脂肪吸收不良存在可进行粪显微镜下脂肪分析。粪苏丹Ⅲ染色可见橘红色的脂肪小球,在每高倍视野直径小于 4 μm 达到 100 个小球被认为是异常的。苏丹Ⅲ染色其敏感性为78%,特异性为70%。为检测粪脂肪最简便的定性方法,可作为粪脂肪测定的初筛试验,但不能作为主要的诊断依据。

2.粪脂肪定量测定

一般用 Van de Kamer 方法测定。其被认为是脂肪吸收不良的金标准。试验方法:连续进食标准试餐(含脂量 80~100 g/d)3 天,同时测定其粪脂量 3 天,取其平均值,并按公式 $\frac{摄入脂肪量-粪质量}{摄入脂肪量} \times 100\%$ 计算脂肪吸收率。正常人粪脂低于 6 g/d,脂肪吸收率高于 95%。如粪脂增加,吸收率下降,提示吸收不良。

3.^{131}I-三酰甘油及 ^{131}I-油酸吸收试验

本试验服 ^{131}I-三酰甘油或 ^{131}I-油酸,收集 72 小时内粪便。测定并计算粪便排出放射量占摄入放射量的百分比。^{131}I-三酰甘油在十二指肠及空肠被胰脂肪酶分解为 ^{131}I-油酸和游离脂肪酸。胰脂肪酶减少,粪便中 ^{131}I 含量增高,^{131}I-三酰甘油试验反映胰腺功能。^{131}I-油酸可直接由小肠吸收,可用于检查小肠吸收功能。两种放射性检查标记试验有助于鉴别消化不良和吸收不良。粪便 ^{131}I-三酰甘油排出率高于 5% 或 ^{131}I-油酸高于 3%,提示吸收不良。

（三）尿液检查

1.右旋木糖吸收试验

右旋木糖试验用以区别小肠疾病或胰腺所致吸收不良。木糖通过被动扩散和主动转运吸收后，一半被代谢，其中由尿中排出。

本实验方法为：禁食一夜后排去尿液，口服右旋木糖 25 g（如引起腹泻可用 5 g 法），鼓励患者饮水以保持足够的尿量，收集随后 5 小时尿液标本，同时在摄入后 1 小时取静脉血标本。尿中右旋木糖低于 4 g（5 g 法小于 1.2 g）或血清右旋木糖浓度低于 200 mg/L 提示小肠吸收不良。

在直接比较中，传统的尿试验明显较 1 小时血液实验可靠。当尿收集时间太短，患者脱水，肾功能障碍，明显腹水，胃排空延迟时可出现假阳性。

2.维生素 B_{12} 吸收试验

维生素 B_{12} 吸收试验临床上用来区别胃和空肠引起维生素 B_{12} 缺陷，评估患者回肠功能。对评估胰腺分泌不足，细菌过度生长没有重要的临床意义。

口服维生素 B_{12} 后在胃内与内因子结合，于远端回肠吸收。给予小剂量（1 mg）放射性标记的维生素 B_{12} 使体内库存饱和。然后口服 ^{57}Co 或 ^{58}Co 标记的维生素 B_{12} 2 μg，收集 24 小时尿，测定尿中放射性含量。如尿中排泄量低于 7%，提示吸收障碍或内因子缺乏。为明确维生素 B_{12} 吸收不良的位置，可做第二阶段吸收试验，在重复给药同时，口服内因子，如系内子缺乏所致恶性贫血，24 小时尿放射性维生素 B_{12} 排泄量可正常。

（四）呼吸试验

1.^{13}C-或 ^{14}C-三油酸甘油酯呼气试验

^{14}C-三油酸甘油酯呼气试验测定被 ^{14}C 标记的三酰甘油代谢后产生 ^{14}CO$_2$ 从呼气中排出的量。一般将（1.85～3.7）×10^5 Bq（5～10 μci）^{14}C 标记的甘油酸加入 20～50 g 的脂肪载体口服，间断收集 6～8 小时呼吸标本。检查结果常用单位时间内排除的 ^{14}C 标记 CO$_2$ 占服用试餐中含量的百分率表示（即 ^{14}C 排除率）。脂肪吸收不良，^{14}CO$_2$ 排除率下降。再用 ^{14}C-软脂酸或 ^{14}C-辛酸做呼气试验，则可进一步鉴别脂肪吸收不良的原因。

发热、甲状腺疾病、肝病、糖尿病等可影响脂肪的代谢而影响呼吸试验的准确率。肺部疾病，患者对轻度吸收不良缺乏敏感性，射线的暴露及需要昂贵的设备，限制了其临床应用。如改用稳定同位素 ^{13}C 标记不同底物，通过质谱仪测定可避免放射性。对人体无害，可用于儿童和孕妇，扩大了应用范围。

2.氢呼气试验

氢呼气试验是一种很方便的非侵入性糖吸收不良诊断实验。空腹予一定量的双糖，如疑为乳糖吸收不良，一般用 50 g 乳糖液做试验餐。对蔗糖吸收不良，试验餐为 1.5～2.0 g/kg 蔗糖。如为单糖吸收不良，则选用 50 g 木糖或 8 g 葡萄糖做试验餐。正常情况下在小肠全部被消化吸收，呼气中无或仅有极微量的氢气。吸收不良者，这些糖到达结肠，被结肠细菌发酵产氢，呼气中氢气增多。这些实验中以乳糖呼气试验最佳，乳糖氢呼气试验仍被许多研究者认为是诊断乳糖吸收不良的金标准。

（五）内镜检查和黏膜的活检

结肠镜检查可以提供引起吸收不良的原因。如克罗恩病可有小溃疡，原发性和继发性淋巴管扩张可见白斑，内分泌肿瘤导致的吸收不良如促胃泌素瘤、生长抑素瘤或腹部肿瘤阻塞胰管有时也可通过内镜检查出来。

内镜可直接观察小肠黏膜病变,并可取活检。也可用小肠黏膜活检器经口活检,必要时可行电镜,免疫学和组织培养等检查。尽管小肠黏膜活检取材盲目,对于孤立性病变易出现假阴性结果。但对诊断绒毛破坏或萎缩的吸收不良综合征十分重要,是不可缺少的确诊手段之一。

(六)影像学检查

小肠钡灌的主要作用在评估有细菌过度生长倾向所致吸收不良,如憩室、肠腔内液体、黏液积聚过多、小肠扩张、肠瘘管和肿瘤。溃疡和狭窄可由不同的原因所致,如克罗恩病、放射性肠炎、乳糜泻、肠淋巴瘤、结核等。小肠钡灌结果正常不能排除肠病所致吸收不良和阻止临床上进行肠活检。

CT 可用来显示小肠壁的厚度、肠瘘管、肠扩张、腹膜后淋巴结、胰腺疾病所致胰腺钙化、胰管扩张、胰腺萎缩、肿瘤阻塞的定位。

腹部 B 超和经十二指肠镜逆行胰胆管造影,对诊断胰腺疾病价值较大。

四、诊断

吸收不良综合征的诊断需要首先结合临床表现疑及本征,第二证明其存在,第三证明其病因。吸收不良常根据疑诊患者的既往史、症状和体征,以及相应的实验室检查做出诊断。

既往史和临床表现对明确病因有很大的帮助,应仔细询问以下既往史:①既往有无手术史,如胃肠切除或胃肠旁路术;②家族或幼年有无乳糜泻;③既往是否到过热带口炎性腹泻,贾第鞭毛虫病或其他胃肠疾病感染地;④是否嗜酒;⑤患者是否有慢性胰腺炎的历史或胰腺肿瘤的症状;⑥患者是否有甲状腺毒症、艾迪生病、Whipple 病、肝或胆病、糖尿病神经病变的特征;⑦患者是否有糖类吸收不良的高饮食(甜食如山梨醇、果糖)或脂肪替代品或能导致营养不良的不平衡饮食;⑧有无增加免疫缺陷性病毒感染的可能性;⑨患者既往有无器官移植或不正常的射线暴露。

合理地确立引起吸收不良的方法需依赖患者的背景。临床有显著腹泻、消瘦、贫血、维生素及微量元素缺乏应疑及吸收不良。应结合临床进行不同的实验室检查,如果没有时间限制可使用非侵入性试验,以进一步指导侵入性试验,以在最短的时间用最少的可能检查来诊断。如疑为寄生虫感染,粪便检查可以提供快速的非侵入性实验诊断。大细胞贫血提示叶酸和维生素 B_{12} 缺乏。

吸收不良综合征的常用诊断步骤如下:对早期疑诊病例可做粪脂肪定量试验,高于 6 g 即可确定为脂肪泻,若粪脂正常亦不能完全排除吸收不良,必要时可做一些选择性检查。其病因诊断可做右旋木糖试验,若正常可大致排除小肠疾病,需进一步检查胰腺疾病或胆盐缺乏性疾病。若木糖试验不正常,可进一步做小肠影像学检查及小肠活组织检查,病因进一步的检查依赖其既往史和症状,以及以前的检查,以资鉴别。

五、治疗

吸收不良综合征的治疗主要为病因治疗。对病因不明者,主要进行纠正营养缺乏及必要的替代治疗。

(一)病因治疗

病因明确者,应进行病因治疗。如能除去病因,则吸收不良状态自然纠正或缓解,如乳糜泻给予无麦胶饮食,炎症性肠病患者给予激素、SASP 等治疗。

(二)营养支持

对症治疗给予富含营养的饮食及补液,注意调解电解质平衡。补充各种维生素、铁、钙、叶酸、矿物质,以及微量元素以避免缺陷综合征,腹泻明显者以低脂蛋白饮食为宜,给予止泻药,必要时予以中链三酰甘油口服,对病情严重者给予要素饮食或胃肠外营养支持治疗,对因肠道细菌繁殖过度所致吸收不良可予以抗生素治疗。

(三)替代治疗

各种吸收不良综合征,均可致机体某些营养成分的不足或缺乏,因此,替代治疗对治疗本征来说也很重要。

如糖尿病患者可补充胰岛素,胰酶缺乏者可补充消化酶,制剂如胰酶 6~8 g/d、胰酶制剂有胰酶4~12 g/d或胰脂酶 4~12 g/d分次服用。低丙种免疫球蛋白伴反复感染者可肌内注射丙种免疫球蛋白0.05 g/kg,每 3~4 周 1 次。

(吕俊三)

第五节　短肠综合征

各种原因引起小肠广泛切除或旷置后,肠道吸收面积显著减少,残存的功能性肠管不能维持患者营养需要,从而导致水、电解质代谢紊乱及各种营养物质吸收障碍的综合征,被称为短肠综合征(short bowel syndrome,SBS)。SBS临床上主要表现为严重腹泻、脱水、吸收不良、维生素缺乏、代谢障碍和进行性营养不良。在小儿可影响发育,甚至危及生命。

近年来,随着对 SBS 代谢变化、残留肠道代谢机制认识的加深,对 SBS 患者的治疗措施也日趋完善。通过合理的营养支持和肠道康复治疗,可促进残留肠道的代偿,不少患者已可以摆脱肠外营养(parenteral nutrition,PN)而长期生存,有些甚至能被治愈。

一、病因及病理生理改变

在成年人,导致 SBS 的病因是多方面的。小肠被悬浮于肠系膜上,其血液供应来源于单一的血管即肠系膜上动脉,并有相应的静脉伴行,其主干动脉血栓的形成或静脉栓塞常导致广泛的小肠及近端结肠坏死,SBS患者中很大一部分是由肠系膜上动脉的血栓形成或肠系膜上静脉的栓塞所致。有些患有先天性小肠回旋不良的患者因小肠扭转也可使这些血管闭合,肠系膜上动、静脉的钝性或锐性损伤及腹膜后肿瘤切除所致的损伤都有可能成为 SBS 的病因。另一种常见的病因是克罗恩病,少数为放射性肠炎,这些患者通常经历多次小肠切除,最终导致了 SBS 的发生。

短肠综合征亦可因广泛肠道切除而引起,另一种原因见于因病态肥胖而行空回肠分流术短肠综合征的发生使吸收表面不足导致热量摄入不足;维生素 B_{12} 及其他维生素吸收不良,继之引起严重的营养不良并伴有神经缺陷,严重的钙镁缺乏会导致脑病,手足搐搦、抽搐。糖类能通过小肠被结肠细菌酵解为左旋和右旋乳酸。由于后者进入血液后不能进一步代谢,故导致右旋乳酸性酸中毒,引起兴奋过敏、神经功能障碍或症状明显的脑病,胃肠道丢失电解质会引起低钾血症,肠道外营养会引起低磷血症,从而导致肌肉麻痹。

与肠切除相关的症状主要取决于残存肠的生理学特征。由于绒毛长、吸收面积大、消化酶浓度高、有很多运输携带者蛋白,空肠是大多数营养素的首要消化吸收场所。切除空肠会导致对大多数营养吸收短暂显著性减退。空肠还以有相对多孔的上皮为特征。空肠内部分消化的营养素的高张浓度导致水及电解质从血管进入肠腔而丢失大量液体,正常情况下应在回肠及结肠重吸收。若切除回肠,则这些分泌物的主要吸收场所之一丧失,而剩下的结肠不能重吸收大部分液体。因此,切除回肠的患者在一次大量或含高浓度快速消化糖类喂饲的反应时,特别容易发生大量液体丢失。回肠也是维生素 B_{12} 及胆汁酸重吸收的主要场所,若切除回肠,这些部位的特异受体不在空肠及结肠出现,因而会导致终生有维生素 B_{12} 及胆汁酸吸收障碍。

SBS 是肠衰竭的主要原因之一,是由于各种原因(包括这些原因导致的手术切除)引起的大量小肠缺失或手术造成的小肠短路,致使小肠吸收面积减少而出现的严重腹泻、吸收不良、失水、电解质与代谢障碍及进行性营养不良。

二、临床表现

临床上习惯将 SBS 病程人为地分为急性期、代偿期和恢复期 3 个阶段。短肠急性期,肠道还不能适应肠黏膜吸收面积的骤然减少,由于肠道过短,通过速度加快,患者可以出现严重腹泻,每天肠液排泄量可达 5~10 L。大量消化液的丢失不但造成体液丧失,而且使营养状况迅速恶化,容易出现水、电解质紊乱,感染和血糖波动,这一阶段持续 2 个月左右。代偿期,肠道逐渐适应肠黏膜吸收面积明显减少所带来的变化,腹泻量明显减少,饮食量可以逐渐增加。代偿期从术后2 个月左右开始,至代偿完全一般需经过1~2 年。恢复期是指机体达到一个平衡状态,没有新的适应性变化和进展。此时,部分患者能从肠道获得足够的营养,不再需要补充肠外营养(PN)。若患者不能耐受普通饮食和肠内营养(enteral nutrition,ET),则必须依赖 PN 维持生命。

(一)腹泻

腹泻常为多因素导致,包括肠通过时间缩短,动力紊乱,肠腔内容物渗透压增加、肠菌过度繁殖使肠细胞膜刷状缘双糖酶活性减低且水、电解质分泌增加。另外,胆盐吸收障碍可影响粪pH,回肠和右半结肠失去对氯化钠的吸收能力,结肠内脂肪酸影响水和电解质的分泌等都是产生腹泻的原因。

(二)胃液分泌过多和消化性溃疡

对 SBS 患者,高胃酸分泌不但可引起消化性溃疡,也可导致弥漫性黏膜损伤。

(三)营养缺乏

由于蛋白质、脂肪、糖类的吸收减少,可有严重消瘦、乏力,儿童中可有发育延迟,开始几周内粪便量可达 5 L,严重低血容量、低钠、低钾血症,钙可因脂肪吸收不良、皂化而缺乏或因维生素 D 缺乏,引起手足搐搦。长期钙、维生素 D 和蛋白质吸收不良可致骨软化和骨质疏松。维生素 A 缺乏会致暗适应差,维生素 K 缺乏会有出血倾向,但叶酸缺乏引起巨幼红细胞性贫血却不常见。

(四)草酸尿和肾结石

回肠切除后结肠对草酸钙的吸收增加,主要通过以下机制。

(1)脂肪泻增加草酸盐的吸收,因为脂肪与钙结合形成皂斑,使不溶性草酸钙形成,因而草酸的吸收增加。

(2)胆盐和脂肪酸可改变结肠黏膜的通透性,从而使草酸盐的吸收增加。

(五)肠道菌群过分增殖

回盲部切除会增加肠道菌群过分增殖的危险,主要是由于回盲瓣也被切除,但也有研究者认为其与肠道动力变化有关。

(六)胆石症

回肠切除胆石症发生率增加 2~3 倍。胆汁酸的肠肝循环中断及吸收不良,导致肝内胆固醇合成增加,胆汁内胆固醇过饱和形成胆结石;另外,胆汁酸的肠肝循环中断,易发生色素结石。

三、诊断

依赖病史、症状和小肠钡剂灌肠检查多可明确诊断。小肠钡剂灌肠检查可显示空肠短,而回肠适应性反应的 X 线表现为皱襞数目增加,小肠瓣厚度、深度增加及肠腔轻度扩张。

四、治疗

SBS 的处理目的是保证补充丢失的营养与液体,预防缺乏症的发生与防止肠外营养并发症的发生,供给肠内营养以期小肠能获得最佳代偿。对待 SBS 应该预防和治疗并重,两方面都有重要意义。正确处理相关的外科问题,可预防 SBS 的发生或减轻其严重程度;若采取积极的治疗措施,则能使患者顺利度过失代偿期,恢复正常肠功能。SBS 的治疗主要基于其病理生理变化,另外强调循序渐进,要细心和耐心。

(一)水、电解质及营养物质的补充

急性期应采用完全胃肠外营养疗法,以预防严重的营养缺乏和恶病质,减轻腹泻,抑制胃液分泌和肠管蠕动,促进伤口愈合,在小肠功能得到代偿以前使机体保持在较好的营养状态。

补液量可参照粪量、尿量、胃肠造口及引流管的丢失量来估计,一般每天需补液5 000~6 000 mL,并定时测量体重及血清钾、钠、钙、镁、磷,以调整水、电解质的补给量;还要注意预防高血糖及高渗性脱水等并发症。

1.经胃肠营养疗法

在术后 1 周左右,当剩余小肠功能出现功能代偿,腹泻有所缓解时,应尽早少量进食,以促进剩余肠段适应,并预防胰腺和肠的萎缩。但胃肠外营养疗法仍应继续,并逐步减少补液量,增加进食量,直至患者能完全耐受口服营养,所需能量完全能经胃肠道得到满足时为止。最先用少量生理盐水,再葡萄糖,再蛋白、脂肪,从量、质方面逐渐增加。一般来说,比较广泛的肠切除者,这一过程需几周至几个月。

食物应易消化,含高蛋白、高糖、低脂肪。但蛋白质应逐渐增量,开始每天 7 g,能耐受后改为15 g、30 g、40 g 等。由于持续脂肪泻,故除补充糖类外,并采用中链三酰甘油来代替 50%~75%的食物脂肪,口服困难者,可鼻饲营养要素混合流汁,但要避免配制太浓以防引起高渗性腹泻。

2.维生素与电解质的补充

宜补充维生素 A、B 族维生素、维生素 C、维生素 D、维生素 K,并肌内注射维生素 B_{12}。适量补充钙、铁、镁等。但纠正低镁血症时,硫酸镁需肌内注射,如口服硫酸镁会加重腹泻。

3.低草酸盐饮食

查出高草酸尿症者,宜采用低草酸食谱,限制进食水果和蔬菜量,服用考来烯胺和钙剂可减少饮食中草酸盐的吸收,预防泌尿系统草酸盐结石的形成。

(二)药物治疗

(1)谷氨酰胺(glutamine,Gln)、生长激素(growth hormone,GH)及膳食纤维(dietfibre,DF)对残留小肠有明显的促代偿作用。Gln 在体内含量丰富,是体内代谢率高的细胞,尤其是肠黏膜细胞的能源物质,对肠黏膜细胞的增殖及代谢具有显著的促进作用。食物中含 Gln 很丰富,但在常规的 TPN 中并不含有 Gln,需要专门给予补充。虽然以往成年患者很少应用 GH,但其促进增生及代偿的作用完全能被临床医师接受。膳食纤维的作用主要是能产生短链脂肪酸(short chain fatty acids,SCFAs),SCFAs 对结肠有营养作用。

(2)复方地芬诺酯及洛哌丁胺等对本病有止泻作用,可选用。

(3)回肠切除 90 cm 以内者,每天给考来烯胺 8～12 g 或氢氧化铝凝胶 45～60 mL,有助于控制由于胆盐吸收障碍所引起的腹泻。切除范围更广泛者,考来烯胺不仅无效,而且可因进一步减少患者的胆酸储备,而加重已有的脂肪泻。

(4)胃酸分泌亢进者,可采用西咪替丁、雷尼替丁等组胺 H_2 受体拮抗药。

(5)残肠有细菌过度生长者,可选用氨苄西林、卡那霉素、新霉素等抗生素 7～10 天,以控制肠内细菌过度繁殖。

(6)口服胰酶及促胰液素也是有益的。

(三)短肠综合征的营养支持

迄今为止,营养支持仍是 SBS 患者的首选治疗方法,部分 SBS 患者需要终身依赖人工营养。

1.肠外营养(PN)支持

在 SBS 早期,所有患者几乎都需接受 PN 支持,因为此时残留的小肠一时无法承担消化、吸收的任务,任何经消化道的食物摄入甚至是饮水,均可能加重腹泻和内环境紊乱。因此,手术后当患者循环、呼吸等生命体征稳定,并且水、电解质紊乱得到纠正时,应立即开始 PN。尽早开始 PN 还可预防营养不良的发生。

由于 SBS 患者需要 PN 支持的时间往往相当长,因此营养液的输入以经中心静脉途径为宜,临床上常采用颈内静脉或锁骨下静脉穿刺置管的方式进行。由于导管留置的时间往往很长,为预防感染性并发症的发生,导管宜通过约 20 cm 长的皮下隧道从前胸壁引出,建议选用高质量导管以避免长期使用引起导管堵塞等并发症。

SBS 患者 PN 配方的基本原则与普通 PN 计划并无明显差异,在制定 PN 配方时应注意对水、热量、氮源及微量元素等的供应。在短肠早期要补充足够的水分,若有较多的肠液丢失,应增加营养液的液体总量。热量的补充要恰当,避免摄入过多热量导致代谢性并发症的发生。通常按照83.7～104.6 kJ/(kg·d)供能,采用双能源系统,糖和脂肪的供能比分别为 60%～70% 和30%～40%。建议脂肪乳剂的使用量不宜过大,并采用中长链脂肪乳代替长链脂肪乳剂,以免加剧肝损害和免疫功能抑制。氮的供给量为0.15～0.20 g/(kg·d),应用平衡型氨基酸作为氮源。电解质方面,除常规补充 K^+、Na^{2+}、Cl^- 之外,还要注意补充 Ca^{2+}、Mg^{2+}、P^- 等。对每天正常需要量的维生素和微量元素也应有适当供给。此外,对于需要接受家庭肠外营养的患者,应做好患者及其家属的培训工作。具体内容包括无菌概念及无菌操作技术、全合一营养液配制、导管护理、营养输注等。最后,还应对患者定期做生化指标检测、营养状况评价等。

SBS 患者行 PN 时应注意:热能不宜过多,避免不必要的代谢性并发症,通常以104.6 kJ/(kg·d)为宜;要用糖＋脂肪的混合能源,糖脂比例为 1∶1 或 2∶1,0.15～0.20 g/(kg·d);注意补充电解质、微量元素和维生素;可加用特殊营养物质(如 Gln,常用的有力太、丙氨酰谷氨酰胺。②rhGH,常用的有思增、金磊赛增);要保持患者水、电解质平衡,预防肝功能损害。

2.肠外营养支持过渡至肠内营养支持

虽然 PN 是 SBS 患者在相当长时间内赖以生存的必要手段,但 PN 不仅费用昂贵,不利于患者残留肠道的代偿,而且容易出现各种并发症,有些并发症可导致不可逆的脏器损害,甚至危及患者生命。因此,临床上应尽可能使患者早日摆脱 PN 而过渡到 EN,甚至是经口进食。总的来说,撤离 PN 过程中,必须满足患者每天热量与液体量摄入,应经常随访患者症状、尿量、粪便量、微量营养元素水平、体重和是否缺水。

撤离 PN 后要注意微量营养元素的补充和监测,腹泻致粪便量过多时要注意锌的补充。并不需要经常补充铁,因为铁的吸收是在十二指肠进行的,而 SBS 患者很少存在十二指肠缺损。镁、脂溶性维生素和必需脂肪酸需要经常补充。由于过多摄入脂溶性维生素和某些微量元素也会造成不良后果,因此在 PN 治疗时必须经常监测它们的水平。末端回肠切除超过 60 cm 的患者需要终生补充维生素 B_{12}。

3.肠内营养(EN)支持

EN 实施得越早,越能促进肠功能代偿。但是,临床上对 SBS 患者实施 EN 却有一定难度,使用不当可加重腹泻,患者往往不愿接受。加之如果摄入的是普通饮食,常不易被患者吸收,最后并没有达到营养支持的目的。为此,SBS 患者在进行 EN 时应在营养制剂的选择和摄入方式等方面做些调整。

SBS 早期肠内营养制剂应采用短肽、单糖和脂肪酸为主要成分的产品,这些制剂在肠道内几乎不需消化就能被小肠吸收。而 SBS 后期应选择整蛋白类型的肠内营养制剂。

EN 可通过口服摄入,也可通过放置细的鼻饲管,用输液泵持续、缓慢地输入。在 EN 同时可以逐渐添加糖类与蛋白质混合食物。EN 需要量仍以具体测定结果为依据,从低容量、低浓度开始,循序渐进,逐渐提高输注速度和营养液浓度,不可操之过急,否则容易加重腹泻。在 EN 早期,当单纯 EN 无法满足患者营养需求时,不足部分可通过 PN 进行补充。

SBS 患者行 EN 时应注意以下几点。

(1)所用的肠内制剂以要素膳为宜,如百普素、百普力、爱伦多。

(2)摄入方式口服最佳,但因要素膳普遍口感不佳,患者不适应,可留置鼻胃管,尽量选用管径细、质地软、组织相容性好的胃管,如复尔凯(CH_8 或 CH_{10})。

(3)输入方式以输液泵持续缓慢输入为佳,尤其是刚开始使用 EN 时,从 $30\sim60$ mL/h 起,逐渐增加。

(4)应注意补充能促进肠功能代偿的物质:①DF,不论是可溶性还是不可溶性的 DF,对小肠黏膜均具有一定的促增生作用,因为 DF 在细菌作用下分解出的 SCFAs 可作为肠细胞的能源,对肠道黏膜发挥营养作用,刺激小肠黏膜、陷窝细胞增生。②Gln,它是肠上皮细胞最主要的能量来源,不论是加入 PN 液还是直接滴入肠道,都能促进肠道黏膜增生,增强残留小肠的吸收功能。③rhGH,联合应用 rhGH 和 Gln,可明显改善残留小肠功能,增加对营养物质的吸收,显著减少 PN 的需要量,可按 $0.1\sim0.2$ U/(d·kg)皮下注射。

(四)膳食治疗

膳食治疗对于 SBS 患者残留肠道代谢十分重要。肠腔内营养物质刺激肠道代谢是一个复杂的过程,可分为 3 个主要部分:直接接触上皮细胞来刺激黏膜增生;刺激胃肠道营养激素的分泌;刺激胆、胰营养性分泌物产生。此外,食物的非营养性成分,如膳食纤维,也可以在结构上和功能上影响肠道适应代偿,其作用与结肠中的细菌对可溶性纤维素发酵产生短链脂肪酸有关。

饮食治疗一般开始于恢复期,此阶段由 EN 逐渐过渡到经口饮食为主,EN 与普通饮食的比例视患者对普通饮食的消化吸收情况而定,如患者依靠普通饮食不能维持营养状况,则 EN 比例应适当增加。由于短肠患者的肠道吸收面积减少,因此,即使其吸收功能接近正常,也往往需要服用比需要量多的营养物质才能满足营养摄入的需求。如患者不能耐受普通饮食和 EN,则必须依赖 PN 维持生命。饮食治疗时需要进行定期随访和监测患者的依从性。如果持续 EN 能被耐受,可逐渐缩短 PN 时间,转变为间断周期性 PN,最好控制为夜间进行 8~12 小时,以改善患者的生活质量。如果患者通过经口饮食,每周体重下降低于 0.5 kg,则表示患者残余肠道已代偿或康复。如果患者通过经口饮食无法维持体重及营养状况,一般推荐每周补充 2~4 次 PN。研究发现,病情稳定 1 年以上并已耐受经口饮食的患者,可以不限制脂肪摄入,也不必将液体和固体食物分开。

在饮食调整治疗过程中,患者的依从性很重要,一项成功的饮食方案需要根据患者的偏好、生活方式(对儿童还要按发育年龄)等制订。

SBS 患者治疗后的最佳结果是小肠功能完全代偿,口服饮食后小肠基本能消化、吸收,维持体重及营养状态。但是有许多因素会影响其代偿:①残留小肠的长度,这是最关键的,至少要保留 1 cm/kg,越少代偿越困难。②年龄,小儿的代偿能力明显强于成人。③残留的是空肠还是回肠,空肠蠕动较快,且无法代偿地吸收胆盐和维生素 B_{12},而回肠蠕动较慢,利于代偿。④回盲瓣是否保留,无回盲瓣则无法限制食物快速通过小肠,且易发生小肠菌群失调,因而不利于代偿。⑤结肠是否保留,SBS 患者结肠也参与了消化、吸收的代偿作用,保留完整结肠者代偿作用强。⑥术后是否进食,及时恢复经肠营养也很重要,如果长期使用 TPN 或因为害怕明显的腹泻而不愿进食,则不利于代偿,而且还会使小肠黏膜屏障受损,导致严重后果。另外,如果小肠存在其他疾病,如克罗恩病,一旦发生 SBS,代偿就非常困难。

(五)手术治疗

如经严格的内科治疗,腹泻仍不能控制,且营养恶化威胁生命者,可考虑手术治疗,如循环肠襻成形术、逆蠕动肠管置入术等。近年来肠移植正在深入研究,如能成功,将对本病的预后有所改善。小肠移植曾被认为是治疗 SBS 最理想的方案,但由于强烈的免疫排斥反应和手术操作复杂性使之还不能广泛应用。

美国匹兹堡大学医学中心施行小肠移植 86 例,其中包括小肠及肝脏联合移植 40 例,多器官移植 13 例。患者的 1、2、5 年生存率分别为 86%、74% 和 45%。与 PN 相比,其长期生存率还太低,因此还不能成为 SBS 的常规治疗方案。

(吕俊三)

第六节　肠易激综合征

肠易激综合征(irritable bowel syndrom,IBS)是一种常见的、病因未明的功能性疾病。好发于中青年,女性多见。其突出的病理生理变化为肠运动功能异常和感觉过敏。临床上以腹痛或腹部不适伴排便习惯改变为特征。本征患者的生活质量明显低于健康人,耗费大量的医疗资源。

近年来,本征病理生理、诊断与治疗均取得了长足进展。

一、流行病学

因本征目前仍然是根据症状及排除器质性病症来进行诊断,流行病学调查又多未用问卷的方式进行,故存在标准不统一、文化背景差异等方法学上的问题。有可能目前的流行病学数据存在一定的偏差,但学者们仍认为其还是能反映其基本的流行病学趋势。IBS的流行病学特征有以下几方面。

(1)欧美等经济、文化发达地区发病率较高,达8%～23%,而亚非等经济发展中地区较低,为5%～10%。

(2)中青年人好发,女性较男性更易罹患,唯有印度有报道男性多见。

(3)就社会经济情况而论,受教育程度高者、经济收入较高者为发病危险因素。在我国,城市人口的发病率高于农村。

(4)本征仅有少部分患者就医,就医率为10%～50%。但在消化病专科门诊中20%～40%为IBS患者。

二、病因与发病机制

(一)病因

本征的病因不明。可能的高危因素有精神因素、应激事件、内分泌功能紊乱、肠道感染性病后、食物过敏、不良生活习惯等。

(二)发病机制

迄今,仍未发现IBS者有明显的形态学、组织学、血清学、病原生物学等方面的异常,但近来功能性磁共振及正电子体层扫描(PET)的研究发现,IBS患者在脑功能代谢方面不同于对照组。

目前认为IBS的主要病理生理改变可归纳为胃肠动力异常和感觉功能障碍两大类。

1.胃肠动力异常

迄今为止,一方面,已发现的IBS胃肠动力异常有多种类型,但没有一种见于所有的IBS患者,也没有一种能解释患者所有的症状。另一方面,部分患者在不同的时期可能出现不同的动力学异常。胃肠动力紊乱与IBS的临床类型有关。在便秘型IBS慢波频率明显增加;高幅收缩波减少;回-盲肠通过时间延长。而在腹泻型IBS则正好相反。

2.感觉异常

IBS感觉异常的研究是最近的热点之一。研究涉及末梢、脊神经直至中枢神经系统。IBS直肠容量感觉检查的结果表明,患者对容量的感知、不适感觉的阈值均明显低于正常对照组。脊髓对末梢传入的刺激可能存在泛化、扩大化、易化的作用。功能性磁共振和正电子体层扫描的研究表明,IBS患者脑前扣带回、前额叶及边缘系统的代谢活性明显高于对照组,而这些区域与感觉功能密切相关。

三、临床表现

本征起病隐匿,部分患者发病前曾有细菌性痢疾病史,少数患者幼年时可能有负性心理事件史。症状反复发作或慢性迁延,病程可长达数十年之久。本征虽可严重影响患者的生活质量,耗费大量的卫生资源,但对患者的全身健康状况却影响不大。精神因素、饮食不当、劳累等是症状发作或加重的常见原因。常见的临床表现为腹痛及排便习惯和粪便性状的异常。

(一)腹痛

腹痛多位于左下腹、下腹或脐周,不固定且定位不精确。其性质多为隐痛,程度较轻。也有呈绞痛、刺痛,程度较重者。腹痛几乎不发生在夜间入眠后。腹痛多发生在餐后或便前,排便或排气后腹痛可缓解或减轻。

(二)排便习惯及粪便性状改变

本征之排便习惯改变分便秘、腹泻、腹泻便秘交替 3 种类型。便秘者,多伴排便困难,其粪便干结成团块状,表面可附有黏液。腹泻者,一般每天排便 3~5 次,呈稀糊至稀水样。便秘腹泻交替者,可交替出现上述便秘腹泻的特征。

还有部分患者,在一次排便中,初起为干结硬便,随后为稀糊,甚至稀水样便。也有患者述伴有排便不尽感和排便窘迫感。

(三)其他症状

部分患者可有失眠、焦虑、抑郁、疑病妄想等精神症状或头昏、头痛等。但不会有贫血、消瘦、营养不良等全身症状。其他腹部症状还有腹胀、腹鸣、嗳气等。

(四)体征

本征无明显体征,多仅有腹痛相应部位的压痛,但绝无肌紧张和反跳痛。肠鸣音多正常或稍增强。

四、诊断与分型

目前,在临床实践中,IBS 的诊断仍然是建立在医师对症状评价的基础之上。但对伴有发热、体重下降、便血、贫血、腹部包块、血沉增快等报警征象者,应行相应检查,以排除器质性疾病。必须强调,对临床诊断或拟诊 IBS 的患者,无论有无报警征象。无论其对治疗的反应如何,都应随访,以排除潜在的器质性疾病。目前,国际上流行的诊断标准为 1999 年提出的罗马Ⅱ标准,但学者们仍然认为 Manning 标准和 Kruis 标准有一定价值。

(一)罗马Ⅱ标准

(1)在过去的 12 个月中,至少累计有 12 周(不是必须连续的)腹痛或腹部不适,并伴有以下 3 项症状中的 2 项:①腹痛或腹部不适在排便后缓解。②腹痛或腹部不适发生伴有粪便次数的改变。③腹痛或腹部不适发生伴有粪便性状的改变。

(2)以下症状不是诊断所必备,但属 IBS 的常见症状,这些症状越多则越支持 IBS 的诊断:①排便频率异常,每天排便超过 3 次或每周排便少于 3 次。②粪便性状异常(块状/硬便或稀水样便)。③排便过程异常(费力、急迫感、排便不尽感)。④黏液便。⑤胃肠胀气或腹部膨胀感。

(3)缺乏可解释症状的形态学改变或生化异常。

(4)分型:根据临床症状,分为腹泻型(IBS-D)、便秘型(IBS-C)和腹泻便秘交替型(IBS-A)。分型诊断的症状依据如下。①每周排便少于 3 次。②每天排便超过 3 次。③块状或硬便。④稀便或水样便。⑤排便费力。⑥排便急迫感。

1)腹泻型:符合②④⑥项中之 1 项或以上,而无①③⑤项;或有②④⑥项中之 2 项或以上,可伴有①⑤项中 1 项,但无③项。

2)便秘型:符合①③⑤项中之 1 项或以上,而无②④⑥项;或有①③⑤项中之 2 项或以上,可伴有②④⑥项中之 1 项。

3)腹泻便秘交替型:上述症状交替出现。

(二)Manning 标准

其标准包括以下 6 项内容。

(1)腹痛便后缓解。

(2)腹痛初起时排便频率增加。

(3)腹痛初起时排稀便。

(4)腹胀。

(5)黏液便。

(6)排便不尽感。

(三)Kruis 计分诊断标准

Kruis 计分诊断标准见表 7-3。

表 7-3 Kruis 计分诊断标准

临床表现	计分
(1)以腹痛,腹痛或排便异常为主诉就诊	+34
(2)上述症状反复发作或持续,>2 年	+16
(3)腹痛性质多样:烧灼样、刀割样、压迫感、钝痛、厌烦、剧痛或隐痛	+23
(4)便秘与腹痛交替	+14
(5)具有诊断其他疾病的阳性病史与体征	−47
(6)血沉>20 mm/h	−13
(7)白细胞计数>10×10⁹/L	−50
(8)血红蛋白含量:男<140 g/L 女<120 g/L	−98
(9)血便史	−98

注:总积分≥44 时可诊断 IBS。

五、治疗

IBS 治疗应强调综合治疗和个体化治疗的原则。治疗药物的选择主要在于能去除或阻止诱因、阻断发病机制的某个环节、纠正病理生理变化、缓解症状。

(一)一般治疗

建立相互信任的医患关系,教育患者了解本病的本质、特点及治疗等相关知识,是 IBS 治疗的基础。建立良好的生活习惯是 lBS 治疗的第一步。

一般而言,IBS 者的食谱应清淡、易消化、含有足够的营养物质。应避免可能引起过敏的食物。便秘者,应摄入高纤维素食物。腹胀者应少摄取豆类等易产气的食品。

(二)按临床类型治疗

1.IBS-D 的治疗

可选用吸附剂蒙脱石散(商品名思密达)、药用炭等。5-羟色胺 3(5-HT₃)受体抑制剂阿洛司琼对 IBS-D 有较好疗效,但伴发缺血性肠病的发生率较高,目前美国 FDA 仅限于在医师的严密观察下使用,此药尚未在我国上市。小檗碱和微生态制剂也可用于此型的治疗,但需更多的研究来评价其有效性。

应该强调,如无明显继发感染的证据,不应使用抗菌药物。洛派丁胺等止泻剂仅用于腹泻频繁、严重影响生活者,切忌大剂量、长期应用。匹维溴铵、曲美布汀对腹泻型或便秘型都有一定疗效。

2.IBS-C 的治疗

并非所有的泻剂都适合于便秘性 IBS 的治疗。大量的研究结果推荐用 5-HT$_4$ 受体部分激动剂替加色罗、渗透性或容积性泻剂来治疗 IBS-C。刺激性泻剂,特别是含蒽醌类化合物的中药,如大黄、番泻叶等,长期应用能破坏肠神经,不能长期使用。

临床研究表明替加色罗片 6 mg,每天 2 次,不仅对女性 IBS-C 有较好的疗效,而且对男性患者也是安全有效的。常用的渗透性泻剂有聚乙二醇 4 000 和乳果糖,但部分患者可引起腹泻。容积性泻剂可用甲基纤维素等。

(三)对症治疗

1.腹痛

腹痛是 IBS 最常见的症状,也是就诊的主要原因。匹维溴铵、曲美布汀这些作用于胃肠道平滑肌细胞膜上离子通道的药物对腹痛有较好疗效。替加色罗对 IBS-C 伴腹痛者效果较好,对以腹痛为主者也有一定疗效。抗胆碱能药阿托品、山莨菪碱也可用于腹痛者,但不良反应较多。对顽固性腹痛,上述药物治疗效果不佳者,可试用抗抑郁药或行为疗法。

2.腹胀

饮食疗法至关重要,应尽可能少摄入豆类、乳类等易产气的食品,摄入易消化的食物。有夜间经口呼吸者,应予以纠正。匹维溴铵、曲美布汀、替加色罗对这一症状也有一定疗效。微生态制剂也可选用,常用者有金双歧、双歧三联活菌、丽珠肠乐等。

3.抗抑郁治疗

对有明显抑郁、焦虑、疑病等精神因素者,或是对其他治疗无明显疗效者,可行抗抑郁治疗。

临床较为常用者为三环类药物(如丙米嗪、阿米替林、多塞平、阿莫沙平等)及 5-羟色胺再摄取抑制剂(如氟西汀、帕罗西汀等)。此类药物缓解 IBS 症状起效较慢,多在 1～2 周以后起效,故在施行此疗法前,应与患者沟通,说明用药的必要性,取得患者的信赖,增加其依从性,对于长期失眠的患者,可给予催眠、镇静治疗。

(孟光彦)

第七节　Whipple 病

Whipple 病(Whipple's disease,WD)又称肠源性脂肪代谢紊乱,是一种罕见的多系统性疾病,最早于 1907 年由美国病理学家 George H.Whipple 发现并描述,是一种以腹泻和吸收障碍为特征的慢性多系统疾病,可累及骨关节、心血管、神经系统、呼吸系统等。

一、流行病学

关于 WD 的发病率没有确切的统计资料,一份 1 000 例 WD 回顾性文献报道表明,该病好发于中老年人,平均年龄 50 岁,男女比例 8∶1,少数有家族遗传背景。国外报道较多,国内尚未见个例报道,提示该病发生可能与种族有一定关系。

二、病因病理

20 世纪 50 年代,研究者用 PAS 染色发现,该病患者小肠黏膜固有层中大量 PAS 阳性颗粒的泡沫状巨噬细胞聚集,后在电镜下证实 PAS 染色阳性的颗粒为一种杆菌,后命名 Trophery-mawhippleii,并于 1997 年体外培养成功,该菌基因组大小约 0.9 Mb,缺乏合成三羧酸循环代谢中关键酶及生物合成氨基酸途径。T.Whippleii 不同于普通的革兰氏阳性或阴性菌,无脂多糖结构,可在自然界广泛存在,并对外界环境尤其是低温有良好的适应能力。

病变好发于空肠、胃肠淋巴结、关节、心脏、中枢神经系统、肺等几乎全身各组织器官。活检可见小肠扩张,肠壁增厚僵硬,黏膜粗糙无光泽,散在黄色斑块,肠系膜及腹腔动脉周围淋巴结肿大。光镜下可见小肠绒毛呈杆状,变钝或萎缩,或无绒毛的脑回状结构。小肠黏膜内巨噬细胞增多,内含 PAS 阳性的棒状颗粒,电镜下可见由杆状细菌组成,可分布在黏膜的任何层次,以吸收上皮和血管周围最多。

三、发病机制

细菌在自然界广泛存在,而只有一部分人罹患,少部分患者有家族遗传背景,推测可能与感染、免疫缺陷及遗传等多种因素相关。

(一)感染因素

20 世纪 60 年代来自不同实验室的几位学者同时在电镜下发现病变组织中有病原菌浸润,并在活检组织中培养出细菌。20 世纪 90 年代随着 PCR 技术广泛运用,在外周血中也检测到 T.Whippleii 菌的 DNA,同时抗生素治疗有效,为该病的感染源性机制提供了依据。但 T.Whippleii 菌的感染途径尚不清楚,可能经口感染人体,侵犯全身多器官。

(二)遗传因素

有研究表明 WD 的发生有一定家族遗传背景,提示遗传因素可能在 WD 的发病机制中起一定作用。欧美文献统计 HLA-B27 与 WD 发病有较高的相关性。

(三)免疫因素

有研究证实,WD 患者存在 T 细胞和巨噬细胞功能缺陷。WD 患者 B、T 细胞数量减少,$CD8^+$ 细胞增多,$CD4^+/CD8^+$ 比例下降;巨噬细胞吞噬杀伤力减弱,不能有效分解 T.Whippleii 菌体抗原,可能与巨噬细胞吞噬受体 α 链 CD11b 表达减少有关。

研究中还发现,单核、巨噬细胞对 T.Whippleii 菌感染后表现不同的杀伤活性:T.Whippleii 感染巨噬细胞后可在细胞中生长繁殖,到一定程度巨噬细胞凋亡裂解,T.Whippleii 随之播散,并被其他的巨噬细胞吞噬,完成下一轮生长、繁殖、播散过程;而单核细胞却可有效吞噬杀灭 T.Whippleii 菌,同时不伴细胞凋亡的发生,截然不同的杀伤活性可能与白细胞介素-16(IL-16)及抗氧化物质有关。

有研究表明,T.Whippleii 感染巨噬细胞使 IL-16 表达增加,而 IL-16 可负反馈抑制细胞的吞噬杀伤活性;血清 IL-16 水平还与 WD 活动度相关,WD 患者血清 IL-16 水平高于健康正常人,经过有效治疗后,IL-16 水平可降低至正常水平。

硫氧化还原蛋白是细胞内一种抗氧化剂,除了参与细胞氧化还原反应,还可激活核转录因子 NF-KB、AP-1 的转录活性,抑制细胞凋亡,单核细胞感染 T.Whippleii 菌伴硫氧化还原蛋白表达增加,而在巨噬细胞内,硫氧化还原蛋白的转录及表达均是被抑制的。

四、临床表现

本病患者以 40～60 岁中年男性多见,多数患者表现为以脂肪泻为特征的消化道症状,同时有体重下降、吸收障碍,称典型的 Whipple 病三联征,伴有长期低热、关节疼痛、消瘦等症状,但也有部分患者仅以关节痛、心脏、神经系统症状为主要表现,临床表现复杂多样。

(一)消化系统

临床上 80% 的患者表现脂肪泻、急剧消瘦,伴腹痛、营养不良,有时可有消化道出血,临床常疑为恶性肿瘤而行腹腔内周围淋巴结检查,D-木糖吸收试验可有吸收障碍。部分患者可没有消化道症状,称"干性 Whipple 病"。

(二)骨关节

有一半以上患者存在关节病变,表现为反复发作性关节炎、关节痛、手足搐搦。常累及周围大关节及四肢关节,如膝、踝、骶髂、掌指、腕、肩、肘等关节,与类风湿关节炎不同的是该病累及的关节损害非变形也非破坏性,关节炎可持续数周,消退后不留后遗症。

(三)心血管系统

35%～65% 的患者可并发心血管系统损害,主要表现为感染性心内膜炎、心包炎、心肌炎、动脉炎。T.Whippleii感染所致的心内膜炎临床表现不典型,无明显发热,既往无瓣膜病史,血培养阴性,心包炎、心肌炎早期多无症状,但后期可导致缩窄性心包炎、充血性心力衰竭,超声心动图、心电图可有阳性发现。

(四)神经系统

20%～30% 的患者存在中枢神经系统损害表现,有部分 WD 病例以中枢神经系统症状为首要症状,主要表现为头痛、嗜睡、记忆力减退、痴呆、肌麻痹、肌阵挛。中枢神经系统症状的出现提示 Whipple 病预后不良。神经系统症状可出现于疾病晚期,也可出现于胃肠道症状之前或不伴胃肠道症状。

(五)其他

少部分患者还可出现皮肤紫癜、皮下结节、慢性咳嗽、浆膜炎、全身淋巴结肿大、脾大、葡萄膜炎、虹膜炎及甲状腺功能减退等。

五、辅助检查

(一)实验室检查

患者多存在不同程度的贫血,白细胞和血小板计数增多(血小板计数增多可能与脾功能减退有关);同时红细胞沉降率增大,骨髓活检未见恶性血液病征象,有的呈非干酪性肉芽肿性骨髓炎,木糖吸收试验提示小肠吸收功能不良。

(二)小肠镜检

小肠(空、回肠)黏膜充血、水肿、糜烂、溃疡,光镜下可见固有层内大量 PAS 阳性的泡沫状巨噬细胞浸润,电子显微镜下可见 PAS 阳性颗粒由杆状细菌组成。少数病例病变早期病检为阴性,可能与活检取材未取及病变部位及早期选用抗生素治疗有关,因此多处取材对明确诊断很必要。若在淋巴结、中枢神经系统、心脏、胃肠、滑膜等组织中发现 PAS 阳性的巨噬细胞,则说明 Whipple 病的多系统损害。

(三)分子生物学

近年来用 T.Whipple 菌的 16S rDNA 作为引物,对活检组织、血液等进行 PCR 分析,可直接检测到病变组织中 T.Whipple 菌的存在,为该病的诊断提供一定依据。

六、诊断及鉴别诊断

(一)诊断

凡有长期慢性腹泻、急剧消瘦、腹痛伴关节痛和/或全身淋巴结肿大者,应高度怀疑该病可能。

小肠镜检查结合病理活检是诊断 Whipple 病可靠的方法。镜下可见小肠黏膜充血、水肿、溃疡或糜烂,黏膜活检可见肠黏膜固有层下大量 PAS 阳性泡沫状巨噬细胞浸润,电镜下证实巨噬细胞内有小棒状杆菌,可做出诊断,是确诊的金标准。

有人提出用 *hsp65* 等基因为靶基因,通过实时 PCR,扩增出 T.Whipple 菌的 DNA 来诊断该病,但也有学者提出质疑,认为 PCR 扩增出 T.Whipple 菌的 DNA 序列并不是该病的特异性表现,因为 T.Whipple 的 DNA 在健康正常人中也存在,而认为诊断该病的金标准是小肠镜结合黏膜活检有 PAS 阳性的巨噬细胞。

本病可累及多个器官,若患者以发热、关节炎、心血管及神经系统症状肠外临床表现为主时,诊断较困难,需结合病史、完善的实验室检查结果尤其是多次活检取材来确定。

(二)鉴别诊断

消化道症状需与引起慢性腹泻的疾病,如炎症性肠病、胃肠道恶性肿瘤、肠结核等相鉴别;伴有骨关节疾病需与类风湿关节炎、强直性脊柱炎等鉴别;神经系统症状需与 Alzheimer 病、肌阵挛、多发性硬化等疾病相鉴别;与获得性免疫缺陷综合征(AIDS)鉴别,两者黏膜活检均可见 PAS 阳性巨噬细胞浸润,AIDS 患者细胞内的鸟分枝杆菌是一种耐酸菌,而 T.Whipple 则不是,也可用电镜加以鉴别。

七、治疗

抗生素运用之前,该病患者病死率很高,近年来随着对本病及病原菌研究的深入,尝试性使用抗生素,患者多可治愈,抗生素的正确选用及治疗时间对疾病的疗效、转归、预后有重要意义,经验性治疗方案有以下两种。

(1)静脉注射第三代头孢类抗生素 2 周,后改为甲氧苄啶-磺胺甲噁唑(TMP-SMZ)口服至少 1 年,该治疗方案可明显降低复发率,TMP-SMZ 易通过血-脑屏障,能清除脑组织中的 T.Whipple 菌,对存在中枢神经系统症状的患者也有较好的疗效。

(2)联合应用青霉素和链霉素,共 10~14 天,后改为四环素口服 10~12 个月。

有学者应用 γ-干扰素、免疫球蛋白治疗反复发作的 WD 及中枢神经系统症状为表现的 WD 也取得良好的效果,一般治疗,如收敛止泻、止痛、维持水和电解质及营养物质平衡,对该病的治疗起一定辅助作用。

患者应食用富含钙、镁、蛋白质、维生素的食物,有严重营养不良者可给予全胃肠道外营养;贫血患者给予适量铁剂、叶酸、维生素 D 和钙剂,延续至脂肪泻停止;伴有手足搐搦的患者可肠外给予钙、镁制剂。

(孟光彦)

第八节 小 肠 肿 瘤

一、非淋巴性小肠肿瘤

小肠肿瘤在小肠各部位及各层组织结构中均可发生占胃肠道肿瘤的 $1\%\sim5\%$。小肠良性肿瘤较恶性肿瘤多见,恶性肿瘤以转移瘤多见。

小肠任何一种细胞均可发生肿瘤,起源于小肠腺的腺瘤和腺癌及起源于平滑肌的平滑肌瘤和平滑肌肉瘤占原发性小肠肿瘤的大多数,在恶性肿瘤中 50% 是腺癌,其中多数位于小肠近端,而肉瘤分布于小肠各段。

(一)病因和发病机制

小肠的致瘤因素尚属于推测性的,各种小肠肿瘤的病因可能不同。腺癌在胃和结肠好发,而小肠腺癌相对较少,这可能因小肠面积大且与下列因素有关。

1.致癌物质浓度低

小肠内液体较多且小肠蠕动快,致癌物质与肠襞接触机会减少,但动物试验给小鼠喂亚硝基脲化合物或欧洲蕨可以引起其小肠肿瘤。

2.解毒酶浓度高

小肠中对致癌物质进行解毒的解毒酶系统比胃和结肠可能高,如苯并芘是众所周知的致癌物质,各种食物中均含有少量,人类小肠含有苯并芘羟化酶可将其转化为活性低的代谢产物。现已证明在鼠类苯并芘羟化酶在小肠中较胃或结肠中浓度高。

3.菌丛

结肠中的菌丛远较小肠中的菌丛多,且结肠中含有大量的厌氧菌群,而小肠中却较少,厌氧菌能将胆汁酸转化为致癌物质。

4.免疫功能

小肠免疫系统的功能特别强大,包括体液免疫和细胞免疫,产生活性 IgA。小肠免疫可以抵御致瘤病毒;T 细胞免疫可以识别和杀灭瘤细胞。

5.小肠黏膜细胞更新速度快

小肠黏膜细胞更新速度快也可能防御瘤细胞的生长,而肿瘤细胞增生较正常肠黏膜细胞增生要慢,将两种细胞系混合竞争性生长时,增殖快速的细胞明显占优势。Lipkin 和 Quastler 认为小肠滞留的增殖细胞比胃或结肠要少,这些细胞可能包括原始的瘤转化细胞。利用氚标记的胸苷和微型自动放射显影技术对小肠黏膜细胞进行研究,表明在小肠腺体表面滞留的增殖细胞较少,这样可以解释小肠肿瘤发病率低。

(二)各种小肠肿瘤

1.原发性小肠肿瘤

(1)腺瘤和肠癌:小肠单管状腺瘤以十二指肠最多见并可能有低度恶性。绒毛状腺瘤也常发生在十二指肠,其中约 1/3 有肠癌病灶。因此,腺瘤一般认为系癌前病变。绒毛状腺瘤较单管状腺瘤生长要大,腺瘤常为单发,组织柔软易变形,但因瘤体较大(最大胁瘤直径>5.0 cm),可以引起肠梗阻,也可以引起肠出血。十二指肠绒毛状腺瘤引起梗阻性黄疸时表明有恶性浸润。上消化道造影检查,绒毛状腺瘤有典型的 X 线表现,即所谓"冰淇淋"或"肥皂沫"样表现,这是由于肿瘤组织呈多瓣状菜花样,钡剂嵌入绒毛分叶间隙所致,内镜活检可以确诊。

小肠腺癌也好发于十二指肠,也可发生于空肠,发生于回肠者较少见。肿瘤来源于小肠黏膜上皮细胞,一般呈息肉样突入肠腔或同时在襞内生长形成环状狭窄,局部淋巴结转移常见,晚期有广泛转移。临床上早期缺乏表现,继之可以有肠梗阻、肠出血等。小肠腺癌与多种疾病有关。

(2)平滑肌瘤与平滑肌肉瘤:起源于小肠肌层,可向腔内生长,也可向腔外生长,肿瘤界限清楚,在没有转移时组织学上难以判断是良性还是恶性。光学显微镜下有丝分裂活性可以估计其恶性程度。临床上最常见是消化道出血,肿瘤内肠腔内生长的可以引起肠套叠、肠梗阻,向肠腔外生长的可以触及包块。有 15%~20% 的平滑肌瘤可以发生恶变。

(3)脂肪瘤:多来自黏膜下层,以位于回肠末端的居多,通常瘤体较小,多不超过 4.0 cm,可单发也可以多发。因肿瘤有纤维结缔组织包膜呈分叶状突入肠腔,易导致肠套叠,偶尔也可引起溃疡和出血。多在手术或尸检时发现,CT 对脂肪瘤分辨率高,对诊断有帮助。

(4)血管瘤:常为多发,可见于各段,直径可以从小如针尖至几厘米不等。常分布于黏膜表面呈球状或息肉状。临床上可以引起消化道出血,血管造影检查可做出术前诊断。Kaijser 将胃肠道血管瘤分类如下:①多发性血管扩张认为与遗传有关,常发生在空肠。②多腔性血管瘤:累及结肠较小肠要多。③单腔性血管瘤常形成息肉。④胃肠道多发性血管瘤综合征。

恶性血管瘤除了转移外无特殊表现,临床上应注意 Kaposi 肉瘤,其恶性度低,主要见于男性,病变亦可累及四肢和皮肤,表现为大的蕈状出血肿瘤。病理上肿瘤含很多血管裂隙,衬以棱状细胞。

2.转移性小肠肿瘤

转移性小肠肿瘤比较常见,可能由于小肠面积相对较大,故比胃和结肠更易种植。

(1)黑色素瘤:是引起小肠癌的最常见肿瘤,约 1/3 患者找不到黑色素瘤的原发病灶,而皮肤或视网膜的黑色素瘤被切除多年后也可突然扩散至胃肠道、肝、肺等器官。胃肠道转移常为多发,可以引起肠套叠、肠梗阻或肠出血。X 线钡餐造影常显示息肉样肿块,有时中心形成溃疡表现为"牛眼"或"靶"样征。

(2)乳腺癌:是引起小肠转移癌的另一常见肿瘤,用皮质激素治疗的乳腺癌转移至胃肠的机会似乎大些。子宫颈癌、卵巢癌、结肠癌和肾癌可以直接浸及小肠,也可以通过腹膜后淋巴结直接浸及十二指肠。

(三)与腺癌有关的疾病

1.克罗恩病并发腺癌

多见于慢性克罗恩病患者,主要临床表现是肠道梗阻症状,有人认为克罗恩病并发小肠腺癌比无克罗恩病的小肠腺癌的发生率要大 100 倍,前者比后者的诊断年龄要早 10 年,这可能与慢性感染有关。

2.乳糜泻

在小肠最可能诱发淋巴瘤,但也可诱发腺癌,这可能与免疫抑制有关。临床上对乳糜泻患者进行严格无麸胶饮食,当出现下列症状,如全身不适,食欲下降,恶心和腹泻时提示小肠恶性肿瘤,当有贫血和隐性消化道出血者进一步提示腺癌。

3.Peutz-Jeghers 综合征

Peutz-Jeghers 综合征以大、小肠错构瘤样息肉，口腔黏膜、口唇和指（趾）色素斑为特征。为常染色体显性遗传，其息肉为错构瘤而不是腺瘤，可单发或多发，以空回肠多见，肠套叠为常见并发症。Reid 认为 2.4％的 Peutz-Jeghers 综合征患者出现小肠腺癌。

4.家族性息肉病综合征

家族性息肉病综合征可以伴发小肠肿瘤但机会很少。Gardner 综合征可以伴发小肠腺瘤，多见于十二指肠，特别是在壶腹周围更易恶变。

（四）临床表现

本病的临床表现一般取决于肿瘤的类型、大小，在小肠内的位置，血液供应情况及可能出现的坏死和溃疡等，肿瘤累及的范围也影响症状。如肿瘤生长在小肠浅层黏膜，如腺瘤呈息肉样突入肠腔，如果肿瘤很大，可阻塞肠腔引起肠梗阻或远端肠套叠后导致肠梗阻。腺瘤也可以形成溃疡引起消化道出血，出血可以很急，量可以很大，但多为隐性出血。

多数小肠腺癌呈环形生长，逐渐使肠腔狭窄，出现肠梗阻症状，表现为痉挛性腹痛，恶心，呕吐和腹胀，进食后症状加重，可伴有厌食，体重下降和消化道出血，肠穿孔少见，十二指肠腺癌因常浸及壶腹部，故可以引起梗阻性黄疸。平滑肌瘤可以长得很大，产生梗阻症状，平滑肌肉瘤可出现中心溃疡，因有丰富的血液供应，消化道大出血可为首发症状。

总之，小肠恶性肿瘤比良性肿瘤易出现症状，良性肿瘤多在手术或尸检时偶然发现，但良性肿瘤比恶性肿瘤易引起肠套叠。

（五）诊断与鉴别诊断

小肠各种肿瘤缺乏特异性表现。痉挛性腹痛，腹胀，恶心，呕吐和急慢性肠道出血为常见症状，但也见于其他梗阻性和溃疡性肠道疾病，如克罗恩病并发癌肿很难与克罗恩病引起的症状区别。伴肠道大出血常提示溃疡性平滑肌瘤或平滑肌肉瘤。查体对诊断有帮助，但多不能确诊。黏膜色素斑是典型的Peut-Jeghers综合征的表现，腹部扪及包块提示肉瘤比腺癌可能性要大。还可以伴肝大等。

大多数腺癌在小肠钡餐造影中表现为典型的环状"苹果核"或"餐巾环"样畸变。平滑肌肉瘤可以形成巨大肿块，有时中央有溃疡，平滑肌瘤最常见于 Meckel 憩室，良性肿瘤，如腺瘤易形成息肉样充盈缺损，比恶性肿瘤易致肠套叠。十二指肠腺癌与晚期胰腺癌难以区别。

管抽吸试验，棉线试验和选择性内脏动脉造影对肿瘤的定位诊断有帮助。采用标记的红细胞或锝放射性核扫描对小肠出血也可以定位诊断。利用上消化道内镜可以诊断十二指肠肿瘤并可以活检。小肠纤维镜对诊断更有帮助。回肠末端肿瘤可以借助纤维结肠镜进行诊断。

球后消化性溃疡比十二指肠溃疡更易引起梗阻症状，需与十二指肠肿瘤鉴别，通过十二指肠镜检，活组织和细胞学检查一般可以区分。十二指肠 Brunner 腺可形成肿瘤并呈息肉样生长，因慢性高胃酸使十二指肠球部 Brunner 腺增生，常为多发性息肉，通过内镜及其活检可以鉴别。克罗恩病的慢性瘘管经久不愈或其分泌物发生变化时可能并发早期癌变。

（六）治疗和预后

有症状的良性肿瘤一般应手术切除，手术中应尽量保留小肠，预后好。十二指肠和回肠息肉特别是有蒂的息肉可经内镜行圈套烧灼术切除。

做其他手术时偶然发现的无症状性良性肿瘤一般也应切除，以便定性诊断和预防，如肠套叠和肠出血等并发症。因其他原因做钡餐检查而偶然发现的小肠良性肿瘤，一般的处理方法是对小而光滑的息肉(<2.0 cm),或黏膜下肿瘤定期做钡餐造影以防恶变。如有可能经内镜烧灼切除,或定期复查内镜进行活检和细胞学检查。对无症状的良性肿瘤如采取手术治疗时要考虑患者的年龄和一般情况。对临床上无禁忌证而内镜又未确诊者可行手术切除以便确定诊断和预防并发症。十二指肠绒毛状腺瘤基底较宽,多无蒂,一般不能经内镜切除,且因有恶变的危险应积极手术切除。

对于弥漫性多发性息肉综合征,如 Peutz-Jeghers 综合征可以经内镜切除十二指肠息肉,而行外科手术仅适用于治疗其并发症。对有症状的患者应尽可能将其息肉切除,但因可能需要反复外科手术有短肠综合征的危险,所以应尽量保留小肠。

外科手术是治疗小肠癌的根本方法。对于腺癌,手术是治疗的唯一方法,因腺癌早期即有淋巴结转移,原则上应做广泛切除术,但淋巴结转移多位于肠系膜根部,很易累及肠系膜上动脉。十二指肠腺癌易于通过后腹膜直接扩散,需要做胰十二指肠切除术。对有原位癌的绒毛状腺瘤可做单纯大范围切除,而对有十二指肠浸润癌者应做 Whipple 式手术。远端回肠腺癌手术切除包括右半结肠切除是最理想的治疗方法。

小肠腺癌行根治术的可能性为 50%,不能行根治术者姑息切除原位癌也能缓解或预防并发症。放射治疗和化学治疗对小肠腺癌效果很差。约 15% 已有肿瘤转移的患者与 5-FU 有短暂性疗效。

平滑肌肉瘤也应采取广泛切除,与腺癌相比病程缓慢,淋巴结转移较少见,最常见的转移是腹腔直接播散或经血液转移至肺和肝脏。术后 5 年存活率约占 50%,对有转移者,放射治疗和化学治疗一般无效。

小肠良性肿瘤大多预后较好。恶性肿瘤从症状出现到确诊需 6~8 个月,5 年存活率约占 20%,预后较差。

二、原发性小肠淋巴瘤

小肠各段因其黏膜和黏膜下层都有丰富的淋巴组织,可以发生恶性淋巴肿瘤。病变可以为局灶性,也可以为弥漫性。通常将小肠淋巴瘤分为原发性和继发性,起源于小肠或最早以肠道症状为表现的淋巴瘤称为原发性小肠淋巴瘤,局灶性或多发性小肠病变为全身淋巴瘤一部分的称为继发性小肠淋巴瘤,临床上以后者多见。

淋巴瘤一般分为霍奇金病和非霍奇金病淋巴瘤两大类。原发性小肠淋巴瘤根据组织来源又分为"Western"型和 α 链病。前者多见于 50~60 岁年龄组和 10 岁以下儿童,后者多见于 10~30 岁的人群。两者在病理学和临床上有差异,治疗和预后也不尽相同,现分述于后。

(一)"Western"型原发性小肠淋巴瘤

"Western"型原发性小肠淋巴瘤可以是单发的淋巴瘤也可以是位于正常肠黏膜中间的多发性淋巴瘤。

1.病因和发病机制

本病病因和发病机制尚不十分清楚,可能与下列因素有关:①肠道慢性炎症,抗原刺激肠道淋巴系统使淋巴组织增生。②某种病毒或其他因素在淋巴细胞增生的基础上可能有致瘤作用。③与某些腹腔疾病,如克罗恩病,Peutz-Jeghors综合征,家族性息肉病综合征有关。④环境因素对发病也有关系。

2.病理

病变可见于小肠任何一段,多数累及回肠,可以局限于一个小段,也可以为多灶性。形成霉菌样团块,其周边突起,中心形成溃疡或类似黏膜结节的增厚斑。有时为肠壁溃疡或弥漫性肠壁增厚,可以导致肠腔狭窄,甚至诱发克罗恩病。上述表现可以交替出现,也可以同时存在,尤其在病变的进展期。此外,某段弥漫性增厚可以伴有大量淋巴瘤细胞浸及其他部位的肠系膜及其淋巴结。

显微镜检查,非霍奇金淋巴瘤的各型均可以见到。但某一种大体标本以某一种组织类型更常见,如呈霉菌团块状的淋巴瘤常为单一的组织类型,它含有的淋巴细胞或免疫母细胞,这符合中度恶性淋巴瘤(弥漫性大细胞型)和高度恶性淋巴瘤(大细胞免疫母细胞型)的特点。在儿童和青少年,肿瘤常由不分裂的小细胞组成,间或为 Burkitt 型恶性淋巴瘤。在成年人,肿瘤由分裂的小细胞或大个的淋巴细胞组成,而以两者的混合型更常见。弥漫型远较滤泡型更常见。

3.临床表现

本病的临床表现主要为肠梗阻,肠套叠和肠穿孔引起的表现。多数患者以外科急腹症为首发症状,腹部疼痛最常见,常为痉挛性,因不全肠梗阻常伴有恶心、呕吐。全身症状有不适,乏力和体重减轻。可以有肠道隐性出血,大量出血少见。如出现发热常表示有并发症或广泛转移。

查体腹部可以触及肿块和压痛,有广泛转移者可以有肝脾大,甚至腹水。有时有杵状指。

4.实验室检查和特殊检查

(1)实验室检查:患者可有中度贫血(多为缺铁性和营养不良性),周围血和骨髓中很少见异常细胞,可有血沉加快,生化方面检查无特殊价值,免疫学检查多属正常。

(2)X 线钡餐检查:小肠钡餐造影有助于小肠淋巴瘤的定位、累及范围和形态诊断。钡餐造影可见肠壁浸润,黏膜皱襞变形,节段狭窄和"动脉瘤样"扩张,也可以为息肉状。肠系膜或广泛肠道外转移时,可见外部压迫缺损。

(3)纤维内镜检查:内镜及其活组织检查对十二指肠和回肠末端病变可以确诊。

(4)影像学检查:CT 和 MR 可见肠壁增厚,肠壁和淋巴结受累及,为诊断提供依据。

5.诊断和鉴别诊断

临床表现和实验室检查均缺乏特异性,小肠钡餐造影和腹腔 CT、MRI 扫描对诊断有帮助,内镜检查及活组织检查有确诊价值,但检查部位受限制。多数患者为手术后确诊。临床上需与小肠其他肿瘤包括良性肿瘤(平滑肌瘤、腺瘤、脂肪瘤)、恶性肿瘤(癌、肉瘤和类癌)及肠道感染性疾病(如克罗恩病),肠道结核,霉菌感染等相鉴别。确诊有赖于剖腹探查及病理组织学检查。

6.治疗

采取手术切除肿瘤,化学治疗和/或放射治疗及支持疗法的综合措施。

(1)外科手术:目前"Western"型小肠淋巴瘤手术切除是首选的治疗方法,并尽可能多切除肿瘤组织。在剖腹探查中,从肝脏、肠系膜和主动脉旁淋巴结取活检,以便了解病变累及的范围,术后辅以放疗和化疗。对有广泛转移者可以先行化疗,再行放疗或局部病灶切除。

(2)支持及对并发症的治疗:对于营养不良、腹泻、出血等应给予支持治疗,如输入氨基酸、电解质、维生素及输血、输蛋白等。对有高度有丝分裂的淋巴瘤,如 Burkitt 淋巴瘤化疗时,由于大量细胞裂解可以引起代谢紊乱,如低钙血症,高尿酸血症和高乳酸血症等。当血清钙低于 2 mmol/L 时,常出现手足搐搦,此时应即刻静脉注射 10% 葡萄糖酸钙 10 mL,每天酌情 1～3 次不等,直至血清钙恢复正常水平,必要时辅以镇静剂如苯巴比妥或苯妥英钠注射。对于高尿酸血症由于可能引起肾功能损害,处理上应多饮水,每天尿量在 2 000 mL 上,以利尿酸排出,同时避免进高嘌呤食物如动物内脏、骨髓、海产品,蛤蟹等,经上述方法血尿酸仍在 480 μmol/L 以上者,应用抑制尿酸合成的药物别嘌呤醇治疗,剂量 100 mg,每天 3 次,可增至 200 mg,每天 3 次,必要时合用排尿酸药如丙磺舒,初用 250 mg 每天 2 次,两周后增至 500 mg 每天 3 次,最大剂量每天不超过 2 000 mg,也可用苯溴马龙 25～100 mg 每天 1 次。在应用排尿酸药治疗过程中,须口服碳酸氢钠,每天 3～6 g。用药期间有痛风发作者可加用秋水仙碱,每天 0.5～1.0 mg。高乳酸血症引起的代谢性酸中毒,Kassier 等主张给小剂量碳酸氢钠,使 HCO_3^- 上升 4～6 mmol/L 而维持在 14～16 mmol/L 即可,对有严重的酸中毒患者纠正不宜太快。除上述方法外,必要时采用腹膜透析或血液透析。

肾上腺皮质激素在淋巴瘤化疗方案中几乎是不可缺少的。在放疗中引起全身性或局部性损伤时,可以应用激素,能迅速减轻症状,使化疗能继续进行,对于肿瘤并发症,如原因不明的发热,白细胞减少,恶病质等也可应用皮质激素,众所周知,激素用得广,时间持续长会产生一系列毒性或不良反应,其中对免疫系统的抑制作用(主要是细胞免疫),特别是同时进行放疗、化疗及淋巴瘤本身引起的免疫功能低下时,患者容易患肠道细菌或霉菌感染,尤以念珠菌感染最多见,以食道好发,主要症状有吞咽困难,胸骨后疼痛,甚至出血。对念珠菌感染引起的食道黏膜病损可应用碳酸氢钠饱和液涂敷,每 1～2 小时 1 次,也可用 2％甲紫龙胆紫涂敷,制霉菌素 0.5～1.0 g,每天 4 次口服(儿童酌减)或将其放入水中捣细、摇匀,边漱口边缓慢咽下,1～2 周为 1 疗程,直至病损痊愈,培养为阴性,对疗效不佳者可改用氟尿嘧啶 250～500 mg,每天 4 次口服,克霉唑 1.0 g,每天 3 次[50～60 mg/(kg·d)]也有效。对 Israelii 放线菌引起的病损,以青霉素治疗为首选,剂量为每天 80～240 万单位,疗程至少 4 周,四环素、链霉素、磺胺类等也有一定疗效。对荚膜组织胞质菌感染以两性霉素 B 最有效,治疗应从小剂量(1～5 mg)置于 5％葡萄糖 500 mL 中,每天滴注 1 次,最大剂量每天可达 50～75 mg,疗程一般需 3 个月,总量为 2.0 g 左右。在应用上述抗霉菌病药物过程中需注意药物毒性及不良反应,如肝、肾损害及白细胞计数减少等。

7.预后

本病预后取决于淋巴瘤的组织类型,小肠受累的范围及有否肠外转移,其中滤泡性淋巴瘤预后最好。当有肠外组织受累时,5 年存活率低于 10％。多数死亡者在诊断后 1 年内。存活 10 年以上者认为治愈。

(二)α 链病(地中海淋巴瘤)

α 链病是一种 B 淋巴细胞增生性疾病,主要涉及分泌性 IgA 系统。本病中的浆细胞产生单克隆免疫球蛋白分子;或在某些疾病,如骨髓瘤或 γ-重链病,其细胞浸润产生多克隆的球蛋白分子,这些异常的球蛋白分子中的 α 链缺乏轻链。本病分为两型,一种为肠道型,最多见,另一种为呼吸道型,罕见。本病主要见于卫生和经济条件差的国家。

地中海淋巴瘤是一种原发性弥漫性肠道淋巴瘤,与 α 链病一样,开始为小肠良性淋巴细胞增生,多数患者血清中和空肠液中可以检测出 α 链病蛋白。实际上,地中海淋巴瘤与 α 链病是同一种疾病。由于这种淋巴瘤包括由良性浆细胞增生到恶性淋巴瘤的过程,故称之为 IP-SID 淋巴瘤更合适。

1.病因和发病机制

本病病因和发病机制仍不清楚,可能与下列因素有关:①环境因素。②肠道慢性感染如慢性肠道细菌感染,寄生虫感染等。③营养不良。④遗传因素。⑤致瘤病毒的作用。

2.病理

部分或全部小肠黏膜和黏膜下层有弥漫性淋巴细胞浸润。通常累及空肠,并向十二指肠和回肠扩展,肠系膜淋巴结可以受累。

尽管大多数患者受累的小肠弥漫性增厚、变硬,但有时变化很轻微,甚至在剖腹探查时肠壁和肠系膜淋巴结可以正常。组织学检查小肠固有层有大量渗出,黏膜下层可见多形或单形细胞,渗出可引起腺管和绒毛数量减少,部分绒毛变短变宽,有时完全萎缩,表面上皮可有改变和溃疡形成。以多形细胞最多见,包括大、小淋巴细胞,免疫母细胞,浆细胞,嗜酸细胞,中性粒细胞及多核巨细胞。多数淋巴细胞有浆细胞的特征:核偏移而固定和两染性胞质。多形细胞渗出的范围和各种淋巴细胞的数目随疾病进展而变化。患病早期单一形态细胞占优势,主要由成熟的几乎正常的浆细胞构成,只有少数非典型浆细胞和大个的淋巴细胞。

在晚期,淋巴瘤细胞渗出至黏膜下层,破坏肌层固有膜,甚至累及肠系膜脂肪。局部淋巴结和肠系膜淋巴结在发病早期即可受累,但不破坏淋巴结的结构,而在晚期,可有淋巴结的轮廓消失。

免疫荧光和免疫过氧化物研究表明 α 链病中成熟的浆细胞含有 α 链但缺乏轻链,而大的淋巴细胞则不然。

3.临床表现

本病的临床表现主要为严重的肠道吸收障碍。可以有腹疼、腹泻、呕吐和体重减轻。发病可以是隐袭的,也可以是突发的,自然病程常是进行性加重,但有时为自发性好转,查体杵状指常见,常有腹肌紧张和腹胀,晚期可有腹水及全身水肿。初诊时多无肝脾大和淋巴结肿大,晚期可有腹部包块,肠梗阻或肠穿孔。

4.实验室及特殊检查

(1)血常规和生化检查:患者常有轻或中度贫血,低蛋白血症,低钙血症,低钾血症及严重的脱水和电解质紊乱,低脂血症和低胆固醇血症,血清中碱性磷酸酶同工酶增加。1/3 患者有肠道寄生虫特别是蓝氏贾第鞭毛虫。

(2)肠吸收试验:D-木糖吸收试验和 Schilling 试验常不正常。

(3)免疫学检查:α 链蛋白在血清中浓度较高时,电泳法在 α_2 和 β_2 宽带区可以测出,但大多数电泳正常。免疫电泳法用 IgA 抗血清有明确诊断意义。即在 $\alpha_1 \sim \beta_2$ 后区可测出异常沉淀线,表明比正常 IgA 电泳移动度要快,但也有移动度正常者。血清中 IgG 和 IgM 常减少。由于 α 链蛋白分子量小,弥散快和免疫方法的问题,故不能定量检查。浓缩的尿液和空肠液中也可以测出 α 链蛋白。由于该异常球蛋白有聚合现象和有时不弥散,检测时可以为阴性。

(4)影像学检查:小肠钡餐造影常可见十二指肠、空肠黏膜增厚,可有假性息肉、肠腔狭窄和充盈缺损。CT 和 MRI 可见肠壁增厚,局部和肠系膜淋巴结肿大。

(5)内镜及其活组织检查:利用内镜或其他方法行小肠多处活组织检查即可确诊。

5.诊断和鉴别诊断

α 链病(地中海淋巴瘤)的早期诊断比较困难,病程晚期根据临床表现,化验结果,小肠钡餐造影及影像学检查结果可做出初步诊断,免疫电泳检测 α 链蛋白有重要意义,小肠多部位活检有确诊价值。临床上可伴有低血钾性肾病,不容忽视。本病需与各种肠道吸收障碍性疾病,乳糜泻、whipple's 病及淀粉样变性等鉴别。鉴别各种肠道黏膜性疾病最好的方法是小肠不同部位多处活检。

6.治疗

采取何种治疗和治疗的时机尚有争议。一般认为,α 链病用药程式取决于病变浸及范围和病变发展过程。

(1)一般治疗:由于α链病初期患者和可疑患者寥寥无几,治疗原则仅给予一般临时措施,如对症处理,定期检查等。对所有该病患者给予支持治疗,如输入蛋白、氨基酸及维持电解质平衡等。

(2)抗生素:对病变限于肠道,肠系膜和腹膜后淋巴结者,先口服抗生素治疗几个月,具体药物尚无明确规定,为避免药物的毒性和不良反应,可选用几种抗生素交替使用,对有寄生虫感染者应根治,如贾第虫感染可用甲硝唑200~400 mg,每天3次,儿童20~25 mg/(kg·d),疗程为1周,或用米帕林100 mg,每天3次,儿童剂量为8 mg/(kg·d),分3次服,5~7天为1个疗程,也可用呋喃唑酮100 mg,每天3次,儿童5~10 mg/(kg·d),分3次服,1周为1个疗程。上述3种药物均有消化道不良反应,应予以注意。

(3)化疗:如果抗感染治疗3个月无好转,或在一定的时间内未缓解者(一般不超过6个月)或是在12个月内才缓解者应采用化疗,如苯酸氮芥,环磷酰胺单独化疗,也可试用CHOP方案(羟基柔红霉素"H" 50 mg/m²,CTX 750 mg/m²,VCR 1.4 mg/m²,均第1天静脉注射,泼尼松25 mg/m²,每天口服,连用5天)。

(4)手术:非晚期肿瘤如无手术禁忌证,应行剖腹探查,有些患者需二次手术探查。对有弥漫性淋巴瘤病变者,应尽可能手术切除其肿瘤,继之化疗。对是否先行腹部放疗再化疗尚有争议。

7.预后

本病自然病程可以为连续表现出症状,也可以为间断出现症状,单纯抗感染治疗可以缓解已有报道,化疗在少数病例可以完全缓解。

(孟光彦)

第九节 缺血性结肠炎

缺血性结肠炎是由各种因素导致某一段结肠供血不足或血液回流受阻所引起的病变,是下消化道出血的常见病因之一。本病1963年首先由Boley提出。临床上根据其严重程度可分为一过型、狭窄型和坏疽型,后又将其分为坏疽型和非坏疽型。人群发病率0.2%~10.0%,可发生于各个年龄组,但60岁以上的老人占90%。

一、病因与发病机制

凡能引起结肠缺血者均可致本病,如全身血流动力学异常或肠系膜血管病变。供血不足是病变的基础,炎症反应是其继发性改变。

本病好发于肠系膜下动脉供血区左半结肠,因为肠系膜下动脉从腹主动脉发出时呈较小锐角下行,与腹主动脉近乎平行,导致从胸主动脉冲下的栓子易进入形成栓塞。主要病因归纳如下。

(1)动脉狭窄或血栓形成、栓子脱落:动脉硬化是引起结肠缺血最常见的原因,特别是病变位于肠系膜动脉开口部位最为严重。粥样硬化斑块脱落形成栓子是另一常见原因。

(2)肠系膜静脉炎:糖尿病或结缔组织病累及肠系膜血管。

（3）育龄期妇女口服避孕药：可致静脉内膜炎，也可能由于激素水平变化，血液黏稠度增加。

（4）正常血流量减低：如心肌梗死、心肌病、充血性心力衰竭、休克、严重脱水、大出血等引起心排血量减少，外周血管灌注不良时，如弥漫性血管内凝血，可严重影响结肠血流灌注，导致缺血。

（5）肠管因素：当出现肠梗阻、肠粘连、肠系膜扭转及长期顽固性便秘、灌肠时，导致肠腔内压力增高，肠壁血流量降低，导致缺血。

（6）腹部手术损伤或结扎肠系膜下动脉。

（7）约15％的患者没有明确原因，可能与血管痉挛、肠道血流调节机制复杂有关。

当各种因素引起肠道缺血、缺氧时，肠黏膜及黏膜下层首先出现损伤，当缺血继续时，损伤向肌层及浆膜层方向发展，引起肠壁全层坏死。黏膜坏死使其防御能力降低，致病菌可侵入肠壁形成炎症，严重时可侵入腹腔或者血液导致腹膜炎及败血症。此外，肠道缺血时释放花生四烯酸、血管活性肽等炎症介质，从而加重炎症的发生，形成恶性循环，最后有效循环不足、发生代谢性酸中毒、中毒性休克及多器官功能衰竭，严重者危及生命。

二、诊断步骤

（一）病史采集要点

1.起病情况

本病多为突发性，可无明确诱因。

2.主要临床表现

本病一般发生于50岁以上老年人，表现为腹痛、继发便血和腹泻三联征。腹痛多为阵发性绞痛，位于左侧腹部或脐周。但老年人有时症状可不明显，须提高警惕。腹痛后多继发便血，排褐色或鲜红色血便，但出血量一般不多，基本不需要输血。大量肠液渗出、肠蠕动过快、肠黏膜坏死导致腹泻，部分出现里急后重。可伴有发热、恶心、呕吐、腹胀等症状。病变肠段扩张时可出现腹部膨隆。

3.既往病史

注意询问有无动脉硬化（高脂血症、冠心病等）、糖尿病、胶原血管病（如硬皮病、类风湿关节炎、系统性红斑狼疮）病史，有无口服避孕药或血管收缩药物史，注意最近是否有休克、大出血、脱水或心力衰竭等病史。

（二）体格检查要点

本病阳性体征并不明显，左下腹可呈轻度的压痛、反跳痛，直肠指检带血。肠鸣音可亢进、减弱甚至消失。严重时如肠坏疽、肠穿孔，可有明显的肌紧张、反跳痛。

（三）临床资料分析

1.大便常规及潜血试验

大便常规见红细胞、白细胞，潜血试验阳性。

2.血常规

外周血白细胞计数增高，核左移。

3.腹部 X 平片

腹部 X 平片见结肠内大量积气，病变处边缘呈锯齿状或乳头状突起，受累肠段痉挛收缩变细、结肠袋消失，重症可见肠壁内线性气影，甚至门静脉积气。

4.其他

必要时继续检查有关项目。

(四)内镜及组织病理学检查

1.结肠镜检查

结肠镜检查是诊断本病的主要和可靠的手段,但怀疑肠坏疽或穿孔时应避免做结肠镜检查。检查前不一定必须做肠道准备,检查时结肠内避免多充气及滑行。病变部位主要在左侧结肠,直肠罕见;病变呈节段性分布,与正常肠段之间有明显界限;活检后出血少;病变形态变化快。依据病程,内镜下分为 3 期。

(1)急性期:发病后 1～3 天,表现为黏膜不同程度的充血、水肿、血管网消失。黏膜常有散在的小出血点、红斑或浅表糜烂、不规则溃疡等。

(2)亚急性期:发病后 3～7 天,以明显的溃疡形成为特征,可呈纵行或潜行性。

(3)慢性期:发病后 2 周～3 个月,结肠黏膜可完全恢复正常或有轻度慢性炎症改变,表现为水肿慢慢消失,溃疡逐渐变白,少数可出现肠腔狭窄。

病理学检查显示为结肠黏膜非特异性炎症改变,对病因诊断帮助不大,但可排除肿瘤、结核等。活检标本注意寻找黏膜及黏膜下层的血管病变,血管炎、血栓形成或多量含铁血黄素沉着较具有特征性。

2.气钡双重造影

结肠气钡双重造影有一定的诊断价值。其影像学特征性改变为:①指压痕征,出现率最高。②管腔狭窄,但能恢复正常。③多发龛影。④囊袋形成。但病情较重的缺血性结肠炎由于出血明显,钡剂不能很好地附着于肠黏膜,会导致影像不清;而且肠腔过度充气,会加重病情,严重时可导致肠穿孔,因此此检查不作为首选,须掌握好适应证。

3.超声检查

彩色多普勒超声能够测量门脉和肠系膜静脉的血流量,可见缺血性肠段的血液明显减少,对判断血管内血栓形成有一定价值,并有助于确定缺血的范围,判定预后。内镜超声检查表现为肠壁黏膜及黏膜下层的弥漫性增厚,回声不均。肠壁增厚不低于 1.2 cm 要高度怀疑坏疽型可能。

4.选择性肠系膜动脉造影

选择性肠系膜动脉造影有助于了解血管的走行分布,发现血管一些特征性病变,如肠系膜动脉分支变窄、肠道血管分支不规则、动脉弓痉挛及透壁血管充盈缺损等。但阴性结果并不能排除此病。

5.CT 检查

CT 检查可见不规则肠壁增厚、呈节段性分布,有时可发现引起缺血的血管性病变,对病因学诊断有一定帮助。

6.其他

大便培养均为阴性。可出现代谢性酸中毒、电解质紊乱、氮质血症等。血生化可出现转氨酶、淀粉酶、脂肪酶、乳酸脱氢酶、碱性磷酸酶等升高,但很少超过正常 2 倍。

三、诊断对策

(一)诊断要点

(1)年龄大于 60 岁的老人,尤其是既往有高血压、糖尿病、高脂血症、类风湿关节炎等基础疾病的患者,或长期口服避孕药的年轻女性。

(2)有突发性腹痛,继而出现便血、腹泻等典型临床表现。

(3)结肠镜、钡剂灌肠等辅助检查支持。

(二)鉴别诊断要点

本病临床表现无特异性,易造成误诊,须注意与其他疾病鉴别。

1.炎症性肠病

缺血性结肠炎最常被误诊为炎症性肠病,但缺血性结肠炎具有症状消失快,内镜下病变恢复快的特点,有别于其他肠道疾病。缺血性结肠炎多见于中老年人,而克罗恩病及溃疡性结肠炎多见于中青年人。缺血性结肠炎与溃疡性结肠炎相比,呈节段性分布,病变黏膜和正常黏膜分界清楚,不累及直肠;和克罗恩病相比,无鹅卵石样改变。

2.肿瘤

个别患者充血水肿严重,肠镜下表现为黏膜呈暗红色,结节状,甚至呈瘤样隆起,易误诊为结肠癌,须提高警惕。活检有疑问时,动态观察病情变化非常重要。

3.肠结核

中青年患者多合并肠外结核,主要是肺结核;有发热、盗汗等结核毒血症状;可能发现腹部包块,右下腹多见;慢性过程;卡介苗纯蛋白衍生物(PPD)试验阳性;抗结核治疗有效;纤维结肠镜检查病变主要在回盲部,活检发现干酪样坏死或分枝杆菌具有诊断意义。

4.抗生素致急性出血性结肠炎

有长期大量使用广谱抗生素史;患者多为老年、免疫功能低下等;大便中可能出现伪膜;大便中找到机会致病菌。

四、临床类型

本病按缺血程度分为 3 型。

(一)一过型

缺血程度轻、短暂,仅引起黏膜和黏膜下层的病理改变,但均可逆,能完全恢复正常。

(二)狭窄型

缺血程度较重或短暂反复发作,肠壁多次破坏、修复,纤维组织增生,引起肠管不可逆性狭窄。

(三)坏死型

缺血程度重、完全,发生速度快,造成肠壁扩张,全层坏死、穿孔。

五、治疗对策

(一)治疗原则

以对症支持治疗为主。

(二)治疗计划

(1)患者卧床休息、吸氧、禁食、胃肠减压和肠道外营养以减轻肠道负担,促进病变肠段的恢复。

(2)补充血容量,可用右旋糖酐-40 改善微循环。

(3)纠正电解质、酸碱平衡紊乱。

(4)适当应用对肠道细菌敏感的抗生素,如甲硝唑或广谱抗生素等防治感染,可减轻内毒素血症,有利于肠缺血的恢复。

(5)可疑肠坏疽或穿孔时应及时剖腹探查以切除病变肠段。

(6)治疗方案的选择:大部分非坏死型结肠炎为一过性和自限性,即使没有特殊治疗,也可自行缓解。对于临床症状和体征较明显的患者,在积极治疗原发病的基础上,以对症支持治疗为主,并密切观察病情。约2%的患者即使进行积极的非手术治疗病情仍会进一步发展,如果出现腹部疼痛进行性加重,同时全身情况恶化,伴有白细胞计数增高、酸中毒等,提示有肠坏死的可能,应当及时进行结肠镜检查,确定肠坏死的范围和程度,然后进行剖腹探查。如果患者伴有明显的肠管扩张,最好先经结肠镜进行肠腔减压,再行手术。对于缺血性结肠炎引起的肠管狭窄,由于大部分患者是不完全狭窄,不会引起肠梗阻,无须手术。

六、病程观察及处理

(1)病情观察要点:观察腹痛、血便量及次数,记录大便量。观察血压和心率,避免因为禁食导致容量不足。症状持续者要加强腹部体征的观察。

(2)疗效判断与处理。

七、预后评估

由于缺血性结肠炎在临床上较少见,且大部分为一过性和自限性疾病,但确有部分患者发展迅速,预后凶险。本病的发展与转归取决于以下因素。

(1)血管闭塞或血流灌注不足的程度。

(2)闭塞血管的直径。

(3)缺血的时间与程度。

(4)缺血过程的发展速度。

(5)侧支循环建立的程度和有效性。

八、出院随访

观察患者大便情况,尤其是坏死型和狭窄型的患者要随访肠梗阻程度,必要时手术解除梗阻。

(孟光彦)

第十节　结直肠息肉

一、定义

结肠直肠息肉或大肠息肉泛指发生于结肠和直肠黏膜的隆起性病变,是结肠、直肠最常见的疾病。大肠息肉可以是单发性或多发性,可为广基或有蒂息肉。从男女发生率上看,一般男性息肉的发生率高于女性。在息肉发生位置上看,男性息肉位于左侧结肠的比例高,女性息肉位于右侧的比例高。

从病理性质上分,结肠息肉一般分为腺瘤性息肉、错构瘤性息肉、炎性息肉、增生(化生)性息肉。腺瘤性息肉可以根据其所含的绒毛状成分再进一步分为管状腺瘤(最多见,占65%～80%)、绒毛状腺瘤(5%～10%)和混合性腺瘤(10%～25%)。错构瘤性息肉可见于幼儿和黑斑息肉病、幼年性息肉病等。结肠、直肠炎性息肉主要见于克罗恩病和溃疡性结肠炎。在慢性血吸虫病患者,炎症性息肉可能含虫卵或成虫。

还有一些息肉或多发性息肉,临床上很少见,但具有明确的临床特点。Cronkhite-Canade综合征是一种少见的非遗传性疾病,主要表现为胃肠道黏膜多发性、广泛性息肉样或结节样增厚,息肉无蒂,可见于全消化道或消化道某段。在组织学上与幼年性息肉难以鉴别,患者通常表现为腹痛、严重的肠道蛋白丢失、体重下降和外胚层异常(脱发、指甲畸形和皮肤色素沉着),个别外胚层表现早于息肉出现。大肠多发性神经节瘤性息肉极罕见,文献报道可以作为多发性内分泌瘤综合征或von Recklinghausen神经纤维瘤病的一种表现出现,也有与幼年性息肉病同时出现的报道,极个别以散发性形式出现。大肠多发性淋巴样息肉极其罕见,可以是节段性分布,也可以遍布于整个大肠。息肉呈圆形,黄或白色,呈结节状突起或小息肉状突起。

二、病因

结肠、直肠息肉发生的确切病因尚不清楚,可能与环境毒素、遗传因素等有关。从息肉发生的遗传学背景上看,绝大多数患者的息肉没有明显的遗传背景,属于散发性发病,在肠道内呈单发或散在多发生长,这些患者的息肉随年龄的增加发生率逐渐升高;少数多发性大肠息肉是全身性遗传疾病的肠道表现,其息肉在肠道内多呈密集多发,数目较多,比较常见的有家族性腺瘤性息肉病、幼年性息肉病、黑斑息肉病。

三、临床表现

(一)病史

结肠、直肠息肉常没有典型的临床表现,很多患者因消化道或腹部的非特异症状而就诊。体积较大、数目较多或位置特殊的息肉易出现症状。

1.现病史

(1)便血:便血是大肠息肉最常见的表现,可为红至暗红色血便,或仅为潜血阳性,出血或血便常为间断性,息肉引起大出血者很少见。少数患者可因长期慢性便血而出现贫血。

(2)腹痛:较大的息肉尤其是有蒂息肉常可引起腹痛,腹痛可为隐痛、胀痛,如果发生肠套叠、肠梗阻,则可表现为持续性绞痛。在肠套叠复位和梗阻解除后,疼痛缓解,并常伴有排气、排便。这种症状可反复发作。如果梗阻持续,则表现为持续性疼痛,并逐渐加重,严重者可导致肠坏死和穿孔,这种情况需要急诊手术。

(3)其他:距肛门较近的息肉可以引起下坠感,位于肛门口的带蒂息肉甚至可以随排便脱出肛门外。较大和多发息肉可以引起腹泻、便秘和腹泻交替、排便习惯改变。大肠息肉可发生癌变和转移,表现为全身消耗和转移癌症状。

2.既往史和家族史

要特别重视询问患者过去是否有大肠或其他部位息肉的病史和治疗史。询问家族史不详细,可能漏掉遗传性息肉病的诊断线索。很多患者对家族中亲属病史缺乏了解、记忆不清或者不了解家族史对诊断的意义,这是患者不能正确讲述家族史的重要原因。

(二)体征

1.大肠息肉导致的体征

一般的大肠息肉不导致明显的体征。一些患者,肛门指诊可触及直肠息肉。儿童易发的错构瘤性息肉多位于直肠或直肠-乙状结肠交界处,部分可在大便时脱出肛门外。如息肉导致急性肠梗阻,则可表现为典型的肠梗阻症状,如肠套叠患者可以触及腹部肿物。

2.特殊体征

在家族性息肉病患者,可发现眼、软组织和骨骼的异常表现,如先天性视网膜色素上皮肥大,有些患者以腹部硬纤维瘤表现出的腹部肿物为特点,女性患者常发现甲状腺癌。黑斑息肉病患者在口唇、颊黏膜、手和足的掌面有明显的色素沉着。Cronkhite-Canade 综合征患者常表现出脱发、指甲畸形和皮肤色素沉着等外胚层异常,患者消瘦明显。

四、实验室检查及辅助检查

(一)实验室检查

大便潜血可作为初筛手段,但不能排除大肠息肉的存在。长期大便出血的患者可能表现为贫血。Cronkhite-Canade 综合征患者血清蛋白水平降低。

(二)影像学检查

钡灌肠是常用的检查手段,可明确大肠内息肉的情况。对有家族史的患者,全消化道造影可发现胃、小肠的息肉。虚拟肠镜可用于息肉的诊断。

(三)内镜检查

内镜检查是最常用和首选的确诊手段。纤维结肠镜不但可以直观地诊断息肉,还可以进行活检以获得病理诊断。另外,通过纤维结肠镜还可以进行息肉切除、黏膜切除等治疗。纤维结肠镜还可以辅助用于腹腔镜手术,协助对大肠息肉的定位。

(四)遗传学病因检查

目前,已经可以对一些遗传性息肉病患者进行致病基因的检测,如家族性息肉病的 *APC* 基因、黑斑息肉病的 *LKB1* 基因、幼年性息肉病的 *SMAD/DPC4* 和 *PTEN* 基因等。这些检测可以从基因水平明确疾病的病因,为研究其发病原因、治疗提供基础。另外,一旦明确患者的突变基因,就可以非常方便、快捷地筛查全部家族成员。但目前这些检查耗资大、费时、缺乏标准化、不能排除假阴性结果,因此在国内还没有推广应用。

五、诊断和鉴别诊断

(一)确立大肠息肉的诊断

1.明确息肉的诊断

通过影像学或内镜检查,可以明确大肠息肉的诊断,明确息肉的大小、特点(单发或多发、有蒂或无蒂)、部位和肠道受累情况等。

2.对没有进行全结肠检查的患者,是否需要进一步检查

对通过肛门指诊、肛门镜检查发现的大肠息肉有必要进一步对结肠进行检查,如采用纤维结肠镜、乙状结肠镜或钡灌肠等。对多发性息肉、有大肠癌/息肉的病史,或者有大肠癌/息肉的家族史的患者,除非遗传学检查可以排除其易感性,否则均应进行全结肠的检查。对经乙状结肠镜

发现的息肉,是否有必要再进行全结肠检查,还存在不同意见,需要综合考虑患者的年龄、家族史、息肉病理特点、内镜检查的技术条件、检查效益与费用等进行选择。

3.大肠息肉是否是唯一的诊断

特别值得提出的是,大肠息肉较少引起消化道症状。对消化道症状明显的患者,如果通过检查发现大肠息肉,但息肉的存在并不足以解释患者的临床症状时,应警惕是否还同时存在其他病变,而息肉仅是一个伴随的疾病。

(二)确定息肉的性质

确定大肠息肉的性质对采取合理的治疗措施非常重要。大肠息肉常分为腺瘤性、错构瘤性、炎症性、化生(增生)性四大主要类别。腺瘤性息肉可以根据其所含的绒毛状成分再进一步分为管状腺瘤、绒毛状腺瘤和混合性腺瘤。

从临床经验看,错构瘤性息肉常见于儿童,炎症性息肉则多见于克罗恩病、溃疡性肠炎,化生(增生)性息肉的发生率随年龄的增加发生率有所增加。腺瘤性息肉是临床最常见的息肉类型,多见于成人。较大的息肉可能发生癌变,病理检查是判断息肉性质的金标准。

在所有息肉中,腺瘤性息肉具有比较明显的恶变倾向,其中绒毛状腺瘤恶变率最高,被认为属于癌前病变。资料显示,腺瘤的恶变率随其大小而增加,1～2 cm 的息肉恶变率在 10% 左右,大于 2 cm 腺瘤的恶变率超过 40%。腺瘤癌变浸润的程度也是决定治疗方式的因素。早期癌变多为局灶性,通常限于黏膜层,不会侵犯整个腺瘤尤其是蒂部,可经局部切除治愈。癌变侵犯黏膜下尤其是肌层时,发生淋巴转移的概率明显提高。既往认为错构瘤和化生(增生)性息肉没有恶变潜能,新近的研究显示,这些息肉也具有一定的恶变可能,不应被忽视。

(三)确定息肉是否具属于遗传性疾病综合征的一种肠道表现

在一些患者,大肠息肉是遗传性息肉综合征的肠道表现,可以按息肉的性质分为腺瘤性和错构瘤性两大类。

家族性腺瘤性息肉病(familial adenomatous polyposis,FAP),是最常见的肠道腺瘤性遗传病,多发性大肠腺瘤性息肉是其最突出的临床特点,患者临床表现有腹痛、便血、肠梗阻等。FAP 患者的息肉如不治疗,至 40 岁,一个或数个息肉经增生而癌变的概率可达 100%。FAP 还有典型的结肠外表现,可分为以下三组:①上消化道息肉,如胃、十二指肠乃至胆道。②眼、软组织和骨骼表现,如先天性视网膜色素上皮肥大,可以作为早期诊断的特征性依据。下颌骨骨瘤可见于 90% 以上的 FAP 患者,也是本病特征性的表现。遗传性硬纤维瘤病也是一个常见的表现,发生率可达 6%～8%。③FAP 患者大肠外恶性肿瘤发生率明显增高,如 35 岁以下年轻女性的甲状腺乳头状腺癌的发生率是正常人的 50～100 倍,癌常呈多灶性。西方 FAP 患者的十二指肠癌,尤其是十二指肠乳头部癌明显增高(20%～60%),对 FAP 患者"正常"的十二指肠乳头区随机活检,1/3 的病例有微小的腺瘤灶。在日本患者,50% 的 FAP 患者发生胃腺瘤,胃癌的发生率明显增高。FAP 患者中枢神经系统髓母细胞瘤的发生率是正常人的 92 倍。患儿肝胚细胞瘤的发生率是正常人群的 42 倍。FAP 的发生是由于 *APC* 基因种系突变而导致。

其他因 APC 突变导致的息肉病包括 Gardner 综合征、伴髓母细胞瘤的 Turcot 综合征、遗传性扁平息肉综合征、轻表型家族件腺瘤性息肉病,以及遗传性硬纤维瘤病(或称遗传性侵袭性纤维瘤病)。Gardner 综合征表现为大肠多发息肉、多发骨瘤(主要发生于面部和长骨,下颌骨部位占 76%～90%)、表皮样囊肿三联征,伴髓母细胞瘤的 Turcot 综合征的特点是患者发病年轻,以脑髓母细胞瘤和大肠息肉为特点,病因为 *APC* 基因突变。遗传性扁平息肉综合征和轻表型家族性腺瘤性息肉病均由 APC 突变所致,前者的特点为肠道息肉数目较少,息肉呈扁平状;后者特点为肠道息肉数目少、大肠癌发生晚。遗传性硬纤维瘤病以顽固性、侵袭性局部生长为特征,多见于腹部,尤其多发生于术后、创伤和产后的患者。患者大肠息肉和骨瘤少见,常有大肠腺瘤性息肉病和大肠癌的家族史,无先天性视网膜色素上皮肥大。

遗传性错构瘤性息肉病主要见于黑斑息肉病和家族性幼年性息肉病患者,也可见于更少见的Cowden综合征、Bannayan-Riley-Ruvalcaba综合征、Gorlin 综合征、遗传性出血性毛细血管扩张症患者。黑斑息肉病是以消化道错构瘤性息肉和黏膜、肢端色素沉着为特点的常染色体显性遗传病,消化道息肉以小肠最多,大肠和胃也常出现多发性息肉。家族性幼年性息肉病患者也呈常染色体显性遗传,息肉多发生在大肠,息肉数目不像家族性息肉病那样多。幼年性息肉多为圆形、无蒂、表面光滑。显微镜下见扩张水肿的基质包绕囊状扩张、充满黏液的腺体,平滑肌很少见。

在临床实践中,诊断息肉病的标准常引起疑惑。通常息肉病的诊断标准是息肉的数目大于100 枚,一般来说,典型的家族性(腺瘤性)息肉病能达到这个标准,但不典型的腺瘤性息肉病(遗传性扁平息肉综合征和轻表型性家族性腺瘤性息肉病)、错构瘤性息肉病则达不到这个标准。故在判断大肠息肉是否属于特定的遗传性息肉病时,一定要考虑到息肉的病理性质、患者的家族史,才不至于漏诊。

六、治疗

(一)选择合适的治疗时机

并非所有的息肉都需要立刻进行治疗。一般地,对没有症状,直径小于 0.5 cm 的息肉可以定期观察,主要因为这些小息肉很少引起腹部急症,很少恶变。还有些研究者认为,可以根据息肉的性质放宽对非腺瘤性息肉的处理标准,由于非腺瘤性息肉恶变少见,小于 1 cm 的息肉罕见恶变,故提倡对不超过 1 cm 的非腺瘤性息肉可以进行密切观察。

(二)选择合适的治疗手段

根据息肉的特点,可以选择经肛门切除、肛门镜下显微手术切除、经过纤维结肠镜电灼切除、腹腔镜肠段切除、剖腹肠段切除治疗的方法。

1.经肛门切除

对直肠下段的息肉,通常距离肛门缘 7 cm 以内,可以直接在局部麻醉或骶麻下经肛门行切除。在扩张肛门后,对有蒂息肉,可直接进行蒂部结扎切除息肉。对广基息肉,尤其是绒毛状息肉应切除蒂部周围 1 cm 左右的正常黏膜。在对恶变息肉进行局部切除治疗时,如果息肉浸润黏膜下层,应做全层切除。

2.经肛门镜下显微手术切除

距离肛门 20 cm 以内的息肉,可通过特殊器械做经肛门镜下显微手术切除息肉。这种方法经肛门插入可进行显微手术的肛门镜,通过电视屏幕进行手术,切除息肉并缝合创面。这种方法暴露充分,切除和缝合确切,操作方便,创伤性小,可避免开腹手术。

3.经纤维结肠镜电灼切除息肉这是目前治疗高位结肠息肉最常用的方法

在电灼切除前应尽可能明确息肉的病理性质。对有蒂息肉可用套圈器套住息肉蒂部,进行电灼切除。对广基息肉,可以分次电灼切除。对带蒂息肉,文献中还有通过在息肉蒂部留置钛夹进行切除的方法。对较大的息肉、广基息肉和早期癌,还可以经内镜行黏膜切除或黏膜下注射息肉切除术。Brooker 及 Brandimarte 等分别报道用双内镜结肠黏膜切除治疗息肉的方法,可单次切除直径 3～5 cm 的息肉。对位于乙状结肠直肠曲或脾曲有明显黏膜皱褶难以切除的息肉,可用腹腔镜辅助纤维结肠镜进行息肉切除,可以避免开腹手术。

4.腹腔镜息肉或肠段切除术

可用于对较大的息肉、广基息肉、癌变的息肉和区域性多发息肉进行切除,可利用纤维结肠镜辅助进行息肉或病变肠段定位,效果确切,创伤小。Mavrantonis 调查了美国胃肠内镜学会北美外科医师和美国结直肠学会施行腹腔镜的外科医师,发现 68% 的医师曾用腹腔镜行息肉切除。对家族性腺瘤性息肉病伴直肠息肉癌变的患者,Watanabe 等还用手助腹腔镜方法行全结肠切除回肠造口和腹会阴切除术,可以达到根治,并减少创伤。

5.剖腹息肉切除或肠切除吻合术

是治疗不能局部切除的息肉或肠段的传统方法。对较大息肉、阶段性密集分布的息肉、息肉癌变并明显浸润者,可以行开腹息肉切除、肠段切除术或大肠癌根治术。对家族性息肉病的患者,可施行全结肠切除、直肠黏膜切除、回肠储袋经直肠肌管与肛管吻合(IPAA)。Vasen 等总结丹麦、瑞典、芬兰和荷兰 FAP 的手术治疗结果,发现 IPAA 优于单纯回肠造口和回肠-直肠吻合术,主要是后者的残留直肠可发生直肠癌,患者在 65 岁前死于直肠癌的危险性达 12.5%,且 75% 的直肠癌在诊断前 1 年的直肠镜检中没有异常。IPAA 术后仍可能遗留少量的直肠黏膜或部分移行黏膜,也可导致术后直肠癌的发生,因此应强调手术彻底性。另外,IPAA 手术后,小肠可以发生多发息肉,患者还可以发生其他肿瘤,如肠系膜硬纤维瘤、甲状腺癌(女性)等,必须术后长期随访。IPAA 操作复杂,手术病死率和术后并发症的发生率较高(10%～44%),包括吻合口狭窄、肛瘘、储袋阴道瘘、储袋炎、储袋息肉和癌等。Regimbeau 随访 128 名 IPAA 术后患者,发现 12% 有吻合口狭窄,3% 的患者因而需要切除储袋。IPAA 术后患者 24 小时中位排便次数为 4.8±1.6(范围 1～11 次)。IPAA 还使患者的生活习惯发生改变,术后 95.3% 的患者为维持可控的大便习惯而被迫采取固定的饮食种类和进食时间。

(三)采取合理的手术后观察

腹腔镜手术和剖腹手术的患者需要住院治疗,手术后应注意可能出现的各种并发症。在门诊手术的患者,应对患者和家属充分交代手术后主要并发症(如出血、腹膜炎)的表现。以便在出现问题后能及时来医院就诊。内镜切除后常见的并发症是出血,一般量少,不需特别治疗。个别情况下,息肉切除后的病理检查显示所谓的息肉实际是动静脉畸形。肠穿孔及其所致的腹膜炎或腹膜后感染是非常严重的并发症,需要特别重视。在内镜手术后,必须特别注意延迟性肠穿孔的可能,可在术后短期住院观察或电话随诊。

(四)其他

值得指出的是,对息肉病理的报道目前还存在很多问题,如少数病理科医师对息肉类型的诊断的准确性有待提高、病理报道的内容没有统一要求。国外已有对息肉病理报道的统一规范和要求。目前,临床医师、内镜医师与病理医师应充分协作和沟通,保证息肉病理结果的准确性。比如,接受肠道息肉活检的患者,如果正在使用秋水仙碱,则应注意其可造成活检组织有丝分裂中期细胞增多、上皮细胞排列异常,易将一般的增生/化生性息肉误诊为锯齿状息肉。还有证据提示,HIV 患者息肉的病理结果误诊率较高。

七、随访

息肉内镜切除术后1年复查,大约25％的患者可发现息肉再生或复发。因此,这些患者应该定期进行全结肠检查。大肠息肉切除后应如何随诊,是一个有争议的问题。对属于一般人群者,建议3～5年复查,如首次切除的息肉大(≥1 cm),病理为绒毛状息肉,息肉有重度增生,或首次息肉可能切除不净时,则应缩短复查间隔时间。

八、筛查

(一)筛查的目的

多项研究发现,大肠息肉的筛查可以显著地降低因大肠癌所致的病死率,息肉筛查也可以降低息肉的并发症率。任何筛查组合都优于不筛查。

(二)筛查方法的选择

详细询问病史和家族史,可以区分一般危险人群和高危人群。大肠息肉的高危人群主要包括各种遗传性息肉病、有肠癌和息肉病史者。对高危人群进行筛查,可以有效地提高筛查的效率。

大便潜血阳性率在25％～50％,虽然阳性率不理想,但既简单又经济。近年进行的四大项随机研究均表明,大便潜血监测可以减少大肠癌的发生率和病死率,是一个很好的筛查手段。

内镜(乙状结肠镜、纤维结肠镜)和钡灌肠检查是息肉诊断的两类主要手段。相对而言,纤维结肠镜在诊断率和准确性上有优势,而钡灌肠漏诊率较高,尤其是对小息肉。

对一般风险人群,随诊的方法有很大争议。目前多推荐自50岁开始接受结肠镜检查,每10年1次。美国息肉研究的临床试验和许多医师正规的临床实践均显示,无论是成人还是儿童,全肠道检查(结肠镜、钡灌肠)和息肉切除可以明显减少结直肠的发生率和病死率。对40～49岁的一般风险人群,用结肠镜筛查则没有益处。

英国弯曲乙状镜筛查研究组的研究者提示了一个"一生一次"乙状结肠镜加大便潜血筛查的方案,简单安全,费用低,易于接受。对55～64岁的一般危险人群,他们仅推荐对远端结肠发现以下高危因素者做全结肠镜检:≥3枚腺瘤,息肉直径≥1 cm,病理为绒毛状息肉或混合性息肉,重度增生,恶性病变,或≥20枚增生性息肉。但很多学者认为,单次大便潜血和乙状镜检查有24％的漏诊近端结肠肿瘤的机会。

大规模纤维结肠镜筛查,必须保持良好的成功率、息肉检出率、安全性等。为此,美国胃肠学会、内镜学会等多学会大肠癌标准化工作委员会(USMSTF)提出了一些管理目标:如筛查对象和频度、插镜到盲肠时间、总检查时间和退镜时间、人群中息肉检出率、严重并发症发生率、检查期间药物应用等,这样有助于保证筛查的安全性,其做法应引起国内同行的重视。

还有一些手段可用于息肉的筛查,如大便DNA检查,可能通过发现大便中肿瘤相关基因的变异,达到无创诊断的目的,目前主要用于大肠癌的研究。内镜医师还可以利用一些特殊功能的肠镜来帮助判断息肉的性质,如利用色素内镜检查、放大内镜检查可通过对息肉进行原位放大观察、分类,并借助喷洒染料观察息肉表面特征和类别,可以有效地鉴别腺瘤性息肉,敏感性可达80.1％。光散射分光镜可以原位观察黏膜上皮细胞,并可以分析具有鉴别意义的胞核大小、形态和着色程度、染色质的量等,协助鉴别化生、癌前病变和癌。这些方法可以有效地辅助内镜医师的判断,减少患者的检查次数。CT和MRI虚拟肠镜是近年来出现的息肉检查新手段,而且其方法和技术都在不断改善,总的看来,虚拟肠镜为患者尤其特殊人群(儿童、老年人、有不适于肠镜或钡灌肠检查的全身疾病等)提供了一个无创性息肉检查方法,对因肠息肉癌变导致的不全梗阻的患者,可用虚拟肠镜为进行全结肠检查。但虚拟肠镜不能看到息肉的大体病理特点(息肉表面形态、颜色、软硬度等),准确性和敏感性还有待于提高。Yasuda 报道 110 名同时接受全结肠镜和 PET 检查者,PET 的阳性率为 24%(息肉直径为 5～30 mm),假阳性率为 5.5%,其阳性率随息肉增大而增加,在息肉≥13 mm 时阳性率为 90%。提示 PET 可作为非侵袭性检查手段,而且可能在因其他目的做 PET 时,附带地发现大肠息肉。

九、预防

如何预防息肉的发生或阻止已有息肉发展乃至萎缩是大肠息肉诊治中备受重视的热点问题。多类研究认为非甾体抗炎药可以促使已有息肉的萎缩、数目减少,推迟手术治疗的时间。Okai 等还报道 1 例多发腺瘤女性 Gardner 综合征患者,每天服用 2 次舒林酸(每次 100 mg),6 个月后肠镜复查发现结肠腺瘤变小和变少,40 个月后肠镜复查息肉全部消失,51 个月再复查仍没有复发。Johns Hopkins 大学的 Cruz-Correa 等利用循证医学方法进行前瞻性双盲对照研究,证实家族性息肉病患者接受全结肠切除、回肠直肠吻合(Ileorectal anastomosis,IRA)后应用舒林酸可以减少残留直肠的息肉复发。St.Mark 医院的 Brooker 等也用随即对照研究证实在肠道息肉内镜切除后,常规应用 APC 可减少息肉的复发。但 Johns Hopkins 大学的 Giardiello 在另一项随机双盲安慰剂对照的研究中认为,常规剂量的舒林酸不能阻止 FAP 患者发生息肉。目前,一些研究认为,腺瘤性息肉可分为非甾体抗炎药敏感和不敏感型,后者对非甾体抗炎药治疗无效。非甾体抗炎药不敏感型息肉主要与 K-ras 突变及 β-连环素和 COX-2 表达的改变有关。另外,补充钙剂(碳酸钙 3 g/d)对息肉预防有益。

(郝恩汉)

第十一节　肠　结　核

肠结核是由结核分枝杆菌侵犯肠道引起的慢性特异性感染,绝大多数继发于肠外结核,过去在我国比较常见。由于人民生活水平的提高、卫生保健事业的发展及肺结核患病率的下降,本病已逐渐减少。据国内统计约占综合医院收治患者总数的 0.49%。

本病多见于青少年及壮年,年龄在 30 岁以下者占 71.5%,40 岁以下者占 91.7%,男女之比为 1.00∶1.85,男女分布的差别在 40 岁以下比较显著,而 40 岁以上大致相同。

一、病因和发病机制

肠结核多由人型结核分枝杆菌引起,少数饮用未经消毒的带菌牛奶或乳制品,也可发生牛型结核杆菌所致的肠结核。

结核分枝杆菌侵犯肠道主要是经口感染。患者多有开放性肺结核或喉结核,因经常吞下含结核杆菌的痰液,可引起本病。或经常和开放性肺结核患者共餐,忽视餐具消毒隔离,也可致病。此外,肠结核也可由血行播散引起,见于粟粒型结核;或由腹腔内结核病灶,如女性生殖器结核的直接蔓延引起。结核病的发生是人体和结核杆菌相互作用的结果。结核分枝杆菌经各种途径进入人体,不一定致病。只有当入侵的结核杆菌数量较多,毒力较大,并有机体免疫功能异常,肠功能紊乱引起局部抵抗力削弱时,才会发病。

结核分枝杆菌进入肠道后好发于回盲部,其次为升结肠,少见于空肠、横结肠、降结肠、十二指肠和乙状结肠等处,罕见于直肠。此与下列因素有关:①含结核分枝杆菌的肠内容物在回盲部停留较久,结核杆菌有机会和肠黏膜密切接触,增加了肠黏膜的感染机会。②回盲部有丰富的淋巴组织,而结核分枝杆菌容易侵犯淋巴组织,因此回盲部成为肠结核的好发部位,随着病变发展,感染可从回盲部向上、向下扩散。

二、病理

本病的病理变化随人体对结核分枝杆菌的免疫力与变态反应的情况而定。如果人体的变态反应强,病变以渗出性为主;当感染菌量多、毒力大,可有干酪样坏死,形成溃疡,称为溃疡型肠结核。如果机体免疫状态良好,感染较轻,则表现为肉芽组织增生,进一步可纤维化,成为增生型肠结核。实际上,兼有这两种病变者并不少见,称为混合型或溃疡增生型肠结核,其病理所见是两型的综合。兹将溃疡型和增生型病理特征分述如下。

(一)溃疡型肠结核

在肠壁的集合淋巴组织和孤立淋巴滤泡呈充血、水肿等渗出性病变,进一步发展为干酪样坏死,随后形成溃疡,常围绕肠周径扩展,其边缘不规则,深浅不一,有时可深达肌层或浆膜层,并累及周围腹膜或邻近肠系膜淋巴结。溃疡边缘与基底多有闭塞性动脉内膜炎,故引起出血的机会较少。在慢性发展过程中,病变肠曲和附近肠外组织紧密粘连,所以溃疡一般不发生急性穿孔。晚期患者常有慢性穿孔,形成腹腔脓肿或肠瘘。在修复过程中,因大量纤维组织增生和瘢痕形成,可使肠段收缩变形,从而引起肠管环形狭窄。但引起肠梗阻者仅少数,由于动脉管壁增厚,内腔狭窄,甚至闭塞,因血管有闭塞性内膜炎,故因溃疡而致大出血者少见。

(二)增生型肠结核

病变多局限在盲肠,有时可涉及升结肠的近段或回肠末端,有大量结核肉芽肿和纤维组织增生,使肠壁有局限性增厚与变硬。往往可见瘤样肿块突入肠腔,使肠腔变窄,引起梗阻。

三、诊断

(一)临床表现

肠结核的临床表现在早期多不明显,多数起病缓慢,病程较长,如与肠外结核并存,其临床表现可被遮盖而被忽略。因此,活动性肠外结核病(如出现明显的消化道症状),应警惕肠结核存在的可能性。本病主要临床表现可归纳如下。

1.腹痛

腹痛是本病常见症状之一,疼痛多位于右下腹,反映出肠结核好发于回盲部的病理特征;然而也可在中上腹或脐周,是回盲部病变引起的牵涉痛,经仔细检查可发现右下腹压痛点。疼痛性质一般为隐痛或钝痛,有时在进餐时诱发,由于回盲部病变使胃回肠反射或胃结肠反射亢进,进食促使病变肠曲痉挛或蠕动加强,从而出现疼痛与排便,便后可有不同程度的缓解。在增生型肠结核或并发肠梗阻时,有腹绞痛,常位于右下腹,伴有腹胀、肠鸣音亢进、肠型与蠕动波。

2.大便习惯异常

由于病变肠曲的炎症和溃疡使肠蠕动加速,肠排空过快,以及由此造成的继发性吸收不良,因此腹泻是溃疡型肠结核的主要临床表现之一,腹泻常具有小肠性特征,粪便呈糊样或水样,不含黏液或脓血。不伴有里急后重。一般每天排便 2～4 次,如果病变严重,涉及范围较广,则腹泻次数增多,有达每天十余次者。溃疡涉及乙状结肠或横结肠时,大便可含黏液、脓液,但便血者少见。此外,间有便秘,大便呈羊粪状,腹泻与便秘交替。在增生型肠结核多以便秘为主要表现。

3.腹部肿块

腹部肿块主要见于增生型肠结核,系极度增生的结核性肉芽肿使肠壁呈瘤样肿块。在少数溃疡型肠结核合并局限性结核性腹膜炎者,因其病变肠曲和周围组织粘连,或包括有肠系膜淋巴结结核,也可出现腹部肿块。腹部肿块常位于右下腹,一般比较固定,中等质地,伴有轻重不等的压痛。

4.全身症状和肠外结核的表现

全身症状和肠外结核的表现常有结核毒血症,以溃疡型肠结核为多见,表现轻重不一,多数为午后低热或不规则热、弛张热或稽留热,伴有盗汗。患者倦怠、消瘦、苍白,随病程发展而出现维生素缺乏、脂肪肝、营养不良性水肿等表现。此外,也可同时有肠外结核,特别是肠系膜淋巴结结核、结核性腹膜炎、肺结核的有关表现。增生型肠结核一般病程较长,但全身情况较好,无发热或有时低热,多不伴有活动性肺结核或其他肠外结核证据。

5.腹部体征

无肠穿孔、肠梗阻或伴有腹膜结核或增生型肠结核的病例,除在右下腹部及脐周有压痛外,通常无其他特殊体征。

(二)实验室检查

1.血常规与血沉常规化验

血常规与血沉常规化验可有外围血红细胞计数减少,血红蛋白含量下降,在无并发症的患者白细胞计数一般正常。红细胞沉降率多明显加速,可作为随访中评定结核病活动程度的指标之一。

2.结核菌素试验

结核菌素试验如为强阳性,说明有结核分枝杆菌感染,可做诊断时的参考。一般成人皆受过结核分枝杆菌感染,所以一般阳性对诊断帮助不大。本试验方法有多种,目前国内主要采用的是皮内注射法。常用的为1/2 000 稀释液,每毫升含 50 个结素单位(U),0.1 mL 含 5 个单位,因皮内法技术易掌握,剂量准确,试验结果易判定。

检查方法及判定标准:①检验反应时间以 72 小时最适宜。②用手指轻轻抚摸注射局部,查知有无硬结,如有硬结,应用毫米刻度的透明尺测量之。③硬结大小记录反应的判断:硬结平均直径大小用毫米数记录之。如硬结平均直径≥5 mm 为阳性反应,<5 mm 为阴性反应,3 岁以下≥15 mm为强阳性,成人≥20 mm为强阳性。④查验反应应在良好光线下进行,但需避免日光直接照射。反应分度:阴性,(一)只有针眼,硬结。阳性:(＋)硬结平均直径为 5～9 mm;(＋＋)硬结平均直径为 10～19 mm;强阳性(＋＋＋)硬结平均直径为≥20 mm,有水疱坏死或淋巴管炎。

3.粪便检查

溃疡型患者的大便多为糊样或水样,一般不含黏液或脓血,肉眼血便少见。常规镜检可见少量脓细胞和红细胞。在病变广泛涉及结肠远端者,可呈痢疾样大便,但属罕见,极易造成误诊。粪便浓缩法抗酸杆菌或粪便结核菌培养阳性率均不高。如果在排菌性肺结核患者粪便找到结核分枝杆菌不能排除吞咽带结核分枝杆菌痰液所致,故该项检查对诊断帮助不大。

(三)X线检查

X线钡餐造影包括双重对比或钡剂灌肠检查对肠结核的诊断具有重要意义。鉴于钡餐检查除可明确胃肠的器质性病变外,还可了解其功能性障碍,故应属首选。对有并发肠梗阻者,最好进行钡剂灌肠,因为钡餐可以加重肠梗阻,往往促使部分性肠梗阻演变为完全性肠梗阻;对病变累及结肠的患者宜加用钡剂灌肠检查,常可更满意地显示结肠器质性病变。

在溃疡型肠结核,病变的肠段多有激惹现象,钡剂进入该处排空很快,充盈不佳,病变上下两端肠曲钡剂充盈良好,称为X线钡影跳跃征象。在回盲结核,由于盲肠和其邻近回肠有炎症、溃疡,该处往往不显影或显影极差,回肠末段则有钡剂潴留积滞。病变的肠段如能充盈,可因黏膜遭破坏而见皱襞粗乱,肠的边缘轮廓不规则,且由于溃疡,而显锯齿状征象。当病变发展过程中纤维组织增生,有时可见肠腔变窄,肠段收缩变形,回肠盲肠正常角度丧失,回盲瓣硬化并有盲肠内侧压迹。此外,伴有肠功能紊乱常使钡餐在胃肠道运动加快,于12小时内几乎全部排空,小肠有分节现象,并见钡影呈雪花样分布。病变广泛并涉及各段结肠者,其X线征象可酷似溃疡性结肠炎的表现,但结肠结核多同时累及回肠末端,病变则以结肠近段为主,下段即使累及,病变较轻。

增生型肠结核主要表现为盲肠或同时升结肠近段,回肠末段的增生性狭窄,收缩与畸形,可见钡影充盈缺损,黏膜皱襞紊乱,肠壁僵硬,结肠袋形消失,往往因部分梗阻而使近端肠曲明显扩张。

(四)乙状结肠镜和纤维结肠镜检查

一般肠结核患者不作为常规检查措施,但在重症患者病变涉及乙状结肠下段或直肠者,可借助乙状结肠镜检查和直视下采取活组织检查,以明确溃疡的性质与范围,对诊断与鉴别诊断有很大的帮助,用纤维结肠镜检查可察看升结肠、盲肠和回肠末段的病变,并可做活组织检查及照相等,对本病诊断有重要价值。病变部可见肠壁僵硬黏膜充血、水肿,触碰易出血,结节状或息肉样隆起,有时可见边缘不规则的潜行溃疡,黏膜活检可有结核结节及干酪样坏死或查到抗酸杆菌是确诊最有力的依据。

(五)腹腔镜检查

对腹腔无广泛粘连,而诊断又十分困难的病例,可以考虑做腹腔镜检查,病变肠段浆膜面可能有灰白色小结节,活检有典型的结核改变。

(六)聚合酶链式反应

聚合酶链反应(PCR)又称DNA体外扩增技术。PCR技术在基因水平上为结核病原学快速、敏感、特异诊断开辟了新的途径。

本病诊断一般可根据下列各点:①青壮年患者有肠外结核,主要是肺结核;②临床上有腹痛、腹泻、发热、盗汗等症状;③有右下腹压痛、肿块或原因不明的肠梗阻表现;④胃肠X线检查发现回盲部有激惹、钡剂充盈缺损或狭窄等征象。当肺结核患者的肺部病灶好转,但一般情况与结核毒血症表现反见恶化时,应考虑本病。

在实际工作中,因早期症状多不明显,诊断常有困难,有时甚至X线钡餐检查也难肯定病变性质。在疑为肠结核的患者,可给抗结核药物试治2周,观察临床表现有无好转,有利于明确诊断。

四、鉴别诊断

(一)克罗恩病

本病的临床表现和 X 线钡餐表现有时可与肠结核相似,容易造成误诊,但两者仍有一些不同之处以资鉴别:①肠结核多伴随其他器官结核;②肠结核并发肠瘘、出血、肠壁或器官脓肿的机会比克罗恩病少;③X 线检查结核造成肠道的缩短比克罗恩病更明显,病变单纯累及回肠多见于克罗恩病,而仅累及盲肠则多考虑为结核;④内镜检查肠结核的溃疡常呈环形,而克罗恩病的溃疡多为纵行,裂隙状溃疡及铺路石征多见于克罗恩病;⑤组织学(最重要的鉴别)肠结核可在肠壁或肠系膜淋巴结找到干酪坏死灶或结核分枝杆菌而克罗恩病则否;⑥抗结核治疗肠结核有效,但克罗恩病效果差;⑦肠结核手术切除病变后的复发率比克罗恩病低,克罗恩病术后复发率在 5 年内一般达 50%。

(二)结肠癌

本病因有腹痛、腹泻、腹块及进行性消瘦、苍白等表现,必须和肠结核加以鉴别。鉴别要点可包括以下几方面:①发病年龄一般比肠结核大,常在 40 岁以上,且无肠外结核病变证据;②病程有进行性发展趋势,一般无发热、盗汗等毒血症表现,而消瘦苍白等全身消耗症状比较明显;③腹块开始出现时往往可以推动,其粘连固定不如肠结核显著,压痛常缺如,但表面呈结节感,质地较坚硬;④X 线检查的主要发现是病变部位有钡剂充盈缺损,但涉及范围较局限,不累及回肠;⑤肠梗阻更为常见,且出现较早;⑥纤维结肠镜检查可窥见肿瘤,在直视下取活检及细胞刷涂片均可证实结肠癌诊断。

(三)肠淋巴瘤

肠淋巴瘤的一般状况,恶化比肠结核迅速,腹块出现较早,X 线显示扩张肠段黏膜皱襞有破坏,可伴有浅表淋巴结及肝脾大,肺门淋巴结肿大,抗结核治疗无效。如果病变在回盲部,结肠镜检查并活检往往会有阳性结果,倘若临床鉴别十分困难,应及早手术探查。

(四)阿米巴或血吸虫肉芽肿

肠阿米巴病或血吸虫病在其慢性期可以形成肉芽肿病变,特别是病变涉及回盲部者,常与肠结核的表现相似,应加鉴别。但是这些患者经追询病史均有流行病学和感染史,其脓血便均较肠结核为明显,大便检验可以查到阿米巴滋养体、包囊或血吸虫卵,必要时进行粪便孵化找血吸虫毛蚴,通过纤维结肠镜检查可窥见相应的病变,特异性治疗能够获得疗效。

(五)其他

一些少见的疾病,如肠道非结核性杆菌病(多见于 AIDS 患者)、性病性淋巴肉芽肿、梅毒侵犯肠道、肠放线菌病消化性溃疡与胆管感染等。根据病史、体征和有关实验室检查及其他相应的辅助检查等可与肠结核相鉴别。

五、并发症

肠结核在慢性演进过程中,可出现各种并发症。

(一)肠梗阻

肠梗阻是本病最常见的并发症,主要发生在增生型肠结核。溃疡型肠结核由于邻近腹膜粘连使肠曲遭受牵拉、束缚和压迫,或因肠溃疡愈合而有瘢痕收缩,可使肠腔狭窄引起梗阻。梗阻多系慢性进行性,常为部分性者,程度轻重不等,迁延时间较长,可严重地影响患者营养状况。少数可发展到完全性肠梗阻。

(二)肠穿孔

肠穿孔发生率次于肠梗阻,居第2位,主要为亚急性或慢性穿孔,可在腹腔内形成脓肿,溃破后形成肠瘘。急性穿孔较少见,常发生在梗阻近端极度扩张的肠曲,或见于有多段肠狭窄造成的闭锁性肠梗阻。溃疡型肠结核虽有肠曲周围组织粘连,溃疡一般不穿破进入游离腹腔,但在病情发展快,机体反应差时,溃疡可向深部穿透,引起急性穿孔。

(三)其他

有腹膜炎、肠粘连、肠套叠和收缩性憩室等。

六、治疗

肠结核的治疗目的是消除症状,改善全身情况,促使病灶愈合及防止并发症发生,肠结核早期病变是可逆的,因此应强调早期治疗;如果病程已至后期,即使给予合理足时的抗结核药物治疗,也难免发生并发症。

(一)休息与营养

机体抵抗力的降低是结核发生、发展的重要因素,因此合理的休息与营养应作为治疗的基础,以增强机体的抵抗力。对活动性肠结核须卧床休息,积极改善营养,必要时宜给静脉内高营养治疗。

(二)抗结核化学药物治疗

抗结核药物多达十几种。一般认为,抗结核药物可分为杀菌药和抑菌药两大类。前者指在常规剂量下,药物在机体内外的浓度高于在试管内最低抑菌浓度10倍以上,否则是抑菌药物。有人也习惯于将抗菌作用较强而不良反应小的药物划为一线药,其余均划为二线药。1987年全国结核病防治工作会议规定的一线药物有异烟肼、链霉素、对氨基水杨酸钠、氨硫脲。1992年国际防痨协会/世界卫生组织研究小组主张将异烟肼、利福平、吡嗪酰胺、链霉素、氨硫脲和乙胺丁醇列为抗结核的主要药物。

药物临床运用应坚持早期、联用、适量、规律和全程使用敏感药物的原则,化疗方案视病情轻重而定,过去一般以链霉素、异烟肼、对氨基水杨酸钠为首选,进行长程标准化疗,疗程在0.5～1.0年。目前为使患者早日康复,防止耐药性的产生,多采用短程化疗,疗程为6～9个月。一般用异烟肼与利福平两种杀菌药联合。在治疗开始1～2周即有症状改善,食欲增加,体温与粪便性状趋于正常。对严重肠结核,或伴有严重肠外结核者宜加链霉素或吡嗪酰胺或乙胺丁醇联合使用,疗程同前。

1.异烟肼(INH)

本药具有强杀灭结核菌作用,列为首选和基本的抗结核药物。

(1)制菌作用:其试管内最低的抑菌浓度为0.005～0.500 $\mu g/mL$,浓度稍高即有杀菌作用。其杀菌作用与细菌的生长繁殖有关。细菌的生长繁殖愈快,杀菌作用愈强,对静止期的细菌,作用则较差。由于INH的分子穿透性强,能穿透细胞膜进入细胞内和病变组织中,所以对细胞内外的细菌均有杀灭作用。同时,其杀菌作用也不受环境酸碱度的影响。故称之为"全杀菌药物"。其作用机制主要是抑制结核菌的脱氧核糖核酸的合成。单一用本药时,易产生继发性耐药菌。细菌对INH产生耐药性后,由于其致病力降低,耐药菌又有不均一性(即部分细菌并不耐药)细菌的环境再发生改变(如还有其他药物环境或与其他细菌共存的情况),以及耐药菌生长繁殖时,就有可能恢复对药物的敏感性即所谓"复归"。故临床上多不因查出细菌已对 INH 耐药而停用本药。

(2)体内代谢:口服本药后,在小肠内迅速吸收,1～2 小时血浆浓度达高峰,半衰期约 6 小时。INH 进入人体后,主要在肝内进行乙酰化代谢。在乙酰转化酶的催化下,与乙酰辅酶 A 反应,脱去氨基,生成乙酰异烟肼、异烟酸腙型化合物而失去活性,只有一部分保留的游离 INH 继续保持其抗菌作用。代谢物主要经肾脏排出。乙酰化的速度有明显的个体差异,可分为快型、中间型及慢型。白种人多为慢型,黄种人多为快型。快型较慢型者疗效稍差,但出现不良反应较少。

(3)不良反应:使用常规剂量时,很少出现不良反应。主要的不良反应有以下几项。①肝损害:常发生于老年人或大剂量服用时,一般可出现转氨酶升高,严重者发生肝细胞性黄疸。②周围神经炎:多见于男性,大剂量服用者。表现为四肢感觉异常,腱反射迟钝,肌肉轻瘫,形成原因是 INH 的氨基与维生素 B_6 的吡哆醛缩合成腙型化合物,致体内维生素 B_6 排出增加,造成维生素 B_6 的缺乏。对大剂量服用本药者加服维生素 B_6 可以预防周围神经炎的发生。其他不良反应有记忆力减退、头晕、精神兴奋或嗜睡等精神症状,故有癫痫病史者慎用,以免诱发。此外,偶可出现男性乳房发育。少见的变态反应有药疹、发热、白细胞计数减少等。

(4)用法、剂量:常规剂量为 300 mg/d(4～6 mg/kg),间歇法用量增至 15 mg/kg。已证明本药在血中高峰浓度较持续抑菌浓度杀菌效果更好,故采用顿服法。

2.链霉素(SM)

(1)制菌作用:对结核菌最低抑菌浓度为 0.5 μg/mL。在碱性环境中,对细胞外的生长代谢旺盛的结核菌有杀灭作用,但在酸性环境下,细胞内及生长代谢低下的结核菌无作用,所以是"半杀菌药"。其作用机制主要是抑制细菌蛋白质的合成。

(2)体内代谢:肌内注射后 0.5～3.0 小时内血浓度达高峰,浓度可达 20 μg/mL,半衰期 2～3 小时。本药易渗入胸腔及腹腔中,不易渗入脑脊液,但可由胎盘进入胎儿循环。本药绝大部分肾脏排出,故肾功能障碍者慎用。

(3)不良反应:常见的变态反应有皮疹、发热,多发生在治疗后第 2～4 周。发生变态反应时,应立即停药,否则可继续加重,甚至发生严重的剥脱性皮炎。过敏性休克则少见,主要的毒性反应为第Ⅷ对颅神经的损害,可出现头晕、恶心、呕吐、共济失调(前庭神经损害症状)、耳鸣、耳聋(听神经损害症状)。一旦发生应及时停药,否则可造成不可逆转的神经性耳聋。为避免毒性反应的发生,要严格限制使用剂量,疗程亦不宜过长。幼儿不会诉述听力减退,在使用时须特别注意。对前庭神经损害所出现的症状,可用泛酸钙、硫酸软骨素、三磷酸腺苷等治疗,SM 引起的常见毒性反应还有口唇周围麻木感,严重者头面部和四肢也有麻木感,局部肌肉抽搐。这些不良反应是因药物中所含杂质如甲醛链霉素、甲醛链霉胍等所致。如仅有一过性的口唇麻木感,可不必停药,症状严重时要考虑停药。SM 对肾脏的损害多表现为蛋白尿及管型尿。使尿由酸性变为碱性,可减少蛋白尿的发生,不妨碍治疗。但对肾功能不良者慎用。

(4)用法、剂量:本药只能肌内注射,剂量不超过 1 g,一般成人使用 0.75 g/d,间歇使用时 1 g/d。

3.利福平(RFP)

(1)制菌作用:对结核分枝杆菌的最低浓度为 0.02～0.50 μg/mL。口服治疗剂量后血中浓度可为最低抑菌浓度的 100 倍。本药对细胞内外的细菌,对繁殖期或静止期的细菌都有杀菌作用,所以亦是"全杀菌药"。本药对非结核性杆菌也有良好的制菌作用。其作用机制是抑制结核分枝杆菌的核糖核酸合成。单一用本药时,细菌极易产生耐药性。与其他抗结核药物无交叉耐药。

(2)体内代谢:口服后吸收迅速而完全,2小时血中浓度可达高峰,半衰期4小时,有效浓度可维持8~12小时。在胆汁中浓度很高,可达血中浓度的5~20倍。本药进入肠中后,部分重行吸收,再从胆汁排出,形成肝肠循环,最后由粪便和尿中排出。进食后服RFP可减少或延缓药物的吸收,故宜在空腹时顿服。如同时服PAS、巴比妥类药物,亦可降低RFP的血浓度。本药可通过胎盘影响胎儿,故妊娠妇女不宜使用。

(3)不良反应:多发生在用药后1~3个月内。常见的不良反应为肝损害,多表现为一过性的转氨酶升高,同时伴有恶心、呕吐、厌食、腹胀或腹泻等胃肠道反应,一般在数周后可渐消失,必须停药者只占少数。老年人、肝病患者、嗜酒者用药时,应严密观察其肝功能变化。与INH、PZA并用可加重肝损害。其他不良反应如皮疹、发热、气促、休克等变态反应并不多见。本药在高剂量、间歇使用时,血液中可产生利福平抗体,因而产生的免疫反应和不良反应较多见。除上述的胃肠道与皮肤反应,还有"流感综合征",患者有头痛、嗜睡、乏力、低热等感冒样症状。一般剂量愈大,间歇时间愈长,机体产生抗体愈多,发生的不良反应也愈严重。

(4)用法、剂量:每天剂量450 mg(体重在50 kg以下)~600 mg(体重在50 kg以上),早饭前1小时顿服。间歇使用剂量600~900 mg,每周2~3次。

4.利福定(RFD)

利福定是利福霉素的衍生物,我国1976年研制成功。试管内制菌作用较RFP强10倍,对小白鼠的半数致死量仅为RFP的1/3。成人口服150~200 mg/d,与RFP有交叉耐药。不良反应很少发生。

5.吡嗪酰胺(PZA)

(1)制菌作用:最低抑菌浓度为12.5 μg/mL。在体内抗菌作用比在试管内作用强。本药在酸性环境中的抗菌作用较好,在中性和碱性环境中失去活性而无作用。并且,本药在细胞内抑制结核菌的浓度比在细胞外低10倍,对在巨噬细胞内处于静止状态的结核分枝杆菌有杀菌效果。因本药对细胞外及在中性或碱性环境中的细菌无效,故也是"半杀菌药"。本药单一服药时,极易产生耐药菌。与其他抗结核药无交叉耐药,临床上吡嗪酰胺与异烟肼或链霉素合用时具有较好的疗效,可能是本品加强了后两者抑菌作用的结果。该药极易产生耐药性,一般只用于短程治疗。

(2)体内代谢:服药2小时后,血中药物浓度可达高峰,脑脊液中浓度可和血浓度相近。主要由尿中排出。

(3)不良反应:主要的不良反应为肝损害,有转氨酶升高及胃肠道反应等,有时发生关节痛,是由于本药可引起尿酸排出减少,引起高尿酸血症所致。变态反应有发热、皮疹、日光过敏性皮炎等。

(4)用法、剂量:25~30 mg/(kg·d),一般为1.5~2.0 g/d,间歇使用2~3 g/d,顿服或分2~3次服。

6.乙胺丁醇(EMB)

(1)制菌作用:最低抑菌浓度为1~5 μg/mL。与其他抗结核药物无交叉耐药。对已耐INH、SM的细菌仍有抑制作用。其作用机制是抑制细菌核糖核酸的合成。

(2)体内代谢:口服吸收良好,2～4 小时血中药物浓度达高峰。自尿和粪中排出。肾功能不良时,可引起蓄积中毒。

(3)不良反应:很少见。大剂量服用可引起球后视神经炎而致视力减退、影像模糊、中心暗区及红绿色盲等。通常在停药后,视力可恢复。

(4)用法、剂量:15～25 mg/(kg·d),一般在开始时 25 mg/(kg·d)。可与 INH、RFP 同时 1 次顿服。

7.对氨基水杨酸钠(PAS)

(1)制菌作用:最低抑菌浓度为 1～10 μg/mL,由于其制菌力较差,一般只作为辅助药物,通常与 INH 与 SM 合用,既可增强药物的杀菌作用,又可延缓耐药菌的产生。其作用机制可能是干扰了结核菌的代谢过程。

(2)体内代谢:口服吸收快,1～2 小时在血液中浓度可达高峰,分布迅速,但不易进入脑脊液中。在肝内发生乙酰化代谢,与 INH 合用时,可发生乙酰化竞争,使 INH 乙酰化减少,而增加了游离 INH 的浓度,从而加强后者的疗效。本品主要经尿中排出。

(3)不良反应:主要为胃肠道刺激症状,患者常因不能耐受而停药。饭后服或同时用碱性药,可减少胃肠道反应。变态反应如皮疹、发热、白细胞计数减少、剥脱性皮炎,多在治疗后 3～5 周发生。对本药过敏者常可诱发对 INH、SM 也发生变态反应,临床处理中应予注意。本药尚可引起肝损害、甲状腺肿大,但均不多见。

(4)用法、剂量:常用剂量为 8～12 g/d,分次口服。本药针剂可溶于 5％葡萄糖溶液 500 mL 中做静脉滴注,有利于病变的吸收和全身症状的改善。但必须注意本药的新鲜配制和避光,严格无菌操作,剂量从 4～6 g 开始,渐增到 12 g,每天或隔天 1 次。

8.氨硫脲(TBI)

(1)制菌作用:最低抑菌浓度为 1 μg/mL,半衰期 48 小时,其作用机制尚未明确。临床疗效与对氨基水杨酸钠相近。由于本药生产容易,价格低廉,可取代 PAS。单一服本药极易产生耐药菌,与乙(丙)硫异烟胺有单向交叉耐药性,即耐本药者对乙(丙)硫异烟胺仍敏感,而对后者耐药者则对本药不再敏感。

(2)体内代谢:口服后吸收较慢,4 小时血中浓度才达高峰。从肾脏排出也较缓慢,说明在体内有蓄积作用。

(3)不良反应:出现较多严重。常见有胃肠道反应,如恶心、呕吐、厌食等;对肝脏、造血系统均有损害,严重的可有肝功损害、黄疸、粒细胞计数减少、贫血等。变态反应有皮疹、发热、剥脱性皮炎。不良反应的发生频率与用药剂量有明显关系。故临床应用时要定期复查血、尿常规及肝肾功能。

(4)用法、剂量:每天口服剂量 100～500 mg,开始小量,渐增至足量。

9.乙(丙)硫因胺(1314Th,1321Th)

(1)制菌作用:两药的抗结核作用相同,其中 1321Th 的不良反应少,易耐受。最低抑菌浓度为 0.6～2.5 μg/mL。两药相互可交叉耐药。对已耐 INH、SM、PAS 的结核分枝杆菌本药仍有抑制作用。其作用机制均为抑制结核分枝杆菌的蛋白质合成。

(2)体内代谢:服后吸收良好,3 小时血浓度达高峰。易渗透入胸腹腔及脑脊液中。经肾脏排出。

(3)不良反应:常见的有胃肠道反应及肝损害,与 INH、RFP 并用时,应严格掌握用药剂量。

少见的不良反应有口腔炎、头痛、痤疮及精神症状等。

（4）用法、剂量：0.5～1.0 g/d，一般不超过 0.6 g/d，分 2～3 次服，较易耐受。

10.卡那霉素（KM）

（1）制菌作用：最低抑菌浓度为 2.5～10.0 μg/mL。抗结核作用仅为 SM 的一半。其作用机制与 SM 同，可阻止结核菌蛋白质合成。

（2）体内代谢：口服不吸收，肌内注射后吸收快，1～2 小时达血浓度高峰。可分布于各组织，但不能渗入正常的血-脑屏障，从尿中排出。

（3）不良反应：同 SM 的不良反应，发生频率更高，以往使用过 SM 者再用本药，更易发生听神经损害。

（4）用法、剂量：常规剂量为 1 g/d，肌内注射，高龄或肾功能不良者慎用。在静脉滴注或胸、腹腔注入时，由于吸收快可引起呼吸暂停，故应注意缓注。

11.卷曲霉菌（CPM）

（1）制菌作用：最低抑菌浓度为 1～8 μg/mL。抗结核菌的作用为 SM、EMB 的一半，为 INH 的 1/10，与 1314Th 相近。与 SM 无交叉耐药，与 KM、VM 有交叉耐药。其作用机制亦为阻止结核菌蛋白质合成。

（2）机体代谢：口服不吸收，肌内注射后吸收快，2 小时血中浓度达高峰。可分布于各组织，经肾脏排出。肾功能不全时，药物在血中含量较高，说明有蓄积作用。

（3）不良反应：与 SM 不良反应相似，并可有肝损害。嗜酸粒细胞增多也常见，曾有报道出现低钾血症和碱中毒。注射局部疼痛较重。

（4）用法、剂量：口服吸收不好，必须深部肌内注射，每天剂量 1 g。

12.其他

如紫霉素（VM）制菌作用弱，不良反应与 SM 同，日用量为 1 g，肌内注射，由于价高而效果差已不使用。又如环丝氨酸（CS），制菌作用弱，不良反应较重，且可引起精神紊乱、抑郁症等不良反应，现也已很少应用。

用药的选择，一般以第一线药物（链霉素、异烟肼、对氨基水杨酸钠）为首选，用于初治病例。为延缓或防止耐药性的产生，目前强调两药联合治疗。对肠结核病情严重者，或伴有严重的肠外结核患者宜 3 药联合应用，其中对氨基水杨酸钠可做静脉滴注。抗结核药物合理化疗的原则，目前应用的是"早期联合、全程、规律、适量"5 项原则。

近年来，在抗结核间歇治疗方面进行了大量研究，认为其优点在于效果好、毒性少、费用低。一般主张每周 2 次的间歇给药，效果良好。药物选择仍以联合治疗为原则，用药剂量比连续给药的单日剂量酌增加 1 倍，但链霉素、对氨基水杨酸钠、卡那霉素及乙硫异烟胺因其毒性反应较大，仍维持原单日量。也有主张先用每天连续疗法，0.5～1.0 个月后继以间歇疗法，可提高治疗效果。

（三）对症治疗

腹痛可用颠茄、阿托品或其他抗胆碱能药物。摄入不足或腹泻严重者应补充液体与钾盐，保持水、电解质与酸碱平衡。对不完全性肠梗阻的患者，除按上述对症治疗外，需进行胃肠减压，以缓解梗阻近段肠曲的膨胀与潴留。

（四）手术适应证

手术只限于并发症的治疗，包括以下各种情况：①结核溃疡发生穿孔；②局限性穿孔伴有脓肿形成或瘘管形成;③瘢痕引起肠狭窄或肠系膜缩短,造成肠扭曲;④局部的增生型结核引起部分肠梗阻;⑤肠道大量出血经积极抢救不能满意止血者。手术前及手术后均需进行抗结核药物治疗。

七、预后

在抗结核药出现之前,肠结核预后差,病死率高。抗结核药在临床广泛应用以后,使肠结核的预后大为改观,特别是对黏膜结核,包括肠结核在内的疗效尤为显著。本病的预后取决于早期诊断及时治疗,当病变尚在渗出阶段,经治疗后可痊愈,预后良好。合理选用抗结核药物,保证充分剂量与足够疗程,是决定预后的关键。

八、预防

做好预防工作是防治结核病的根本办法,并着重对肠外结核的发现,特别是肺结核的早期诊断与积极的抗结核治疗,尽快使痰菌转阴,以免吞入含菌的痰而造成肠感染。必须强调有关结核病的卫生宣传教育。要教育患者不要吞咽痰液,应保持排便通畅,要加强卫生监督,提倡用公筷进餐,牛奶应经过灭菌消毒。

（吕俊三）

第十二节　功能性便秘

功能性便秘(functional constipation,FC)是临床常见的功能性胃肠病之一,主要表现为持续性排便困难,排便次数减少或排便不尽感。严重便秘者可伴有烦躁、易怒、失眠、抑郁等心理障碍。

一、病因和发病机制

FC的发病往往是多因素的综合效应。正常的排便生理包括产生便意和排便动作两个过程。直肠壁受压力刺激并超过阈值时引起便意,这种冲动沿盆神经、腹下神经传至腰骶部脊髓的排便中枢,再上升至丘脑达大脑皮层。若环境允许排便,则耻骨直肠肌和肛门内括约肌及肛门外括约肌松弛,两侧肛提肌收缩,盆底下降,腹肌和膈肌也协调收缩,腹压增高,促使粪便排出。正常排便生理过程中出现某一环节的障碍都可能引起便秘。研究发现FC患者可有直肠黏膜感觉减弱、排便动作不协调,从而发生排便出口梗阻。

相当多的FC患者有全胃肠或结肠通过时间延缓,低下的结肠动力无法将大便及时地推送至直肠,从而产生便秘。食物纤维不足,水分保留少,较少的容量难以有效地刺激肠道运动,肠内容物转运减慢,而结肠细菌消化食用纤维形成的挥发性脂肪酸和胆盐衍化的脱氧胆酸减少,它们刺激结肠的分泌、抑制水与电解质的吸收的作用降低,从而引起便秘。

排便习惯不良是便秘产生的重要原因。排便动作受意识控制,反复多次的抑制排便将可能导致胃肠通过时间延长、排便次数减少、直肠感觉减退。

长期便秘会产生顽固的精神心理异常,从而加重便秘。

二、临床表现

功能性便秘患者主要表现为排便次数减少（＜3 次/周）、粪便干硬（指 Bristol 粪便性状量表的 1 型和 2 型粪便）；由于粪便干结，患者可出现排便费力，也可以有排便时肛门直肠堵塞感、排便不尽感，甚至需要手法辅助排便等。粪便性状与全胃肠传输时间具有一定相关性，提示结肠传输时间延缓；在诸多的便秘症状中，排便次数减少、粪便干硬常提示为结肠传输延缓所致的便秘，如排便费力突出、排便时肛门直肠堵塞感、排便不尽感、需要手法辅助排便则提示排便障碍的可能性更大。

部分便秘患者有缺乏便意、定时排便、想排便而排不出（空排）、排便急迫感、每次排便量少、大便失禁等现象，这些症状更可能与肛门直肠功能异常有关。功能性便秘常见的伴随症状有腹胀及腹部不适、黏液便等。辛海威等在全国进行的多中心分层调查发现，15.1％慢性便秘患者有肛门直肠疼痛，尚不清楚慢性便秘与肛门直肠疼痛的内在联系。

老年患者对便秘症状的感受和描述可能不准确，自行服用通便药或采用灌肠也会影响患者的症状。在老年人，功能性排便障碍症状更常见。需要注意的是，不少老年人，便秘症状并不明显，他们仍坚持使用泻剂或灌肠。

功能性便秘患者病程较长，患者便秘表现多为持续性，也可表现为间歇性或时轻时重，与情绪、生活习惯改变、出差或季节有关。对长期功能性便秘患者，如排便习惯和粪便性状发生改变，需警惕新近发生器质性疾病的可能性。

便秘通常不会对营养状况造成影响。功能性便秘患者在体格检查多无明显腹部体征，在部分患者可触及乙状结肠襻和盲肠襻，肠鸣音正常。出现肠型、肠蠕动波和肠鸣音改变需要与机械性和假性肠梗阻鉴别。肛门直肠指诊可触及直肠内多量干硬粪块、缩肛无力、力排时肛门括约肌不能松弛提示患者存在肛门直肠功能异常。

此外，慢性便秘患者常伴睡眠障碍、紧张沮丧情绪，或表现为焦虑、惊恐、抑郁、强迫等，伴有自主神经功能紊乱的症状。精神心理因素是引起或加重便秘的因素，使患者对便秘的感受、便秘对生活的影响放大，也影响治疗效果。

三、诊断原则及流程

(一)诊断标准

功能性便秘罗马Ⅲ诊断标准如下。

(1)必须包括下列 2 个或 2 个以上的症状：①至少有 25％的排便感到费力。②至少 25％的排便为块状便或硬便。③至少 25％的排便有排便不尽感。④至少 25％的排便有肛门直肠的阻塞感。⑤至少有 25％的排便需要人工方法辅助（如指抠、盆底支持）。⑥每周少于 3 次排便。

(2)如果不使用泻药，松散便很少见到。

(3)诊断肠易激综合征依据不充分。患者须在诊断前 6 个月出现症状，在最近的 3 个月满足诊断标准。

(二)鉴别诊断

需要鉴别的主要是继发性便秘，主要包括以下几种因素。①肠道疾病：结直肠肿瘤、肛管狭窄、直肠黏膜脱垂、Hirschsprung 病。②代谢或内分泌紊乱：糖尿病、甲状腺功能减退、高钙血症、垂体功能低下、卟啉病。③神经源性疾病：脑卒中、帕金森病、多发性硬化、脊髓病变、自主神经病及某些精神疾病。④系统性疾病：系统性硬化、皮肌炎、淀粉样变。⑤药物：麻醉剂、抗胆碱能药物、含阳离子类药物(铁剂、铝剂、含钙剂、钡剂)、其他药物如阿片类制剂、神经节阻断药、长春碱类、抗惊厥药物、钙通道阻滞剂等。

(三)诊断流程

引起慢性便秘的原因很多,通过详细的病史采集、体格检查,结合适当的辅助检查,大多可以鉴别。诊断为功能性便秘者,如能区分其属于慢性传输性便秘或出口梗阻性便秘,对治疗有重要指导意义。

1.病史采集

询问患者病程及大便的频率、形状、便意、排便是否费力、有无不尽感、是否需要手法排便、用药史及盆腹腔手术史等,同时注意询问与便秘相关器质性疾病情况。

2.体格检查

注意患者全身状况,有无贫血;腹部检查有无包块或胃肠型;肛门视诊及指诊注意有无表皮脱落、皮赘、肛裂、脓肿、痔疮、直肠脱垂、肛门狭窄、直肠及肛管占位性病变、有无指套染血,指检时可让患者做排便动作,注意肛门外括约肌有无松弛或矛盾运动。还需进行神经系统相关检查,如会阴部感觉及肛门反射,如有异常注意有无神经系统病变;对男性患者,尚需注意前列腺及膀胱。

3.辅助检查

(1)患者一般常规进行粪常规及潜血检查,对疑有器质性病变患者应进行相应检查。特别是有报警体征者,如年龄超过 40 岁、贫血、便血、潜血阳性、消瘦、腹块、明显腹痛、有肿瘤家族史等,应进行内镜和必要的实验室检查。

(2)腹部平片:对于疑似肠梗阻患者,需进行腹平片检查。

(3)钡剂灌肠:可以发现乙状结肠冗长、巨结肠、巨直肠、狭窄及占位病变。

(4)肠功能检查:结肠动力检查、结肠传输实验、肛管直肠测压、直肠气囊排出试验等,非临床诊断必需,但对于科学评估肠功能、便秘分类、药物评估、治疗方法选择,以及科学研究是必要的。

(5)排粪造影:可发现肛管直肠的功能及形态变化。

(6)肌电图:可以区分盆底随意肌群肌肉和神经功能异常,对出口梗阻型便秘的诊断具有重要意义。

四、治疗

由于各型便秘的发病机制不同,临床应综合患者对便秘的自我感受特点及相关检查结果,仔细分析并进行分型后采取相应的治疗措施,对于部分同时伴焦虑和抑郁的 FC 患者,应详细调查,判断精神因素和便秘的因果关系,必要时采取心理行为干预治疗。

(一)一般疗法

采取合理的饮食习惯,增加膳食纤维及水分的摄入量。另外,需保持健康心理状态,养成良好的排便习惯,同时进行适当有规律的运动及腹部按摩。

(二)药物治疗

经高纤维素饮食、训练排便习惯仍无效者或顽固性便秘者可考虑给予药物治疗。

1.泻剂

主要通过刺激肠道分泌、减少肠道吸收、提高肠腔内渗透压促进排便。容积性泻剂、刺激性泻剂及润滑性泻剂短时疗效理想,但长期服用不良反应大,停药后可加重便秘。渗透性泻剂不良反应相对较小,近年来,高效安全的新一代缓泻剂聚乙二醇(PEG)备受青睐,是一种长链高分子聚合物,口服后通过分子中氢键固定肠腔内水分子而增加粪便含水量,使粪便体积及重量增加,从而软化粪便,因肠道内缺乏降解 PEG 的酶,故其在肠道不被分解,相对分子量超过 3 000 则不被肠道吸收,还不影响脂溶性维生素吸收和电解质代谢,对慢传输型便秘和出口梗阻性便秘患者均有效。

2.促动力药物

西沙必利选择性促乙酰胆碱释放,从而加速胃肠蠕动,使粪便易排出,文献报道其治疗便秘的有效率 $50\%\sim95\%$,但少数患者服药后可发生尖端扭转型室性心动过速伴 QT 间期延长,故已在多数国家中被撤出。莫沙比利、普芦卡比利为新型促动力药,是强效选择性 5-HT$_4$ 受体激动剂,通过兴奋胃肠道胆碱能中间神经元及肌间神经丛运动神经元的 5-HT$_4$ 受体,使神经末梢乙酰胆碱释放增加及肠肌神经对胆碱能刺激活性增高,从而促进胃肠运动,同时还增加肛管括约肌的正性促动力效应和促肛管自发性松弛。

3.微生态制剂

通过肠道繁殖并产生大量乳酸和醋酸而促进肠蠕动,有文献报道其近期疗有一定的疗效,但尚需进一步临床观察验证。

(三)清洁灌肠

对有粪便嵌塞或严重出口梗阻的患者需采用清洁灌肠帮助排便。一般采用甘油栓剂或开塞露灌肠。

(四)生物反馈疗法

该疗法借助声音和图像反馈刺激大脑,训练患者正确控制肛门外括约肌舒缩,从而阻止便秘发生。具有无痛苦、无创伤性、无药物不良反应的特点。生物反馈治疗 FC 的机制尚不十分明确。经过 12～24 个月随访观察后发现,便秘症状缓解率达 62.5%,出口梗阻性便秘有效率达 72.2%。生物反馈治疗不仅是一种物理治疗方法,且有一定的心理治疗作用,其症状的改善与心理状态水平相关联。目前,生物反馈疗法多用于出口梗阻性便秘患者的治疗。

(侯庆军)

第 八 章

肝 脏 疾 病

第一节 甲型病毒性肝炎

甲型病毒性肝炎(viral hepatitis A,HAV,简称甲型肝炎)旧称流行性黄疸及传染性肝炎,早在 8 世纪就有记载。目前全世界约 40 亿人口受到该病毒威胁。近年对其病原学及诊断技术等方面的研究进展较大,并已成功地研制出甲型肝炎病毒减毒活疫苗及灭活疫苗,将有效控制甲型肝炎的流行。

一、病原学

HAV 是 1973 年由 Feinstone 等应用免疫电镜方法在急性肝炎患者的粪便中首次发现,1979 年 Provost 等用恒河猴肾(FRhk6)细胞首次成功分离出 HAV,1983 年 Ticehurs 构建了 HAV 全基因组 cDNA 克隆。1983 年国际病毒分类命名委员会(ICTV)曾将 HAV 归入小 RNA 病毒科肠道病毒属 72 型,1993 年更正为小 RNA 病毒科嗜肝病毒属,该属仅有 HAV 一个种。

HAV 无包膜,直径 27～32 nm,为 20 面体对称颗粒,表面有 32 个亚单位结构(称为壳粒)。电子显微镜下可见有实心及空心两种颗粒,前者为完整的 HAV,有传染性;后者为不含 RNA 的未成熟颗粒,有抗原性,但无传染性。HAV 基因组为单股线状 RNA,全长 7 487 个核苷酸(nt),由 5'-非编码区(5'-NCR)或称 5'-非翻译区(5'-NTR)、编码区(开放读码框,open reading frame,ORF)及 3'-非编码区(3'-NCR)或称 3'-非翻译区(3'-NTR)三部分组成。根据核苷酸序列的同源性,可将 HAV 分为 7 个基因型,其中Ⅰ、Ⅱ、Ⅲ、Ⅶ型来自人类,Ⅳ、Ⅴ、Ⅵ型来自猿猴。目前研究否定了Ⅱ型的存在,故人类仅有Ⅰ、Ⅲ型,分别包括 A、B 两个亚型。其中我国已分离的 HAV 均为Ⅰ型。在血清型方面,能感染人的血清型仅有 1 个,因此仅有一个抗原-抗体系统。

HAV 对外界抵抗力较强,在－20～－70 ℃数年后仍有感染力,在甘油内－80 ℃可长期保存。对有机溶剂较为耐受,在 4 ℃ 20%乙醚中放置 24 小时仍稳定。耐酸碱,尤其酸性环境下具有超高稳定性;室温下可存活 1 周,干粪中 25 ℃能存活 30 天,在贝壳类动物、污水、淡水、海水、泥土中能存活数月。加热 60 ℃ 30 分钟或 100 ℃ 1 分钟才能完全灭活,对甲醛、氯等消毒剂及紫外线敏感。

众多哺乳动物尤其是灵长类,如黑猩猩、狨猴、狒狒、恒河猴、猕猴及短尾猴等均对 HAV 敏感。目前体外培养主要用亚历山大肝癌细胞、二倍体成纤维细胞及猴肾细胞等,细胞培养中

HAV生长复制缓慢,滴度低,很少释放到细胞外,一般不引起细胞病变,经多次传代后,HAV的致病性大大减弱甚至消失,据此已制备出HAV减毒活疫苗。

二、流行病学

(一)传染源

甲型肝炎无病毒携带状态,传染源为急性期患者及隐性感染者,后者数量远较前者多。潜伏期后期及黄疸出现前数天传染性最强,黄疸出现后2周粪便传染性明显减弱。某些动物如长臂猿、黑猩猩等曾分离到HAV,但作为传染源意义不大。

(二)传播途径

主要经消化道传播,其中粪-口传播是主要途径,包括近年受到重视的男同性恋性活动方式。水源或食物严重污染亦可导致暴发流行,如上海1988年甲型肝炎暴发流行系由污染毛蚶所致。日常生活接触多引起散发性发病。输血后甲型肝炎极为罕见,但近年经注射吸毒方式传播报道日益增多。

(三)易感人群

抗-HAV阴性者对HAV普遍易感。6月龄以下的婴儿因有来自母体的抗-HAV而不易感;6月龄以后,如未接种HAV疫苗,则抗-HAV逐渐消失而成为易感者。成人多因早年隐性感染而产生HAV中和性抗体,获得持久免疫力。我国甲型肝炎以学龄前儿童发病率最高,青年次之,20岁以后抗-HAV阳性率高达90%以上。发展中国家成人甲型肝炎发病率较高,如1988年上海甲型肝炎暴发流行时31万余人发病,20~39岁年龄组高达89.5%。然而发达国家近年来发病率亦有所增加。甲型肝炎病后免疫力持久。秋冬季发病率较高。

(四)流行特征

本病流行可追溯到17世纪。全年均可发病,温带地区秋冬季发病率较高,热带地区的发病高峰期不明显。甲型肝炎抗-HAV阳性率有3种不同的流行病学模式:模式A是发展中国家的典型模式,这些地区10岁以前儿童普遍接触HAV,因此成人的血清阳性率可达100%;模式B是大多数发达国家的典型模式,其儿童很少接触HAV,直到青年期前的血清阳性率增长缓慢,在老年人群达中高水平,发病率近似S型;模式C是非甲型肝炎流行区的典型模式(图8-1)。

图 8-1 抗-HAV 的 3 种流行病学模式

A、B、C 3 种模式分别见于发展中国家、发达国家及非甲型肝炎流行区,具有年龄相关性

HAV感染可分为高度、中度、低度地方性流行区。

1.高流行区

常为卫生条件差及卫生习惯不良的发展中国家,人群感染率高,一生中感染危险大于90%。大多数感染发生在儿童早期,受感染者并无任何明显症状。由于较大的儿童及成人绝大多数已

产生免疫力,因此这些地区的发病率较低,鲜有大的疫情发生。

2.中流行区

多为发展中国家、经济转型国家及卫生条件不定的地区,儿童在早期相对较少被感染,人群感染率相对较低。因此,这些地区若出现水源及食物污染等情况,可能发生较大规模的疫情暴发。

3.低流行区

多为卫生条件及卫生习惯良好的发达国家。人群 HAV 感染率较低,且 HAV 疫苗接种率高,因此发病率不高。但注射吸毒者、男同性恋者、前往高危地区旅行的人、与世隔绝的群体(如封闭的宗教群体等)等高危人群,有可能发生甲型肝炎的暴发。

三、发病机制与病理

(一)发病机制

HAV 经口进入体内后,由肠道进入血流,出现短暂病毒血症;随后进入肝细胞并在其中复制,约 2 周后由胆汁排出体外。病毒血症在潜伏期即已出现,而在临床症状出现时病毒血症已经很低或基本结束,但粪便排毒仍可持续 1～2 周。

HAV 导致肝细胞损伤的机制尚未完全明了。一般认为,HAV 并不直接引起细胞明显病变。在感染早期 HAV 缓慢增殖,使之在前几周不能诱导产生较高的免疫应答,故而肝细胞未出现明显损伤或仅有轻微损伤。随着 HAV 复制高峰期的到来,体内才出现明显的肝损伤。而当黄疸出现后,血液及粪便中的 HAV 均已显著减少甚至消失,同时出现抗-HAV。这些均提示 HAV 肝损伤与机体的免疫应答过程强烈相关。研究表明,甲型肝炎以细胞免疫性肝损伤为主,巨噬细胞、NK 细胞、HLA-I 限制性 HAV 特异性 CD8$^+$ 细胞毒性 T 淋巴细胞(CTL)等均参与甲型肝炎肝损伤的形成。特异性 CTL 可通过直接的细胞毒作用和分泌 IFN-α 等细胞因子以清除被感染的肝细胞内的 HAV,同时导致肝细胞变性和坏死。此外,HAV 感染动物的库普弗细胞及脾内巨噬细胞胞质中的诱生型一氧化氮合成酶(inducible nitric oxide synthase,iNOS)表达增加,且与肝细胞损害程度一致,表明一氧化氮可能参与了肝细胞损伤的形成。

(二)病理改变

本病病理特点:①显著门管区周围肝实质坏死性炎症,除使肝小叶周边区肝细胞溶解坏死外,有时还呈"舌"样延伸到肝小叶中央区,这一变化极似慢性乙型肝炎(chronic hepatitis B,CHB)门管区周围碎屑样坏死。②肝小叶中央区淤胆现象较为常见,可能因本病肝小叶中央区肝细胞病变很轻,形成胆汁的功能保存完好。③用免疫组化技术可在肝细胞质内观察到 HAV颗粒。④上述肝脏病变呈可逆性,短时间内可完全恢复,不会慢性化。

四、临床表现

甲型肝炎潜伏期为 2～6 周,平均 4 周。病程呈自限性,无慢性化病例。少数患者有复发现象,通常出现在首次发病后 4～15 周,但临床表现及肝脏生化异常相对较轻。复发可有多次,但一般不会转为慢性,其机制尚不清楚。总病程为 1～4 个月,偶可超过 6 个月,但未见有超过 1 年者。临床上分为以下类型。

(一)急性黄疸型

1.黄疸前期(前驱期)

急性起病,多有畏寒发热,体温 38 ℃左右,全身乏力,食欲缺乏,厌油、恶心、呕吐,上腹部饱胀不适或轻泻,少数病例以上呼吸道感染症状为主要表现,偶见荨麻疹,继之尿色加深。本期一般持续 5～7 天。

2.黄疸期

通常在热退后黄疸出现,同时症状有所减轻。可见皮肤、巩膜不同程度黄染,肝区隐痛,肝大,触之有充实感,有叩痛及压痛,尿色进一步加深。黄疸出现后全身及消化道症状即减轻,否则可能发生重症化,但较为少见,且预后较佳。本期持续 2～6 周。

3.恢复期

黄疸消退,症状消失,肝脏逐渐回缩至正常,肝功能逐渐恢复。本期持续 2～4 周。

(二)急性淤胆型

此型特点是肝内胆汁淤积性黄疸持续较久,消化道症状轻,肝实质损害表现不明显,而黄疸很深,多有皮肤瘙痒及粪色变浅,预后良好。

(三)急性重型

此型很少见,如不及时进行肝移植,病死率较高。多见于 40 岁以上的患者。

(四)急性无黄疸型

起病较徐缓,除无黄疸外,其他临床表现与黄疸型相似,症状一般较轻。多在 3 个月内恢复。

(五)亚临床型

部分患者无明显临床症状,但肝脏生化检查有轻度异常。

(六)隐性感染

无明显症状和体征,肝脏生化检查基本正常,但血清抗-HAV IgM 阳性,粪便可检出 HAV 颗粒。此型多见于儿童。

五、实验室检查

(一)常规检查

外周血白细胞总数正常或偏低,淋巴细胞相对增多,偶见异型淋巴细胞。黄疸前期末尿胆原及尿胆红素开始呈阳性反应,是早期诊断的重要依据。血清 ALT 于黄疸前期早期开始升高,血清 T.Bil 在黄疸前期末开始升高。血清 ALT 高峰在血清 T.Bil 高峰之前,一般在黄疸消退后一至数周恢复正常。急性黄疸型血清球蛋白常见轻度升高,但随病情恢复而逐渐下降。急性无黄疸型及亚临床型病例肝功能改变以单项 ALT 轻到中度升高为特点。急性淤胆型病例血清 T.Bil 显著升高而 ALT 仅轻度升高,同时伴有血清 ALP 及 GGT 明显升高。

(二)特异性血清学检查

目前临床上主要用酶联免疫吸附法(enzyme-linked immunosorbent assay,ELISA)检查血清 IgM 型甲型肝炎病毒抗体(抗-HAV IgM),以作为早期诊断甲型肝炎的特异性指标。血清抗-HAV IgG 出现于病程恢复期,较为持久,甚至终生阳性,是获得免疫力的标志,一般用于流行病学调查。图 8-2 为 HAV 感染的典型血清学过程。新近报道应用线性多抗原肽包被进行 ELISA 检测抗-HAV,敏感性大大提高。

(三)HAV 颗粒及 HAV 抗原的检测

由于发病后 HAV 从粪便的排泄迅速减少,且一般实验室难以开展这些项目,故 HAV 颗粒及 HAV 抗原的检测一般不用于甲型肝炎的临床诊断,仅用于科研。

图 8-2　HAV 感染的典型血清学过程

六、诊断与鉴别诊断

主要依据流行病学资料、临床特点、常规实验室检查及特异性血清学诊断。流行病学资料应参考当地甲型肝炎流行状况,发病前有无甲型肝炎患者密切接触史,以及饮食卫生情况。对于急性黄疸型病例,黄疸期诊断不难。在黄疸前期获得诊断称为早期诊断,此期表现似"感冒"或"急性胃肠炎",如尿色变为深黄色是疑似本病的重要线索。可将本病早期特征总结为"热退黄疸现,症状有所减"。急性无黄疸型及亚临床型病例不易早期发现,诊断主要依赖肝脏生化检查及特异性血清学检查。凡慢性肝炎及肝硬化,一般不考虑 HAV 感染。但需注意 HAV 与 HBV 等重叠感染的可能。

本病与非病毒性肝炎鉴别要点参见乙型肝炎的鉴别诊断部分。与乙型、丙型、丁型及戊型病毒性肝炎急性期鉴别除参考流行病学特点及输血史等资料外,主要依据血清抗-HAV IgM 的检测。

七、治疗

本病尚无有效抗病毒疗法。

八、预防

(一)管理传染源

早期发现传染源并予以隔离。隔离期自发病日算起共 3 周。患者隔离后对其居住、活动频繁地区尽早进行终末消毒。托幼机构发现甲型肝炎后,除患病儿童隔离治疗外,应对接触者进行医学观察 45 天。

(二)切断传播途径

提高个人及集体卫生水平,实行分餐制,养成餐前便后洗手习惯,共用餐具应消毒,加强水源、饮食、粪便管理。

(三)保护易感人群

对有甲型肝炎密切接触史的易感者,以人血丙种球蛋白进行预防注射可获短期保护效果,用量为0.02～0.05 mL/kg,注射时间越早越好,不宜迟于接触后 2 周。因我国成人体内大多含有抗-HAV IgG,故从正常成人血提取的免疫球蛋白对预防 HAV 感染有一定效果。

1.减毒活疫苗

长春生物制品研究所(LA-1 减毒株)、浙江省医学科学院及中国医学科学院医学生物学研究所(均为 H₂ 减毒株)均有生产,已在我国大规模使用。

2.灭活疫苗

其特点:①接种后抗-HAV 抗体阳转率为 100%,且抗体水平较高。②根据数学模型推算,抗-HAV 抗体至少可持续 20 年。③接种后不会在体内复制,故无"返祖"的可能性。④其保存时间较长,无须冷藏运输及保存。⑤价格相对较贵。

疫苗主要品种有贺福立适(HAVRIX,单价疫苗,葛兰素史克公司)、双福立适(Twinrix,甲型和乙型肝炎联合疫苗,葛兰素史克公司)、维特抗(VAQTA,默沙东公司)、巴维信(AVAXIM,赛诺菲-巴斯德公司)、爱巴苏(Epaxal,微脂粒剂型,瑞士血清疫苗研究所)、孩儿来福(单价疫苗)、倍尔来福(甲型和乙型肝炎联合疫苗)及维赛瑞安(中国医学科学院医学生物学研究所)。

(刘河霞)

第二节　乙型病毒性肝炎

乙型病毒性肝炎(viral hepatitis B,HBV,简称乙型肝炎)旧称血清性肝炎。全球约 20 亿人感染过 HBV,慢性 HBV 感染者达 3.0 亿～3.5 亿人,其中 20%～40% 最终死于肝衰竭、肝硬化或肝癌,年病死人数约 100 万人;男女性患者的病死率分别约 50% 及 15%。我国是乙型肝炎高发区,约 6 亿人感染过 HBV,慢性 HBV 感染者达总人口的 8%～10%。近年来在防治研究方面做了大量工作,但要控制本病,仍需继续付出巨大努力。

一、病原学

1965 年 Blumberg 等首次报道发现澳大利亚抗原(即 HBsAg),开启了乙型肝炎防治研究的划时代发展。1967 年 Krugman 等发现澳大利亚抗原与肝炎有关,故称其为肝炎相关抗原(hepatitis associated antigen,HAA),1972 年世界卫生组织(WHO)将其命名为乙型肝炎表面抗原(hepatitis B surface antigen,HBsAg)。1970 年 Dane 等在电镜下发现 HBV 完整颗粒,称为Dane 颗粒。1979 年 Galibert 测定了 HBV 全基因组序列。HBV 为嗜肝 DNA 病毒科(Hepadnavirus)正嗜肝 DNA 病毒属(Orthohepadnavirus)的一员,该属其他成员包括土拨鼠肝炎病毒(woodchuck hepatitis virus,WHV)及地松鼠肝炎病毒(ground squirrel hepatitis virus,GSHV)等。

(一)HBV 颗粒形式

在电镜下观察,HBV 感染者血清中存在三种形式的病毒相关颗粒:①小球形颗粒,直径约 22 nm。②柱状颗粒(管状颗粒):直径约 22 nm,长度 100～1 000 nm。这两种颗粒均主要由 HBsAg 组成,不含核酸。③大球形颗粒:亦称 Dane 颗粒,为 HBV 完整的病毒体,直径 42 nm,脂蛋白包膜厚 7 nm,核心直径 28 nm,内含核心蛋白(即乙型肝炎核心抗原,HBcAg)、部分环状双链 HBV DNA 和 HBV DNA 多聚酶。血清中一般情况下小球形颗粒最多,Dane 颗粒最少。

(二)HBV 基因组结构及功能

HBV 基因组为环状双链 HBV DNA,全长为 3 182 bp(约 3.2 kb),其负链(长链)有 4 个主要开放性读框架(ORF):S 基因区、C 基因区、P 基因区及 X 基因区,其中 S 区完全嵌合于 P 区内,C区、P区及X区部分相互重叠。ORF重叠的结果是使HBV基因组利用率高达150%。各ORF及其功能现分述如下。

1.S基因区

全长1 167 bp。由S基因、前S1(preS1)基因及前S2(preS2)基因组成。S基因(678 bp)编码含226个氨基酸的多肽,称为S蛋白、主蛋白或小表面抗原(SHBsAg);前S2基因(165 bp)编码含55个氨基酸的多肽,称为前S2蛋白;前S1基因(324 bp)编码含108个氨基酸的多肽,称为前S1蛋白。前S2基因和S基因连续编码的多肽(含前S2蛋白和S蛋白)称为中蛋白或中表面抗原(MHBsAg);前S1基因、前S2基因和S基因连续编码的多肽(含前S1蛋白、前S2蛋白和S蛋白)称为大蛋白或大表面抗原(LHBsAg)。鉴于主蛋白、中蛋白及大蛋白的称呼既不能反映其含义,又易相互混淆,现多以SHBsAg、MHBsAg及LHBsAg分别取而代之。S基因区上述各段编码产物均属于HBV包膜蛋白(HBsAg)范畴。

HBV复制时HBsAg可出现于受感染肝细胞质、肝细胞膜及血液循环中。急、慢性HBV感染患者血清HBsAg动态变化见图8-3、图8-4。HBsAg如半年内不消失,则称慢性HBsAg携带者。HBsAg亦存在于许多体液及分泌物中,如唾液、乳汁及精液等。由于HBsAg与Dane颗粒同时存在,可被认为具有传染性。然而,应注意HBV DNA可自X基因区终点起逆向发生整合,整合入肝细胞染色体中的HBV DNA片断主要是X基因和S基因。肝细胞DNA复制时,其内的X基因表达较弱,S基因表达较强,故不断产生HBsAg。在这种特定情况下,即使HBV复制停止或从体内完全清除,血清HBsAg仍可长期阳性。

图8-3 急性乙型肝炎血清各种特异抗原和抗体的动态变化

HBV包膜蛋白中的前S1蛋白和前S2蛋白与HBV侵犯肝细胞有关。血清前S1蛋白及前S2蛋白出现较早,是传染性标志。MHBsAg含前S2蛋白,LHBsAg含前S1蛋白及前S2蛋白,其血清阳性亦提示有传染性。

HBsAg共分10个血清亚型:ayw1、ayw2、ayw3、ayw4、ayr、adw2、adw4、adr、adyw及adyr。共同表位a的抗体对不同亚型感染均具有保护作用,但交叉免疫不完全。我国长江以北地区以adr占优势,长江以南地区adr和adw混存,新疆、西藏、内蒙古当地民族几乎均为ayw2、ayw3和ayw4。

HBV基因型的命名系基于整个基因组序列的差异,因而比血清学亚型命名法更加可靠。根据HBV全基因序列差异≥8%或S区基因序列差异≥4%,目前将HBV主要分为A～I等9个基因型,个别文献报道还存在所谓J型HBV。各基因型又可分为若干基因亚型。A型主要见于北欧及非洲,B 型及 C 型见于东亚,D 型见于中东、北非及南欧,E 型见于非洲,F 型仅见于南美,G 和 H 型分布尚不明确,I 型主要见于我国广西及东南亚的缅甸等地区,J 型仅在日本有个别报道。据初步调查,我国 HBV 感染者以 C 型及 B 型为主。其中北方以 C 型为主,南方以 B 型为主,部分地区两者大致相当。慢性乙型肝炎患者对 IFN-α 治疗的应答率,基因型 A 高于基因型 B、C、D,基因型 B 高于基因型 C、D。此外,据报道肝硬化以 C/B 混合型较为常见,与无症状携带者的基因型相比有差异,提示不同型的混合感染与炎症及重症化相关。目前认为,HBV 基因型一般不影响核苷(酸)类似物(nucleoside/nucleotide analogues,NUCs)的疗效。

图 8-4　慢性乙型肝炎血清各种特异抗原和抗体的动态变化

急性 HBV 感染者血清 HBsAg 转阴与特异性抗-HBs 转阳之间相隔数周,此间血清中既测不出 HBsAg,亦测不出抗-HBs,称为"窗口期"或"空白期"。此期 HBsAg 及抗-HBs 实际以免疫复合物形式存在于血液循环内。抗-HBs 为保护性抗体,通常是 HBV 感染终止及获得免疫力的标志。血清前 S1 蛋白及前 S2 蛋白的特异抗体(抗-前 S1 和抗-前 S2)出现时间早于抗-HBs,亦为 HBV 复制减弱或将被清除的标志。

2.C 基因区

由前 C 基因和 C 基因组成。前 C 基因编码的多肽称为功能性信号肽。C 基因(549 bp)编码核心蛋白(即 HBcAg)。前 C 基因起始密码子启动前 C 基因和 C 基因连续编码乙型肝炎 e 抗原(HBeAg)前体蛋白,在内质网中将其氨基端及羧基端部分水解,即形成 HBeAg。

HBV 复制时 HBeAg 在肝细胞的分布有胞质型及胞膜型。未行抗 HBV 治疗时,HBeAg 阳性表示 HBV 复制活跃,是传染性强的标志。当经过抗病毒治疗或机体产生对 HBV 的免疫清除作用时,HBV DNA 水平逐渐降低直至检测不出,HBeAg 滴度逐渐降低至消失,抗-HBe 出现,从而发生 HBeAg/抗-HBe 血清学转换,表示 HBV 复制减弱,传染性降低。但也有部分患者在 HBeAg 转阴后,HBV DNA 复制仍很活跃,具有传染性,肝脏炎症活动度仍很高,这类患者称为 HBeAg 阴性 CHB,其 HBeAg 阴性并非由于机体的免疫清除,而是由于前 C 区或基本核心启动子(BCP)基因突变等因素所致。

3.P 基因区

编码 HBV DNA 多聚酶,具有 DNA 依赖的 DNA 多聚酶(DDDP)、RNA 依赖的 DNA 多聚酶(RDDP,即反转录酶)及 RNA 酶 H 活性。血清 HBV DNA 多聚酶阳性是 HBV 复制及有传染性的标志。HBV DNA 多聚酶缺乏校对功能,是 HBV DNA 易于发生变异的重要原因之一。

4.X 基因区

编码乙型肝炎 X 抗原(HBxAg)。HBV 复制时 HBxAg 在肝细胞的分布与 HBcAg 相似。血清 HBxAg 亦是 HBV 复制和有传染性的标志。血清 HBxAg 及其特异抗体(抗-HBx)的动态变化与 HBeAg 及抗-HBe大体一致。HBxAg 有反式激活功能,可激活肝细胞基因组内的原癌基因,促使肝细胞癌变,故与原发性肝癌的发生有关。血清抗-HBx 阳性一般提示 HBV 复制减弱。约 2%的隐匿性肝炎是因 X 基因变异所致。

(三)HBV DNA 复制过程和存在形式

HBV 基因组虽为环状双链 DNA,但其复制过程很特殊。正链(短链)在 DDDP 的作用下,先延伸补齐缺口,形成共价闭合环状 DNA(cccDNA)。再以 cccDNA 为模板,在宿主肝细胞转录酶即 DNA 依赖的 RNA 聚合酶(DDRP)的作用下,转录成复制中间体(又称前基因组 RNA,是 HBV mRNA);再以前基因组 RNA 为模板,在 RDDP 作用下反转录合成子代负链 DNA。前基因组 RNA 模板即被病毒 RNA 酶 H 降解。然后在病毒 DDDP 作用下以子代负链 DNA 为模板合成子代正链 DNA。该双链 DNA 部分环化,即完成 HBV 基因组复制。HBV 复制时,HBV DNA 可出现于肝细胞和血清中。存于肝细胞及血清中的游离型 HBV DNA 是 HBV 复制和传染性强的标志。

在持续感染时,并非所有的病毒核心颗粒均能被包装及释放。部分核心颗粒亦可通过细胞内转换途径(ICP)进入细胞核,补充 cccDNA 储存池。故而,新复制的基因组 DNA 就扩增了 cccDNA 池,亦即在细胞内建立了一个转录模板(cccDNA)池。因此,核心颗粒在把成熟病毒基因组转送到感染的细胞核的过程中扮演了重要角色,使持续感染肝细胞胞核内的 HBV DNA 不断得到补充及扩增,维持了病毒持续感染所需要的病毒微染色体池。这条途径的调节十分复杂,迄今知之甚少。但可以肯定的是,持续稳定的 cccDNA 是长期维持 HBV 慢性感染的关键因素,亦是难以通过抗病毒治疗清除病毒的主要原因。据研究,在外周血 HBV DNA 清除及 HBeAg 甚至 HBsAg 清除后,cccDNA 仍可持续存在于肝细胞内达 14 年之久。

(四)HBV 多嗜性及在肝外器官细胞内的复制

过去认为 HBV 为专一的嗜肝病毒。近年由于核酸分子杂交技术的发展,在肝外器官细胞内不断检出 HBV DNA。这些肝外器官或细胞包括外周血单个核细胞(特别是 B 淋巴细胞和单核-吞噬细胞)、脾、肾、胰、骨髓、脑、淋巴结、睾丸、卵巢、肾上腺及皮肤等。一般认为外周血单个核细胞内潜伏的 HBV 是原位肝移植后 HBV 再感染的主要来源。

(1)主要受体:NTCP,钠离子-牛磺胆酸钠共转运多肽。

(2)病毒 rcDNA 正链补齐过程在核衣壳中由病毒核酸多聚酶完成,随后触发核衣壳结构改变并转运至细胞核中。cccDNA:共价闭合环状 DNA;SHBsAg:小 HBV 表面抗原;MHBsAg:中表面抗原;LHBsAg:大表面抗原。

(五)准种

准种指存在于同一宿主、相互关联而各不相同的病毒株。HBV 基因的突变可产生遗传学上高度相关、基因序列有微小差别(<2%)的 HBV 毒株群,即准种。乙型肝炎患者体内病毒群由异质性的 HBV 毒株组成,且病毒群的构成处于不断变化之中。准种检测的经典方法有直接测序、单链构象多态性分析(SSCP)、异源性双链泳动分析(HDA 或 HMA)、SSCP/HDA、构象敏感凝胶电泳(CSGE)、基于毛细管电泳的 HMA 等,点突变则多采用线性探针反向杂交法(INNO-LiPA)及限制性断片长度多态(RFLP)等。

(六)HBV 基因组的变异

新近研究证实,HBV 在肝细胞内的更新很快,其半衰期为 4 小时;加上 DNA 多聚酶缺乏校对功能,极易发生病毒变异;另一方面,宿主因素及外源性选择性压力均可导致 HBV 变异,从而决定了 HBV 优势株的构成。外源性压力包括应用 NUCs、IFN-α、乙型肝炎免疫球蛋白(HBIG)及疫苗等。常见变异包括以下几种。

1.基本核心启动子(BCP)、前 C 区及核心区基因的变异

前 C 区及 BCP 的变异可产生 HBeAg 阴性变异株。前 C 区最常见变异为 G1896A 点突变,形成终止密码子(TAG),不能表达 HBeAg。BCP 区最常见变异是 A1762T/G1764A 联合点突变,可选择性抑制前 C mRNA 转录,可导致 HBeAg 产量减少 70%。C 基因较常见的变异包括 L60V、S87G、I97L 等变异。其中,I97L 变异相对多见,且与病变进展有关。此外,C 基因中段还可以发生缺失变异,虽然仍能产生 HBcAg,但可降低 HBV 的复制。前 C/C 区变异是形成 HBeAg 阴性 CHB 的主要原因。

2.S 基因区的变异

在疫苗诱导的抗体压力下,可出现 HBsAg 第 126、129、145 等部位的氨基酸发生变异,引起免疫逃逸。中国台湾省研究发现,在 HBV DNA 阳性儿童中,HBsAg"a"表位变异率达到 28.1%。这种 HBV 免疫逃避变异株可逃避乙型肝炎疫苗诱生的表面抗体的结合,发生 HBV 突破性感染,提示新的乙型肝炎疫苗应包括野毒株及变异株的 S 蛋白。不过,目前认为,HBV 逃逸变异株尚不足以对现行乙型肝炎疫苗接种计划构成威胁。S 基因变异还是导致隐匿性 HBV 感染的原因之一,表现为血清 HBsAg 阴性,但仍可有 HBV 低水平复制(血清 HBV DNA 常 <200 IU/ mL)。然而,此型发病率各家报道多寡不一。

近年来发现,HBIG 可诱生 HBV S 基因变异株,S 基因第 20、44、114、130、145、184 和188 位氨基酸等多处可发生变异。S 基因变异除了影响主动免疫效果外,也会影响 HBIG 的被动免疫效果。

3.HBV 反转录酶(RT)区变异

最具临床意义的变异是在 NUCs 长期治疗过程中出现的耐药相关性变异,这种变异原已有之是在 NUCs 作用下被选择出来的,并可逐渐成为优势株,导致耐药性产生。如拉米夫定(lamivudine,LAM)耐药相关性变异为 rtM204I/V/S 变异,可伴或不伴有 rtL180M 变异或 rtV173L 等增强 HBV 复制功能的补偿变异。与 LAM 同属左旋核苷的替比夫定(telbivudine,LdT)耐药相关变异与 LAM 相似,主要为 rtM204I,故二者具有交叉耐药性。阿德福韦酯(adefovir,ADV)耐药相关性变异为 rtN236T 或rtA181T/V/S变异,或两者联合变异。恩替卡韦(entecavir,ETV)耐药变异是在 rtM204I/V+rtL180M 变异基础上出现 rtA184、rtS202 或 rtM250 变异中的一种。

(七)易感动物及外界抵抗力

HBV 对黑猩猩易感,恒河猴及树鼩亦可受染,但难以传代,病毒体外培养尚未成功。HBV 在外界抵抗力很强,能耐 60 ℃ 4 小时高温及一般浓度的消毒剂。煮沸 10 分钟、高压蒸汽消毒及 2%过氧乙酸浸泡2 分钟均可灭活。

二、流行病学

(一)传染源

传染源主要是有 HBV DNA 复制的急、慢性患者及无症状慢性 HBV 携带者。

(二)传播途径

主要通过血液、日常密切接触及性接触而传播。血液传播途径除输血及血制品外,诸如注射、刺伤、共用牙刷剃刀及外科器械等方式,经微量血液亦可传播。所谓"密切生活接触"与性传播一样,可能是因微小创伤所致的一种特殊经血传播形式,而非消化道或呼吸道传播。另一种重要传播方式是母-婴传播(垂直传播)。生于 HBsAg/HBeAg 阳性母亲的婴儿,HBV 感染率高达95%,大部分在分娩过程中感染,5%~15%可能系宫内感染。对于昆虫传播曾怀疑通过蚊虫传染的可能,但近年通过 HIV 传播的研究发现,蚊子叮咬时吸血与注入为互不相通的两个部分,故已否定了此种传播途径。因此,医源性或非医源性经血传播,仍为本病的主要传播途径。

(三)易感人群

人群普遍易感,但不同年龄获得感染者,其获得持久免疫力的概率不同。宫内感染、围生期感染及婴幼儿时期获得感染者,多难以获得保护性免疫,从而成为慢性 HBV 感染者;青少年时期获得感染者,其获得保护性免疫的概率相对增加;而成人时期获得感染者,90%~95%可获得持久保护性免疫。感染后的保护性免疫(抗-HBs)主要是针对同一 HBsAg 亚型,而对其他亚型的免疫力不完全,因此有少数患者可再感染其他亚型,此时血清抗-HBs(某一亚型感染后)及HBsAg(另一亚型再感染)可同时阳性。疫苗接种后出现抗-HBs者有免疫力。

(四)流行特征

本病广泛分布于世界各地,一般呈散发,无明显季节性。发展中国家发病率较高。我国是乙型肝炎高发区之一。根据 2006 年全国血清流行病学调查显示,我国 HBsAg 阳性率为 7.18%。地区分布为农村高于城市,南方高于北方。性别为男性多于女性。

(五)自然史

迄今对非活动或低(非)复制期慢性 HBV 感染者自然史的研究尚不充分,但有资料表明,这些患者可有肝炎反复发作。对一项 684 例 CHB 的前瞻性研究表明,CHB 患者发展为肝硬化的估计年发生率为2.1%。另一项对 HBeAg 阴性 CHB 进行平均 9 年(1.0~18.4 年)随访,进展为肝硬化及肝细胞癌(hepatocellular carcinoma,HCC)的发生率分别为23%和4.4%。发生肝硬化的高危因素包括病毒载量高、HBeAg 持续阳性、ALT 水平高或反复波动、嗜酒,以及合并 HCV、HDV 或 HIV 感染等。HBeAg 阳性患者的肝硬化发生率高于 HBeAg 阴性者,但亦有不同报道。

三、发病机制

乙型肝炎发病机制极为复杂,迄今尚未完全明了。HBV 侵入人体后,未被单核-巨噬细胞系统清除的 HBV 到达肝脏,通过相关受体黏附于肝细胞,病毒包膜与肝细胞膜融合,导致病毒侵入。HBV 进入肝细胞后即开始复制,HBV DNA 进入细胞核形成 cccDNA,以 cccDNA 为模板合成前基因组 mRNA,前基因组 mRNA 进入胞质作为模板合成负链 DNA,再以负链 DNA 为模板合成正链 DNA,两者形成完整的双链 HBV DNA。HBV 的复制过程非常特殊,其一是细胞核内有稳定的 cccDNA 池存在,其二是存在从 HBV mRNA 反转录为 HBV DNA 的步骤。

经过近 30 年的研究,已有大量关于 HBV 候选受体的报道。根据与 HBV 包膜结合位置的不同,将这些候选受体大致分为:①与 S 区结合的候选受体蛋白,包括载脂蛋白 H(apo H)、人膜联蛋白 V(annexin V)及硫氧还蛋白相关跨膜蛋白-2(TMX-2)等。②与前 S2 区结合的候选受体蛋白,包括多聚人血清蛋白(polymerized human serum albumin,pHSA)及可溶性糖蛋白 HBV-

BF(HBV binding factor)等。③与前 S1 区结合的候选受体蛋白，包括 IgA 受体及 IL-6 等。④亦有报道提示人源性唾液酸糖蛋白受体、转铁蛋白受体及 Toll 样受体等分子与 HBV 入侵靶细胞相关。新近，国内研究发现，肝脏胆汁酸转运体——牛磺胆酸钠共转运多肽（NTCP）与 HBV 包膜蛋白的关键受体结合域发生特异性相互作用，随后进行的一系列实验也证明肝脏胆汁酸转运蛋白是 HBV 感染所需的细胞受体，还鉴定出 NTCP 上关键的病毒结合区域。这一研究成果可能成为研究 HBV 治疗工具及机制的切入点，但仍存在诸多质疑有待进一步研究。同时，除受体外，HBV 入侵靶细胞可能还需要黏附分子等多个其他因素参与，这些因素的具体性质有待进一步研究。

乙型肝炎发病机制既包括特异性细胞毒性 T 淋巴细胞（CTL）介导的肝细胞死亡及病毒清除机制，同时也存在非细胞溶解清除病毒的机制。肝细胞病变主要取决于机体的免疫应答，而机体对病毒感染的免疫应答有赖于免疫活性细胞的相互作用，包括非特异性免疫细胞、树突细胞及 T 淋巴细胞。HBsAg 和多聚酶抗原比 HBcAg/HBeAg 拥有更多的 CTL 表位。在急性和慢性 HBV 感染时，针对这些 HBV 抗原的 T 细胞应答表现不同。在感染早期，强烈的特异性 CTL 应答与病毒清除有关；而较弱的特异性 CTL 应答往往伴有 HBV 持续感染。多项研究证实，CTL 及抗-HBe 和抗-HBc 可抑制 CTL 活性，但其机制仍不清楚。此外，研究还发现，干扰抗包膜抗体的产生可导致 HBV 持续感染，丙种球蛋白缺乏症患者接触 HBV 后亦会发展成 HBV 慢性感染。MyD88 是病毒通过 TLR 激活天然免疫反应的信号转导分子，病毒通过抑制 MyD88 的表达，可导致 HBV 持续感染。

当机体处于免疫耐受状态，如围生期获得 HBV 感染，由于小儿免疫系统尚未发育成熟，不产生免疫应答，因而多为无症状携带者。当机体免疫功能正常时，多表现为急性肝炎经过，成人感染 HBV 者多属于这种情况，大部分患者可彻底清除 HBV 而痊愈。当机体免疫反应不足，或反应不当（包括不完全免疫耐受、自身免疫反应、HBV 基因突变逃避免疫清除等情况），可导致慢性肝炎。当机体处于超敏反应，大量抗原-抗体复合物产生并激活补体系统，以及在内毒素、肿瘤坏死因子（tumor necrosis factor，TNF）、IL-1、IL-6、趋化因子和细胞间黏附分子（ICAM-1）等的参与下，导致大片肝细胞坏死，发生重型肝炎。

研究发现，如不采取积极预防措施，几乎每位 HBeAg 阳性母亲所生孩子均可感染 HBV，且 90% 发展为慢性携带者。目前已证明 HBeAg 能通过胎盘，且能减弱 CTL 应答。对于垂直感染者，在生命的某些阶段，特别是青壮年时，对病毒的耐受可能被打破，其主要原因可能有：①反转录酶缺陷导致病毒表位发生随机突变，突变后的序列与宿主已耐受的原序列有很大差别。②HBV 和急性溶菌病毒共同感染，这样可能激活 HBV 抗原周围的危险信号使 T 细胞反应激活。③宿主遗传学，包括不同基因型及准种变异通过激活宿主免疫应答致使病毒耐受被打破，目前主要针对涉及乙型肝炎免疫反应通路的几个基因，如 *TNF*（*TNF-α* 及 *TNF-β*）、*IL-10*、干扰素诱生蛋白-10（*IP-10*、*CXCL-10*）、维生素 D 受体（*VDR*）、人白细胞抗原（*HLA*）及 *ICAM*-1 等基因。

在临床上，慢性 HBV 感染者常出现获得性免疫进行性下降，表明失败的免疫应答与持续暴露于大量的可溶性 HBeAg 和颗粒型 HBsAg 有关。对于 HBeAg 阴性 HBV 变异株，有研究发现，HBV 前 C 区变异的患者进行肝移植后，如长期接受免疫抑制治疗，因缺乏免疫选择压力，患者可出现野生型 HBV 再次感染。此外，HBeAg 阴性母亲所生孩子感染 HBV 后均显示 HBeAg 阳性，亦证明野生型 HBV 具有传播优势。研究还发现，慢性感染者 HBV DNA 可共价整合至肝细胞基因组内。与短期 HBV 慢性感染且无病毒整合的患者相比,有多年 HBV 慢性感染且发生病毒整合的患者更不易清除 HBsAg。

　　HBV 感染后的免疫学应答是控制 HBV 感染的主要因素,不同的免疫学应答导致预后不同,而免疫学应答的不同与免疫遗传学差异密切相关。部分人群接种乙型肝炎疫苗后无应答,而部分成人感染 HBV 后发展为慢性肝炎,均可能与 HBV 特异性免疫识别与免疫应答相关的基因缺陷有关。有关 HBV 感染的免疫遗传学研究方兴未艾,研究热点主要是 HBV 易感或拮抗基因,已发现 HLA-DP 位点,即 HLA-DPA1 与 HLA-DPB1 的 11 个单核苷酸多态性(single nucleotide polymorphism,SNP)的基因变异与 HBV 持续感染明显相关。近年还发现,涉及乙型肝炎免疫反应通路的基因,如 TNF-α、TNF-β、IL-10、IP10、CXCL10 及 VDR,其基因多态性与乙型肝炎严重程度相关。今后,如能进一步借助 HIV 和 HCV 相关研究,将有助于阐明乙型肝炎的发病机制,进而为其治疗提供新的策略。

　　因各种原因进行免疫抑制和/或抗排斥治疗时,免疫抑制剂的应用可增加病毒复制,从而导致 HBV 复制再活化。其可能机制有:①肾上腺皮质激素能直接作用于 HBV 基因组中的皮质激素效应元件,促进 HBV 转录,导致病毒复制增强。②一些临床应用的抗淋巴细胞单克隆抗体,不论单用或联合细胞毒药物均可引起 HBV 再活化,提高血清 HBV DNA 和 HBsAg 的表达量。③体外实验显示单独使用泼尼松和硫唑嘌呤可分别使细胞内病毒 DNA 和 RNA 水平上升 2 倍和 4 倍,其联合使用则有协同作用。④术后免疫抑制剂的应用,抑制了受体病毒特异性细胞免疫反应,导致机体内野生株病毒大量复制。⑤有报道认为,肾上腺皮质激素可刺激肝外组织释放HBV,释出的 HBV 在低水平被重新激活而再次表达。

　　对于各种恶性肿瘤患者,其 HBV 再活化和肝炎发作往往出现于化疗结束后,这可能系因化疗抑制免疫系统使病毒复制,而化疗停止后机体对 HBV 的免疫应答部分恢复,从而导致严重的肝损害。据此提出 HBV 再激活相关肝衰竭的新认识:①免疫抑制剂是 HBV 再激活的强诱导因素。②任一 HBV 标志物(HBVM)阳性的感染者均可发生。③本病发生是病毒直接致病机制,大量病毒复制导致肝细胞营养耗竭。④免疫麻痹(与免疫耐受完全不同)是损伤前提。⑤强调预防为主,应放宽 NUCs 适应证(HBV 感染标志物阳性即可)。

四、病理改变

　　基本病理变化包括肝细胞变性、坏死及凋亡,炎细胞浸润,肝细胞再生,Kupffer 细胞、小胆管及纤维组织增生。坏死区浸润的淋巴细胞以 CD8$^+$ 细胞居多。

(一)急性轻型肝炎

　　急性黄疸型和急性无黄疸型肝炎的肝脏病变只是程度的差别,唯前者可出现肝内淤胆现象。主要病变包括以下几方面。①急性肝细胞病变:包括肝细胞质疏松及气球样变,肝细胞嗜酸性变及凋亡小体,点状溶解性肝细胞坏死及灶性坏死。由于肝细胞肿胀,使肝索显著拥挤迂曲。②肝小叶急性炎症反应:肝窦、Diss 间隙及肝索间炎细胞浸润呈弥漫性分布,肝实质坏死灶炎细胞浸润呈集中分布,浸润细胞主要是淋巴细胞,其次是单核细胞及浆细胞。③可见双核细胞等肝细胞再生现象及 Kupffer 细胞增多。④上述病变呈弥漫性,涉及整个肝小叶,但肝小叶结构完整。⑤门管区炎症反应较轻。

(二)淤胆型肝炎

　　本型特点是:①肝细胞变性坏死较轻。②肝细胞质及毛细胆管内明显淤胆。③肝细胞排列呈腺状结构。④门管区小胆管增生明显。⑤急性型早期炎细胞浸润可见较多的嗜中性粒细胞；慢性型仍以淋巴细胞浸润为主,且伴慢性肝炎的组织学特点。

(三)慢性肝炎

1.基本病变

小叶内除有不同程度肝细胞变性及坏死,门管区及门管区周围炎症常较明显,常伴有不同程度的纤维化,主要病变为炎症坏死及纤维化。

(1)炎症坏死：常见有点状坏死、灶状坏死、融合坏死、碎屑样坏死及桥接样坏死,后两者与预后关系密切,是判断炎症活动度的重要形态学指标。

碎屑样坏死(piecemeal necrosis,PN)又称界面性肝炎,系肝实质及门管区或间隔交界带的炎症坏死,特点为单个核细胞浸润,交界带肝细胞坏死,肝星状细胞增生,可致局部胶原沉积及纤维化。曾按碎屑样坏死的有无分成慢性活动性肝炎(CAH)及慢性迁延性肝炎(CPH),以后发现碎屑样坏死广泛存在,并非 CAH 特有,故依病变程度分为轻、中及重度,作为判定小叶炎症活动度的重要指标之一。①轻度：发生于部分门管区,界板破坏范围小,界面肝炎局限。②中度：大部分门管区受累,界板破坏可达 50%,界面肝炎明显。③重度：炎症致门管区扩大,PN 广泛。炎症坏死深达小叶中带,致小叶边界严重参差不齐,可致门管区周围广泛胶原沉积。

桥接样坏死(bridging necrosis,BN)：为较广泛的融合坏死,根据坏死连接部位不同分 3 类。①门管区-门管区(P-P)BN：主要由门管区炎症及 PN 发展形成。②门管区-小叶中央(P-C)BN：沿肝腺泡 3 区小叶中央与门管区炎症及坏死互相融合,常致小叶结构破坏。③中央-中央(C-C)BN：两个小叶中心带的坏死相融合。BN 常导致桥接样纤维化,与预后密切相关。BN 的多少是诊断中、重度慢性肝炎的重要依据之一。

(2)纤维化：指肝内有过多胶原沉积,依其对肝结构破坏范围、程度和对肝微循环影响的大小划分为1～4期(S_1～S_4)。①S_1 期：门管区、门管区周围纤维化及局限窦周纤维化或小叶内纤维瘢痕,两者均不影响小叶结构的完整性。②S_2 期：纤维间隔即桥接样纤维化,主要由桥接样坏死发展而来,S_2 虽有纤维间隔形成,但小叶结构大部分仍保留。③S_3 期：大量纤维间隔,分隔并破坏肝小叶,致小叶结构紊乱,但尚无肝硬化。此期一部分患者可出现门静脉高压及食管静脉曲张。④S_4 期：早期肝硬化,肝实质广泛破坏,弥漫性纤维增生,被分隔的肝细胞团呈不同程度的再生及假小叶形成。此期炎症往往仍在进行,纤维间隔宽大疏松,改建尚不充分,这与典型肝硬化不同。典型肝硬化的纤维间隔包绕于假小叶周围,间隔内胶原及弹力纤维已经改建,多环绕假小叶呈平行排列。

2.慢性肝炎病变的分级、分期

慢性肝炎病变的分级、分期见表 8-1。

3.慢性肝炎程度划分

慢性肝炎按活动度(G)可分为轻、中、重 3 度。如 S>G,则特别标明。

(1)轻度慢性肝炎：CPH、慢性小叶性肝炎及轻型 CAH,表现为 G_1～G_2 及 S_0～S_2：①肝细胞变性,点、灶状坏死或凋亡小体。②门管区有(无)炎症细胞浸润、扩大,有(无)局限性碎屑样坏死(界面坏死)。③小叶结构完整。

(2)中度慢性肝炎。相当于原中度 CAH,表现为 G_3 及 S_2～S_3：①门管区炎症明显,伴中度碎屑样坏死。②小叶内炎症严重,融合坏死或伴有少数桥接样坏死。③纤维间隔形成,小叶结构大部分保存。

(3)重度慢性肝炎。相当于原重型 CAH,表现为 G_4 及 $S_3 \sim S_4$:①门管区炎症严重或伴重度碎屑样坏死。②桥接样坏死范围广泛,累及多数小叶。③大量纤维间隔,小叶结构紊乱,或形成早期肝硬化。

表 8-1　慢性肝炎分级、分期标准

| 分级 | 炎症活动度(G) | | 分期 | 纤维化程度(S) |
	门管区及周围	小叶内		纤维化程度
0	无炎症	变性及少数点、灶状坏死灶	0	无
1	门管区炎症	变性及少数点、灶状坏死灶	1	门管区纤维化扩大,局限窦周及小叶内纤维化
2	轻度 PN	变性,点、灶状坏死或嗜酸小体	2	门管区周围纤维化,纤维间隔形成,小叶结构保留
3	中度 PN	变性,融合坏死或见 BN	3	纤维间隔伴小叶结构紊乱,无肝硬化
4	重度 PN	BN 范围广,累及多个小叶(多小叶坏死)	4	早期肝硬化或肯定的肝硬化

(四)重型肝炎

1.急性重型肝炎

肝细胞呈一次性坏死,坏死面积>肝实质的 2/3,或亚大块坏死,或桥接样坏死,伴存活肝细胞重度变性;坏死>2/3 者,多不能存活;反之,肝细胞保留 50% 以上,肝细胞虽有变性及功能障碍,若度过急性阶段,肝细胞再生迅速,可望恢复。如发生弥漫性小泡性脂肪变性,预后往往较差。新近国外发现肝组织有"暴发性肝细胞凋亡"现象,其与大块肝细胞坏死的相对重要性有待进一步评价。

2.亚急性重型肝炎

肝组织新、旧不一的亚大块坏死(广泛的 3 区坏死):①较陈旧的坏死区网状肝纤维塌陷,并可有胶原纤维沉积。②残存的肝细胞增生成团。③可见小胆管增生及淤胆。

3.慢性重型肝炎

在慢性肝炎或肝炎肝硬化的基础上继发亚大块或大块肝坏死者,即新鲜亚大块或大块坏死伴有慢性陈旧病变的背景。炎细胞浸润密集,淤胆显著,肝组织结构高度变形。

4.肝硬化

活动性肝硬化:肝硬化伴明显炎症,包括纤维间隔内炎症、假小叶周围碎屑样坏死及再生结节内炎症病变。

静止性肝硬化:假小叶周围边界清楚,间隔内炎症细胞少,结节内炎症轻。

5.无症状慢性 HBsAg 携带者

肝组织完全正常者不多,约 80% 有轻微的慢性炎症改变,个别可有小结节性肝硬化。

五、临床表现

潜伏期为 28~160 天,平均 70~80 天。

(一)急性乙型肝炎

分急性黄疸型、急性无黄疸型及急性淤胆型,临床表现与甲型肝炎相似,多呈自限性(占

90％～95％),常在半年内痊愈。

(二)慢性乙型肝炎(CHB)

乙型肝炎病程超过半年,仍有肝炎症状、体征及肝功能异常者可诊断为慢性肝炎。发病日期不明或虽无肝炎病史,但肝组织病理学检查符合慢性肝炎,或根据症状、体征、化验、B超及CT检查综合分析,亦可做出相应诊断。

1.轻度

临床症状、体征轻微或缺如,肝功能指标仅1或2项轻度异常。

2.中度

症状、体征、实验室检查居于轻度和重度之间。

3.重度

有明显或持续的肝炎症状,如乏力、食欲缺乏、腹胀、尿黄、便溏等,伴有肝病面容、肝掌、蜘蛛痣及脾大并排除其他原因,且无门静脉高压者。实验室检查血清ALT和/或AST反复或持续升高,清蛋白降低或清蛋白/球蛋白比值异常、丙种球蛋白明显升高。

慢性肝炎的实验室检查异常程度参考指标见表8-2。

表8-2 慢性肝炎的实验室检查异常程度参考指标

项目	轻度	中度	重度
ALT和/或AST(IU/L)	≤正常3倍	＞正常3倍	＞正常3倍
T.Bil(μmol/L)	≤正常2倍	正常2～5倍	＞正常5倍
A(g/L)	≥35	32～35	≤32
A/G	≥1.4	1.0～1.4	＜1.0
电泳γ-球蛋白(％)	≤21	21～26	≥26
PTA(％)	＞70	70～60	40～60

T.Bil:血清总胆红素;A:清蛋白;A/G:清蛋白/球蛋白比值;PTA:凝血酶原活动度。

随着CHB抗病毒治疗及HBV DNA前C基因突变研究的深入,目前主张按HBeAg及抗-HBe状况将CHB分为以下两大类。

4.HBeAg阳性慢性乙型肝炎

HBeAg阳性慢性乙型肝炎由野生株HBV感染所致,按其自然史可分HBeAg阳性期和抗-HBe阳性期。HBeAg阳性期体内HBV复制活跃,血清含有高水平的HBV DNA,在机体从免疫耐受期进入免疫清除期以后,肝脏有不同程度的活动性炎症。当HBeAg向抗-HBe转换时,肝功能损害往往一过性加重,然后进入抗-HBe阳性期。此期体内HBV复制减弱或停止,血清HBV DNA转阴,肝脏活动性炎症消散,肝功能恢复正常。然而,反复或进行性发作亦可发展成重型肝炎、肝硬化及肝癌。

5.HBeAg阴性慢性乙型肝炎

HBeAg阴性慢性乙型肝炎主要由HBV前C基因突变株感染所致。特点是血清HBeAg阴性,伴或不伴抗-HBe阳性,体内HBV DNA不同程度复制,肝脏有慢性活动性炎症,血清ALT水平波动性很大,易发展成重型肝炎、肝硬化及肝癌。IFN-α疗效不佳,而NUCs疗程长,停药后反跳率高。本型主要分布在地中海国家,可高达80％～90％;近年包括我国在内的远东地区也逐渐增加,目前约占40％。

(三)重型乙型肝炎

乙型肝炎发生肝衰竭称为重型肝炎,系指迅速发生的严重肝功能不全,凝血酶原活动度(prothrombin time activity,PTA)降至40%以下,血清总胆红素迅速上升。我国重型肝炎的病因以乙型肝炎为主。

1.急性重型肝炎

相当于急性肝衰竭,以急性黄疸型肝炎起病,2周内出现极度乏力,消化道症状明显,迅速出现Ⅱ度(按Ⅳ度划分)以上肝性脑病,PTA≤40%并排除其他原因,肝浊音界进行性缩小,黄疸急剧加深,极严重的病例甚至黄疸很浅或尚未来得及出现黄疸。出血倾向明显(如注射部位大片瘀斑),一般无腹水。常在3周内死于脑水肿或脑疝等并发症。

2.亚急性重型肝炎

相当于亚急性肝衰竭,以急性黄疸型肝炎起病,15天至24周内出现极度乏力,消化道症状明显,PTA≤40%并排除其他原因,黄疸迅速加深,每天上升≥17.1 μmol/L或血清T.Bil大于正常上限值10倍。首先出现二度以上肝性脑病者,称脑病型;非脑病型中首先出现腹水者,称腹水型。

3.慢性重型肝炎

慢性重型肝炎相当于慢加急性/亚急性肝衰竭,其发病基础有:①慢性肝炎或肝硬化病史。②慢性HBV携带史。③无肝病史及无HBV携带史,但有慢性肝病体征(如肝掌及蜘蛛痣等),影像学改变(如脾大等)及生化检测改变者(如丙种球蛋白升高,清蛋白/球蛋白比值下降或倒置)。④肝穿刺检查支持慢性肝炎。慢性重型肝炎其他临床表现同亚急性重型肝炎(PTA≤40%,血清T.Bil＞正常值10倍)。亦分脑病型及非脑病型。

亚急性重型及慢性重型肝炎可根据其临床表现分为早、中、晚3期。

(1)早期:①极度乏力,有明显厌食、呕吐及腹胀等严重消化道症状。②黄疸进行性加深,血清T.Bil≥171 μmol/L或每天上升≥17.1 μmol/L。③有出血倾向,30%＜PTA≤40%(或1.5＜INR≤1.9)。④未出现肝性脑病或其他并发症。

(2)中期:在肝衰竭早期表现基础上,病情进一步发展,出现以下两条之一者:①Ⅱ度以下肝性脑病和/或明显腹水、感染。②出血倾向明显(出血点或瘀斑),20%＜PTA≤30%(或1.9＜INR≤2.6)。

(3)晚期:在肝衰竭中期表现基础上,病情进一步加重,有严重出血倾向(注射部位瘀斑等),PTA≤20%(或INR≥2.6),并出现以下4条之一者:肝肾综合征、上消化道大出血、严重感染、二度以上肝性脑病。

为更早预警肝衰竭的发生,2012年我国制定更新的《肝衰竭诊治指南》引入了"肝衰竭前期"这一定义,诊断标准为:①极度乏力,并有明显厌食、呕吐和腹胀等严重消化道症状。②胆红素升高,51 μmol/L≤血清T.Bil≤171 μmol/L,且每天上升≥17.1 μmol/L。③有出血倾向,40%＜PTA≤50%。

上述新版指南将肝衰竭分成急性肝衰竭(acute liver failure,ALF)、亚急性肝衰竭(subacute liver failure,SALF)、慢加急性肝衰竭(acute on chronic liver failure,ACLF)及慢性肝衰竭(chronic liver failure,CLF)。

(四)肝炎肝硬化

临床表现可有肝功能反复异常、门静脉高压症、慢性肝病面容(皮肤晦暗)、面部钞票纹、蜘蛛痣、肝掌等,严重时可导致脾功能亢进、食管-胃底静脉曲张破裂出血、双下肢水肿及腹水等。

肝炎肝硬化可以是大结节性或小结节性肝硬化。大结节性肝硬化常发生于慢性肝炎反复活动或亚急性、慢性重型肝炎之后,因肝实质反复坏死、肝细胞团块状增生及明显瘢痕收缩等,形成粗大结节,可使肝脏显著变形。小结节性肝硬化常可发生于部分无症状慢性 HBsAg 携带者,因其肝组织并非完全正常,往往有常规肝功能试验不能发现的潜在性轻微活动,长期隐匿性发展成肝硬化,直到肝功能失代偿时方被发现。这种肝硬化因肝实质炎症轻微,仅形成密集小结节,肝功能失代偿出现很慢。

肝炎肝硬化分为代偿期和失代偿期。肝硬化代偿期是指肝硬化早期,属于肝功能试验正常或轻度异常,处于 Child-Pugh A 级,门静脉高压症不明显。肝硬化失代偿期是指肝硬化中、晚期,肝功能试验明显异常,处于 Child-Pugh B 及 C 级,门静脉高压症显著,可出现腹水、肝性脑病、食管-胃底静脉曲张破裂出血等。

肝硬化又可分为活动性和静止性,前者系指肝硬化伴慢性肝炎活动,后者是指虽有肝硬化,但血清 ALT 及胆红素等生化指标正常。

(五)淤胆型肝炎

HBV 所致急性淤胆型肝炎少见,实际上多数患者属慢性肝炎伴淤胆。起病类似急性黄疸型肝炎,但自觉症状常较轻,黄疸持续 3 周以上,皮肤瘙痒,粪便颜色变浅甚至灰白,常有明显肝大,肝功能检查血清 T.Bil 明显升高,以 D.Bil 为主,PTA>60% 或应用维生素 K_1 肌内注射 1 周后可升至 60% 以上,血清胆汁酸、谷氨酰转肽酶(GGT)、ALP 及胆固醇水平明显升高。在慢性肝炎基础上发生上述临床表现者,则属慢性淤胆型肝炎。

(六)妊娠期乙型肝炎

常发生于妊娠中、晚期,大多数为急性黄疸型肝炎,易致流产、早产及死胎。妊娠末 3 个月发病者重型肝炎较常见,病死率高。据观察,经病原学和病理学确诊的妊娠期乙型肝炎,伴有暂时性皮肤瘙痒者远较非妊娠期乙型肝炎常见,易与妊娠期肝内胆汁淤积症(妊娠良性复发性黄疸)相混淆。

(七)老年期乙型肝炎

绝大多数为慢性肝炎,或伴淤胆型,易发展成重型肝炎,常有老年性夹杂症。

(八)非活动性 HBV 感染者

HBsAg 阳性,HBeAg 阴性,HBV DNA 查不到,无肝炎相关症状、体征及肝功能改变。

六、并发症与后遗症

(一)原发性肝癌

在上述两种肝炎硬化基础上均可发生原发性肝癌,无症状慢性 HBsAg 携带者亦可不经肝硬化阶段而直接发展为肝原发性肝癌。其发生机制与肝内慢性炎症长期刺激、肝细胞基因突变及 HBV DNA 特别是 X 基因整合有关,HBxAg 反式激活原癌基因亦起重要作用。各肝癌细胞中整合的 HBV DNA 序列完全相同,提示这些肝癌细胞可能由一株祖代整合型肝细胞克隆增殖而来。黄曲霉毒素等致癌化学物质可能起协同作用。

(二)脾功能亢进

脾功能亢进是肝炎肝硬化门静脉高压症最常见的并发症之一。临床上表现为脾淤血性肿大,外周血白细胞计数和血小板计数不同程度降低,部分患者外周血红细胞计数和血红蛋白定量也可降低。

(三)出血

出血机制包括肝功能严重受损引起凝血因子合成减少、脾功能亢进引起血小板减少、门静脉高压引起的食管-胃底静脉曲张等,是重型肝炎和肝硬化晚期等终末期肝病最严重的并发症之一。可表现为皮肤瘀点、瘀斑、各种腔道出血甚至颅内出血等。临床上以食管-胃底静脉曲张破裂引起的上消化道出血最常见,但应注意与胃黏膜糜烂或消化道溃疡出血相鉴别。

(四)继发感染

继发感染是重型肝炎、肝硬化晚期及原发性肝癌晚期的常见并发症。常见感染有自发性细菌性腹膜炎(spontaneous bacterial peritonitis,SBP)、肺部感染、肠道感染、胆管感染、脓毒症等。以细菌感染最为常见,但真菌感染有增加趋势。严重感染可进一步加重肝脏损害。

(五)肝性脑病

肝性脑病是重型肝炎、肝硬化晚期及原发性肝癌晚期的常见并发症之一,提示预后不良。

(六)肝肾综合征和急性肾损伤

重型肝炎和肝炎肝硬化患者可出现肝肾综合征(hepatorenal syndrome,HRS)和急性肾损伤(acute kidney injury,AKI),提示预后不良。

(七)HBV 相关肾炎

HBV 相关肾炎多见于慢性 HBV 感染者。临床表现为急性或慢性肾炎,可有水肿、高血压、尿蛋白、红细胞、白细胞、各种管型、血清尿素氮及肌酐升高等表现,晚期可出现尿毒症。组织学上多呈膜性或膜增殖性肾炎。免疫组化可在肾小球系膜和毛细血管基底膜上发现 HBsAg、HBcAg、HBeAg,以及 IgG、IgM 和补体复合物沉积。

(八)电解质紊乱和酸碱失衡

重型肝炎和肝硬化失代偿期患者常可出现低钠血症、低钾血症或高钾血症等,也可出现代谢性酸中毒等电解质紊乱。

(九)肝源性糖尿病

常见于中重度慢性肝炎、重型肝炎及肝硬化,在发病过程中出现高血糖及糖尿。肝源性糖尿病有两型。①胰岛素依赖型:其发病机制可能是肝炎诱发的自身免疫反应损害胰岛 β 细胞,导致胰岛素分泌减少。依据为患者血清胰岛素含量绝对减少,同时因肝脏灭活功能减弱而致血浆胰高血糖素水平增高,二者协同导致血糖升高。②胰岛素非依赖型:其发病机制是反应细胞表面的胰岛素受体减少,反应细胞内的胰岛素受体后效应减弱,以致胰岛素不能发挥作用。这类患者血浆胰岛素绝对含量正常或升高,而相对含量不足,血浆胰高血糖素含量亦因肝脏灭活减少而增多,从而导致血糖升高。本型多见,胰岛素疗法效果差。

(十)脂肪肝

脂肪肝是中性脂肪(甘油三酯)在肝细胞内大量堆积的结果。因大量游离脂肪酸被动员入肝,脂肪酸氧化减少,而酯化成甘油三酯增多,加之负责脂蛋白排泌的载脂蛋白合成减少,均能导致脂肪肝。慢性肝炎易继发脂肪肝,其机制不明,可能与肥胖、糖耐量异常、血液游离脂肪酸及甘油三酯增多有关。主要特点为:①肝炎后明显发胖。②一般情况较佳,食欲良好。③血清 ALT 水平轻到中度升高,GGT 大多升高,常规肝功能试验其他项目多正常。④血脂含量升高。⑤超声波检查呈脂肪肝波型。⑥确诊有赖于肝穿刺病理检查。

(十一)肝炎后高胆红素血症

属肝炎良性后遗症,其发病机制可能是肝细胞葡萄糖醛酸转移酶活性降低。主要特点为:①肝炎后血清 T.Bil 长期轻度升高,多以间接胆红素升高为主。②黄疸常有小幅较快的波动,多于劳累或感冒后轻度上升。③肝炎已达临床治愈标准,不随黄疸波动而出现肝炎复发。本症应与 Gilbert 综合征鉴别,此综合征常见于青少年,有家族史,无肝炎病史,无肝大、脾大。

七、实验室及辅助检查

(一)血清学检查

常用的 HBV 特异性血清学标志物俗称"乙肝两对半",即 HBsAg/抗-HBs、HBeAg/抗-HBe 及抗-HBc,其意义见表 8-3。通常采用 ELISA 法或时间分辨法进行检测,但目前国内外应用较普遍的是雅培(Abbott)及罗氏(Roche)试剂盒。必要时也可检测前 S1 和前 S2 抗原及其抗体,以及采用去污剂处理血清标本后检测 HBcAg。

1.HBsAg 及抗-HBs

HBsAg 及抗-HBs 的定量,雅培及最近的罗氏试剂均采用了 IU 及 mIU,罗氏试剂则采用了临界指数(cutoff index,COI),故后者实际上是半定量。目前研究认为,其定量对于抗病毒疗效及其转归的判断及预测有重要作用。血清 HBsAg 在疾病早期出现。一般在 ALT 升高前 2～6 周,在血清中即可检出 HBsAg。HBsAg 阳性是 HBV 感染的主要标志之一,但不能反映 HBV 复制状态及预后。血清抗-HBs 的出现是 HBV 感染恢复的标志。注射过乙型肝炎疫苗者,亦可出现血清抗-HBs 阳性,提示已获得对 HBV 的特异性免疫。一般血清抗-HBs 水平≥10 mIU/ mL 对 HBV 感染有保护作用。HBsAg 和抗-HBs 也可同时阳性,各地报告的发生率相差较大,但多在 5％以下。HBsAg 和抗-HBs 共存常见于以下情况:①血清中同时存在的抗-HBs 是针对另一血清亚型 HBsAg 的抗体,与同时存在的 HBsAg 不能完全匹配。②HBV S 基因"a"表位发生变异。③即将发生 HBsAg/抗-HBs 血清学转换。

表 8-3　乙型肝炎血清病毒标志物及其临床意义

HBsAg	抗-HBs	HBeAg	抗-HBe	抗-HBc	HBV DNA	临床意义
+	−	+	−	−	+	急性 HBV 感染早期,HBV 复制活跃
+	−	+	−	+	+	急、慢性 HBV 感染,HBV 复制活跃
+	−	−	−	+	+	急、慢性 HBV 感染,HBeAg/抗-HBe 窗口期(空白期)
+	−	−	+	+	+	HBeAg 阴性 CHB
+	−	−	+	+	−	急、慢性 HBV 感染,HBV 复制低或不复制
−	−	−	−	+	−	HBV 既往感染,未产生抗-HBs;或 HBV 复制低或不复制
−	−	−	+	+	−	抗-HBs 出现前阶段,HBV 复制低或不复制
−	+	−	+	+	−	HBV 感染恢复阶段,已获免疫力
−	+	−	−	+	−	HBV 感染恢复阶段,已获免疫力
+	+	+	−	+	+	不同亚型 HBV 感染,或 HBeAg 变异
+	−	−	−	−	−	HBV DNA 整合
−	+	−	−	−	−	接种疫苗后获得免疫力,偶可见于感染后恢复阶段

2.HBcAg 及抗-HBc

用普通的方法在血清中一般不能检出 HBV 核心抗原（HBcAg）。血清抗-HBc 阳性，提示感染过 HBV，可能为既往感染，亦可能为现症感染。抗-HBc 包括抗-HBc IgM 和抗-HBc IgG，但主要是抗-HBc IgG。急性肝炎及慢性肝炎急性发作时均可出现抗-HBc IgM，但急性乙型肝炎抗体定量较高。如抗-HBc IgM 阳性，抗-HBc IgG 阴性，提示为急性乙型肝炎。如抗-HBc IgM 及抗-HBc IgG 均为阳性，则为 CHB 急性发作。

3.HBeAg 及抗-HBe

血清 HBeAg 阳性，提示有 HBV 复制。急性 HBV 感染的早期即可出现 HBeAg。抗-HBe 阳性是既往感染 HBV 的标志。HBeAg 及抗-HBe 的半定量单位为 PEIU/mL，为 Paul Ehrlich Institute(PEI)(Langen,Germany)的标准单位，但雅培及罗氏半定量并未采用 PEIU，而采用了 COI。

(二)血清 HBV DNA 的定量检测

血清 HBV DNA 是 HBV 复制及有传染性的直接标志。急性 HBV 感染时，血清 HBV DNA 出现较早。在慢性 HBV 感染者，血清 HBV DNA 可持续阳性。目前一般采用实时荧光定量 PCR 法进行检测。血清 HBV DNA 定量检测不仅用于 HBV 感染的诊断，也是疗效考核的重要指标。HBV DNA 荧光定量检测结果通常用拷贝/mL 表示，但国际上已改用 IU/mL(1 IU 相当于 5.6 拷贝)。

(三)HBV 基因分型和耐药变异检测

HBV 基因分型和耐药变异检测的常用方法有：①特异性引物 PCR 法。②限制性片段长度多态性分析法(RFLP)。③线性探针反向杂交法(INNO-LiPA)。④基因序列测定法。⑤实时 PCR 法(real-time PCR)等。

(四)其他检查

腹部影像检查(B 超、CT、MRI)可了解肝脏形态、质地、大小，有无占位，脾大小，门静脉宽度，有无腹水等。肝脏瞬时弹性扫描是一种新型无创性肝纤维化检测手段，通过测定肝脏瞬时弹性来反映肝实质硬度和评估肝纤维化程度。

八、诊断

乙型肝炎及其临床分型的诊断应结合病史、症状、体征、实验室检查、影像检查、肝脏瞬时弹性扫描乃至病理组织学检查进行综合判断。完整的诊断应包括病因诊断、临床分型及病理诊断等。诊断举例：①病毒性肝炎，乙型，急性黄疸型。②病毒性肝炎，乙型，慢性，重度，G3S4。③病毒性肝炎，乙型，慢性，肝硬化代偿期。④病毒性肝炎，乙型，慢加急性肝衰竭。

血清 HBsAg 阳性是 HBV 感染的重要依据，HBsAg 转阴及抗-HBs 出现通常是 HBV 清除和临床痊愈的标志。若 HBsAg 阳性持续超过 6 个月，则为慢性 HBV 感染。值得重视的是，少部分 HBV 感染者虽然血清 HBsAg 阴性，但血清或肝组织 HBV DNA 阳性，且处于低水平复制状态，此为"隐匿性 HBV 感染"，可见于抗-HBs 和/或抗-HBc 阳性的患者。

其包括乙型肝炎在内的各种原因引起的急性无黄疸型、急性黄疸型和急性淤胆型肝炎，其临床诊断标准是一致的。慢性乙型肝炎临床表现典型者诊断不难，而临床表现不典型者则应通过仔细询问病史、进行B超等影像检查及肝穿刺病理检查加以确诊。急性、亚急性及慢性重型肝炎各有相对特殊的临床表现，多数情况下诊断不难。然而，亚急性及慢性重型肝炎的脑病型易与急性重型肝炎混淆,起病似"急性肝炎"的慢性重型肝炎也易与亚急性重型肝炎混淆,故应特别重视询问病史长短,检查有无慢性肝病体征,以期获得准确诊断;肝穿刺病理检查可将不少临床诊断为亚急性重型肝炎的病例纠正诊断为慢性重型肝炎。对无症状慢性 HBV/HBsAg 携带者的临床诊断应慎重,因为肝穿刺病理检查发现其中许多病例呈"轻微肝炎",部分病例呈慢性肝炎轻度、中度甚至重度改变。

确诊慢性 HBV 感染后,应进一步评估患者所处的疾病进程,并给予必要的监测。对于免疫耐受期患者,可每隔 6 个月左右监测血清 ALT,每 12 个月左右监测 HBeAg 状态、HBsAg 水平及 HBV DNA 载量。对于肝炎病情活动(血清 ALT 升高)和/或 B 超显示肝脏有明显改变的CHB 患者,至少每 3 个月监测血清 ALT 和 HBV DNA 载量,每 6 个月左右监测 HBeAg 状态和HBsAg 水平。对于乙型肝炎肝硬化患者,更应定期监测肝功能、HBV DNA 载量、病毒抗原水平、肝纤维化生化指标、肝脏弹性变化、血常规(特别是白细胞和血小板计数)、凝血功能(PTA 和INR)、AFP 及腹部 B 超等,必要时行肝活检病理检查、上消化道钡餐造影或胃镜检查,以期准确判断肝硬化的严重程度、有无门静脉高压症和脾功能亢进、有无食管-胃底静脉曲张,及早发现原发性肝癌等。

九、鉴别诊断

(一)其他病毒性肝炎

急性乙型肝炎应与甲型肝炎、戊型肝炎相鉴别,慢性乙型肝炎应与丙型肝炎相鉴别。主要通过病原学检查进行鉴别。

(二)药物和毒物中毒性肝损伤

迄今已发现 1 000 余种药物可引起药物性肝损伤(drug-induced liver injury,DILI),特别是解热镇痛药物、抗结核药物、磺胺类药物、抗肿瘤药物、抗艾滋病药物等,不少中草药也可引起各种类型的 DILI。药物和毒物性肝损伤可呈肝细胞损伤型、胆汁淤积型、混合型、血管损伤型(如土三七等可引起肝小静脉闭塞症)。因此应注意询问患者的用药史和化学毒物接触史,以资鉴别。

(三)传染性单核细胞增多症

可出现血清 ALT 升高甚至黄疸、肝大、脾大等,应与乙型肝炎相鉴别。但患者除上述表现外,尚有长期发热、淋巴结肿大、咽峡炎、皮疹等表现,外周血白细胞总数及淋巴细胞增多,异型淋巴细胞达 10% 以上,血清嗜异性抗体阳性,EB 病毒抗体阳性。

(四)钩端螺旋体病

黄疸出血型钩体病应与乙型肝炎引起的肝衰竭相鉴别。钩端螺旋体病患者有疫水接触史,畏寒、发热,周身酸痛无力,结膜充血,腹股沟淋巴结肿大,腓肠肌压痛,血清显凝试验阳性,青霉素治疗显效迅速。

(五)胆管梗阻

胆管梗阻的常见原因是胆管结石和肿瘤,主要表现为梗阻性黄疸、皮肤瘙痒、大便颜色变浅甚至灰白。急性梗阻化脓性胆管炎患者在出现黄疸前常有胆绞痛、寒战、高热,外周血白细胞总数及中性粒细胞显著增高。B 超、CT、MRI、逆行胰胆管造影、ERCP 等检查可发现肝内外胆管扩张、结石、炎症或肿瘤等病变。

(六)自身免疫性肝病

自身免疫性肝病是一组由于自身免疫异常导致的肝脏疾病,突出特点是血清中存在自身抗体,包括自身免疫性肝炎(AIH)、原发性胆汁性肝硬化(PBC)及原发性硬化性胆管炎(PSC)等。

(七)妊娠期肝内胆汁淤积症

见于孕妇,皮肤瘙痒明显,先痒后黄,黄疸轻而痒感重,肝功能变化较轻,分娩后黄疸迅速消退,再次妊娠时可复发。

(八)妊娠急性脂肪肝(妊娠特发性脂肪肝)

临床酷似重症肝炎。本病多发生于年轻首孕妇女的妊娠后期,发病机制尚未阐明。起病急,持续频繁恶心呕吐,病初可有急性上腹剧痛,继而出现黄疸并进行性加重,皮肤瘙痒少见;短期内出现肝、肾衰竭,虽有严重黄疸但尿胆红素阴性,血糖降低,血白细胞计数增高。常并发急性出血性胰腺炎而致血清淀粉酶升高,超声检查呈脂肪肝波型。肝穿刺病理检查显示弥漫肝细胞脂肪变性。

(九)其他

血吸虫病、肝吸虫病、肝结核、酒精性肝病、非酒精性脂肪性肝病、肝脏淤血及肝脏肿瘤等均可有肝功能异常及肝大等表现,应加以鉴别。

十、治疗

总体治疗原则:①有抗病毒治疗指征时,应积极给予适当的抗病毒治疗。②保肝退黄治疗。③适当休息、合理营养等对症支持治疗。④积极治疗肝衰竭、肝硬化失代偿及各种并发症,包括人工肝治疗、肝移植等。应避免饮酒及使用对肝脏有害的药物,用药宜简不宜繁,以免增加肝脏负担。

(一)急性乙型肝炎的治疗

急性期卧床休息,给予清淡、易消化饮食,适当补充 B 族维生素、维生素 C 等。进食过少及呕吐者,可每天静脉滴注 10% 葡萄糖溶液 1 000～1 500 mL,酌情补充氨基酸、氯化钠和氯化钾。考虑到本型绝大部分(约 90%)为自限性,故通常不必进行抗病毒治疗;然而,如有慢性化倾向,或不易判定是否为急性过程,或呈现重症化过程,甚至有肝移植指征时,应给予抗 HBV 治疗,通常选用 NUCs。

(二)慢性乙型肝炎的治疗

1.抗病毒治疗

因 HBV 持续复制,病情易反复或持续活动,故抗病毒治疗是 CHB 最根本的治疗。各种CHB 防治指南有关抗病毒治疗目标的叙述多较复杂,可概括如下。①近期目标或直接目标:充分抑制病毒复制,减轻肝组织炎症,改善肝功能。②长期目标:减少肝炎发作,延缓或阻止肝硬化及肝癌的发生,提高存活率,改善生活质量。

目前临床应用的抗 HBV 药物主要有 2 类。其一是干扰素(IFN-α),包括普通干扰素和聚乙二醇化干扰素-α(PEG-IFN-α)。其二是核苷(酸)类似物,主要有恩替卡韦(ETV)、替诺福韦(TDF)、替比夫定(LdT)、阿德福韦酯(ADV)、拉米夫定(LAM)、恩曲他滨(FTC)、克拉夫定(LFMAU)等。此外,胸腺素等免疫调节剂也可应用。这些抗病毒药物各具特点,其选用应综合考虑患者的病情特点、药物疗程、药物疗效、耐药风险、药物安全性、患者的耐受性及经济承受能力等。近年来国内外指南均建议优先选用 PEG-IFN-α、ETV 或 TDF。

（1）IFN-α类：IFN-α的抗HBV效应乃是通过诱生抗病毒蛋白及免疫调节双重活性实现，但其通过诱导抗病毒蛋白而抑制HBV复制的能力较为有限，而以增强机体免疫功能为主。IFN-α可诱导2'-5'-腺苷合成酶的激活，催化寡腺苷酸合成；后者又可激活内源性核糖核酸内切酶，裂解病毒mRNA，阻止HBV复制。IFN-α的免疫调节作用主要在于诱导受感染肝细胞膜表达人类白细胞抗原（HLA），促进T细胞的识别和杀伤效应，增强CTL细胞的功能；诱导Th1型细胞因子分泌，正向调节特异性细胞免疫功能。

IFN-α治疗应答的高低，受患者HBV传播方式、年龄、性别、感染时长、肝脏炎症活动度（血清ALT水平）、HBV基因型、HBV DNA载量、有无肝硬化、既往抗HBV治疗史等因素的影响。临床确定IFN-α治疗适应证及预测疗效时应充分考虑这些因素。在除外其他因素影响的情况下，CHB患者血清ALT水平升高常提示肝脏炎症活动，间接反映机体有一定程度的HBV相关细胞免疫应答能力，这对于抗病毒药物更好地发挥疗效具有重要意义。临床实践表明，治疗前血清ALT＞2×ULN，水平越高，且持续时间越长的病例，对IFN-α的应答也越好。肝活检病理组织学检查较血清ALT能更准确地反映肝组织炎症程度；随着肝组织炎症分级的递增，对IFN-α产生完全应答的比例也显著上升。代偿良好的活动性肝硬化（Child A级）病例，其血清HBV水平一般较低，肝脏炎症活动较强，IFN-α治疗的应答率亦较高；但部分患者耐受性较差，有发生肝功能失代偿及重症化之虑，故应严格掌握适应证。

成人CHB患者若选用普通IFN-α治疗，一般以500万～600万单位皮下注射，隔天1次，疗程为6～12个月。PEG-IFN-α是普通IFN-α分子与聚乙二醇分子的复合物。聚乙二醇分子很稳定，一般对人体无害，但可减缓IFN-α降解，防止IFN-α从肾脏排出，半衰期延长达40～100小时，因而在血液中有较稳定的高浓度，不仅可减少注射次数，且可提高患者的依从性。此外，聚乙二醇可包被IFN，避免IFN抗体的产生。一般用法为PEG-IFN-α-2b每次1.0～1.5 μg/kg，或PEG-IFN-α-2a每次135～180 μg，每周1次，疗程12个月。若经济许可，应优先选用PEG-IFN-α而不是普通IFN-α进行治疗。

对于HBeAg阳性的CHB患者而言，若IFN-α治疗后达到血清HBV DNA转阴，发生HBeAg/抗-HBe血清学转换，ALT恢复正常，则疗效多较稳定而持久，复发率低。若仅有血清HBV DNA转阴、ALT恢复正常，而HBeAg虽然转阴但未出现抗-HBe，则疗效相对并不稳定，复发率较高。近年特别提倡"应答指导下的治疗"（RGT），其重要内容之一是根据HBsAg定量的动态变化来确定个性化的疗程。若HBsAg水平呈持续下降趋势，且未出现IFN-α治疗的禁忌证，则宜坚持继续治疗，直至HBsAg转阴特别是出现HBsAg/抗-HBe血清学转换，而不必拘泥于所谓6个月或12个月的疗程。

部分患者在IFN-α治疗过程中可产生IFN-α抗体，可能会削弱IFN-α的疗效。IFN-α治疗的不良反应有发热、肌痛、骨髓抑制、皮疹、脱发、诱发糖尿病、甲亢或甲减等自身免疫性疾病、焦虑失眠甚至抑郁症等，发热一般在注射IFN-α 2～3次后可自然缓解，不影响治疗。疗程中如白细胞、血小板计数持续降低，尤其是当中性粒细胞计数＜0.5×10⁹/L和/或血小板计数＜25×10⁹/L，且不能通过IFN-α减量及提升白细胞或血小板的药物加以纠正时，应停药观察。有抑郁症倾向时应及时停药并加以严密监测。

（2）NUCs：根据分子结构的不同，NUCs大致可分为3类。①左旋核苷类（L-核苷类）：以LAM和LdT为代表，此外还有未在我国上市的FTC及LFMAU等。②无环磷酸盐类：ADV和TDF。③环戊烷/戊烯类：如ETV。这些药物能直接强效抑制HBV DNA复制，作用靶点均为 HBV 多聚酶的反转录酶区，但长期治疗均存在程度不等的耐药变异。药物结构相似，则耐药特点也相似；药物结构不同，则耐药机制也存在明显差异。耐药屏障越高，越不易耐药，反之亦然。

有关 NUCs 的疗程及治疗终点，国际上在达成共识的同时仍存在不少争议。主要共识：①基本疗程至少 1 年。②HBeAg 阳性者若达到 HBV DNA 检测不出（PCR 法）、ALT 复常、HBeAg/抗-HBe 血清学转换，可认为达到治疗终点，但应在巩固治疗至少 1 年后再考虑停药；而继续坚持服药则有可能获得更理想的疗效，包括 HBsAg 转阴，以及 HBsAg/抗-HBs 血清学转换，尽管概率很低。③对 HBeAg 阴性 CHB 患者，理论上最好治疗至 HBsAg 转阴，特别是出现 HBsAg/抗-HBs 血清学转换之后。

LAM：是 2'-3'-双脱氧-3'-硫代胞嘧啶核苷异构体，是临床上最早应用的 NUC。体外实验证明 LAM 对 HBV 复制有较强的抑制作用。全球多中心临床试验显示，LAM 100 mg，每天 1 次，对 HBeAg 阳性 CHB 患者有良好疗效，可快速降低血清 HBV DNA 水平，使血清 ALT 恢复正常，促进 HBeAg 血清学转换及改善肝脏组织学。LAM 随机双盲安慰剂对照临床研究（4006 研究）证实，LAM 治疗 CHB 肝硬化患者能使疾病进展及肝癌发生的风险降低 50％以上，并能有效提高患者生存质量。对接受肝移植的患者，LAM 联合小剂量 HBIG 可有效预防 HBV 再感染。对于接受化疗或免疫抑制治疗（特别是肾上腺皮质激素）的 HBsAg 阳性者，预防性使用 LAM 可有效降低乙型肝炎的发作。HBV 对 LAM 易于发生耐药变异，随应用时间延长而耐药率迅速增高，第 1 年约有 20％的患者可发生耐药，而第 5 年的耐药率可达 70％。最常见的是 rtM204V/I 耐药变异（YMDD 变异），伴或不伴 rtL180M 变异。耐药变异将导致病毒反弹，加之 ETV、TDF 等新的 NUCs 问世，故近年来 LAM 的应用明显减少。

ADV：是腺嘌呤核苷单磷酸类似物，可抑制反转录酶及 DNA 聚合酶的活性，掺入合成中的 HBV DNA 链而导致其合成终止。临床研究显示，采用 ADV 10 mg，每天 1 次，可有效抑制 HBV 野生株及 LAM 耐药突变株。有资料显示，ADV 持续治疗 4～5 年，肝细胞内 cccDNA 储存池明显下降，血清 HBsAg 转阴率可达 5％，纤维化积分下降。约 30％原先未接受 NCUs 治疗的患者对 ADV 表现为"原发性无应答"，即在应用 ADV 治疗 6 个月后，血清 HBV DNA 下降幅度<21 g。近年认为这可能与 ADV 剂量不足有关；此外，部分 CHB 患者体内可能存在天然 ADV 耐药株。ADV 的耐药变异率低于 LAM，常见耐药相关变异为 rtN236T 和 rtA181V/T，可单独或联合出现。ADV 可致少数患者血清肌酐增高，且具有时间依赖性，用药 1 年的发生率约为 3％，用药 5 年的发生率可达 9％。新近还有 ADV 引起范科尼综合征的报道，是由 ADV 导致的肾脏近曲小管损伤，表现为低钾血症（肌无力、软瘫、周期性瘫痪等）、低钙血症（手足搐搦症）等，而长期低钙血症可引起继发性甲状旁腺功能亢进、肾性骨病等。

ETV：是环戊烷 2'-脱氧鸟嘌呤核苷的碳环类似物，可在下述 3 个不同的环节快速强效抑制 HBV 复制。①HBV DNA 聚合酶的启动阶段。②以前基因组 RNA 为模板合成 HBV DNA 负链的反转录阶段。③HBV DNA 正链的合成阶段。临床研究显示，ETV 0.5 mg，每天 1 次，对 HBV 的抑制效应明显优于常规剂量的 LAM 及 ADV；对 LAM 耐药的 HBV 突变株亦有抑制效应，但弱于对 HBV 野生株的抑制。HBV 对 ETV 的耐药可能是通过 2 步过程实现的，初期首先筛选出 rtM204V/I 和 rtL180M 变异，然后进一步筛选出 rtM250、rtS202 或 rtT184 等替代变异。ETV 的耐药基因屏障显著高于 LAM，因为只有在 rtM204V/I 和 rtL180M 变异的基础上再出现其他一种变异，HBV 才会对 ETV 完全耐药。本药用于初治患者应答良好，耐药率低。对 LAM

或 LdT 耐药者,以往曾推荐转换为 ETV 加量疗法(从每天 0.5 mg 增至 1 mg),但因最终疗效仍不理想,故现多推荐在继续应用 LAM、LdT 或换用 ETV(一般不加量)的基础上,联用 ADV(可酌情加量至每天 15～20 mg)或 TDF;或换用 TDF。

LdT:L-脱氧胸腺嘧啶核苷(L-deoxythymidine,LdT)亦是一种 L-核苷类似物,但较 LAM 具有更强大的抗 HBV 活性。临床研究显示 LdT 对 HBV 复制的抑制效果优于 LAM,但亦存在耐药率较高的问题,常见耐药变异为 rtM204I,因此与 LAM 存在交叉耐药。一般用法是 600 mg,每天 1 次。值得一提的是,本品不仅能强效抑制 HBV DNA 复制,还能促进 HBeAg 血清学转换。此外,LdT 还可增加肾小球滤过率(GFR),从而保护肾功能,但机制尚不明确。由于 LdT 和 TDF 在妊娠安全性上均属于 B 类药物(即对动物胚胎无致畸性,但在人类胚胎的安全性未知),因此认为其对胎儿的安全性可能优于其他 NUCs。但需注意,LdT 与 IFN-α 特别是与 PEG IFN-α 联用时,可能增加周围神经病变的风险,故应列为配伍禁忌。此外,长期用药(多在半年以后),常见肌酸激酶(creatine kinase,CK)增加,多为一过性或反复波动,一般不影响治疗;但极少数患者可出现严重的横纹肌病变,必须换用 ETV 等其他 NUCs。

TDF:是一种核苷酸类似物,结构与 ADV 相似。欧美等国已批准用于抗 HIV 及抗 HBV,在我国国产制剂尚处于抗 HBV 治疗的临床验证阶段,原研制剂已于 2013 年上市。Truvada 是 TDF 和 FTC 组成的复方制剂。临床研究显示,TDF 每天 300 mg 的抗 HBV 疗效优于 ADV 每天 10 mg。TDF 的耐药率低,常见耐药相关变异为 rtA194T,但是否存在其他突变位点,以及与 ADV 是否存在交叉耐药尚待更多研究。TDF 与 ETV、LAM 及 LdT 等无交叉耐药,因此不仅可用于 CHB 患者的初始治疗,也可作为这些药物治疗失败后的挽救治疗。TDF 的安全性良好,肾毒性比 ADV 小,但有极少数报道称可引起范科尼综合征及肾功能不全;妊娠安全性上与 LdT 同属于 B 类药物。

FTC:结构与 LAM 相似,能强效抑制 HIV 及 HBV 复制。批准用于抗 HIV 治疗的 Emtriva 是只含 FTC 单一成分的制剂,而 Truvada 是 FTC 及 TDF 的复方制剂。有研究显示,FTC 治疗 CHB 可获得明显的生物化学、病毒学和组织学改善率,但对 HBeAg 血清学转换率无明显改善。耐药特点与 LAM 相似,可诱导 YMDD 变异,故本品迄今较少用于抗 HBV 治疗。

LFMAU:是一种尿嘧啶核苷类似物。临床研究显示,LFMAU 每天 30 mg,连服 24 周,可明显抑制 HBV DNA 复制;且某些患者在 LFMAU 撤除后,病毒持续抑制可达 24 周以上。然而,与对照组相比 LFMAU 并不能有效提高 HBeAg 血清学转换率,且可诱导 HBV YMDD 变异,因此其应用前景不佳。

(3)免疫调节药物:此类药物具有一定的免疫调节作用,特别是增强 Th1 型细胞因子活性而提高细胞免疫功能,抑制病毒复制。然而,单独用于 CHB 的抗病毒治疗时,其对 HBV 的抑制作用多不显著,因此常与 IFN-α 和/或 NUCs 合用。主要制剂:①胸腺素 α-1(Tα-1):由 28 个氨基酸构成,剂量 1.6 mg,以 1 mL 注射用水稀释,皮下注射,每周 2 次,每 6 个月为 1 个疗程。②胸腺喷丁:剂量 10 mg,稀释后肌内注射或静脉滴注,每天 1 次或每周 2 次,每 6 个月为 1 个疗程。

(4)联合治疗:由于 IFN-α 疗效有限,而 NUCs 缺乏免疫调节作用且存在耐药现象,因此联合抗病毒治疗成为重要选项之一。其目的主要在于增加抗病毒疗效,同时减少或避免耐药的发生。可采取的策略主要有:①2 种耐药模式不同的 NUCs 起始联合,例如 LAM＋ADV。②一种 NUC 耐药后,加用另一种 NUC。③一种 NUC 耐药后,换用另一种 NUC。④一种 IFN-α(优先选用 PEG-IFN-α)与一种 NUC(除外 LdT)同时或序贯使用。联合治疗的方式和效果有待深入观察。值得注意的是,近年临床发现 NUCs 联合应用中交叉耐药明显增多,以 LAM＋ADV 较常见,致使后继用药选择困难。处理上部分患者可序贯使应用 IFN,但疗效较为有限;对停药可能发生反跳导致重症化者,先后采用增加 ADV 剂量或改用 ETV＋ADV,均取得良好疗效,新近采用 TDF 或 ETV＋TDF,则疗效更佳。

(5)复发与再治疗:各家有关治疗复发率报道尚不一致。一般认为 NUCs 复发率高于 IFN-α,巩固治疗时间越长复发率越低。再治疗时选用同样药物有效,且应答速度较快。有关研究尚待进一步深入。

2.抗炎保肝药物

(1)抗炎类药物:甘草酸类制剂具有类似肾上腺皮质激素的非特异性抗炎作用而无抑制免疫功能的不良反应,可改善肝功能。目前甘草酸类制剂发展到了第四代,代表药物为异甘草酸镁注射液、甘草酸二铵肠溶胶囊。

(2)抗氧化类药物:代表药物主要为水飞蓟宾类和双环醇。水飞蓟宾对四氯化碳等毒物引起的各类肝损伤具有不同程度的保护和治疗作用,还能增强细胞核仁内多聚酶 A 的活性,刺激细胞内的核糖体核糖核酸,增加蛋白质的合成。

(3)解毒类保肝药物:代表药物为谷胱甘肽(GSH)、N-乙酰半胱氨酸(NAC)及硫普罗宁等,分子中含有巯基,可从多方面保护肝细胞。可参与体内三羧酸循环及糖代谢,激活多种酶,从而促进糖、脂肪及蛋白质代谢,并能影响细胞的代谢过程,可减轻组织损伤,促进修复。

(4)肝细胞膜修复保护剂:代表药物为多烯磷脂酰胆碱,多元不饱和磷脂胆碱是肝细胞膜的天然成分,可进入肝细胞,并以完整的分子与肝细胞膜及细胞器膜相结合,增加膜的完整性、稳定性和流动性,使受损肝功能和酶活性恢复正常,调节肝脏的能量代谢,促进肝细胞的再生,并将中性脂肪和胆固醇转化成容易代谢的形式;还具有减少氧应激与脂质过氧化,抑制肝细胞凋亡,降低炎症反应和抑制肝星状细胞活化、防治肝纤维化等功能,从多个方面保护肝细胞免受损害。

(5)利胆类药物:本类主要有 S-腺苷蛋氨酸(SAMe)及熊去氧胆酸(UDCA)。SAMe 有助于肝细胞恢复功能,促进肝内淤积胆汁的排泄,从而达到退黄、降酶及减轻症状的作用,多用于伴有肝内胆汁淤积的各种肝病。

3.促进蛋白合成的药物

生长激素能促进肝细胞合成蛋白质,提高血清蛋白水平,改善凝血酶原时间。用法为每天 4 IU,皮下或肌内注射,20 天后减为每周 4 IU。由于水钠潴留、高血糖及继发肿瘤风险升高等不良反应,目前应用不多。

4.抗肝纤维化药物

目前还缺乏有肯定临床疗效的药物。可酌用扶正化瘀胶囊、复方鳖甲软肝片、安络化纤丸及肝复乐等。

(三)重型肝炎的治疗

重型肝炎的形成是肝细胞以不同速度发生大量坏死及凋亡而陷入肝衰竭的过程。肝衰竭能否逆转,决定因素是尚存活肝细胞数量多寡。若肝细胞死亡殆尽,丧失再生基础,欲用药物逆转肝衰竭的机会甚少,所以必须在尚有相当数量肝细胞存活的疾病早期或较早期抓紧监护和治疗。

1.支持疗法

重型肝炎的治疗主要是支持性的,目的是赢得肝细胞再生及组织损伤恢复的时间,或去除失代偿的诱因。一般措施包括:①密切监测生命体征。②仔细检查肝脏大小,记录尿量及腹围变化。③严格隔离消毒，限制探视，防止医院内感染。④静脉插管以便采血、测压及输注营养物质。⑤注意口腔及皮肤护理，注意所有插管的无菌处理。⑥动态监测肝功能、心肺功能、血清酸碱和电解质、动脉血气、PTA及血糖水平等指标的变化。⑦心血管、肺、肾及脑的并发症很常见，常标志发生多器官衰竭，早期发现和处理与近年生存率的提高相关。⑧昏迷患者留置导尿管仅限于女性（男性可用尿套）。

严重肝病营养支持疗法的管理原则如下。①"补充"原则：清蛋白、能量、微量元素等。②"纠偏"原则：支链氨基酸/芳香氨基酸比值（BCAA/AAA）、血氨、电解质、酸碱、解毒（人工肝）等。③"调整"原则：限制蛋白摄入（预防肝性脑病）、免疫调节等。④"对症"原则：脑水肿、脱水及过度通气等。

重型肝炎患者每天需热量2 000 kcal以上。部分患者病情恶化，可能与消耗、衰竭、感染等所致的热量长期不足有关。严重肝病时各种营养素的补充应遵循以下要点：①蛋白摄入量应在病变恢复需要和肝功能可耐受之间，进行不同病期的个体化探索。在血浆清蛋白过低、水肿及腹水时，需给予高蛋白饮食，可按每天1.5～2.0 g/kg计算，成人每天需100～120 g。肝性脑病早期（首日）应严格限制蛋白质摄入，以减少肠源性氮质的来源，以后每天维持蛋白质摄入量1.0～1.5 g/kg。植物蛋白可能较易耐受，动物蛋白则以牛奶较佳。待患者清醒后逐渐增加蛋白质供应，以患者能够耐受为度。补充清蛋白并不会加重肝性脑病，且可提高血浆胶体渗透压，有效控制腹水和缓解脑水肿。②支链氨基酸未必能有效拮抗芳香族氨基酸，但从营养学角度看，有助于维持正氮平衡，用于慢性肝衰竭时较为恰当。③肝衰竭时，糖利用无明显异常，而糖原合成与储备不足。热量主要由葡萄糖溶液补给，但应用时间过久、浓度过高时因肝脏不能充分同化而以尿糖排出，因此单用含糖溶液常难满足热量补充。静脉滴注葡萄糖液应注意时间分配，防止夜间及清晨低血糖。④有研究表明，严重肝病时对中、长链脂肪乳剂的廓清基本正常，故脂肪摄入量不必过分限制，适量静脉滴入有助于缓解患者能量补充不足和单纯补充葡萄糖的不利因素。一般成人剂量为每次250 mL，每周2次。⑤维生素的补充也很重要，特别是适量补充B族维生素、维生素C等。⑥注意补充电解质和纠正电解质紊乱。低钾时同时口服及静脉补钾；如尿量正常，血清K^+应维持在正常水平。低钙时可每天以10%葡萄糖酸钙10 mL静脉滴注；人工肝血浆交换治疗时常见低钙血症所致手足搐搦，系因库存血中枸橼酸螯合Ca^{2+}所致，故每输入200 mL枸橼酸血液，应另补钙约1 g。

一般不应单凭血二氧化碳结合力降低便误认为是代谢性酸血症。血气分析显示绝大多数患者有呼吸性碱血症或同时有代谢性碱血症，因而重点应纠正碱血症。即使有乳酸血症，主要也应纠正低氧血症、休克或肾衰竭。三重酸碱失衡的治疗多用以纠正原发病因，而非单纯补碱或补酸。

2.抗病毒治疗

HBV DNA复制活跃者，应及时给予NUCs抗病毒治疗。早期应用NUCs可阻止与病毒复制相关的肝坏死，长期应用则有助于预防病情复发。IFN-α不能用于乙型重型肝炎的抗病毒治疗。

3.保护肝细胞、改善肝功能

国内目前应用，N-乙酰半胱氨酸（N-acetylcysteine，NAC）还原型谷胱甘肽、前列腺素E_1（PGE_1）、门冬氨酸钾镁等药物静脉滴注治疗重型肝炎较多，普遍获正面评价。小分子促肝细胞生长素制剂实际疗效有待准确评价。近年研究发现NAC可改善血流动力学和氧在组织的释放及利用,抑制 TNF-α 等炎性细胞因子和氧自由基,从而改善肝衰竭病情。过去本药主要用于药物(特别是对乙酰氨基酚)所致的肝衰竭,故得到美国急性肝衰竭指南的推荐。近年则进一步扩大到其他原因(包括病毒性肝炎)所致的肝衰竭,并获良好疗效。用法为 100 mg/kg,16 小时内缓慢静脉滴注。滴注过快易致心慌、不适等,故应从小剂量开始,缓慢静脉滴注,然后逐渐增加至常规用量。其他保肝制剂的应用参见 CHB 的治疗。

4.防治肝性脑病和脑水肿

(1)降低血氨:①控制每天蛋白摄入量为 1.0～1.5 g/kg。②口服新霉素抑制肠菌繁殖,减少氨的产生,用法为 0.2 g,每天 3～4 次。③口服乳果糖或拉克替醇,可通过降低肠腔 pH 而抑制肠菌产氨及氨的吸收。其中拉克替醇效果稳定,口感较好,易为患者接受。④门冬氨酸鸟氨酸能刺激谷氨酸与氨形成谷氨酰胺,使氨降解,可促进体内氨的转化与尿素的合成,降低慢性肝病时血氨水平。该药既可口服又可静脉滴注,使用较方便,可用于急、慢性肝性脑病,疗效满意。用法为急性肝炎者每天 5～10 g 静脉滴注。慢性肝炎或肝硬化,每天 10～20 g 静脉滴注(病情严重者可酌量增加,但根据目前的临床经验,每天不超过 40 g 为宜)。⑤氢氯精氨酸通过鸟氨酸循环降低血氨,但急性肝衰竭时鸟氨酸循环中的酶类活动性减弱,解氨能力有限,疗效不佳,仅用其纠正碱中毒。有报道认为该药疗效主要与抑制一氧化氮生成有关。用法为5～10 g,溶于液体内静脉滴注。⑥谷氨酸盐包括谷氨酸钾、钠及钙,在体内与氨结合形成无毒的谷氨酰胺而排出。但该药不易透过血-脑屏障,且易碱化血液,反而加重肝性脑病,故目前趋于不用。⑦必要时以乳果糖30 mL或拉克替醇加生理盐水 250 mL,混合后保留灌肠,每天 1～2 次。尤适用于有便秘的患者。

(2)苯二氮䓬受体拮抗剂:氟马西尼为苯二氮䓬受体拮抗剂,治疗肝性脑病有效。据报道用药后患者苏醒率较高,显效快,且用药量小,体内代谢快。本品 15 mg 静脉滴注3 小时,可使大部分患者肝性脑病改善,但需反复用药,显效用药量个体差异较大。

(3)支链氨基酸:适当输注支链氨基酸,理论上有助于纠正 BCAA/AAAA 比例失衡,可减少假性神经递质的形成,改善肝性脑病。同时可提供一部分能量,改善负氮平衡。主要用于慢性肝衰竭时,而急性肝衰竭时尚有不同意见。

(4)防治脑水肿:脑水肿既可以是重型肝炎的独立并发症,也是肝性脑病的形成机制之一。严重脑水肿引起的颅内压增高和脑疝是肝性脑病的直接死因。防治措施有:①限制水的输入量,纠正低钠血症。②有低蛋白血症的患者,应积极补充人血清蛋白。③20％甘露醇或 25％山梨醇,每次 1～2 g/kg,加压于 20～30 分钟内输入,每 4～6 小时 1 次,直至脑水肿明显减轻。④近年国内外采用低温疗法,据称治疗脑水肿和肝性脑病可获良好疗效。其机制主要有减缓脑组织能量代谢;可能抑制亚临床癫痫活动;促使脑血流及其自动调节的正常化;减轻无氧酵解及星状细胞的氧化应激;降低脑细胞外谷氨酸盐,并使脑渗透压正常化;逆转全身炎症反应综合征(SIRS);降低一氧化氮代谢;抑制氧化/氮化应激所致脑水肿。

5.防治消化道大出血

防治消化道大出血主要措施有:①给予质子泵抑制剂如奥美拉唑等。②生长抑素 250 μg 静脉注射,接着 100 μg 稀释后持续静脉滴入,疗效较好。③去甲肾上腺素 8 mg 溶于 100 mL 冰生理盐水中,分次饮入,有一定止血作用。④可静脉注射或滴注凝血酶原复合物、冷沉淀、维生素K、酚磺乙胺等。⑤酌情输新鲜血液。

6.防治急性肾损伤(包括肝肾综合征)

肝肾综合征(HRS)首先应当与肾前性少尿鉴别。一旦发生 HRS,尤其是 1 型 HRS,应禁用肾毒性药物,严格限制入水量,给予大剂量呋塞米及多巴胺,但成功者甚少。多死于快速发生的高钾血症。血液透析治疗仅有暂时疗效。当 HRS 合并脑水肿时,连续肾替代治疗暂时效果明显。近年报道用特利加压素、鸟氨酸加压素、去甲肾上腺素、米多君或生长抑素联合清蛋白输注治疗 HRS 疗效较佳。目前 HRS 重在预防,上述治疗通常只能延长存活时间而难以逆转病情。

7.低钠血症及腹水的治疗

低钠血症在肝硬化患者中很常见,发病率随疾病进展而增加。纠正低钠血症可减少肝性脑病的发生率,减少肝脏移植后的并发症,使腹水处理更有效,从而提高生活质量。但严重低钠血症时补钠切不可过快和过度。对早期低钠血症,首先应限制液体摄入以纠正血钠稀释。对终末期低钠血症,可能因为 Na^+ 进入细胞,体内 Na^+ 储备未减少甚至过负荷,补充高渗氯化钠反而可导致脑水肿或肺水肿,甚至引起脑桥髓鞘溶解症,故更应慎重。宜合用排钾利尿药和保钾利尿药,常用呋塞米加螺内酯口服。与血浆、清蛋白配合可提高利尿效果。托伐普坦为一类精氨酸加压素 V_2 受体阻滞剂,可选择性阻断集合管主细胞 V_2 受体,从而促进水排泄;与传统利尿剂不同,托伐普坦在健康人体不增加尿钠排出,且治疗时无须限水限盐,短期(1 个月)治疗较为安全。

8.控制感染

重型肝炎患者由于全身免疫功能降低,可发生包括细菌和真菌感染在内的各种感染,例如自发性细菌性腹膜炎(SBP)、肺部感染、脓毒症等。预防措施主要有 3% 碳酸氢钠液漱口,乳果糖或拉克替醇口服,以及免疫调节剂如胸腺素-α_1 等。SBP 大多为需氧菌感染,宜选用抗菌作用强的第三代头孢菌素(如头孢哌酮等)及新型喹诺酮类治疗。随着细菌耐药的增多,有时需用第三代头孢菌素加酶抑制剂,甚至第四代头孢菌素如头孢米诺钠、头孢吡肟甚至碳青霉烯类方可。对于严重感染者可先用碳青霉烯类,采用降阶治疗,即在应用 5~6 天后降至上述其他抗菌药物,以减少二重感染的发生。

9.人工肝支持疗法

人工肝支持系统分为物理型(血浆吸附、血液透析滤过等)、中间型(血浆置换、同种异体交叉循环等)、生物型(由生物反应器及细胞材料两大部分组成)和混合型(生物型+物理型,或生物型+中间型)。物理型人工肝以解毒功能为主;中间型人工肝兼有解毒及补充生物活性物质功能;生物型人工肝理论上能替代肝脏的各种功能;混合型人工肝可使人工肝支持系统的代谢及解毒作用更加完善和强化。目前国内开展的多系物理型人工肝及中间型人工肝,临床应用证明,暂时疗效十分明显,但尚难以达到显著降低病死率的目的。

10.肝移植

在应用 NUCs 充分抑制 HBV 复制的情况下,通过同种异体肝移植治疗重型肝炎能显著提高存活率。术后应用高效价乙型肝炎免疫球蛋白(HBIG)联合 NUCs 可有效预防 HBV 再感染和乙型肝炎再发。新近报道,可在成功阻断 HBV 再感染的情况下,撤除价格昂贵的 HBIG,仅保留 NUCs 即可。对 LAM 耐药株,须加用 ADV 控制。在等待肝源期间或手术前后可用人工肝进行过渡治疗。

(四)淤胆型肝炎的治疗

急性病例采用一般护肝疗法多能恢复。慢性病例可选用泼尼松(每天 40~60 mg),或小剂量泼尼松(每天 30 mg)加硫唑嘌呤(每天 50 mg)联合疗法。苯巴比妥可诱导葡萄糖醛酸转移酶活性,促进胆红素代谢,亦可选用,用法为 30~60 mg,每天 1~2 次。肝内胆汁淤积的发生与疏水性胆汁酸的有害作用相关,用亲水性胆汁酸制剂熊去氧胆酸(UDCA)或其生理形式牛磺熊去氧胆酸(TUDCA)口服,对淤胆型肝炎有一定疗效。腺苷蛋氨酸先静脉滴注后口服,对淤胆型肝炎有一定疗效。

(五)妊娠期肝炎的治疗

妊娠易加重乙型肝炎病情,故应重视。流产或分娩大出血易诱发重型肝炎,应加强预防措施。如已发展成重型肝炎,则按重型肝炎处理。因人工终止妊娠易加重肝损害,加之采用妊娠B级NUCs抗HBV疗效满意,故多主张自然分娩。

(六)慢性HBV携带者的治疗

此类患者因处于免疫耐受期,在肝功能正常、HBeAg和HBV DNA阳性情况下抗病毒疗效较差,反而因耐药率高,致使后续治疗选择减少。一般主张定期复查,无须进行抗病毒治疗。虽然曾试用人工免疫激活方法,包括肾上腺皮质激素撤除疗法,以期打破免疫耐受状态,但迄今疗效仍不满意。用NUCs虽可在数周至数月内抑制病毒复制,但最终仍因耐药而致后续治疗困难。

十一、预防

(一)管理传染源

由于HBV携带者广泛存在,传染源管理极为困难。血清HBV感染标志阳性者(单项抗-HBs阳性且HBV DNA阴性者除外)不能献血,避免从事饮食行业及托幼工作。

(二)切断传播途径

重点在于防止通过血液及体液传播。具体措施:①注射器、针头、针灸针、采血针等应高压蒸汽消毒或煮沸20分钟。②预防接种或注射药物时,注射器和针头须每人单用。③非必要时不输血及血制品。④食具、洗漱刮面用具专用。⑤接触患者后用肥皂及流水洗手。

(三)保护易感人群

1.乙型肝炎疫苗

过去曾用血源HBsAg灭活疫苗,现已淘汰。基因工程疫苗产量大、质量可靠、成本低,目前已广泛应用。每次5~20 μg,仍按0、1、6个月方案(亦有提出0、2、7个月方案)接种3次,免疫效果明显提高。必要时还可以适当加大单次免疫剂量。慢性HBV/HBsAg携带者接种疫苗无效。据报道,按上述程序注射安在时(GSK公司产品)20 μg,可有效免疫保护15年以上。免疫效果儿童优于成人,如接种数年后抗-HBs<10 mIU/mL,应加强接种一次。

2.乙型肝炎免疫球蛋白(HBIG)

注射HBIG属被动免疫,系直接注入抗-HBs,保护作用迅速,更适用于即将暴露者或意外暴露的高危人群。意外暴露者应在7天内肌内注射0.05~0.07 mL/kg,1个月后追加一次。HBIG对疫苗效果并无明显干扰作用。HBeAg/HBsAg阳性母亲的新生儿,生后应立即(不迟于24小时)肌内注射HBIG 100~200 IU及乙肝疫苗,1个月、6个月后共接种乙型肝炎疫苗共3次。我国宫内感染的发生率为10%~15%。预防HBV宫内感染最重要的应在妊娠前尽可能抑制母亲HBV的复制,降低孕妇外周血HBV载量。既往一般不主张对HBsAg携带的孕妇进行抗病毒治疗,但近年报道,高病毒复制孕妇在妊娠期最后3个月,使用妊娠B级NUCs(包括LdT及TDF,亦有部分学者认为也应包括LAM)阻断母婴传播效果满意,且无明确安全问题。我国曾报道对妊娠后期高病毒载量母亲的采用HBIG阻断母婴传播,据称获得良好效果,但因其有效性及安全性均未获肯定,现已用口服LdT等药物取而代之。

(林国帅)

第三节　丙型病毒性肝炎

丙型病毒性肝炎(viral hepatitis C,简称丙型肝炎)早在 20 世纪 70 年代即已确认为是一种肠道外传播的非甲非乙型肝炎(post-transfusion hepatitis non A non B,PT-NANBH)。1989 年 Choo 等经由分子克隆技术首先发现丙型肝炎病毒(HCV),1991 年 HCV 被归入黄病毒科丙型肝炎病毒属。本病呈全球分布,可引起急性肝炎,但症状通常较轻,易发展为慢性肝炎,部分患者可发展为肝硬化和肝癌;在少部分患者还与糖尿病、扩张性心肌病及心肌炎的发生相关。目前的标准治疗方案为 PEG-IFN 联合利巴韦林,而多种不含 IFN 的直接抗病毒治疗方案也已进入临床验证或应用阶段。

一、病原学

(一)HCV 颗粒

HCV 是一种直径 50～60 nm 的球形颗粒,最外层为包膜糖蛋白,其内为核衣壳。病毒基因组被核衣壳包裹,形成直径为 30～35 nm 核心颗粒,被包膜包裹形成完整的 HCV 颗粒,沉降系数为 140～159 S。根据蔗糖密度梯度分析,血清中存在两种不同密度梯度的 HCV 颗粒,一种为高密度(1.186～1.213 kg/L),可能为游离的或与免疫球蛋白结合的 HCV 颗粒;另一种为低密度(1.099～1.127 kg/L),可能是与低密度脂蛋白结合的 HCV。

(二)HCV 基因组及编码蛋白

HCV 基因组为单股正链 RNA,全长约 9 500 nt。因其 9 400 nt 以后的多聚腺苷酸尾(polyA)长短不一,故各家报道长度有所差异(9 400～9 600 nt)。基因组由 5'-非编码区(5'-NCR,长约 341 nt;又称 5'-非翻译区,5'-UTR)、开放读码框(ORF,长 9 033～9 099 nt)及 3'-非编码区(3'-NCR,又称 3'-非翻译区,3'-UTR)组成。

5'-NCR 序列在基因组序列中最为保守,含有内部核糖体进入位点(internal ribosome entry site,IRES),可调控病毒基因组的表达。ORF 从 5' 端至 3' 端依次为 C 区(编码核衣壳蛋白)、E1 和E2 区(编码包膜蛋白)、P7 区(编码细胞外膜孔蛋白或称离子通道蛋白)、NS2 区(非结构蛋白-2 区,编码病毒自体蛋白酶)、NS3 区(编码病毒解旋酶和丝氨酸蛋白酶)、NS4A(编码 NS3 蛋白酶辅助因子)、NS4B(编码复制复合体和膜网的组合因子)、NS5A(编码病毒复制和装配调节因子)、NS5B(编码 HCV RNA 指导的 RNA 聚合酶)。ORF 首先指导合成长 3 010～3 033 个氨基酸的聚蛋白前体,然后在病毒蛋白酶及宿主信号肽酶的作用下,切割为病毒的结构蛋白(核心蛋白和包膜蛋白)和非结构蛋白(NS1～NS5 蛋白)。E2 区实际上就是以往所称的 NS1 区,因此该区有时又称为 E2/NS1 区。C 区表达产物(核心抗原)和 E 区表达产物(包膜蛋白)均含重要的抗原表位;包膜蛋白还含有与肝细胞结合的表位,推测可刺激机体产生保护性抗体。NS3 蛋白也具有较强的免疫原性,可刺激机体产生抗体,在临床诊断上有重要价值。非结构蛋白主要是参与 HCV 复制的功能酶及其辅助因子。

(三)HCV 基因型

HCV 存在较高的基因异质性,根据核苷酸序列的差异可将 HCV 分为不同的基因型和亚型。当 HCV 全基因序列差异在 30% 以上时,可区分为不同的基因型;同一基因型 HCV 全基因序列的差异在 20% 以上时,可区分为不同的亚型。既往曾按 Okamoto 法将 HCV 分成 I ～ Ⅳ 型,但现已弃用。目前根据 Simmends 法,主要将 HCV 分为 7 个基因型,每个基因型又可分为不同的亚型(a、b、c 等)。研究较为充分的 HCV 基因型有 6 个,分为 1a、1b、1c、2a、2b、2c、3a、3b、4a、5a、6a 11 个亚型;以 1 型最为常见,占 40%～80%。不同国家及地区的 HCV 基因型分布有较大差异。中国、日本、美国以 1 型为主,3 型常见于印度、巴基斯坦、澳大利亚、苏格兰等,4 型常见于中东地区及非洲,5 型常见于南非,6 型常见于中国香港、澳门、广东及重庆等。7 型为近年自中非地区的少数患者中分离而得,其临床重要性尚不明确。1b 型 HCV RNA 载量高,肝脏病理组织学变化较重,易致肝硬化及肝癌,但也有学者认为基因型与疾病严重性并无明显相关。HCV 基因型还与 IFN 疗效密切相关,在研制 HCV 疫苗时亦需针对不同基因型 HCV 进行设计。

(四)HCV 准种

HCV RNA 在复制过程中有很高的变异率,从而形成相互关联但各不相同的准种,使得病毒易于逃避宿主的免疫清除,导致感染持续化。

(五)易感动物及外界抵抗力

黑猩猩是目前最为理想的 HCV 感染模型。树鼩也可被 HCV 感染,但其感染特点尚未完全阐明。HCV 对氯仿、乙醚等有机溶剂敏感。100 ℃煮沸 5 分钟、60 ℃持续 10 小时、1∶1 000 甲醛 37 ℃下处理6 小时、20% 次氯酸处理、紫外线照射等均可灭活 HCV。血制品中的 HCV 可用干热 80 ℃处理 72 小时或加变性剂使之灭活。

二、流行病学

(一)传染源

传染源主要为急、慢性丙型肝炎患者及慢性 HCV 携带者。

(二)传播途径

传播途径与乙型肝炎相似,但近年输血或血制品传播显著减少,而非输血途径如静脉药瘾、性接触及不洁注射呈相对上升趋势。

1.通过输血或血制品传播

通过输血或血制品传播是 HCV 最主要的传播途径,反复输入多个供血员血液或血制品者更易感染 HCV。国内曾因单采血浆回输血细胞时污染,造成丙型肝炎暴发流行。国外资料表明,抗-HCV 阳性率在输血后非甲非乙型肝炎患者中为 85%,在血源性凝血因子治疗的血友病患者为 60%～70%,在静脉药瘾者(IDU)为 50%～70%。

2.通过非输血途径传播

非输血人群主要通过反复不洁注射或针刺、含 HCV 的血液反复污染皮肤和黏膜的隐性伤口,以及性接触等方式而传播。值得注意的是,近年我国因注射污染所致 HCV 感染暴发多达数十起。

3.性接触传播

HCV 可通过性接触传播,但 HCV 阳性患者将病毒传播给配偶的概率较小。在男同性恋及妓女等性乱人群中,HCV 的传播并不如 HBV 常见。HCV 携带者家庭成员受感染概率较低,但总体上其感染率远高于普通人群。

4.母婴传播

抗-HCV 抗体阳性母亲将 HCV 传播给新生儿的危险性为 2%。若母亲在分娩时 HCV RNA 阳性，则传播的危险性可高达 4%～7%。合并 HIV 感染时，传播的危险性增至 20%。HCV 病毒高载量可增加传播的危险性。

5.其他途径

仍有 15%～30% 散发性丙型肝炎病例并无输血或肠道外暴露史，传播途径不明。目前认为，接吻、拥抱、喷嚏、咳嗽、食物、饮水、共用餐具及水杯、无皮肤破损及其他无血液暴露的接触一般不传播 HCV。

(三)易感人群

对 HCV 无免疫力者普遍易感。在西方国家，除反复输血者外，IDU、同性恋等性乱者及血液透析患者丙型肝炎发病率较高。美国、德国、西班牙等国家 IDU 的 HCV 感染率分别为 60%、40%、70%，我国昆明及重庆 IDU 的 HCV 感染率分别为 60% 及 40.5%。本病可发生于任何年龄，一般儿童及青少年 HCV 感染率较低，中青年次之。男性 HCV 感染率大于女性。HCV 多见于 16 岁以上人群。HCV 感染恢复后血清抗体水平低，免疫保护能力弱，有再次感染 HCV 的可能性。然而，近年研究发现，再感染后发生自发清除的比例较高，提示感染后的免疫反应存在。目前检测到的抗-HCV 并非保护性抗体。

(四)流行情况

丙型肝炎呈全球性分布，无明确地理界限。全球感染率约为 2.35%，据估计感染总数达 2.1 亿人，慢性感染者大约 1.6 亿人。大多数西欧国家及北美洲的人群，HCV 感染率为 0.1%～2.0%，地中海沿岸地区约为 3%，热带地区可高达 6%，国家按从高到低依次为埃及、蒙古等。在日本普通人群中，HCV 携带率为 1%～3%，非洲部分国家高达 6%。

我国过去调查显示 HCV 感染率约为 3.2%。自 1992 年起开始对抗-HCV 进行筛查以来，输血相关急性丙型肝炎感染显著下降，而经 IDU 传播及性传播则相对增高。近年调查显示有较大幅度下降，如2006 年研究显示，1～59 岁人群抗-HCV 流行率约为 0.43%，部分专家认为目前实际流行率可能在 1% 左右。IDU、血液透析、性乱者及输血者的感染率远高于普通人群。尽管 HCV 感染率明显下降，但由其所致肝病的发现率呈上升趋势，可能与丙型肝炎的临床表现滞后于感染(20 年或更长)有关。

三、发病机制

HCV 入侵宿主细胞是在多种受体联合介导下完成的复杂过程。已提出的 HCV 受体主要包括 CD81、低密度脂蛋白受体(low density lipoprotein receptor，LDLR)、B 族 I 型清道夫受体(scavenger receptor class B type I，SR-B I)、紧密连接蛋白家族、表皮生长因子受体(epidermal growth factor receptor，EGFR)、酪氨酸激酶 EphA2 受体(ephrin receptor A2，EphA2)、NPC1L1 受体(niemann-Pick C1-like 1 cholesterol absorption receptor)等。HCV 感染肝细胞的机制可能是通过其包膜蛋白 E2 与肝细胞表面相应受体 CD81 分子相结合而实现。过去认为丙型肝炎的发病机制是 HCV 对肝细胞的直接损害，现认为这只是次要机制。以下几点提示丙型肝炎的发病可能有免疫机制参与：①受 HCV 感染的肝细胞数量少，而肝组织炎症反应明显，二者形成反差。②免疫组化证明丙型肝炎肝实质坏死区主要为 CD8$^+$ 淋巴细胞浸润，免疫电镜观察到 CD8$^+$ 细胞与肝细胞直接接触。③从丙型肝炎患者肝脏中分离出 HCV 特异性 T 细胞克隆。④IFN-α

治疗可使肝内 CD8$^+$ 细胞数量减少。⑤丙型肝炎患者肝细胞表面表达 HLA 分子及 ICAM-1 分子。这些发现与乙型肝炎较为相似。

HCV 感染时虽诱导特异性 CTL 反应,但由于 HCV RNA 高度可变区的易变异性,形成一系列准种等变异体,特异性 CTL 不能识别其表位,使抗病毒免疫失效,此乃 HCV 感染极易慢性化的根本原因。其慢性化机制亦包括以下几点:①HCV 在血中的水平很低,容易诱生免疫耐受。②HCV 具有泛嗜性,不易清除。③免疫细胞可被 HCV 感染,从而产生免疫紊乱。此外,有学者提出 1b 型 HCV 感染更易慢化性,其原因尚待研究。

丙型肝炎的发病还可能有自身免疫应答参与。除抗体依赖性细胞介导的细胞毒(ADCC)外,还发现部分患者血清肝-肾微粒体抗体(抗-LKM1)等自身抗体阳性,高度提示丙型肝炎与自身免疫反应有关。

亚裔(黄种人)慢性丙型肝炎(CHC)患者对 IFN-α 的应答高于高加索人(白种人)的原因尚不清楚。近年发现,宿主遗传学变化与 CHC 患者之 IFN-α 应答、自发病毒清除及利巴韦林(ribavirin,RBV)所致贫血反应均具相关性。有两组报道分别研究了编码Ⅲ型 IFN-α 的 IL-28B 基因中 3kb 上游 rs12979860 号单核苷酸多态性(SNP),结果发现该位点 T/T 和 T/C 相对于 C/C 不仅与对 IFN-α 的应答显著下降相关(应答差异达 2 倍),且证实在 T/T 和 T/C 的患者中,IFN-α 应答失败者血中 IL-28B 的 RNA 水平较低。然而,我国人群 IFN-α 疗效普遍较高的原因似不能完全以上述发现解释,推测也与病毒因素相关。进一步研究还发现,三磷酸肌苷(ITPA)基因的变异可显著影响 RBV 治疗所致的贫血,即具有 rs27354CC 型及 rs7270101AA 型的患者均易发生 RBV 相关贫血。

四、病理改变

丙型肝炎的病理改变与乙型肝炎极为相似,均以肝细胞坏死及淋巴细胞浸润为主。但以下病变是丙型肝炎的特点:①汇管区淋巴细胞聚集是丙型肝炎的主要特征,部分病例可形成淋巴滤泡。②点灶样肝细胞坏死及不同程度的炎症在急性及 CHC 中较为常见。③胆管损伤亦是丙型肝炎较为常见的特征,周围常伴淋巴细胞浸润。④肝脂肪变性较为常见。

五、临床表现

丙型肝炎的临床表现一般较轻,常为亚临床型。输血后丙型肝炎潜伏期 2～26 周,平均 8 周。非输血后散发性病例的潜伏期尚待确定。

(一)急性肝炎

急性丙型肝炎约占 HCV 感染的 20%,这意味着约 80% 患者将发生慢性化。40%～75% 的急性 HCV 感染患者无症状。临床发病者除急性肝炎相关的临床症状外,肝功能异常主要是血清 ALT 升高,但峰值较乙型肝炎低。ALT 升高曲线分为单相型、双相型及平台型 3 种类型。单相型可能是一种急性自限性 HCV 感染,很少发生慢性化;双相型临床症状较重,慢性率亦较高;平台型 ALT 升高持续时间较长。输血后丙型肝炎 2/3 以上为无黄疸型,多无明显症状或症状很轻,非输血后散发性丙型肝炎无黄疸型病例更多。即使是急性黄疸型病例,临床症状亦较轻,少见高黄疸,血清 ALT 轻中度升高。仅少数病例临床症状明显,肝功能改变较重。

(二)重型肝炎及肝衰竭

单纯 HCV 感染所致的重型肝炎或急性肝衰竭极为少见,这可能归因于丙型肝炎的惰性特征。近年研究提示,乙型肝炎或慢性 HBV 携带者重叠 HCV 感染,以及 CHC 同时嗜酒者颇易重型化。此外,在 CHC 发展到失代偿性肝硬化后可见肝衰竭。

(三)慢性肝炎

各家报道丙型肝炎慢性化率为 $60\%\sim85\%$。由 CHC 演变为肝硬化者高达 20% 以上,从输血到诊断为肝硬化需 $20\sim25$ 年。在肝硬化的基础上又可转变为肝细胞癌,年发生率 $1\%\sim4\%$,近年我国 HCV 相关 HCC 有逐渐增多趋势。

(四)无症状慢性 HCV 携带者

HCV 隐性感染及无症状慢性 HCV 携带者多见。根据临床演变及 ALT 变化的不同形式,HCV 可分为以下 3 种类型。

1.反复发作型

反复发作型为典型的慢性 HCV 感染。ALT 在正常值的上界周围反复明显波动,波动期 ALT 升高,缓解期则恢复正常;肝活检显示不同程度的肝组织慢性炎症反应。

2.持续异常型

ALT 轻度持续性升高。肝活检亦呈不同程度的慢性炎症;反复发作型及持续异常型,二者的急性期与慢性期之间几乎没有明确界限。

3.无症状携带型

ALT 正常。肝活检肝组织可能正常或显示不同程度的慢性肝炎改变;ALT 正常不能排除慢性肝炎的可能。

HCV 感染可伴有多种肝外表现或与某些疾病相关,如桥本甲状腺炎、类风湿性关节炎、干燥综合征、冷球蛋白血症、膜增殖性肾炎、卟啉性皮肤结节病、B 细胞非霍奇金淋巴瘤及扩张型心肌病和心肌炎等。

六、实验室检查

常规实验室检查参考甲型肝炎有关部分。目前用于 HCV 感染的特异实验诊断方法主要有三大类,即检测抗-HCV、血清丙型肝炎抗原(HCAg)及 HCV RNA。

在 1982—1989 年期间,美国 Chiron 公司从受染黑猩猩混合血浆超速离心物提取全部核酸,用反转录酶随机引物建立 cDNA 文库,经噬菌体 λgt11 表达出 100 万(106)个多肽,从中筛选出一个多肽具有 HCV 抗原性,其 cDNA 称为 5-1-1 克隆。5-1-1 克隆与另外三个重叠克隆相结合形成 C100 基因片断。为了促进 C100 多肽表达,将 C100 基因及人超氧化物歧化酶(SOD)基因相融合,在重组的酵母菌质粒中表达出一个融合多肽,称为 C100-3 抗原,此乃现今用于丙型肝炎诊断的抗原。

(一)血清抗-HCV

用 C100-3 抗原通过 ELISA 法(第一代 ELISA 法,ELISA-1)进行检测已广泛用于慢性 HCV 感染的筛查,但部分免疫球蛋白水平高的患者仍可能出现假阳性。近年推出第二代重组免疫印迹法(RIBA),对 ELISA-2 检测抗-HCV 阳性者再用 RIBA-2 检测加以确认,特异性大大提高。

(二)血清丙型肝炎抗原(HCAg)

血清中 HCAg 含量很低,检出率不高,仅用于献血者的筛查。

(三)血清 HCV RNA

HCV 感染者血清病毒数量很少,常规分子杂交技术难以检出 HCV RNA。用反转录聚合酶链反应(RT-PCR)或套式聚合酶链反应(nested PCR)技术,选择高度保守区基因序列设计引物检测血清 HCV RNA 有如下优点:①敏感性极高,可大大提高阳检率。②为判断 HCV 感染及传染性的可靠指标。③有助于早期诊断。缺点是通过两次 PCR 扩增易因污染而出现假阳性。国内普遍采用 HCV 核酸扩增荧光(荧光 RT-PCR)检测试剂盒,可用于 HCV RNA 定量检测,对了解患者体内 HCV 复制水平及评价抗病毒治疗效果有帮助。为提高 HCV RNA 的检出率,抽血后应尽快分离血清,以免血细胞中的 RNA 酶降解 HCV RNA;且应避免对标本反复冻融,以防 HCV RNA 破坏。

七、诊断

除参考流行病学资料、临床特点及常规实验室检查外,主要依靠特异血清病原学进行确诊。HCV 感染与 HBV 感染特征比较见表 8-4。

表 8-4　HCV 感染与 HBV 感染的临床特征比较

	HCV 感染	HBV 感染
潜伏期	15~180 天	45~160 天
病毒血症水平	低,10^3~10^6 IU/mL	高,10^5~10^8 IU/mL[§]
发病机制	病毒直接致病与免疫损伤	一般为免疫损伤
肝脏病理	损害较轻,脂肪变性多见	损害较重,炎细胞浸润及坏死显著
活动期血清 ALT 水平	低,常<300 IU/L	高,常可>400 IU/L
黄疸	发生率低,且多<50.5 μmol/L	发生率高,且常>50.5 μmol/L
重型肝炎发生率	极少见,多合并其他肝炎病毒感染	常见
重复感染	治愈后能发生再感染	治愈后可获得较持久免疫
抗病毒治疗适应证	病毒载量≥2×10^2 IU/mL,ALT 正常或升高	病毒载量≥2×10^3 IU/mL,ALT ≥2×ULN
以 IFN-α 类为基础的疗效	约 70%[※](我国可达 80%~90%)	约 30%

注:[※]IFN-α 类+RBV 应答;[§] HBeAg 阳性患者。

八、治疗

一般护肝对症治疗同乙型肝炎。积极的抗病毒治疗对控制丙型肝炎及其并发症具有重要意义。

(一)急性丙型肝炎

急性丙型肝炎中有 60%~85%转变成慢性肝炎,一旦慢性化后常持续终生,少有自发终止者。HCV 感染时间越短,肝组织病变越轻,血中病毒量越少,抗病毒疗效越好。因此,早期进行抗病毒治疗,阻断其慢性发展过程,具有重要意义。一般认为临床发病后 1 个月内,血清 ALT 持续升高,血清 HCV RNA 阳性的急性丙型肝炎患者应及早给予 IFN-α 加 RBV 治疗。

(二)慢性丙型肝炎(CHC)

过去曾认为 CHC 应用 IFN-α 抗病毒治疗的指征除了血清 HCV RNA 持续阳性之外,应具备血清 ALT 异常。但以后发现与 CHB 不同,不必等到 ALT 增高,亦可获得良好疗效。

1.禁忌证

对于 IFN 联合 RBV 的治疗方案,下列情况应列为禁忌证:失代偿性肝硬化、酗酒、吸毒、抑郁症、严重的自身免疫性疾病、妊娠、未能控制的糖尿病、未得到控制的高血压、严重贫血(HB<80 g/L)、冠心病、外周血管疾病、痛风等。

2.抗病毒治疗应答

以生化检查(ALT)、病毒学检查(HCV RNA)及组织学检查结果进行判断。治疗应答可分为早期病毒学应答(early virologic response,EVR)、治疗结束应答(end of treatment response,ETR)及治疗结束后 24 周时应答即持续病毒学应答(sustained virologic response,SVR)。血清 ALT 复常及 HCV RNA 转阴为完全应答;血清 ALT 复常而 HCV RNA 未转阴,或 HCV RNA 转阴而 ALT 未复常为部分应答;血清 ALT 未复常、HCV RNA 未转阴为无应答或钝化应答。

3.CHC 初治应答及方案

IFN-α 抗病毒治疗应答的定义与 CHB 一致,治疗方案有下列几种。①IFN-α 单用:成人剂量为500 万单位,皮下注射,隔天 1 次,疗程根据不同基因型,分为 24 周(基因非 1 型)或 48 周(基因 1 型)。此法因 ETR 及 SR 较低,已基本不用。②IFN-α 与 RBV 联合应用:RBV 是一种合成的核苷类似物,对几种 RNA 病毒及 DNA 病毒均有抑制作用,现认为它可上调 Th1 细胞应答,加强 IFN-α 的抗病毒效果。IFN-α 剂量同上,RBV 每天 800～1 000 mg,分次口服。24 及 48 周的 ETR 分别为 55%及 51%,SR 分别为 33%及 41%。联合疗法比 IFN-α 单用疗效为优,并可减少复发,因此在 PEG-IFN 问世之前曾推荐作为首选治疗方案。③PEG-IFN-α:现有聚乙二醇 IFN-α-2a(PEG-IFN-α-2a 及 PEG-IFN-α-2b)使 CHC 的 SVR 提高至 40%以上,如与 RBV 联合应用,可提高至 60%以上。在临床实践中,发现国内 CHC 患者应答率更高(可达 80%～90%),故已取代 IFN-α 成为首选药物。

4.抗病毒治疗应答的预测因素

以下 7 个独立的因素预测治疗应答较佳:①HCV 为 2 型或 3 型(即非 1 型,但 4 型除外)。②基线病毒负荷小于 $3.5×10^5$/mL。③无肝硬化。④女性。⑤年龄小于 40 岁(每增加 10 岁疗效降低 5%)。⑥不饮酒(因饮酒可降低疗效并加速病情发展)。⑦早期病毒学应答良好。其中 HCV 基因型、早期病毒学应答及治疗前病毒负荷是最价值的治疗效果预测因素。

5.复发者及特殊人群的治疗

可用 IFN、RBV 与金刚烷胺联合治疗。在一项纳入 225 名非应答者的大型试验中,将 IFN 和 RBV 联合治疗与 IFN、RBV 和金刚烷胺联合治疗相比较,接受 3 种药物联合治疗者的应答率有所提高。

6.新治疗方法

近年研发的直接作用抗病毒药物(DAA)给难治性 CHC 带来了希望。其主要作用靶标是 NS3/4A 蛋白酶、NS5A 蛋白酶及 NS5B 聚合酶,其中 NS5B 聚合酶提供了不同的作用靶点,即 NUCs 的催化结构域和非 NUCs 的一些变构位点。最近已经有 2 个 NS3/4A 蛋白酶抑制剂获得批准,40 余种新的 NS3/4A、NS5A 或者 NS5B 抑制剂正在研发中。博赛匹和特抗匹韦两种口服蛋白酶抑制剂(PIs)为第 1 代 DAA,已被批准与 PEG-IFN/RBV 联合治疗 HCV 感染患者。采用这种新的三联治疗方案,1 型 HCV 慢性感染者的治愈率已增加至 70%～80%,同时显著减少了治疗周期。此外,不断发现了小分子化合物研发的替代病毒靶标,包括 P7 或 NS4B,以及病毒进入相关靶点。目前正在探讨不依赖 IFN 的短程(3 个月)DAA 疗法,并取得满意的初步疗效,这代表着抗 CHC 药物治疗的一个巨大进步。

九、预防

一般预防措施同乙型肝炎。用第 2/3 代 ELISA 法检测抗-HCV 以筛选供血员,以 RIBA-2 法做补充筛选,可显著降低输血后 HCV 感染率和丙型肝炎发病率。近年亦有用 HCAg 进行筛选。RT-PCR 法筛选虽很可靠,但不适于广泛应用。

由于 HCV 存在不同基因型,易变异,加上实验动物模型的限制,HCV 疫苗研究存在较多困难;虽然从免疫角度出发的疫苗研制和核酸疫苗研究均取得一定进展,但还有众多问题亟待解决。

(林国帅)

第四节　丁型病毒性肝炎

丁型病毒性肝炎系由丁型肝炎病毒(HDV)与 HBV 共同感染所致的、以肝细胞损害为主的感染病,呈全球分布,易使肝炎发生慢性化及重型化。

一、病原学

HDV 原称 δ 因子,于 1977 年由意大利学者 Rizzetto 在都灵的 HBV 感染者中发现,1983 年国际会议正式命名。HDV 是一种 RNA 病毒,颗粒呈球形,直径约 36 nm,其外壳是嗜肝 DNA 病毒表面抗原(在人类为 HBsAg),内部含有丁型肝炎抗原(HDAg)及 HDV 基因组。HDAg 有 P24 及 P27 两种,作用各不相同。P24 可促进高水平的 HDV 复制,P27 则可抑制 HDV 复制并与 HDV 装配有关,两者的平衡对病毒及宿主均有意义。HDV 基因组为一环状单负链 RNA,全长为 1 679 bp。HDV RNA 复制过程较为特殊,其环状基因组 RNA 以滚环机制进行复制。图 8-5 为 HDV 复制时细胞内的3 种 HDV RNA(HDV 基因组、互补基因组及编码 HDAg 的 mRNA)形式。HDV 是一种缺陷性病毒,其复制需要 HBV 等嗜肝 DNA 病毒的辅佐。现已证明,除 HBV 外,土拨鼠肝炎病毒(WHV)及鸭乙型肝炎病毒(DHBV)亦能为 HDV 提供外膜蛋白。

图 8-5　HDV 复制时在细胞内的 3 种 HDV RNA 形式

A.HDV 基因组;B.抗基因组(互补);C.编码 HDAg 的 mRNA

HDV有3种基因型：Ⅰ型呈全球分布，有ⅠA和ⅠB两个亚型，ⅠB见于东亚；Ⅱ型主要见于欧洲；Ⅲ型见于南美洲北部地区，并与急性重型肝炎或病情较重的肝炎有关。亦有学者将HDV分为8个基因型。

二、流行病学

(一)传染源
传染源主要是急、慢性丁型肝炎患者及HDV携带者。

(二)传播途径
HDV的传播方式与HBV相同，输血及血制品是传播HDV的最重要途径之一。其他包括经注射和针刺传播、日常生活密切接触传播及围生期传播等。实际上HDV传播途径与HBV相同。我国HDV传播方式以生活密切接触为主。

(三)易感人群
HDV感染分为两种类型：①HDV/HBV同时感染，感染对象是既往未被HBV感染的各类人群。这类患者病情轻，易发生病毒清除。对未感染HBV的人群，接种乙型肝炎疫苗可安全、有效地预防HDV感染。②HDV/HBV重叠感染，感染对象是原先已被HBV感染的各类人群，包括HBV携带者及乙型肝炎患者。这些患者体内含有HBsAg，一旦感染HDV，极有利于HDV复制，所以这类人群对HDV的易感性更强，感染后易发展为重型肝炎。

(四)流行特征
HDV感染呈世界性分布，全球约有1 500万HDV感染者。有地方性感染、一般人群感染及高危人群感染3种流行模式。意大利是HDV感染的发现地，而地中海沿岸国家、中东地区、非洲及南美洲亚马孙河流域是HDV感染的高流行区。例如，意大利南部慢性HBV/HBsAg携带者中HDV感染率高达40%～50%。HDV感染在地方性高发区的持久流行，系由HDV在HBV/HBsAg携带者之间不断传播所致。除南欧为地方性高流行区外，其他发达国家HDV感染率一般仅占HBV/HBsAg携带者的5%以下。发展中国家HBsAg携带者较高，有导致HDV感染传播的基础。我国各地HBsAg阳性者中HDV感染率为0～32%，北方偏低，南方较高。活动性CHB及重型肝炎患者HDV感染率明显高于无HBV携带者。然而，20世纪90年代以后国内HDV感染呈下降趋势，但在IDU中则与国外一样，相对较为常见。

三、发病机制

HDV的复制效率高，感染肝细胞内含有大量HDV。目前认为，HDV本身及其表达产物对肝细胞有直接作用，但尚缺乏确切证据。此外，HDAg的抗原性较强，有资料显示是$CD8^+$T细胞攻击的靶抗原。因此，宿主免疫应答参与了肝细胞的损伤。

四、病理改变

HDV感染的病理变化与HBV感染基本相同，但有其特点。肝组织改变以肝细胞嗜酸性变及微泡状脂肪变性为特征，伴以肝细胞水肿、炎症细胞浸润及汇管区炎症反应。如系重型肝炎，除见大块肝坏死外，残留肝细胞微泡状脂肪变性、假胆管样肝细胞再生及汇管区炎症更加明显。据报道，HDV感染标本有明显的嗜酸小体形成，且有明显的微泡状脂肪变性，淋巴细胞浸润并不明显。这些发现提示其与乙型肝炎的肝脏病变有一定差异。

五、临床表现

（一）HDV 与 HBV 同时感染（急性丁型肝炎）

潜伏期 6～12 周，临床表现与急性自限性乙型肝炎类似，多数为急性黄疸型肝炎。在病程中可先后发生两次肝功能损害，即血清 T.Bil 及 ALT/AST 增高。整个病程较短，HDV 感染常随 HBV 感染的终止而终止，预后良好，很少向重型肝炎、慢性肝炎或无症状慢性 HDV 携带者发展。

（二）HDV 与 HBV 重叠感染

潜伏期 3～4 周。其临床表现轻重悬殊，复杂多样。

1.急性肝炎样丁型肝炎

在无症状慢性 HBV/HBsAg 携带者基础上重叠感染 HDV 后，最常见的临床表现形式是急性肝炎样发作，有时病情较重，血清 ALT 持续升高达数月之久，或血清 T.Bil 及 ALT 升高呈双峰曲线。在 HDV 感染期间，血清 HBsAg 水平常下降，甚至转阴，有时可使 HBV/HBsAg 携带状态结束。

2.慢性丁型肝炎

无症状慢性 HBV/HBsAg 携带者重叠感染 HDV 后，更容易发展成慢性肝炎。慢性化后发展为肝硬化的进程较快。有研究对无症状慢性 HBV/HBsAg 携带者重叠感染 HDV 后进行肝脏病理组织学随访2年，发现进展成慢性肝病者高达 60% 以上。早期认为丁型肝炎不易转化为肝癌，近年来在病理诊断为原发性肝癌的患者中，HDV 标志阳性者可达 11%～22%，故丁型肝炎与原发性肝癌的关系不容忽视。

3.重型丁型肝炎

在无症状慢性 HBV/HBsAg 携带者基础上重叠感染 HDV 时，颇易发展成急性或亚急性重型肝炎。欧洲研究显示，在"急性重型肝炎"（fulminant hepatitis，FH）中，HDV 感染标志阳性率高达 21%～60%，认为 HDV 感染是促成大块肝坏死的一个重要因素。国内亦有相似报道。按国内诊断标准，这些"急性重型肝炎"应包括急性和亚急性重型肝炎。HDV 重叠感染易使原有 CHB 病情加重。例如，部分 CHB 患者病情本来相对稳定或进展缓慢，血清 HDV 感染标志物转阳，而临床病情突然恶化，继而发生肝衰竭，甚至死亡，颇似慢性重型肝炎，这种情况国内较为多见。

六、实验室检查

近年丁型肝炎的特异诊断方法日臻完善，从受检者血清中检测到 HDAg 或 HDV RNA；或从血清中检测抗-HDV，均为确诊依据。

（一）HDAg

丁型肝炎病程早期均有 HDAg 血症，用 ELISA 或放射免疫法检测血清 HDAg，阳性率可分别达 87% 及 100%，有助于早期诊断。慢性 HDV 感染时，由于血清持续存在高水平的抗-HDV，HDAg 多以免疫复合物的形式存在，需用免疫印迹法分离 HDAg 并检测，但方法烦琐。肝内 HDAg 可用免疫荧光法或免疫组化技术在肝切片上进行检测，但标本需经肝穿刺获得。

（二）HDV RNA

血清 HDV RNA 采用 cDNA 探针斑点杂交法检测；肝组织内 HDV RNA 采用原位杂交或

转印杂交法检测,阳性结果是 HDV 复制的直接证据。RT-PCR 已广泛用于检测 HDV RNA,敏感性高。

(三)抗-HDV

用免疫酶法或放射免疫法检测血清抗-HDV 是诊断丁型肝炎的一项常规方法,敏感性及特异性均较高。抗-HDV 分抗-HDV IgM 和抗-HDV IgG。血清抗-HDV IgM 出现较早,常呈高水平,急性期即可阳性,且主要为 19S 型(五聚体 IgM),一般持续 2~20 周,可用于早期诊断。慢性 HDV 感染时,血清抗-HDV IgM 常呈高水平,但以 7S 型(单体 IgM)为主,慢性期病情活动明显时亦可出现 19S 型,同时有 7S 型,故 7S 型抗-HDV IgM 为诊断慢性 HDV 感染最敏感的指标。一旦 HDV 感染终止,其滴度迅速下降,甚至转阴,故连续检测可用于判断预后。血清抗-HDV IgG 在急性 HDV 感染时,多出现于发病后3~8周,滴度较低,也可不出现。在慢性感染时,血清抗-HDV IgG 多呈持续性高滴度,贯穿慢性 HDV 感染的全过程,即使 HDV 感染终止后仍可保持阳性多年,故持续高滴度抗-HDV IgG 是识别慢性丁型肝炎的主要血清学标志。目前常规检测的血清抗-HDV 实际上以 IgG 型抗体为主。

七、诊断

我国是 HBV 感染高发区,应随时警惕 HDV 感染。HDV 与 HBV 同时感染所致急性丁型肝炎,仅凭临床资料不能确定病因,凡无症状慢性 HBV/HBsAg 携带者突然出现急性肝炎样症状、重型肝炎样表现或迅速向慢性活动性肝炎发展者,以及 CHB 病情突然恶化而陷入肝衰竭者,均应考虑到 HDV 重叠感染的可能,应及时进行特异性检查以明确病因。

八、治疗

以护肝、对症和支持治疗为主。抗病毒治疗方面,包括 NUCs 在内的多种药物均不成功。近年研究表明,IFN-α 似可抑制 HDV RNA 复制,可使部分病例血清 HDV RNA 转阴,所用剂量宜大,疗程宜长。目前 IFN-α 是唯一可供选择的治疗慢性丁型肝炎的药物,但疗效有限,40%~70%的患者注射 IFN-α 900 万~1 000 万单位,每周 3 次,或每天 500 万单位,疗程 1 年,才能使血清 HDV RNA 消失,然而抑制 HDV 复制的作用很短暂,停止治疗后 60%~97%的患者复发。

对终末期丁型肝炎患者,肝移植是一种有效的治疗措施,且 HDV 与 HBV 重叠感染可使移植后复发性 HBV 感染的发生率显著降低。如果移植前和移植后给予 NUCs 联合 HBIG 联合预防,复发性 HBV 及 HDV 感染的发生率更低。

九、预后

丁型肝炎较单纯乙型肝炎更易慢性化及重型化,HDV 与 HBV 重叠感染者预后较差。

十、预防

严格筛选供血员是降低输血后丁型肝炎发病率的有效方法。必须输血浆的患者,应避免输混合血浆,以减少 HDV 感染机会。阻断 HDV 在 HBV/HBsAg 携带者间传播途径是控制 HDV 感染的切实手段。对 HBV 易感者广泛接种乙型肝炎疫苗,通过预防 HBV 感染以达到预防 HDV 感染的目的。

(刘河霞)

第五节　自身免疫性肝炎

自身免疫性肝炎(autoimmune hepatitis,AIH)是一种原因不明的慢性进行性肝脏炎症性疾病,具有典型的自身免疫性疾病特征和自身免疫调节紊乱的自身免疫性炎症疾病。AIH多好发于女性,具有遗传易感性,以自身抗体和高 γ-球蛋白血症为特征,汇管区大量淋巴细胞和浆细胞浸润及门静脉周围炎是其典型病理组织学特征。

一、流行病学

AIH是慢性、隐匿性、进展性疾病,全球范围广泛发生,且不同国家、地区显示出差异性。研究证实AIH在西欧和北美国家有较高的发病率和患病率,欧洲的年发病率为(0.8~1.9)/10万,流行率为(11.6~17)/10万,北美的阿拉斯加人患病率为42.9/10万人,而亚太地区的年发病率为0.67/10万人~2.0/10万人。目前我国尚缺乏相关流行病学资料,但各项统计数据表明我国AIH的发病率呈逐年上升的态势,已成为我国肝炎发生的重要疾病。AIH发病具有普遍性,各个年龄段均可发病,男、女发病比率约为1:3.6,30~40岁为高发年龄。

二、病因和发病机制

AIH的发病机制尚未完全阐明,但目前已证实,由于遗传易感性及环境诱发因素共同作用引起自身免疫耐受缺失,产生免疫调节功能紊乱,从而导致肝脏炎症性坏死,并最终进展为肝硬化。

(一)遗传因素

人白细胞抗原(HLA)是人类主要组织相容性复合体(MHC)的产物,位于染色体6短臂,决定了AIH的遗传易感性,是目前已知确定的遗传高危因子之一。有研究显示不同地区、种族的HLA遗传易感位点存在显著差异,一些非HLA区域易感基因也被证实与AIH的发病密切相关,如与AIH-1发病相关的细胞毒性T淋巴细胞相关抗原-4、*Fas*基因、SH2B3等。还有研究指出AIH是由多基因参与、遗传与宿主易感性共同作用的一种复杂的遗传病,HLA是遗传风险因子中最重要的,在AIH的发病中发挥关键作用。

(二)环境因素

当人接触病原体、药物和外源性化学物质时,可增加患某种免疫性疾病的风险,这可能是先天的,也可以是诱导的。*HLA-DR-DQ*等位基因之间的密切联系与抗原提呈CD4$^+$T细胞结合和对合抗原有关,这表明AIH可被特定抗原诱导产生Ⅱ类HLA分子。研究通过分析AIH患者肝内T细胞的toll受体发现,T细胞只被一部分特定的抗原活化。病毒感染、药物或暴露于外源性物质为AIH诱发因素,主要通过分子模仿或提呈自身抗原导致凋亡小体形成。

(三)性别

AIH具有强烈的女性易患因素,女性与男性的比例为4:1。因此,女性可能诱导AIH发生,但并未证实性别差异在AIH发病机制中的作用。X连锁遗传性免疫功能异常患者具有破坏性的严重症状,但与自身免疫疾病无关。统计研究发现,小儿和成人AIH患者男女比例是相同的,且绝经后AIH的发病率增加,反驳了雌激素是AIH主要的危险因素的说法。与男性不同,女性患者在雌激素和催乳素、生长激素、黄体酮、睾酮等激素的共同影响下会产生更强烈的免疫反应。女性妊娠期间,也可诱导或加重自身免疫疾病。有关研究表明,胎儿微嵌合体能持续存在妊娠后多年,它可能会破坏机体自身的免疫耐受,然而目前还没有任何证据证明它与 AIH 的发病机制有关。总而言之,女性患者固有和适应性免疫反应更加强烈,即 AIH 女性患者的自身抗原能更好地启动免疫反应和降低免疫调节应答。

(四)病毒感染

肝脏病毒感染可能是 AIH 易感人群自身免疫反应的触发因素。由于病原体的某些抗原与机体组织抗原表位相同或相似,在病原体感染机体时,刺激人体产生特异性抗体与组织抗原发生交叉反应,致组织损伤。外源性抗原和自身抗原的分子模拟机制被认为是 AIH 最主要的启动机制。目前认为微粒体细胞色素 P4502D6(CYP2D6)是表达在肝细胞表面的肝特异性膜蛋白,其为肝肾微粒体抗体-1(LKM-1)的靶抗原,在人和小鼠中这个蛋白表位的氨基酸序列完全一样。有人通过转染含有 *CYP2D6* 基因的病毒进入小鼠体内,成功制造了小鼠 AIH 模型,且小鼠产生的 LKM-1 抗体与 AIH 患者血清 LKM-1 表位相似。许多文献报道病毒感染可诱发 AIH,如肝炎病毒(甲、乙、丙型)、单纯疱疹病毒(HSV)等,其可能是通过分子模拟机制与肝细胞发生交叉免疫反应,导致肝细胞损伤。线粒体内膜丙酮酸脱氢酶复合物的 E2 亚单位(PDC-E2)是抗线粒体抗体(AMA)的主要成分,AMA 是原发性胆管炎(PBC)特异性抗体,少部分 AIH 也有阳性表现。

(五)药物和肝毒性物质

药物诱导 AIH 的机制包括产生与蛋白质结合的药物代谢产物,并作为抗原复合物刺激自身抗体(主要是 CYP1A2 和 CYP2A6)的产生,以及淋巴细胞的致敏。WEILER 等认为支持药物诱导 AIH 的主要特征有携带具有遗传倾向的单体型 HLA-B8-DR3,高球蛋白血症,组织学呈现严重的肝纤维化或肝硬化,需要应用免疫抑制,缓解后不能撤药,频繁与其他肝外自体免疫状况相关。毒性物质被代谢后导致新抗原的形成,并呈递给 T 细胞,随后开启免疫激活过程,涉及与介导抗原表达的 TCR 或组织相容性复合体(MHC)结合。

三、病理

AIH 的典型病理表现为汇管区大量炎性细胞浸润,并向周围肝实质侵入形成界面性肝炎。AIH 患者肝组织活检可见活动性病变,大量的肝细胞损伤,在汇管区、界面和肝实质深部有密集的淋巴细胞和浆细胞浸润,形成明显的界面性炎症,并与临床症状的严重程度相一致。当病情进展时,桥接坏死常见,可有炎性细胞和塌陷网状支架包绕变形肝细胞形成玫瑰花结样改变。汇管区的炎性细胞浸润,包括淋巴细胞、部分浆细胞、活化的巨噬细胞和少量的嗜酸性粒细胞。肝小叶界面性肝炎表现为淋巴细胞、巨噬细胞和少量浆细胞的浸润。免疫组化分析表明,汇管区的炎性细胞浸润 T 淋巴细胞以 α/β T 细胞受体,CD4[+]T 细胞为主,而 CD8[+]CTLs 细胞为界面性肝炎中门静脉周围炎的主要炎性细胞。

四、临床表现

多数 AIH 患者起病隐匿,无特异性的临床症状和体征。主要临床表现为乏力、恶心、呕吐、食欲减退、上腹部不适等,少数患者可出现皮疹及不明原因发热。部分患者可呈急性甚至暴发性发作。急性 AIH 的临床表现类似于其他急性肝炎,常表现为疲劳、乏力,可伴黄疸、关节痛或血清学变化。在这些患者中必须早期识别并及时治疗,避免进展为急性肝功能衰竭。

部分患者无明显临床症状和体征,仅表现为肝功能异常。约30%患者起病时就已进展至肝硬化阶段,故此类患者(尤其是年老者)可出现腹水、脾大等肝硬化失代偿期的表现。部分患者可能伴发多种自身免疫性疾病,并导致多脏器受损,甲状腺疾病和关节炎是最常伴发的自身免疫性疾病,多见于女性患者。

(一)分型

AIH根据血清学自身抗体和临床表现的不同可分为3型。

1.1型

1型为最常见的AIH类型。血清免疫球蛋白水平升高,抗核抗体(ANA)和平滑肌抗体(SMA)阳性,肝活检示门静脉区浆细胞浸润是1型AIH的诊断基础。其他可能出现的自身抗体包括核周型中性粒细胞胞浆抗体(pANCA)和去唾液酸糖蛋白受体抗体(抗ASGPR)。pANCA可见于50%～90%的1型AIH患者中,但在2型AIH患者中缺如。1型AIH占AIH患者的80.8%,70%的患者为女性,且年龄<40岁,多数患者对免疫抑制剂的治疗效果好,停药后不易复发。

2.2型

较1型AIH少见,以I型抗肝肾微粒体抗体(抗-LKM1)为特征性抗体,其他可出现阳性的自身抗体还包括抗-ASGPR,以及1型肝细胞溶质抗原抗体(抗-LC1)。2型AIH主要发生于儿童,患者年龄多<14岁,主要分布于西欧,预后较1型AIH差,病情进展快,易形成肝硬化。

3.3型

可溶性肝抗原抗体/肝胰抗原抗体(抗-SLA/抗-LP)是此型的特征性抗体,占原因不明的慢性肝炎患者的18%～33%,且无器官和种属特异性,是目前发病及研究较少的亚型。由于多数阳性患者同时具有1型或2型AIH抗体,国际上对该分型仍存在争议。

(二)重叠综合征

临床上慢性肝脏疾病常伴有自身免疫现象,除自身免疫性肝炎外,乙型、丙型肝炎也可出现自身免疫现象,同时AIH经常与原发性胆汁性肝硬化(PBC)、原发性肝硬化性胆管炎(PSC)共同发病,造成诊断上的困难。但临床上由于不适当使用干扰素可能使自身免疫性肝炎病情恶化,而盲目使用免疫抑制剂又可能加重病毒血症,故区分自身免疫性肝炎与病毒性肝炎、PBC、PSC的重叠表现尤为重要。

1.AIH/PBC重叠综合征

PBC是一种肝内小胆管慢性非化脓性炎症而导致的胆汁淤积性疾病,其主要表现为乏力和瘙痒,部分患者可有右上腹不适,以ALP、GGT升高为主,线粒体抗体(AMA)滴度>1∶40,以及相应的组织学病理学特点,三者具备时可作出确诊性诊断。当AIH与PBC重叠时,可表现为ANA及AMA阳性、ALT、AST、ALP及GGT均升高,而肝组织活检可既有AIH的特征也有PBC的特征。

2.AIH/PSC重叠综合征

PSC是一种进展性胆汁淤积性肝病,PSC主要表现为胆管的进行性纤维增生性炎症,可侵犯整个肝内外胆管系统,引起胆汁淤积、肝纤维化和肝硬化。PSC的诊断主要依赖独特的胆管影像学改变,表现为肝内外胆管受累,其组织学特征是纤维性闭塞性胆管炎,抗丙酮酸脱氢酶复合物E_2亚单位抗体是诊断PSC的特异性指标。当AIH与PSC重叠时,可有AIH的自身抗体出现,肝组织活检表现出AIH和PSC的特征,胆管造影提示PSC的特征。

五、辅助检查

(一)实验室检查

1.生化检查

AIH 表现为长期的血清 ALT 和/或 AST 异常,通常血清 γ-球蛋白和免疫球蛋白 IgG 水平升高。部分患者可有胆红素升高,ALP 一般正常或轻度升高,对 ALP 高于正常上限 2 倍者须考虑其他诊断或是否存在重叠综合征。

2.自身抗体

自身抗体的检测对于 AIH 的诊断具有重要意义。多数抗体单独检测结果不足以支持 AIH 诊断。因此,这些结果的应用需要结合临床证据和其他的实验室检查结果。ANA、SMA 和抗-LKM1辅助诊断 AIH 意义极其重要,对疑似病例应首先进行这 3 种抗体检测。当这些抗体阴性时,可进一步检测抗-SLA/抗-LP、抗-LC1、pANCA 和抗-ASGRP 等以排除 AIH。

(1)ANA:是 AIH 中最常见的自身抗体(阳性率 75%),ANA 泛指抗各种核成分的抗体,是一种广泛存在的自身抗体,出现于 1 型自身免疫性肝炎。ANA 的性质主要是 IgG,也有 IgM 和 IgA,甚至 IgD 和 IgE。ANA 可以与不同来源的细胞核起反应,无器官特异性和种属特异性。但这些抗体对肝病诊断特异性及预后价值不大。但 20%~30% 的 1 型 AIH 患者两者抗体阴性。典型 1 型 AIH 的 ANA 阳性滴度明显升高(成人≥1:80,儿童≥1:40)。但诸多疾病,如类风湿关节炎、桥本甲状腺炎及药物等均可有 ANA 阳性。ANA 至今仍是诊断 AIH 敏感性最高的标志性抗体,应用免疫荧光染色法检测显示主要以核膜型或胞质型为主。在 AIH 中 ANA 滴度一般较高,通常超过 1:160(间接免疫荧光法),但其滴度与病程、预后、病情进展、疾病活动度,以及是否需要进行肝移植没有相关性。ANA 亚型对 1 型 AIH 的诊断价值有限,在慢性肝炎、其他自身免疫性疾病甚至健康老年人群中亦可有一定的阳性表现。

(2)SMA:在 AIH 阳性率高达 90%,并常与 ANA 同时出现,SMA 针对的是胞浆骨架蛋白,如肌动蛋白、肌钙蛋白、原肌球蛋白、肌动蛋白的聚合体形式(F-肌动蛋白),自身免疫性肝炎可出现高滴度的 SMA。在自身免疫性肝炎中,抗平滑肌抗体的主要靶抗原为 F-肌动蛋白,与肝细胞质膜有密切关系是诊断型 AIH 的特异性指标。也可见于多种肝脏疾病或风湿性疾病等。高效价的 SMA 与 ANA 同时出现(即呈阳性)是诊断型 AIH 最重要的参考指标,其阳性率高达92.2%,此类抗体灵敏度较高,但特异性差。单一的自身抗体检测不能诊断AIH,需结合其他临床指标才能诊断。SMA 亦无器官和种属特异性,在传染性单核细胞增多症和其他病因导致的肝病及感染性和类风湿关节炎中,这些患者血清中可呈阳性表现。AIH 患者在使用免疫抑制剂治疗病情缓解后,血清 ANA 或 SMA 滴度也常随之降低,甚至消失。但抗体水平与疾病的预后无关。

(3)抗-LKM1:为 2 型 AIH 特异性抗体,敏感性为 90%,在 AIH 中检出率较低(约 10%)。2 型AIH 较少见,在欧洲约占 AIH 的 20%,在美国约占 AIH 的 4%,主要以抗 LKM1 阳性为特征。该型主见于女性和儿童,也见于成人,约占 20%。目前只有该型自身靶抗原已被确定,多认为细胞色素单氧化酶 P4502D6(CYP2D6)是 AIH 的特异性自身靶抗原,体外研究也表明抗 LKM1 可抑制该酶活性,用 P450IID6 作抗原可诱导建立 AIH 动物模型。新近有报道针对 CYP2D6(245~254)靶点的 CD8[+]T 细胞免疫反应可能是 2 型 AIH 的免疫反应方式。

(4)LC1:是 2 型 AIH 中还存在的另外一种自身抗体,属器官特异性而非种属特异性自身抗体,在2型AIH患者阳性率约为30％,可与抗LKM1同时存在,也可作为唯一的自身抗体出现。临床抗LC1多见于年龄<20岁的年轻AIH患者,年龄>40岁的AIH患者少见。该抗体滴度与2型AIH的疾病活动性具有相关性,对疾病的早期治疗有很大帮助,为AIH疾病活动标志及预后指标。抗LC1阳性患者一般病变相对较重。抗LC1浓度常与AST水平相平行,是判断疾病活动度的一个敏感指标。

(5)抗SLA/LP:识别的自身抗原SLA是肝细胞浆内一种可溶性的、相对分子量为50的蛋白分子,可能是一种转运核蛋白复合物。抗SLA/LP对AIH具有很强的特异性,其检测有助于AIH患者的诊断及治疗,但其阳性率仅10％~30％。此抗体阳性AIH患者肝脏病变常较为严重且进展快,停药更易复发。

(二)肝组织学检查

肝组织学检查对AIH诊治的重要性表现为:①提供AIH患者确诊依据,特别是在自身抗体阴性患者;②有助于与其他肝病(如药物性肝损伤、Wilson病等)鉴别;③明确有无合并其他自身免疫性肝病,如原发性胆汁性胆管炎(PBC)和原发性硬化性胆管炎(PSC)重叠存在;④评估分级和分期;⑤治疗后复查有助于判断合适的停药时机,如Ishak评分系统中肝炎活动度(HAI)<4分时停药相对安全。因此,建议尽可能对所有拟诊AIH且无肝活检绝对禁忌证的患者行肝组织学检查,可采用的方法包括经皮肝活检、经颈静脉肝活检以及腹腔镜下肝活检等。

AIH组织学以肝细胞损伤为主,病理学特点如下。

1.界面性肝炎

(1)在组织学上,肝细胞和门管区/纤维间隔交界处称为"界板",炎症细胞由该区域向小叶内延伸,导致相邻肝细胞呈单个或小簇状坏死、脱落,称为界面性肝炎。界面性肝炎是AIH的组织学特征之一,中重度界面性肝炎支持AIH的诊断,但需排除其他慢性肝病如病毒性肝炎、药物性肝损伤、Wilson病等。

(2)淋巴-浆细胞浸润:门管区及其周围浸润的炎性细胞主要为淋巴-浆细胞。浆细胞评分>3分(即浆细胞占炎症细胞≥20％)或小叶内/门管区见浆细胞灶(≥5个浆细胞聚集为1灶)有助于AIH的诊断,但浆细胞缺如不能排除AIH。

2.小叶内表现

未经治疗的AIH小叶内常出现中等程度炎症。当炎症明显时,可见3区坏死/桥接坏死。肝细胞受炎症细胞攻击后出现水肿、变性、坏死,再生的肝细胞呈假腺样排列,称为"玫瑰花环样"结构。穿入现象是指淋巴细胞进入肝细胞后在其周围形成空晕样结构,发生穿入的细胞主要为CD8$^+$T细胞,可导致肝细胞凋亡。

3.特殊类型AIH组织学表现

(1)急性AIH。可分为两大类:①无慢性肝炎病史,以急性肝损伤为首发症状的AIH;②以慢性肝炎表现的AIH急性发作或恶化甚至发展为肝功能衰竭。肝组织学上,前者可出现中央静脉炎伴周边坏死(3区坏死)、桥接坏死伴小叶内炎症细胞浸润;后者3区坏死相对较少,可有多核肝巨细胞、多灶融合坏死,甚至亚大块或大块坏死。

(2)AIH相关肝硬化:未经治疗的AIH可进展为肝硬化,这一阶段炎症往往减轻或者耗尽,门管区/纤维间隔轻度非特异性炎症伴有轻度界面性肝炎,诊断需要结合临床。

六、诊断

AIH 临床表现多变,任何肝功能异常者均应考虑存在本病的可能。AIH 的诊断无特异性指标,患者以往病史、酒精摄入史、药物服用史及肝炎暴露史的全面回顾对于 AIH 的诊断至关重要,此外还应进一步除外病毒性和代谢性肝病,在排除其他可能导致肝损伤的病因后,确诊主要是基于生化、免疫,以及组织学的特征性表现。

七、鉴别诊断

(一)病毒性肝炎

患者临床症状及组织学变化及血生化表现与 AIH 类似,常出现高球蛋白血症,同时常在血清中监测出 ANA、SMA、抗-LKM1、抗-SLA/抗-LP 等自身抗体,尤其是丙型病毒性肝炎。这类患者临床、血清学、组织学不能与 AIH 鉴别,此时病毒核酸监测有重要的鉴别价值。

(二)原发性胆汁性肝硬化

原发性胆汁性肝硬化(PBC)与 AIH 鉴别主要依据生化、组织学、免疫学特点。PBC 患者 ALP 或 GGT 显著升高,是正常的 4～5 倍或更高,ALT、AST 轻度升高,肝内胆汁淤积,胆红素升高,以结合胆红素为主,高胆固醇血症(80%的患者),IgM 增高,ANA 阳性,肝脏病理检查胆管破坏、减少。但当 PBC 患者 AMA 阴性,胆汁淤积不显著,病变早期胆管损伤不明显时,两者鉴别很难。这类患者可通过糖皮质激素诊断性治疗和随访观察,以资鉴别。

(三)药物性肝炎

慢性药物性肝炎也会有 AIH 的特点,如高球蛋白血症和自身抗体。仔细询问服药史及肝外表现如发热、皮疹、关节痛淋巴结肿大、血象嗜酸性粒性细胞增多。肝组织学显示肝小叶或腺泡的区带坏死、微泡脂肪肝、嗜酸性粒细胞有助于诊断。

(四)非酒精性脂肪性肝炎

非酒精性脂肪性肝炎患者血清中出现 ANA 等自身抗体时,通过生化和免疫学很难与 AIH 鉴别,此时肝脏病理检查是必要的。非酒精性肝炎患者活检表现为严重的脂肪变性、多形核白细胞浸润、中心区纤维化。

八、治疗

AIH 患者如不进行临床干预,可迅速进展为肝硬化或终末期肝病。目前主要采用非特异性免疫抑制:泼尼松联合硫唑嘌呤(AZA)治疗或者泼尼松单药治疗作为 AIH 的标准治疗方案。上述方案能显著改善大多数中重度 AIH 患者的肝生化指标并延长生存期。但至少有 10%～15%的患者对标准治疗方案应答不佳。另有部分患者因不能耐受药物不良反应或停药造成复发。AIH 的总体治疗目标是获得并维持肝组织学缓解、防止进展为肝硬化和/或肝功能衰竭,进而提高患者的生存期和生活质量,生化缓解定义为血清氨基转移酶(ALT 和 AST)以及 IgG 水平均恢复正常。肝组织学缓解定义为肝内炎症消失或轻微(Ishak 评分系统 HAI<4 分,Scheuer 分级系统 G≤1)。

(一)治疗指征

所有活动性 AIH 患者均应接受免疫抑制治疗,并可根据疾病活动度调整治疗方案和药物剂量。

(1)建议中度以上炎症活动的 AIH 患者[血清氨基转移酶水平>3×正常值上限(ULN)、IgG

＞1.5×ULN 和/或中重度界面性肝炎]接受免疫抑制治疗。急性表现(ALT 或者 AST ＞10×ULN)或重症 AIH 患者[伴国际标准化比率(INR)＞1.5]应及时启动免疫抑制治疗,以免进展至肝功能衰竭。

(2)对于轻微炎症活动(血清氨基转移酶水平＜3×ULN、IgG＜1.5×ULN 和/或轻度界面性肝炎)的老年(＞65 岁)患者需平衡免疫抑制治疗的益处和风险做个体化处理。暂不启动免疫抑制治疗者须严密观察。

(二)治疗方案

1.一线治疗

对于未经治疗的 AIH 成人患者,若非肝硬化或急性重症者,建议将泼尼松联合硫唑嘌呤AZA 作为初始一线标准治疗方案,即泼尼松用于诱导缓解,AZA 用于维持缓解。该方案可显著减少泼尼松剂量及其不良反应。泼尼松可快速诱导症状缓解,而 AZA 需 6～8 周才能发挥最佳免疫抑制效果,多用于维持缓解。联合治疗尤其适用于同时存在下述情况,如绝经后妇女、骨质疏松、脆性糖尿病、肥胖、痤疮、情绪不稳以及高血压患者。泼尼松初始剂量为 0.5～1.0 mg/(kg·d)(通常 30～40 mg/d),诱导缓解治疗一般推荐如下用药方案:泼尼松 30 mg/d,第 1 周、20 mg/d,第 2 周、15 mg/d,第 4 周,泼尼松剂量低于 15 mg/d 时,建议以 2.5 mg/d 的幅度渐减至维持剂量(5～10 mg/d);维持治疗阶段甚至可将泼尼松完全停用,仅以 AZA 50 mg/d 单药维持。需要强调的是,糖皮质激素的减量应遵循个体化原则,可根据血清 ALT、AST 和 IgG 水平改善情况进行适当调整。如患者改善明显可较快减量,而疗效不明显时可在原剂量上维持 2～4 周。可在使用泼尼松 2～4 周后出现显著生化应答后再加用 AZA,初始剂量为 50 mg/d,可视毒性反应和应答情况渐增至 1～2 mg/(kg·d)。理想情况下泼尼松可撤药,仅 AZA 单药维持。伴发黄疸的AIH 患者可先以糖皮质激素改善病情,总胆红素水平恢复至较低水平(＜50 μmol/L)时再考虑加用AZA 联合治疗。

泼尼松单药治疗适用于合并血细胞减少、硫基嘌呤甲基转移酶功能缺陷、并发恶性肿瘤的AIH 患者。AIH"可能"诊断患者也可以单药泼尼松进行试验性治疗。活动性 AIH 相关肝硬化失代偿期患者在预防并发症的基础上可谨慎使用小剂量糖皮质激素(一般剂量为 15～20 mg/d)口服,疾病好转后应快速减量至维持量(一般剂量为 5.0～7.5 mg/d)。来自我国的一项真实世界研究显示,小剂量糖皮质激素治疗 AIH 肝硬化失代偿期患者能获得较高应答率(62.5%),接受治疗者的生存率更高。此外,治疗第 7 天的应答情况(血清总胆红素水平的变化)可预测预后,有助于判断是否继续糖皮质激素治疗或是需要其他治疗。

布地奈德作为第 2 代糖皮质激素,特点为肝脏首过清除率约 90%,主要部位为肠道和肝脏,所以全身不良反应较少。布地奈德可作为 AIH 的一线治疗方案,适用于需长期应用糖皮质激素维持治疗的 AIH 患者以减少不良反应。但不宜用于肝硬化患者,布地奈德可通过肝硬化患者门静脉侧支循环直接进入体循环而失去首过效应的优势,同时还可能有增加门静脉血栓形成的风险。来自欧州的多中心临床研究结果表明,布地奈德和 AZA 联合治疗方案较传统联合治疗方案能更快诱导缓解,而糖皮质激素相关不良反应显著减轻,可作为 AIH 的一线治疗方案,布地奈德在急性重症 AIH 或急性肝功能衰竭中的作用尚不清楚,因此不建议在此类情况下使用。

2.二线治疗

对一线治疗应答欠佳或不耐受糖皮质激素或 AZA 不良反应的 AIH 患者,可选择二线治疗方案,药物包括吗替麦考酚酯(MMF)、他克莫司(FK506)、环孢素 A(CsA)、甲氨蝶呤、6-硫基嘌呤(6-MP)等。MMF是一种与硫嘌呤类药物分子结构和代谢不同的嘌呤拮抗剂,是在标准治疗效果不佳患者中应用最多的替代免疫抑制剂。对于AZA和6-MP均不耐受的患者,可使用MMF作为二线药物,可从250 mg每天2次的剂量开始,逐渐增加至500 mg每天2次口服。此外,胆汁淤积性AIH患者如糖皮质激素疗效欠佳也可考虑加用小剂量MMF治疗,以避免AZA诱导胆汁淤积的不良反应。虽然MMF的骨髓抑制等不良反应显著低于AZA,但使用MMF初期也需定期(每2周1次)监测血常规检查。他克莫司在治疗失败、不完全应答和对AZA不耐受患者中具有补救治疗价值。两项关于成人AIH二线治疗的Meta分析显示,75%～94%的患者经他克莫司治疗后血清氨基转移酶改善或正常。最常见的不良反应是神经系统症状(震颤、头痛)、肾脏并发症(高血压、肾功能不全)和脱发。

3.三线治疗

对于一、二线治疗无应答的AIH患者,应重新评估原诊断的准确性和患者的服药依从性。三线治疗药物包括西罗莫司、英夫利昔单抗和利妥昔单抗等。小样本量病例中报道过抗TNF-α制剂(英夫利昔单抗)在难治患者挽救性治疗中的作用。但也有研究发现抗TNF-α药物可致肝损伤,甚至可引起药物诱导的AIH样肝损伤。利妥昔单抗是针对B细胞表面受体CD20的单克隆抗体,在对6例成人AIH患者(3例AZA不耐受和3例糖皮质激素/AZA及MMF无效的患者)的治疗中,所有患者血清转氨酶和IgG水平显著改善,67%的患者获得生化缓解。

4.肝移植术

AIH患者进展至急性肝功能衰竭或终末期肝病时,应考虑行肝移植术。重症AIH可导致急性或亚急性肝功能衰竭,如短期(1～2周内)的糖皮质激素治疗效果不明显时,需及时与肝移植中心联系,以免失去紧急肝移植术机会。失代偿期肝硬化患者的移植指征与其他病因导致的肝硬化相似,包括反复食管-胃底静脉曲张破裂出血、肝性脑病、顽固性腹水、自发性细菌性腹膜炎和肝肾综合征等并发症经内科处理效果不佳,终末期肝病模型(MELD)评分>15或Child-Pugh评分>10,或符合肝移植标准的肝细胞癌(HCC)。选择恰当的时间进行肝移植术十分关键,应尽早做好肝移植术准备。AIH肝移植预后通常较好,影响肝移植患者生存的主要因素是AIH复发和移植排斥。复发性AIH(rAIH)的发生率约为23%,确诊的中位时间为肝移植术后26个月。HLA-DR位点不匹配是rAIH的主要危险因素。术前较高的血清IgG水平、移植肝的中重度炎症与AIH复发有关,提示术前未能完全抑制疾病活动是复发的危险因素之一。因此,AIH患者在肝移植术后的免疫抑制方案应兼顾抗排异反应和防止AIH复发。由于长期应用糖皮质激素预防移植后排斥反应、移植物功能丧失或复发来改善AIH成人患者和移植物存活率的证据有限,2019年AASLD建议肝移植术后应考虑逐渐停用糖皮质激素。少数(6%～10%)非AIH患者在肝移植后出现类似AIH的血清学和组织学表现,称为新发AIH。建议复查肝活检、血清IgG水平和自身抗体来区分免疫介导性疾病和其他导致同种异体移植功能障碍的原因。AIH复发或移植术后新发AIH的肝移植患者建议在钙调蛋白抑制剂的方案上加用泼尼松和AZA来联合治疗。

九、预后

AIH若不予治疗,可进展为肝硬化,甚至引起肝功能衰竭导致死亡。多数患者对免疫抑制剂治疗应答良好,约80%患者可获得缓解,病情缓解后可保持良好的生活质量。缓解患者的10年及20年生存率超过80%。

(杨琼英)

第六节　酒精性肝病

　　酒精性肝病是由于长期大量饮酒所致的肝脏疾病。初期通常表现为脂肪肝,进而可发展成酒精性肝炎、酒精性肝纤维化、酒精性肝硬化。严重酗酒时可诱发广泛肝细胞坏死甚至肝功能衰竭。

一、流行病学

　　嗜酒者或饮酒过量的人群可出现酒精性健康问题,而酒精性肝病是酒精所致的最常见的疾病。本病在欧美等国多见,近年我国的发病率也有上升。21 世纪初,南方及中西部省份酒精性肝病流行病学调查资料显示,酒精性肝病患病率为 4.3%～6.5%。临床酒精性肝病的病例占同期肝病的比例在不断上升,1991 年为 4.2%,1996 年为 21.3%,至 2013 年有研究显示比例已达到 28.8%。

二、病因和发病机制

(一)病因

　　饮酒后乙醇主要在小肠吸收,其中 90% 以上在肝内代谢,乙醇经过乙醇脱氢酶(ADH)、肝微粒体乙醇氧化酶系统(MEOS)和过氧化氢酶氧化成乙醛。血中乙醇在低至中浓度时主要通过ADH 作用脱氢转化为乙醛;血中乙醇在高浓度时,MEOS 被诱导,在该系统催化下,辅酶Ⅱ与氧将乙醇氧化为乙醛。形成的乙醛进入微粒体内经乙醛脱氢酶(ALDH)作用脱氢转化为乙酸,后者在外周组织中降解为水和二氧化碳。在乙醇脱氢转为乙醛、再进而脱氢转化为乙酸过程中,氧化型辅酶Ⅰ(NAD)转变为还原型辅酶Ⅰ(NADH)。

(二)发病机制

　　乙醇对肝损害的机制尚未完全阐明,可能涉及下列多种机制。

　　(1)乙醇的中间代谢物乙醛是高度反应活性分子,能与蛋白质结合形成乙醛-蛋白加合物,后者不但对肝细胞有直接损伤作用,而且可以作为新抗原诱导细胞及体液免疫反应,导致肝细胞受免疫反应的攻击。

　　(2)乙醇代谢的耗氧过程导致小叶中央区缺氧。

　　(3)乙醇在 MEOS 途径中产生活性氧对肝组织的损害。

　　(4)乙醇代谢过程消耗 NAD 而使 NADH 增加,导致依赖 NAD 的生化反应减弱而依赖NADH 的生化反应增高,这一肝内代谢的紊乱可能是导致高脂血症和脂肪肝的原因之一。

　　(5)肝脏微循环障碍和低氧血症,长期大量饮酒患者血液中酒精浓度过高,肝内血管收缩、血流减少、血流动力学紊乱、氧供减少,以及酒精代谢氧耗增加,进一步加重低氧血症,导致肝功能恶化。

(三)影响酒精性肝病发生和进展的危险因素

　　影响酒精性肝病发生和进展的危险因素有以下几方面。

　　1.饮酒量与饮酒年限

　　酒精造成的肝损伤是有阈值效应的,即达到一定的饮酒阈值,就会大大增加肝损伤风险。一般而言,平均每天摄入乙醇 80 g 达 10 年以上会发展为酒精性肝硬化,短期反复大量饮酒可发生酒精性肝炎。

2.酒精饮料种类

饮用啤酒或白酒比葡萄酒更容易引起酒精性肝病,饮用高度烈性酒比其他酒引起肝损伤的风险更大。

3.饮酒方式

空腹饮酒较伴有进餐的饮酒方式造成的肝损伤更大。

4.性别

同样乙醇摄入量女性比男性易患酒精性肝病,与女性体内 ADH 含量较低有关。

5.种族与遗传易感因素

种族与遗传易感因素被认为与酒精性肝病的发生密切相关,但具体的遗传标记尚未确定。日本人和中国人 ALDH 的同工酶有异于白种人,其活性较低,饮酒后血中乙醛浓度很快升高而产生各种酒后反应,对继续饮酒起到自限作用。

6.营养状况

维生素缺少如维生素 A 的缺少或者维生素 E 水平的下降,可能潜在加重肝脏疾病。多不饱和脂肪酸的饮食可促使酒精性肝病的进展,而饱和脂肪酸对酒精性肝病起到保护作用。

7.肥胖

肥胖或体重超重可增加酒精性肝病进展的风险。

8.肝炎病毒感染

肝炎病毒与酒精对肝脏损害起协同作用,在肝炎病毒感染基础上饮酒,或在酒精性肝病基础上并发乙型肝炎病毒(HBV)或丙型肝炎病毒(HCV)感染,都可加速肝病的发生和发展。

三、病理学

酒精性肝病病理学改变主要为大泡性或大泡性为主、伴小泡性的混合性肝细胞脂肪变性。根据病变肝组织是否伴有炎症反应和纤维化,可分为单纯性脂肪肝、酒精性肝炎、肝纤维化和肝硬化。

(一)单纯性脂肪肝

依据肝细胞脂肪变性占据所获取肝组织标本量的范围,分为 4 度($F_0 \sim F_4$):$F_0 < 5\%$肝细胞脂肪变;F_1 5%～33%肝细胞脂肪变;F_2 33%～66%肝细胞脂肪变;F_3 66%～75%肝细胞脂肪变;F_4 75%以上肝细胞脂肪变。

(二)酒精性肝炎和肝纤维化

酒精性肝炎的脂肪肝程度与单纯性脂肪肝一致,分为 4 度($F_0 \sim F_4$),依据炎症程度分为 4 级($G_0 \sim G_4$):G_0无炎症;G_1腺泡 3 带呈现少数气球样肝细胞,腺泡内散在个别点灶状坏死和中央静脉周围炎;G_2腺泡 3 带明显气球样肝细胞,腺泡内点灶状坏死增多,出现 Mallory 小体,门管区轻至中度炎症;G_3腺泡 3 带广泛的气球样肝细胞,腺泡内点灶状坏死明显,出现 Mallory 小体和凋亡小体,门管区中度炎症伴和/或门管区周围炎症;G_4融合性坏死和/或桥接坏死。

依据纤维化的范围和形态,肝纤维化分为 4 期($S_0 \sim S_4$):S_0无纤维化;S_1腺泡 3 带局灶性或广泛的窦周/细胞周纤维化和中央静脉周围纤维化;S_2纤维化扩展到门管区,中央静脉周围硬化性玻璃样坏死,局灶性或广泛的门管区星芒状纤维化;S_3腺泡内广泛纤维化,局灶性或广泛的桥接纤维化；S_4 肝硬化。

酒精性肝病的病理学报告需包括肝脂肪变程度（$F_0 \sim F_4$）、炎症程度（$G_0 \sim G_4$）、肝纤维化分级（$S_0 \sim S_4$）。

(三)肝硬化

肝小叶结构完全毁损，代之以假小叶形成和广泛纤维化，大体为小结节性肝硬化。根据纤维间隔有否界面性肝炎，分为活动性和静止性。

四、临床表现

患者的临床表现因饮酒的方式、个体对乙醇的敏感性，以及肝组织损伤的严重程度不同而有明显的差异。症状一般与饮酒的量和酗酒的时间长短有关，患者可在长时间内没有任何肝脏的症状和体征。

酒精性脂肪肝一般情况良好，常无症状或症状轻微，可有乏力、食欲缺乏、右上腹隐痛或不适。肝脏有不同程度的肿大。

酒精性肝炎临床表现差异较大，与组织学损害程度相关。常发生在近期（数周至数月）大量饮酒后，出现全身不适、食欲缺乏、恶心呕吐、乏力、肝区疼痛等症状。可有发热（一般为低热），常有黄疸，肝大并有触痛。严重者可并发急性肝功能衰竭。

酒精性肝硬化发生于长期大量饮酒者，其临床表现与其他原因引起的肝硬化相似，可以门静脉高压为主要表现。可伴有慢性酒精中毒的其他表现如精神神经症状、慢性胰腺炎等。

五、辅助检查

(一)实验室检查

酒精性脂肪肝可有 AST、ALT 轻度升高。酒精性肝炎具有特征性的酶学改变，即 AST 升高比 ALT 升高明显，AST/ALT＞2 有助于酒精性肝病的诊断，但是 AST 水平＞500 IU/L 或者 ALT＞200 IU/L 通常不认为是酒精性肝炎，应考虑是否合并有其他原因引起的肝损害。γ-谷氨酰转肽酶（GGT）是在大规模流行病学调查中应用较广泛的一个肝酶指标，但缺少较好的特异性和敏感性，但若结合其他生物标志物，GGT 可以作为酒精性肝损伤一个较好的诊断指标，GGT 和平均红细胞容积（MCV）的结合可以改善诊断的敏感性。缺糖转铁蛋白（CDT）被认为是诊断酒精性肝病比较理想的指标，但敏感性和特异性有限，其测试也受其他因素影响（如年龄、性别、BMI 和别的慢性肝病）。

(二)影像学检查

B 超检查可见肝实质脂肪浸润的改变，多伴有肝脏体积增大。CT 检查可准确显示肝脏形态改变及分辨密度变化。重度脂肪肝密度明显降低，肝脏与脾脏的 CT 值之比＜1，诊断准确率高。影像学检查有助于酒精性肝病的早期诊断。发展至酒精性肝硬化时各项检查发现与其他原因引起的肝硬化相似。

(三)病理学检查

肝活组织检查是肝脏疾病诊断的金标准，是确定酒精性肝病及分期分级的可靠方法，是判断其严重程度和预后的重要依据。基于患者的一些无创伤检查，如果对酒精性肝病患者治疗方案评估上不需要更进一步了解，通常没有必要作病理诊断；如果是一个研究性治疗或治疗相关的风险考虑，风险-利益上考量活组织检查可能可以提供一些依据。

六、诊断

(一)诊断需满足的条件

(1)有长期饮酒史,一般超过 5 年,折合乙醇量男性≥40 g/d,女性≥20 g/d,或 2 周内有大量饮酒史,折合乙醇量>80 g/d。但应注意性别、遗传易感性等因素的影响。乙醇量(g)换算公式=饮酒量(mL)×乙醇含量(%)×0.8。

(2)临床症状为非特异性,可无症状,或有右上腹胀痛、食欲缺乏、乏力、体重减轻、黄疸等;随着病情加重,可有神经精神症状和蜘蛛痣、肝掌等表现。

(3)AST、ALT、GGT、TBIL、凝血酶原时间(PT)、MCV 和 CDT 等指标升高,其中AST/ALT>2、GGT 升高、MCV 升高为酒精性肝病的特点,而 CDT 测定虽然特异但临床未常规开展。禁酒后这些指标可明显下降,通常 4 周内基本恢复正常(但 GGT 恢复较慢),有助于诊断。

(4)肝脏 B 超或 CT 检查有典型表现。

(5)排除嗜肝病毒现症感染,以及药物、中毒性肝损伤和自身免疫性肝病等。

符合第 1、2、3 项和第 5 项或第 1、2、4 项和第 5 项可诊断酒精性肝病;仅符合第 1、2 项和第 5 项可疑诊酒精性肝病。符合第 1 项,同时有病毒性肝炎现症感染证据者,可诊断为酒精性肝病伴病毒性肝炎。

(二)临床分型诊断

1.轻症酒精性肝病

肝脏生物化学指标、影像学和组织病理学检查基本正常或轻微异常。

2.酒精性脂肪肝

影像学诊断符合脂肪肝标准,血清 ALT、AST 或 GGT 可轻微异常。

3.酒精性肝炎

酒精性肝炎是短期内肝细胞大量坏死引起的一组临床病理综合征,可发生于有或无肝硬化的基础上,主要表现为血清 ALT、AST 升高和 TBIL 明显增高,可伴有发热、外周血中性粒细胞升高。重症酒精性肝炎是指酒精性肝炎患者出现肝功能衰竭的表现,如凝血机制障碍、黄疸、肝性脑病、急性肾衰竭、上消化道出血等,常伴有内毒素血症。

4.酒精性肝硬化

酒精性肝硬化有肝硬化的临床表现和血清生物化学指标的改变。

(三)酒精性肝病评估系统

治疗方案的制定取决于患者病情的正确评估。酒精性肝病严重程度及存活率主要有以下 3 种方法:Child-Pugh 积分系统、Maddery 判别函数(MDF)、MELD 分级。Maddery 判别函数被用于分析患者病情的严重程度,Maddery 判别函数:MDF=4.6×PT(s)差值+TBIL(mg/dl)。患者的得分≥32 时,死亡风险程度最高,一个月的病死率高达 30%~50%。MELD >11也被用于预测患者预后差的指标。

七、治疗

酒精性肝病的治疗原则:戒酒和营养支持,减轻酒精性肝病的严重程度;改善已存在的继发性营养不良和对症治疗酒精性肝硬化及其并发症。

(一)戒酒

戒酒是治疗酒精性肝病的最主要措施。戒酒过程中应注意防治戒断综合征。如仅为酒精性脂肪肝,戒酒 4～6 周后脂肪肝可停止进展,最终可恢复正常。彻底戒酒可使轻、中度的酒精性肝炎临床症状、血清转氨酶升高乃至病理学改变逐渐减轻,而且酒精性肝炎、纤维化及肝硬化患者的存活率明显提高。但对临床上出现肝功能衰竭表现(凝血酶原时间明显延长、腹水、肝性脑病等)或病理学有明显炎症浸润或纤维化者,戒酒未必可阻断病程发展。

(二)营养支持

长期嗜酒者,酒精取代了食物所提供的热量,故蛋白质和维生素摄入不足引起营养不良。所以酒精性肝病患者需要良好的营养支持,在戒酒的基础上应给予高热量、高蛋白、低脂饮食,并补充多种维生素(如 B 族维生素、维生素 C、K 及叶酸)。

(三)药物治疗

糖皮质激素治疗酒精性肝病的作用机理是抑制细胞因子,阻断炎症发生的途径。不良反应主要有中、高剂量的激素造成伤口难以愈合,并增加对感染的易感性。这些不良反应及治疗效果的不确定性,导致许多临床医师不愿意使用激素。MDF≥32,且没有消化道出血和感染症状,可考虑应用糖皮质激素,出现肝性脑病者更支持使用激素。

美他多辛可加速酒精从血清中清除,有助于改善酒精中毒症状和行为异常。美他多辛对氧自由基导致的损伤具有保护作用,能增加还原型谷胱甘肽的水平,减少脂质过氧化导致的肝脏损伤,对维持肝脏及全身的氧化还原反应的动态平衡具有重要作用。

S-腺苷蛋氨酸治疗可改善酒精性肝病患者的临床症状和生物化学指标。多烯磷脂酰胆碱对酒精性肝病患者有防止组织学恶化的趋势。甘草酸制剂、水飞蓟宾类和多烯磷脂酰胆碱和还原型谷胱甘肽等药物有不同程度的抗氧化、抗感染、保护肝细胞膜及细胞器等作用,临床应用可改善肝脏生化学指标。双环醇治疗也可改善酒精性肝损伤。但不宜同时应用多种抗炎保肝药物,以免加重肝脏负担及因药物间相互作用而引起不良反应。

(四)抗肝纤维化

酒精性肝病患者肝脏常伴有肝纤维化的病理改变,故应重视抗肝纤维化治疗。目前有多种抗肝纤维化中成药或方剂,目前尚缺乏高质量的临床证据。今后应根据循证医学原理,按照新药临床研究规范进行大样本、随机、双盲临床试验,并重视肝组织学检查结果,以客观评估其疗效和安全性。

(五)并发症处理

积极处理酒精性肝硬化的并发症,如门静脉高压、食管-胃底静脉曲张、自发性细菌性腹膜炎,肝性脑病和肝细胞肝癌等。

(六)肝移植

严重酒精性肝硬化患者可考虑肝移植,但要求患者肝移植前戒酒 3～6 个月,并且无严重的其他脏器的酒精性损害。

八、预后

酒精性脂肪肝一般预后良好,戒酒后可完全恢复。酒精性肝炎如能及时戒酒和治疗,大多可恢复,主要死亡原因为肝功能衰竭。若不戒酒,酒精性脂肪肝可直接或经酒精性肝炎阶段发展为酒精性肝硬化。

(侯庆军)

第七节　药物性肝病

药物性肝病是指某些药物所导致的肝脏损害。药物性肝病是一个十分复杂的疾病,药物本身或其代谢产物,或用药后发生变态反应都可以导致药物性肝病。药物性肝病肝脏损害的临床和病理类型很多,所致的肝脏损害的严重程度有很大差异,可以具有所有肝脏疾病的表现。临床上药物性肝病既可以是急性过程,也可以是慢性过程。轻者仅表现为血清酶学检查异常,重者可诱发急性暴发性肝衰竭或慢性进行性肝病。

一、流行病学

据文献报道,因黄疸而住院的患者中,大约 5％可能由药物所致,大约 10％的肝病与药物有关,急性重型肝炎中 20％～50％与药物有关。统计数据表明,在所有药物不良反应中,药物性肝病占 5％～10％。

二、病因

目前已知有 800 多种不同的药物可以导致药物性肝病,随着新药的不断问世,药物性肝病发病率也会不断增加。在我国,抗结核药导致的药物性肝损害占首位,其他较常见的药物有抗生素、非甾体抗炎药、抗肿瘤药等,值得注意的是近年中草药所致肝损害的比例上升,占药物性肝病的 20％～25％。表 8-5 列出了可导致药物性肝病的一些常见药物。

表 8-5　肝损害常见药物举例

抗生素类药物	四环素、红霉素、磺胺、氯霉素、青霉素等
抗结核药物	异烟肼、利福平、吡嗪酰胺、乙胺丁醇等
抗真菌药物	两性霉素 B、灰黄霉素、酮康唑等
肿瘤化学治疗药物	环磷酰胺、白消安、洛莫司汀、阿柔比星等
口服避孕药	甾体类避孕药
非甾体抗炎药	对乙酰氨基酚、阿司匹林、吲哚美辛等
免疫抑制剂	硫唑嘌呤、甲氨蝶呤、环孢素等
神经精神类药物	氯丙嗪、卡马西平、苯妥英钠等
麻醉药	氟烷、安氟烷、异氟烷等
循环系统药物	甲基多巴、奎尼丁、硝苯地平、胺碘酮等
降脂药	烟酸、他汀类及贝特类
口服降糖药	甲苯磺丁脲、氯磺丙脲等
中草药	苍耳子、雷公藤、千里光、火把花根、土三七、雄黄等

三、发病机制

各种药物导致药物性肝病的发病机制不尽相同,但本质都是药物的毒性和人体功能状况、个体易感性等因素相互作用的结果。

药物在肝脏内的代谢过程一般可分为两个阶段：药物在氧化还原酶（或水解酶）作用下生成中间代谢产物，称为第一相反应；上述中间代谢产物在转移酶作用下产生水溶性高的结合产物，称为第二相反应。第一相反应可产生更具化学活性的代谢产物，大多含极性基团，如羟基、羧基、氨基或巯基等，可对肝细胞产生损害。第二相反应可使第一相反应的代谢产物与葡萄糖醛酸酯、硫酸酯、谷胱甘肽及甲基、乙基等基团结合，使这些第一相反应的代谢产物灭活，增加其水溶性而排泄。位于光面内质网的细胞色素 P450 酶系是肝脏药物代谢第一相反应中最重要的酶系，细胞色素 P450 基因产物的个体变异、细胞色素 P450 酶的活力的个体差异直接影响药物对肝脏的损害。

（一）毒性代谢产物的直接作用

某些药物在肝脏内经过细胞色素 P450 酶的作用，代谢转化为有毒代谢产物，产生有活性的自由基、亲电子基和氧自由基，它们均可与细胞的大分子物质，如蛋白质、核酸、脂质共价结合或导致脂质过氧化，引起肝细胞损害或坏死。其损害程度与药物剂量相关。

自由基引起细胞膜和细胞器膜的不饱和脂肪酸过氧化，改变了膜的流动性和通透性，导致钙离子内流入细胞质，细胞内钙离子浓度升高，破坏了细胞的结构，并使氨基酸功能基团受损，造成肝细胞坏死。亲电子基可与肝细胞蛋白质的巯基结合，导致细胞膜的钙离子转运障碍。细胞核内的 DNA 也是亲电子基的靶分子，如与其共价连接，可引起 DNA 突变，可诱发肝癌。亲电子基与大分子物质共价连接所形成的分子复合物，形成新抗原，可诱发自身免疫性肝损害。氧自由基可造成细胞膜脂质过氧化，造成肝细胞的损害。

肝细胞具有防御药物导致肝细胞损伤的功能。其中最重要的是谷胱甘肽，谷胱甘肽可提供活性巯基，与亲电子基共价结合，从而达到内源性解毒作用；谷胱甘肽通过维持细胞内蛋白质巯基的还原状态，起到抗氧化功能；谷胱甘肽还可以清除细胞内的自由基。

（二）干扰肝细胞正常代谢

某些药物或其代谢产物可以干扰肝细胞正常的代谢过程，继而导致肝细胞的损伤。如乙硫氨酸可以与甲硫氨酸竞争 ATP，影响了甲硫氨酸的利用。有些药物可以干扰毛细胆管膜上转运器的功能，影响胆汁内胆盐、胆红素、磺溴酞钠的排泄。雌二醇可影响肝窦细胞膜 Na^+/K^+-ATP 酶的活性，使胆汁排泄减少，雌激素的这一作用可以被 S-腺苷蛋氨酸逆转。

（三）变态反应

药物可以半抗原形式与体内某些蛋白质、多肽及多糖等发生不可逆性结合，形成共价结合的全抗原，经巨噬细胞加工后，被致敏的 T 淋巴细胞识别，产生 T 杀伤细胞和抗体依赖性细胞介导的细胞毒作用。也可以是带亲电子基或自由基的药物代谢产物与肝细胞的蛋白质结合，形成抗原，诱发免疫反应。造成免疫性肝损害的药物包括苯妥英钠、磺胺类药物、氟烷等，常伴有关节炎、皮疹、肾炎等变态反应所导致的病变。某些药物所导致的慢性药物性肝病患者外周血内可检测到多种自身抗体。

四、影响药物肝毒性的因素

许多因素可以影响药物在肝细胞内的代谢过程，从而影响药物对肝细胞的毒性，现在发现这些因素主要为营养状况、年龄、性别、遗传、内分泌功能，以及某些原有疾病等。

(一)营养状况和饮食习惯

营养缺乏可导致细胞色素 P450 酶的活力和量降低,同样也可以导致肝细胞内具有保护作用的物质缺乏,如谷胱甘肽、维生素 C、维生素 B_2。肥胖者对氟烷、对乙酰氨基酚、甲氨蝶呤的易感性增加。

长期饮酒可使体内谷胱甘肽消耗过多、合成不足,还可引起肝细胞内细胞色素 P450 酶的功能降低,不能有效地清除体内的反应性代谢产物,因而对药物肝毒性的易感性增加。酒精还能增加甲氨蝶呤、异烟肼、对乙酰氨基酚等药物的肝毒性。

(二)年龄

婴儿出生时第二相反应几乎缺失,故对药物毒性更敏感;老年人肝细胞内微粒体酶活性降低,肝肾功能减退,对某些药物的代谢能力下降,也容易发生药物性肝病。

(三)性别

男性的细胞色素 P450 酶的量较女性多,临床上某些药物所致的药物性肝病女性较男性多见。妊娠可加重肝脏的负担,在妊娠期使用某些药物可诱发肝脏脂肪变性。另外,特异性变态反应所导致的药物性肝损害也多见于女性。

(四)原有疾病

多种疾病可以影响药物在体内的代谢。胆道梗阻可抑制细胞色素 P450 酶系统;肝脏疾病使肝脏对药物的代谢能力降低,药物蓄积于肝脏造成肝细胞损害。肾功能损害能增加对四环素、别嘌呤醇的易感性,风湿热及类风湿关节炎增加对阿司匹林的易感性,甲状腺功能亢进增加对四氯化碳的易感性。

(五)遗传因素

遗传性特异体质或遗传因子的变异均可使某些人对一些药物的敏感性增加,如某些药物在肝细胞内代谢的第一相反应和第二相反应在不同的种族之间有明显的差异。

(六)药物的剂量、疗程、用药方式和联合用药

一般来说,药物剂量越大,疗程越长,肝损伤越严重。如常规剂量的对乙酰氨基酚较少引起肝损害,如超剂量使用,肝损害的发生率明显增加;异烟肼多在用药 3 个月以后出现肝脏损害。

某些药物在联合应用时,其肝毒性增大,如抗结核药利福平、异烟肼联合用药较单一用药的肝毒性更大。用药方式也对药物性肝损害有影响,一般每天小剂量给药的危险性大于每周1次大剂量给药;四环素静脉途径给药易出现肝毒性,而口服很少出现。

五、临床及病理表现

药物性肝病的临床及组织学表现差异很大,最常见的两种损害类型是肝细胞性损害和胆汁淤积性损害,有些药物可以产生多种类型的损害。有些病例没有症状,但有 ALT、AST 升高。药物性肝损害多有潜伏期,用药后 2 周内发病者占 50%～70%,8 周内发病者达 80%～90%。

(一)急性肝细胞损伤

急性肝细胞损伤的典型损害是肝细胞变性、坏死。坏死的严重程度不一,可以是点状坏死、灶性坏死、桥状坏死、大片状坏死或弥漫性坏死。可见嗜酸性小体,汇管区和肝小叶内有多种炎症细胞浸润,Kupffer 细胞增多,有时可见纤维化,大片状坏死可伴有肝脏网状结构的塌陷。病变主要发生于肝小叶第 3 区,少数可见于第 1 区和第 2 区,因为第 3 区药物代谢酶的浓度最高,且窦状隙内氧浓度最低。

临床表现主要有乏力、食欲缺乏、恶心、呕吐、皮肤巩膜黄染等急性肝炎样症状,重者可发生急性暴发性肝衰竭。肝脏可大。肝功能检查主要是 ALT、AST 明显升高,碱性磷酸酶可正常或轻度升高,胆红素也有不同程度升高,若伴有胆红素明显升高,表示病情较严重。

造成急性肝细胞损伤的药物主要有麻醉药(氟烷、恩氟烷等)、非甾体抗炎药(对乙酰氨基酚、双氯芬酸、舒林酸等)、抗惊厥药(苯妥英钠、卡马西平、丙戊酸等)、抗微生物药(异烟肼、利福平、酮康唑、磺胺嘧啶、吡嗪酰胺等)。

(二)胆汁淤积

药物所致的胆汁淤积性肝损伤的临床表现与实验室检查和肝内胆汁淤积相似。皮肤瘙痒、小便黄、皮肤巩膜黄染、食欲缺乏等症状比较明显,血清碱性磷酸酶、γ-谷氨酰转肽酶升高是突出的生化改变,ALT、AST 可轻度升高。药物所致的胆汁淤积性肝损伤可以分为以下 3 种类型。

1.非炎症性胆汁淤积

非炎症性胆汁淤积又称单纯淤胆型,表现为肝细胞分泌胆汁异常。病理变化主要是肝小叶中心区淤胆,没有或很少有肝细胞变性、坏死,毛细胆管内有胆栓,肝细胞和 Kupffer 细胞内有胆色素沉着,电镜下可见毛细胆管扩张,微绒毛缩短或消失,毛细胆管周围溶酶体增多。此型多由雌激素、雄激素、合成类固醇类药物所致,其中甲睾酮最为常见,常在服药数月后出现黄疸。

2.炎症性胆汁淤积

其特征以胆汁淤积为主,伴明显的肝细胞变性、坏死,汇管区有多种炎症细胞浸润,肝细胞可见气球样变性、轻度脂肪变性、灶性坏死。此型损害除药物的毒性作用外,常有变态反应、免疫性肝损害参与。多由氯丙嗪、依托红霉素、阿莫西林克拉维酸钾、丙硫氧嘧啶、吡罗昔康、磺胺类、吩噻嗪类、三环类抗抑郁药等药物所致,预后一般较好。

3.胆管性胆汁淤积

此型较少见,临床表现与原发性胆汁性肝硬化相似。损伤的特征是小叶间淤胆,并有进行性小胆管破坏、消失。常由氟氯西林、噻苯达唑等药物所致。

另外,氟尿苷经肝动脉灌注化学治疗后可出现一种特殊类型的药物性肝损害,氟尿苷可诱发血管炎,导致胆管缺血性损伤,造成弥漫性胆管狭窄,表现类似于原发性硬化性胆管炎。

(三)脂肪变性(脂肪肝)

药物的肝细胞毒性可导致肝内蛋白质合成受到抑制,极低密度脂蛋白减少,三酰甘油在肝细胞内堆积,形成脂肪肝。临床上患者常有乏力、右上腹隐痛等症状,可有肝大,血清 ALT 可升高。其病理变化主要有大泡型和小泡型两种类型。

1.大泡型脂肪变性

大泡型脂肪变性多为慢性,病理改变主要是肝细胞内脂肪滴融合成大泡,占据肝细胞体积的大部分。还可见到肝细胞 Mallory 小体形成、气球样变、小叶炎症、窦周炎症和窦周纤维化等改变。此型损害典型的是由皮质类固醇、酒精、甲氨蝶呤、硫唑嘌呤、丝裂霉素等药物引起。

2.小泡型脂肪变性

此型比较少见,多为急性,与妊娠期急性脂肪肝和 Reye 综合征相似。通常伴有明显的肝细胞功能异常,并可导致暴发性肝衰竭。病理改变主要是脂肪小滴在整个肝细胞内沉积,镜下肝细胞呈泡沫样改变。大剂量静脉滴注四环素,口服丙戊酸、布洛芬、吡罗昔康等药物可导致此型肝细胞损伤。

(四)慢性肝细胞损害

一些药物导致的药物性肝损害临床过程呈慢性发展,其临床表现、血清学改变和组织学变化类似于慢性肝炎,甚至可引起肝纤维化和肝硬化。

1.慢性肝炎

药物引起的慢性肝损害通常发病缓慢,可无明显症状或症状轻微。患者常有乏力、食欲缺乏、厌食、上腹不适等症状,部分患者有肝外表现,如关节痛、多毛、闭经、皮肤黏膜病变、痤疮等。血清 ALT、胆红素、γ-球蛋白升高,凝血酶原时间延长,还可出现抗核抗体、抗平滑肌抗体阳性。如并发亚急性重型肝炎,可出现腹水、门静脉高压、肝性脑病和肝肾综合征。肝活检肝细胞局灶性变性、坏死,伴有汇管区和小叶内炎症细胞浸润。

2.肝硬化

药物可以引起结节性肝硬化、胆汁性肝硬化和淤血性肝硬化。

(五)变态反应

药物诱发免疫反应导致的肝损害病理改变主要是肝细胞灶性坏死、区带性坏死,临床表现除肝功能损害的症状外,可有发热、皮疹、嗜酸性细胞增多、关节炎、肾炎等。

(六)特殊类型的药物性肝损害

1.肝肉芽肿

据统计,大约 1/3 肉芽肿性肝炎是由药物导致的,常见的诱发药物包括奎尼丁、别嘌呤醇、苯妥英钠、卡马西平、磺胺类等。患者有发热、厌食、食欲缺乏、皮肤巩膜黄染、右上腹痛等症状,常伴有全身过敏和血管炎症状。肝活检可见炎症细胞浸润和肉芽肿形成,肉芽肿多为局灶性,全身其他组织也可有肉芽肿形成。

2.肝磷脂病

服用胺碘酮、马来酸哌克昔林等药物可引起肝磷脂病,是由于药物导致溶酶体磷脂失活,磷脂分解受抑制,从而引起肝细胞内磷脂沉积。磷脂亦可在其他组织沉积。组织学特点与酒精性肝病相似,可见 Mallory 小体、小胆管增生、肝细胞脂肪变性、炎症细胞浸润。患者有 ALT 升高、肝大、皮肤病变、神经病变等表现。

3.肝脏紫斑病

长期口服雌激素、雄激素、6-巯基嘌呤、避孕药等药物可导致该病。发病机制不清,可能是药物损伤肝窦内皮细胞,网状支架塌陷,阻塞了肝血窦血流,导致肝窦扩张。病理学上,在肝脏表面及切面上可见大小不等的、充满血液的囊性空腔,显微镜下可见肝窦囊样扩张,Disse 间隙扩张,腔内充满红细胞和胶原纤维。还可见肝细胞灶性坏死、胆汁淤积、小胆管增生。该病的发生可无临床症状,或仅有肝脏增大,但病情严重者可发生腹腔出血、肝肾衰竭,病死率较高。本病禁做肝穿刺活检,超声、CT 检查有助于诊断。

4.肝静脉血栓形成

长期口服避孕药可影响凝血机制,引起肝静脉血栓形成和栓塞、肝静脉狭窄、肝脏淤血,临床上表现为 Budd-Chiari 综合征,出现腹胀、顽固性腹水、肝脏增大。病理学上可见肝小叶中央静脉扩张、肝窦充血、肝小叶中央区坏死,以后肝纤维化、肝硬化。

5.肝小静脉闭塞症

乌拉坦、硫唑嘌呤、千里光生物碱等药物可导致本病。病变主要累及中央静脉,肝小叶中央区肝窦充血,肝细胞坏死,之后肝纤维化、肝硬化。

6.肝脏肿瘤

长期口服避孕药、雄激素可引起肝脏良性腺瘤,其发生和服药时间及剂量有关。腺瘤恶变,可发生肝细胞癌或胆管细胞癌,但血清甲胎蛋白测定(AFP)水平通常不高。

7.特发性门静脉高压症

长期接触石灰、硫酸铜杀虫剂均可引起本病。病理特点是肝内门静脉末梢闭塞,门静脉血栓形成,汇管区纤维化。临床表现为门静脉高压症。

六、诊断

提高对本病的警惕性,本病的诊断并不困难。但因为药物性肝病的临床表现和实验室检查没有特异性,并且有时被患者原有疾病所掩盖,所以易被误诊。

急性药物性肝病常常有明确的服药史、较典型的临床症状和血清学改变,结合停用可疑药物后的效应,往往可以作出诊断。在诊断时应该注意用药剂量、用药途径、用药时间、合并用药、用药和肝脏损害的时间关系等因素。

慢性药物性肝病症状隐匿,由于患者常常患有其他疾病,并且大多接受多种药物治疗,要确定用药和肝脏损害之间的关系很困难。需要详细了解患者的全部用药史(包括发病前3个月内使用过的药物)、饮酒史、有无肝病、有无药物过敏史、有无过敏性疾病、原患疾病是否可累及肝脏等情况,根据药物接触史、临床表现、实验室检查作出诊断。

诊断药物性肝病可参考以下条件。

(1)肝脏损害出现在用药后1~4周,也可于用药后数月才出现。

(2)有发热、皮疹、瘙痒、关节痛、淋巴结肿大等肝外症状,如有系统性脉管炎,更有助于诊断。

(3)停药后血清ALT在1周后开始逐步下降,其他肝功能指标也有好转。

(4)可排除酒精、病毒性肝炎或其他疾病所致肝脏损害。

(5)血常规检查嗜酸性细胞>6%,单核细胞增多。

(6)淋巴细胞转化试验和/或巨噬细胞(或白细胞)移动抑制试验阳性。

(7)提示药物性肝病的组织学改变。

(8)偶尔再次用药可再次发生肝损害。

凡符合上述第1条,加(2)~(8)条中任意两条,可考虑诊断药物性肝病。

七、治疗

(一)停用相关药物

立即停用与肝损害相关的药物是治疗的关键。很多患者在停用相关药物后,肝功能可恢复正常,对与可疑药物相似的药物亦属禁忌。如患者的药物不能停用,则应全面权衡相关的利弊,改变用药剂量、用药方法,并定期检测肝功能。

(二)支持治疗

患者应卧床休息,有利于减轻肝脏负担,有助于肝细胞修复和再生。应补充足够的蛋白质、热量、B族维生素、维生素C和维生素E,以利于肝细胞修复和再生。但摄入的热量不宜过多,以免形成脂肪肝。同时要注意维持水、电解质和酸碱平衡。

(三)清除体内药物

胃肠道内残留的药物可以通过洗胃、导泻等方法清除。对于血液内的残留药物,可根据药物在体内分布的情况,可采用血液透析、利尿等方法清除。

(四)药物治疗

补充谷胱甘肽可以保护肝细胞膜,并与药物代谢产物结合,消除脂质过氧化,减轻药物的肝毒性。可每天 1.2 g 静脉滴注。多烯磷脂酰胆碱是体内不能合成的必需磷脂,可以结合到肝细胞膜的结构中,有益于肝细胞的再生,改善肝脏损害的组织学变化,并改善肝功能。常用剂量为每天 0.5~1.0 g 静脉滴注,病情较轻者可以减量或口服。也可选用水飞蓟宾、腺苷蛋氨酸等,有出血倾向者可用维生素 K_1。

有明显胆汁淤积者,可用熊去氧胆酸。有报道患者使用熊去氧胆酸治疗后,血清 ALT、胆红素、碱性磷酸酶等指标下降,肝脏组织学改变有所改善。其机制可能与改善肝细胞功能、扩张毛细胆管、增加胆汁酸排泄有关。常用剂量为100~200 mg,每天 3 次。苯巴比妥可促进胆红素与葡萄糖酸、γ-球蛋白的结合,增加其转运,降低血浆胆红素浓度;还可增加细胞膜 Na^+/K^+-ATP 酶的活性。常用剂量为 40~60 mg,每天 3 次。

糖皮质激素用于药物性肝炎胆汁淤积目前尚有争议。一般认为,糖皮质激素具有非特异性抗炎、促进某些酶的合成、促进胆汁分泌、抑制过敏和免疫反应等作用,但临床应用疗效不甚满意,且有较多不良反应,应慎重使用。可用泼尼松 30 mg/d,用药 5 天如胆红素下降40%~50%,则减量继续使用,总疗程 2 周;如用药 7 天无效,应停药。

对乙酰氨基酚引起的药物性肝病可用 N-乙酰半胱氨酸解毒。

病情严重的药物性肝病可发生肝性脑病、肝衰竭,应按肝性脑病、肝衰竭给予相应处理,必要时可考虑肝移植。

八、预防

药物性肝病是一种医源性疾病,应提高警惕,预防其发生,尽量把药物性肝病的发生率降到最低。一般应注意以下几点。

(1)注意用药安全,尽量选用肝毒性较小的药物;严格遵守药典规定的剂量、疗程,尽量避免大剂量、长疗程使用同一种药物。

(2)了解有无药物性肝病的易患因素,如患者的年龄、性别、营养状况、有无药物过敏史及过敏性疾病,有无饮酒史、肝肾功能情况等。

(3)尽量避免同类药物的重复使用。

(4)用药期间血清转氨酶、胆红素、碱性磷酸酶等指标和肝脏影像学检查应该作为常规检查项目定期复查,以便及时发现药物性肝损害。

(5)一旦出现肝功能异常,应立即停药,并避免再次使用相同或化学结构相似的药物。

九、预后

急性药物性肝损害如能及时诊断、立即停药,经适当处理后大多数患者预后良好,一般 1~3 个月内肝功能逐步恢复。如有大片状或弥漫性肝细胞坏死,则预后较差,可发生肝衰竭或合并肾功能损害,病死率较高。慢性药物性肝病由于临床表现隐匿,大多无法及时诊断,常进展为肝硬化,预后大多较差。

(侯庆军)

第八节　非酒精性脂肪性肝病

非酒精性脂肪性肝病(NAFLD)是指除外过量饮酒和其他明确的损肝因素,以弥漫性肝细胞大泡性脂肪变为病理特征的临床综合征。NAFLD 包括单纯性脂肪肝(SFL)、非酒精性脂肪性肝炎(NASHD)及其相关肝硬化和肝细胞癌(HCC),它们的发病和胰岛素抵抗及遗传易感性关系密切,随着肥胖和糖尿病患者的增多,NAFLD 已成为西方发达国家慢性肝病和肝功能试验异常的首要病因,并呈现全球化和低龄化趋势。NAFLD 除导致肝病相关死亡外,还可促进 2 型糖尿病和动脉粥样硬化的发生,因此对人类健康和社会发展构成严重威胁。

一、流行病学

包括中国在内的亚太地区 NAFLD 流行率取决于检测脂肪肝的方式,以及国家所处的区域位置。基于超声的研究表明亚太地区 NAFLD 患病率为 2%～35%,且主要集中于非肥胖人群。如最近一项来自香港的使用磁共振波谱的研究发现,922 例研究对象中 NAFLD 的患病率为27%。NAFLD 群体间患病率的差异与地区相关,如"城乡差别"。在中国,NAFLD 整体患病率为 1%～30%(中位数 10%),调查对象的年龄、性别构成、地域、经济状况(城市高于农村,沿海地区高于内陆)不同,NAFLD 患病率也不同,其中城市地区 NAFLD 的患病率几乎是的农村地区的 2 倍(20.3% vs 11.1%)。印度的 NAFLD 流行病学研究中,东部(24.5%)和南部(32%)NAFLD 患病率明显高于西部(16.6%)地区。同时与中国相似的是,NAFLD 在城市人群中的患病率明显高于较偏僻地区。亚洲农村地区较低的流行率表明"东方"生活方式可能起到保护作用,与亚洲城市地区的"西方"生活方式相比,"东方"生活方式仍然是农村的主流生活方式。

二、病因与发病机制

目前 NAFLD 已成为我国第一大慢性肝病,NAFLD 的具体发病机制尚待探索。早期研究认为胰岛素抵抗(IR)导致的肝脂肪变性即为第一次打击,氧化应激和脂质过氧化等作用下肝细胞最终发生损伤、炎症、纤维化等病理改变形成第二次打击。如今被广泛认可的是基于"二次打击"学说提出的"多重打击"学说,包括脂毒性、线粒体功能障碍、内质网应激、脂肪组织功能障碍、炎性细胞因子以及肠源性内毒素等多重打击因素,该学说也为 NAFLD 的发病机制提供了更为准确的解释。目前临床中尚缺乏关于 NAFLD 有效治疗药物,因此深入了解 NAFLD 的致病机制、寻求有效的治疗靶点至关重要。

三、临床表现

NAFLD 的临床表现随其病因和脂肪浸润程度而异,脂肪变性和炎症反应是非酒精性脂肪性肝炎(NASH)的两个重要特征。NAFLD 发病缓慢,多数患者并无自觉症状,多在体检时发现;若出现症状,则以肝区隐痛、右上腹胀满感或压痛等多见,偶有中上腹痛。患者的疼痛系由肝大、肝包膜张力增加、肝韧带被牵拉、脂肪囊肿破裂,或这些因素综合所致。严重脂肪性肝炎可出现黄疸、食欲减退、恶心、呕吐等症状。部分患者可有肝大。失代偿期的肝硬化患者临床表现与其他原因所致的肝硬化相似。

四、实验室改变

脂肪肝患者的血液学、生化指标与其肝活检组织学检查结果的相关性较差，仅 $20\%\sim30\%$ 经肝活检证实的脂肪肝病例有 1 项或多项肝功能生化指标异常。并且，至今尚无理想的定性和定量反映脂肪肝有无及其程度的实验指标。但是，血液实验室检查指标的检测确实有助于判断脂肪肝的病因、病理类型及其病情轻重和预后。

急性小泡性脂肪肝患者如出现肝、肾功能不全，以及 DIC 相关的血液学指标改变，常提示病情严重。慢性大泡性脂肪肝其血清转氨酶（ALT 和 AST）、碱性磷酸酶（ALP）、γ-谷氨酰转肽酶（GGT），以及 C-反应蛋白等可轻度升高，转氨酶升高幅度一般不超过正常值上限的 $2\sim4$ 倍；而血清胆红素、白蛋白和凝血酶原时间（prothrombin time；PT），以及靛青绿（ICG）清除率一般正常。如果血清转氨酶持续升高或明显异常则提示并发脂肪性肝炎，胆红素升高和 PT 延长可反映脂肪性肝炎的程度较重。Ⅲ型前胶原肽、Ⅳ型胶原-7S 成分、透明质酸等多种血清纤维化指标的联合检测，可反映是否已并发脂肪性肝纤维化和肝硬化。

肥胖、糖尿病引起的营养过剩性脂肪肝患者血清 AST/ALT 比值多小于 1，GGT 升高常不明显。血清胆碱酯酶和卵磷脂胆固醇酰基转移酶活性在营养过剩性脂肪肝时常升高，而其他原因性脂肪肝多无明显变化，甚至呈下降趋势。空腹血液葡萄糖、胰岛素、脂质和尿酸水平升高也常反映机体营养过剩。低血浆蛋白（包括白蛋白、转铁蛋白），以及低胆固醇血症，常提示蛋白质能量缺乏所致的营养不良性脂肪肝。酒精性脂肪肝时转氨酶很少超过正常值的 6 倍，AST/ALT 比值常大于 2，线粒体 AST（ASTm）和 GGT 显著升高，GGT/ALP 比值大于 2。此外，平均红细胞容积和免疫球蛋白 A 选择性升高（IgA_1/IgA_2 比值降低），血清糖类缺乏性转铁蛋白（carbohydrate deficient transferrin；dTF）及其与总转铁蛋白比值升高等有助于酒精性脂肪肝的诊断。血清铜蓝蛋白浓度降低，而与白蛋白结合的血清铜含量增加提示 Wilson 病。HCV 等血清学标记物的检测可明确有无肝炎病毒现症感染。

五、放射/影像学改变

肝脏实时超声、计算机体层摄影（computer tomography；CT）、磁共振显像（magnetic resonance imaging；MRI）等检查可见脂肪肝患者有肝大和弥漫性或局灶性肝脏灰度/密度的改变，现已广泛用于判断脂肪肝的有无，以及肝内脂肪的分布类型。由于影像学检查对肝内脂肪浸润程度的判断不够精确，并且对肝内炎症和纤维化的识别能力极差，只有在发现肝脏萎缩变小、肝脏硬度增加，以及脾大等门静脉高压征象时才提示并发脂肪性肝硬化。因此，现有影像学检查虽对单纯性脂肪肝的诊断有帮助，但它既不能检出脂肪性肝炎也不能早期发现脂肪性肝纤维化和肝硬化。

（一）实时超声

肝组织脂肪变弥漫性累及 10% 的肝细胞时，实时超声（B 超）图像便可出现异常改变；当组织学脂肪沉积于肝超过 30% 的肝细胞时，B 超即可检出脂肪肝；肝脂肪含量达 50% 以上的脂肪肝，超声诊断的敏感性高达 90%。对于 B 超诊断为胆囊结石合并脂肪肝的患者行胆囊切除的同时取肝组织活检，89.9% 有不同程度的肝细胞脂肪变性。

B 超诊断脂肪肝有以下特征：①可见致密的点状高回声，又称明亮肝；②肝深部即远场回声衰减,肝肾回声对比度加大;③肝内管腔结构模糊不清;④肝大,饱满,肝缘变钝。近来趋于把这些标准量化,以综合积分判断脂肪肝的程度。彩色多普勒超声对局灶性脂肪肝的鉴别诊断和肝内血流异常的发现有一定参考价值。鉴于 B 超检查具有简便、价廉,以及无创伤和无危害等优点,目前 B 超已作为诊断脂肪肝和随访其病情演变的首选方法,并已广泛用于人群脂肪肝的流行病学调查。但应注意 B 超诊断脂肪肝的特异性不够理想,超声诊断之脂肪肝与其肝组织学变化之间并不总是呈正相关关系。其原因主要为超声缺乏客观性定量指标,且各检查医师对脂肪肝的判定标准也不统一;此外,肝脏回声强度可受肝纤维化的程度、超声检查仪的质量,以及患者皮下脂肪厚度等许多因素的影响。

(二)计算机体层摄影

CT 平扫正常肝脏密度(CT 值)高于脾脏和肝内血管,肝脏的 CT 值较脾脏一般要高出 7~8 HU。弥漫性脂肪肝在 CT 图像上表现为肝脏的密度普遍低于脾脏、肾脏和肝内血管的密度,重度脂肪肝时其肝脏 CT 值甚至变为负值。由于 CT 值的高低与肝内脂肪浸润程度呈负相关,而脾脏 CT 值多较固定,故可根据肝/脾 CT 比值来衡量脂肪肝的程度,或作为随访疗效的客观依据。脂肪肝时可见脾脏的 CT 值较肝脏高,肝/脾 CT 值之比小于 0.9;并且,肝内门静脉或肝静脉像清晰可见。有报道认为,脂肪肝患者在肝脂肪变性累及 40%以上的肝细胞时,CT 方可作出脂肪肝的诊断。因此,CT 对脂肪肝诊断的敏感性低于 B 超,但相比而言,CT 诊断脂肪肝的特异性,以及对局灶性脂肪肝判断的准确性远高于 B 超。近来已有探索用 CT 图像的面罩式覆盖法定量分析肝内脂肪浸润的报道。

(三)MRI 和 DSA

MRI 对脂肪肝的确诊并不敏感,无论从信号强度,还是计算弛豫时间,均难以将脂肪肝与正常肝组织相区分,这与脂肪肝肝脏含水量不增加有关。临床上可利用这一缺点,鉴别 CT 上难以与肝脏恶性肿瘤区分的局灶性脂肪肝和弥漫性脂肪肝伴正常肝岛,其中位相磁共振(phase-contrast MRI)对局灶性脂肪肝的诊断最为可靠。由于 MRI 缺乏 CT 值那样的定量分析指标,故仅凭 MRI 确诊脂肪肝确实很困难。脂肪肝的数字减影血管造影(digital sub traction angiography;DSA)检查可表现为肝动脉轻度扩张,全部分支呈现充血倾向,但病灶中的血管形态、走行和分布均无异常,并且无病理性血管征象。目前 MRI 和 DSA 主要用于实时超声及 CT 检查确诊困难者,特别是局灶性脂肪肝难以与肝脏肿瘤鉴别而又不愿接受肝活检组织学检查者。

六、诊断

NAFLD 的临床分型包括 SFL、NASH 和肝硬化。其诊断依据如下。

(1)每周饮酒中含乙醇量<140 g(女性<70 克/周)。

(2)除外药物、毒物、感染或其他可识别的外源性因素导致的脂肪肝。

(3)肝脏影像学表现符合弥漫性脂肪肝的诊断标准。

(4)无其他原因可解释的肝酶持续异常。

(5)肝活检提示脂肪性肝病。

(6)存在体重增长迅速、内脏性肥胖、空腹血糖增高、血脂紊乱、高血压病等危险因素。

具备上述第 1~2 项和第 3、4 项中任一项者可能为 NAFLD。具备上述第 1 项+第 2 项+第 5 项者可确诊为 NAFLD,可根据肝活检改变区分 SFL 和 NASH,结合临床诊断脂肪性肝硬化。同时具备第 6 项和/或经相关处理后第 3~4 项指标改善者可明确 NAFLD 的诊断。亚太地区

NAFLD工作组认为,对于排除其他损肝因素的脂肪肝患者,需高度怀疑 NAFLD 可能;对于不明原因的血清 ALT 升高者,如果影像学提示脂肪肝且存在代谢危险因素,那么 NAFLD 最有可能是其转氨酶异常的原因。

七、预防和治疗

(1)鉴于 NAFLD 是肥胖和(代谢综合征)MetS 累及肝脏的表现,大多数患者肝组织学改变处于单纯性脂肪肝阶段,治疗 NAFLD 的首要目标为减肥和改善 IR,预防和治疗 MetS、T2DM 及其相关并发症,从而减轻疾病负担、改善患者生活质量并延长寿命;次要目标为减少肝脂肪沉积,避免因"附加打击"而导致 NASH 和慢加急性肝功能衰竭;对于 NASH 和脂肪性肝纤维化患者还需阻止肝病进展,减少肝硬化、HCC 及其并发症的发生。NAFLD 患者的疗效判断需综合评估人体学指标、血清生物化学指标,以及 B 超等肝胆影像学变化,并监测药物不良反应,从而及时调整诊疗方案。在治疗和随访过程中,建议密切观察患者的生活方式、体质量、腰围和动脉血压变化,每隔 3～6 个月复查血清生物化学指标和糖化血红蛋白,6～12 个月复查上腹部 B 超。血清氨基酸转移酶恢复正常和肝脂肪变消退,即使提示 NASH 改善也不代表肝纤维化程度不加剧。通过肝瞬时弹性成像、MRS、MRE 动态观察肝脂肪变和纤维化程度在 NAFLD 疗效评估和新药研发中的作用有待明确。定期肝活组织检查至今仍是评估 NASH 和肝纤维化患者肝组织学变化的惟一标准,治疗 NASH 的目标是脂肪性肝炎和纤维化程度都能显著改善,至少要达到减轻肝纤维化而脂肪性肝炎不加剧,或者 NASH 缓解而纤维化程度不加重。

(2)改变不良生活方式:减少体质量和腰围是预防和治疗 NAFLD 及其并发症最为重要的治疗措施。对于超重、肥胖,以及近期体质量增加和"隐性肥胖"的 NAFLD 患者,建议通过健康饮食和加强锻炼的生活方式教育纠正不良行为。适当控制膳食热量摄入,建议每天减少 2 092～4 184 kJ(500～1 000 kcal)热量;调整膳食结构,建议适量脂肪和碳水化合物的平衡膳食,限制含糖饮料、糕点和深加工精致食品,增加全谷类食物、ω-3 脂肪酸以及膳食纤维摄入;一日三餐定时适量,严格控制晚餐的热量和晚餐后进食行为。避免久坐少动,建议根据患者兴趣并以能够坚持为原则选择体育锻炼方式,以增加骨骼肌质量和防治肌少症。例如,每天坚持中等量有氧运动30 分钟,每周 5 次,或者每天高强度有氧运动 20 分钟,每周 3 次,同时做 8～10 组阻抗训练,每周 2 次。1 年内减重 3%～5%可以改善 MetS 组分和逆转单纯性脂肪肝,体质量下降 7%～10%能显著降低血清氨基酸转移酶水平并改善 NASH,但是体质量下降 10%以上并维持 1 年才能逆转肝纤维化,遗憾的是,肥胖症患者 1 年内能够减重 10%以上者<10%。包括临床营养师、运动康复师在内的多学科联合策略对提高 NAFLD 患者参与生活方式干预项目的积极性并长期坚持至关重要,健康中国 2030 计划的有效实施有望控制我国肥胖、T2DM 和 NAFLD 的流行。

(3)针对(代谢综合征)MetS 的药物治疗:对于 3～6 个月生活方式干预未能有效减肥和控制代谢危险因素的 NAFLD 患者,建议根据相关指南和专家共识应用 1 种或多种药物治疗肥胖症、高血压病、T2DM、血脂紊乱、痛风等疾病,目前这些药物对患者并存的 NASH 特别是肝纤维化都无肯定的治疗效果。BMI≥30 kg/m² 的成人和 BMI≥27 kg/m² 伴有高血压病、T2DM、血脂紊乱等合并症的成人可以考虑应用奥利他等药物减肥,但需警惕减肥药物引起的不良反应。此外,应谨慎长期使用可能会增加患者体质量的药物。血管紧张素Ⅱ受体拮抗剂可以安全用于 NAFLD 和 NASH 患者的高血压病的治疗。ω-3 多不饱和脂肪酸虽可能安全用于 NAFLD 患者高 TG 血症的治疗,但是该药对血清 TG>5.6 mmol/L 患者的降脂效果不肯定,此时常需处方贝特类药物降低血脂和预防急性胰腺炎,但需警惕后者的肝毒性。除非患者有肝衰竭或肝硬化失代偿,他汀可安全用于 NAFLD 和 NASH 患者降低血清 LDL-C 水平以防治心血管事件,目前无证据显示他汀可以改善 NASH 和肝纤维化。他汀使用过程中经常出现的无症状性、孤立性血清 ALT 增高,即使不减量或停药亦可恢复正常。尽管二甲双胍对 NASH 并无治疗作用,但其可以改善 IR、降低血糖和辅助减肥,建议用于 NAFLD 患者 T2DM 的预防和治疗。人胰高糖素样肽-1(GLP-1)类似物利拉鲁肽不仅具备多重降糖机制,而且能够减肥和改善 IR,适合用于肥胖的 T2DM 患者的治疗。吡格列酮虽然可以改善 NASH 患者血清生物化学指标和肝组织学病变,但该药在中国患者中长期应用的疗效和安全性尚待明确,建议仅用于合并 T2DM 的 NASH 患者的治疗。

(4)减肥手术:又称代谢手术,不仅最大程度地减肥和长期维持理想体质量,而且可以有效控制代谢紊乱,甚至逆转 T2DM 和 MetS。国际糖尿病联盟建议,重度肥胖(BMI≥40 kg/m²)的 T2DM 患者,以及中度肥胖(35 kg/m²≤BMI≤39.9 kg/m²)但保守治疗不能有效控制血糖的 T2DM 患者都应考虑减肥手术。轻度肥胖(BMI:30～34.9 kg/m²)患者如果保守治疗不能有效控制代谢和心血管危险因素也可以考虑减肥手术。亚裔群体的 BMI 阈值应下调 2.5 kg/m²。近 10 年全球减肥手术的数量持续增长,不管哪种类型的减肥手术都较非手术治疗能最大程度地减肥,亚洲国家以袖状胃切除术最为常用。合并 NASH 或代偿期肝硬化不是肥胖症患者减肥手术的禁忌证。减肥手术不但可以缓解包括纤维化在内的 NASH 患者的肝组织学改变,而且可能降低心血管疾病病死率和全因死亡率,但其改善肝脏相关并发症的作用尚未得到证实。目前尚无足够证据推荐减肥手术治疗 NASH,对于严重的或顽固性肥胖患者,以及肝移植术后 NASH 复发的患者可以考虑减肥手术。亦可考虑给严重的病理性肥胖或减肥治疗失败的受体,以及合并肝纤维化的 NASH 供体进行减肥手术。

(5)针对肝损伤的药物治疗:鉴于改变生活方式和应用针对 MetS 的药物甚至减肥手术难以使 NASH 特别是肝纤维化逆转,为此有必要应用保肝药物保护肝细胞、抗氧化、抗炎,甚至抗肝纤维化。来自美国的临床试验结果显示,维生素 E(α-生育酚,800 IU/d)口服 2 年可以使无糖尿病的 NASH 成人血清氨基酸转移酶恢复正常并显著改善肝脂肪变和炎症损伤。然而,我国药典并无大剂量维生素 E 治疗慢性肝炎的适应证,并且长期大剂量使用维生素 E 的安全性令人担忧。来自美国的临床试验结果显示,奥贝胆酸显著减轻 NASH 患者肝纤维化程度,但是该药对脂代谢有不良影响,可导致皮肤瘙痒,并且其在 NASH 治疗中的作用并未被日本的临床试验所证实。目前在我国广泛应用的水飞蓟素(宾)、双环醇、多烯磷脂酰胆碱、甘草酸二铵、还原型谷胱甘肽、S-腺苷甲硫氨酸、熊去氧胆酸等针对肝损伤的治疗药物安全性良好,部分药物在药物性肝损伤、胆汁淤积性肝病等患者中已取得相对确切的疗效,但这些药物对 NASH 和肝纤维化的治疗效果仍需进一步的临床试验证实。在综合治疗的基础上,保肝药物作为辅助治疗推荐用于以下类型 NAFLD 患者:①肝活组织检查确诊的 NASH;②临床特征、实验室及影像学检查提示存在 NASH 或进展性肝纤维化,例如,合并 MetS 和 T2DM,血清氨基酸转移酶和/或 CK-18 持续升高,肝瞬时弹性检查 LSM 值显著增高;③应用相关药物治疗 MetS 和 T2DM 过程中出现肝脏氨基酸转移酶升高;④合并药物性肝损伤、自身免疫性肝炎、慢性病毒性肝炎等其他肝病。建议根据肝损伤类型、程度以及药物效能和价格选择 1 种保肝药物,疗程需要 1 年以上。对于血清 ALT 高于正常值上限的患者,口服某种保肝药物 6 个月,如果血清氨基酸转移酶仍无明显下降,则可改用其他保肝药物。至今尚无有效药物可推荐用于 NASH 患者预防肝硬化和 HCC,咖啡、阿司匹林、二甲双胍、他汀等对肝脏的有益作用仍需临床试验证实。

(6)肝移植:NAFLD 对肝移植的影响涉及到移植的供体和受体两大方面,我国目前已面临脂肪肝作为供肝而出现的移植后肝原发性无功能的高发风险,而由于 NASH 导致的失代偿期肝硬化、HCC 等终末期肝病需进行肝移植的病例亦在不断增多。NASH 患者肝移植的长期效果与其他病因肝移植相似,特殊性主要表现为年老、肥胖和并存的代谢性疾病可能影响肝移植患者围手术期或术后短期的预后,肝移植术后 NAFLD 复发率高达 50%,并且有较高的心血管并发症的发病风险。为此,需重视 NASH 患者肝移植等待期的评估和管理,以最大程度为肝移植创造条件。肝移植术后仍须有效控制体质量和防治糖脂代谢紊乱,从而最大程度降低肝移植术后并发症发生率。

(7)减少附加打击以免肝损伤加重:对于 NAFLD 特别是 NASH 患者,应避免极低热卡饮食减肥,避免使用可能有肝毒性的中西药物,慎用保健品。鉴于 NAFLD 患者偶尔过量饮酒可导致急性肝损伤并促进肝纤维化进展,而合并肝纤维化的 NAFLD 患者即使适量饮酒也会增加 HCC发病风险,NAFLD 患者需要限制饮酒并避免过量饮酒。多饮咖啡和饮茶可能有助于 NAFLD患者康复。此外,还需早期发现并有效处理睡眠呼吸暂停综合征、甲状腺功能减退症、小肠细菌过度生长等可加剧肝损伤的并存疾病。

八、随访

大多数非酒精性脂肪性肝病呈良性经过。少数非酒精性脂肪性肝炎患者可进展为肝硬化、肝衰竭或肝癌。NASH 合并肝硬化的患者应进行胃食-管静脉曲张和肝细胞肝癌筛查。

(杨琼英)

第九节　肝　脓　肿

肝脓肿是指肝实质内单发或多发的脓性物积聚,大多是细菌性、阿米巴性或混合性脓肿,是消化系统常见严重疾病。而细菌性肝脓肿是指化脓性细菌侵入肝脏,造成局部肝组织炎症、坏死、液化,脓液积聚而形成的肝内化脓性感染。

一、细菌性肝脓肿

(一)流行病学

细菌性肝脓肿多继发于体内其他感染,最常见于胆道感染(尤其由胆道手术、胆管结石、恶性肿瘤、蛔虫梗阻所致感染)或身体其他脏器感染所致菌血症,常见于阑尾炎、憩室炎时细菌经肠系膜循环入门静脉侵入肝脏。炎症性肠病(尤其是克罗恩病)时肠黏膜屏障的受损亦为肝脓肿的危险因素。此外,未经治疗的口腔感染和细菌性心内膜炎所致菌血症也不可忽视。而钝性或穿透性肝损伤和邻近器官脓肿扩大至肝脏引起肝脓肿则较为少见。临床上也有部分患者的传播途径不明,称之为隐源性肝脓肿。细菌性肝脓肿发病率没有明显的性别、种族或地理差异,50~70 岁的年龄发病率相对较高,近年来糖尿病成为肝脓肿的易患因素。

(二)病原学

20世纪80年代以前,普遍认为引起细菌性肝脓肿的病原体以肠道来源菌群为主,如大肠埃希菌及其他肠杆菌科,链球菌属及肠球菌属。随着病原菌流行病学变化及抗生素的广泛应用,过去10年间,在东南亚,肺炎克雷伯杆菌已取代大肠埃希菌等占据主要地位;在中欧,细菌性肝脓肿主要病原菌是大肠埃希菌、链球菌或金黄色葡萄球菌。其中肺炎克雷伯杆菌性肝脓肿多伴发于糖尿病患者。一方面,糖尿病患者的葡萄糖降解率减少,为白细胞提供能量功能受抑制,中性粒细胞趋化功能缺陷,杀菌活性减弱;另一方面,长期高血糖有利于细菌生长,尤其是呼吸道、泌尿道、皮肤和女性外阴部等处;同时,糖尿病患者易发生血管病变,导致局部血液循环障碍,周围组织供氧减少,不仅影响局部组织对感染的反应,也有利于厌氧菌生长和降低白细胞依赖氧的杀菌能力。

(三)感染途径

1.经胆道

经胆道为细菌性肝脓肿最主要的感染途径,由于胆道炎症、蛔虫症、结石,以及其他如壶腹部狭窄、胰头癌等原因使胆总管狭窄与阻塞,细菌沿着胆管上行进入肝脏形成脓肿。

2.经门静脉

所有胃肠道、腹腔内的感染均可通过门静脉进入肝脏,如痔核感染、坏疽性阑尾炎、菌痢、憩室炎、溃疡性结肠炎、大肠癌伴感染,可引起门静脉属支的血栓性静脉炎,脓毒栓子脱落进入肝内,即可形成脓肿。

3.经肝动脉

身体任何部位的化脓性病变,如败血症、骨髓炎、中耳炎、皮肤疖痈、亚急性细菌性心内膜炎、呼吸道感染等,特别在发生脓毒血症时,细菌可经肝动脉进入肝脏。

4.肝外伤

特别是肝的贯通伤或闭合伤后肝内血肿的感染而形成脓肿。

5.邻近组织脏器化脓性炎症的直接蔓延

胆囊穿孔、膈下脓肿、胰腺脓肿、胃十二指肠溃疡穿孔等均可蔓延累积到肝脏。

(四)临床表现

早期多为非特异性的前驱症状,精神萎靡、呕吐、贫血、体重下降。头痛、肌肉及关节疼痛等。随后可以出现寒战、高热及肝区疼痛等不适,但疼痛可能不局限于右上腹,常伴血清碱性磷酸酶的升高。低清蛋白血症、白细胞计数增多,以及谷丙转氨酶水平的增高也较常见。值得注意的是,这些症状并不常见于老年人和免疫抑制的患者。体征,如肝大(50%)、摩擦音(50%)、呼吸系统表现(50%)、黄疸(25%)、可扪及肿块(25%),或脾大(25%)比较常见,可能对诊断有帮助。所谓的经典三联征:黄疸、发热、腹部压痛则比较罕见。邻近膈肌的肝脓肿可以引起胸膜炎性胸痛、咳嗽及呼吸困难,当这些症状与上诉非特异性症状同时存在时,容易导致诊断困难。腹腔内并发症包括脓肿破溃入腹腔,胆道或胃肠道,门静脉或肠系膜静脉血栓形成。据报道如果发展为败血症、肝脏和多器官衰竭和肠系膜静脉血栓形成的患者致死率高。该病死率比多发性肝脓肿更高。恶性肿瘤被认为是病死率的另一个独立的危险因素。

(五)诊断

用腹部CT进行影像学和超声检查至关重要。B超的阳性诊断率高达75%～95%,为初步诊断的首选方法。超声的表现根据脓肿的分期略有不同,早期为模糊的高回声景象,随着脓肿的逐渐成熟和脓腔的形成,可见低回声或无回声的肿块。应当注意脓腔脓液非常稠厚时,可能与肝脏的实质性包块混淆。此外,超声还可以显示胆道结石及胆管扩张,肝内胆管结石,因此对于肝脓肿有很大的病因诊断鉴别价值。CT 对于鉴别诊断肝脏其他性质的包块具有重要的诊断价值,其敏感性高达 95%。对比增强检查,门静脉期可见显著的环形强化的脓肿壁及无明显强化的中央脓腔。CT 是诊断脓肿内气体的最灵敏的方法。MRI 与 CT 或者超声相比,在诊断肝脓肿不具有优越性。ERC、经皮肝穿胆管造影术或 MRC 适用于其他病因不明的情况下。不过,ERC 不适用于之前行过胆汁转移术的患者。有将近一半的患者会出现血培养阳性结果,3/4 的患者的脓肿穿刺物培养阳性。腹部平片及胸部 X 线片对诊断肝脓肿无特异价值。胸部 X 线片可显示肺不张、胸腔积液或右侧膈肌抬高。实验室检查有白细胞计数升高、贫血、低蛋白血症、转氨酶及碱性磷酸酶升高等。持续的高血糖提示患者可能并存糖尿病,或者由于脓毒症导致血糖控制不佳。

(六)鉴别诊断

1.阿米巴肝脓肿

阿米巴肝脓肿是阿米巴病最常见的肠外表现,以长期发热、右上腹或右下胸痛、全身消耗及肝大压痛、血白细胞计数增多等为主要临床表现。穿刺抽吸物为类似"鱼酱"的棕色液体,抽吸物显微镜检查中见到滋养体可确诊。

2.原发性肝癌

尚没有完全液化的肝脓肿,其影像学表现与肝癌相似,继发感染的肝癌也可出现肝脓肿的表现,临床上需要结合病史、实验室检查及影像资料综合鉴别。原发性肝癌患者多有慢性肝病史、全身情况进行性恶化、血 AFP 及 CEA 明显升高等表现,肝血管造影、腹部增强 CT 或 MRI、肝穿刺活检等可协助确诊。临床上如遇肝脓肿与肝癌鉴别困难时,应先按感染进行治疗。

3.胆道感染

胆道感染也可表现为发热伴右上腹痛,但常伴有明显的皮肤巩膜黄染,腹部超声或 CT 检查可协助确诊。

4.右膈下脓肿

多继发于腹腔感染或腹腔术后,临床亦常表现为发热、右上腹或右下胸痛,腹部超声或 CT 检查可协助确诊。

5.肝血管瘤

临床多无特殊症状,常在腹部影像学检查时偶然发现。瘤体较大时可能因压迫造成局部疼痛等表现。超声可见肝脏内圆形或类圆形的均质、高回声、边界清晰的占位。

(七)治疗

1.初步评估和支持治疗

PLA 患者入院后需完善全身状况的评估并给予支持治疗。病情评估包括生命体征监测、营养风险评估、脏器功能评估等。对于病情稳定的患者,在抗菌治疗的同时应酌情予以补充优质蛋白。对于危重症患者(脓毒症或脓毒症休克),入院即进行营养风险评估,如不能耐受肠内营养,建议在初始阶段提供滋养型喂养(10~20 kcal/h 或 500 kcal/d)(1 kcal=4.186 kJ),24~48 小时后如可耐受则逐步增加至目标热量的 80%,建议每天输送 1.2~2.0 g 蛋白质。危重症患者应尽早恢复肠内营养。对于并发多脏器功能衰竭的患者,应予以积极保护脏器功能,如呼吸衰竭的患者予机械通气辅助呼吸,肾功能衰竭的患者予以床旁连续性肾脏替代治疗,肝功能衰竭的患者积极保护肝脏功能,必要时可考虑行人工肝治疗,心功能衰竭的患者在明确诱因后酌情对症支持治疗;对于正在行免疫抑制治疗的患者,需综合评估调整原治疗方案,及时减量或停用免疫抑制药物等。对于合并休克的患者,应积极予以充分补液扩容,必要时可使用血管活性药物,同时注意纠正水、电解质及酸碱平衡紊乱。中药皮硝有消肿清火、泻下、软坚等功效,可局部外敷促进肝脓肿成熟液化。

2.原发病的筛查和治疗

消除及控制潜在病因是治疗 PLA 的基础,PLA 原发病的治疗尤为重要。通过病史、实验室检测和影像学检查等可以明确患者是否有 PLA 的高危因素,在此基础上可进一步行胃肠镜、经内镜逆行性胰胆管造影术(ERCP)、心脏彩超等检查。合并糖尿病的 PLA 患者需加强血糖管理,但应注意防止低血糖的发生,一般在治疗后的 10～14 天易发生低血糖;既往有胆道操作史,肝脓肿(感染)与胆道相通的患者,ERCP 有助于引流肝脓肿;合并消化道肿瘤的患者在 PLA 治疗结束后需尽早进行肿瘤的内外科治疗;存在感染性心内膜炎的患者抗菌药物选择方面应覆盖阳性菌等。

3.具体治疗措施

(1)药物:一旦考虑为细菌性肝脓肿,需尽早使用抗生素治疗。对于脓肿直径≤3 cm 及散在小脓肿、脓肿早期且尚未完全液化、局部中毒症状轻者,选择应用能覆盖 G^+ 及 G 细菌的大剂量广谱抗生素,而该病多合并有厌氧菌感染,应加用抗厌氧菌药物。遵循足量、全程的用药原则,防止耐药菌株的产生。同时对合并糖尿病患者应及时药物控制血糖。

(2)介入治疗:随着影像技术的广泛应用,B 超或 CT 引导下经皮肝穿刺抽脓或置管引流术已作为治疗细菌性肝脓肿的首选方案。指征为:①保守治疗效果不佳。②脓肿液化明显,脓肿壁已形成。③脓肿直径>3 cm 时且直径<5 cm,经反复穿刺抽脓即可获得理想疗效;对于直径≥5 cm,脓液多且不易抽净而建议行置管引流;对于脓腔≥10 cm,有学者建议在 B 超引导下从不同部位向同一脓腔分别置入 2 根引流管以便充分引流。④凝血功能正常,全身状况差不能耐受开腹手术者。随着介入超声技术和操作器械的发展,内镜超声引导下细菌性肝脓肿引流治疗成为一种新的选择,其优势在于可以到达经皮穿刺方式不易处理的部位(如肝尾状叶和肝左叶腹腔面脓肿)。

(3)外科手术治疗:虽经皮肝穿刺抽脓或置管引流术已成为主流,但仍无法取代外科手术治疗。其手术指征为:①经皮肝穿刺抽脓或引流效果不佳;②脓肿直径≥5 cm 并合并中毒症状重者;③脓肿破溃或有破溃可能者;④特殊部位脓肿(如尾状叶、膈顶部、及左外叶)的脓肿;⑤伴有胆道系统疾病(胆石症、肝硬化,胆道出血等)需手术治疗者;⑥不能很好配合穿刺者。随着微创外科的进步,腹腔镜治疗可有效地处理多房性细菌性肝脓肿及对脓肿破裂后行腹腔灌洗引流。而对于部分局限性肝脓肿、脓肿壁厚或位于肝脏边缘较大脓肿有破溃可能致感染扩散者则可考虑行肝部分切除术。

二、阿米巴肝脓肿

(一)流行病学

阿米巴病是地方病,在温带和热带气候可发现,如印度、埃及和南非。每年有 4 万～10 万人死于阿米巴病。在美国,阿米巴病的患者为到流行国家的移民和游客。感染途径通常为摄入污染的食物或水果。男同性恋者之间的传播明显增加。据美国方面的报道,34 000 的 HIV 阳性患者中只有 2 例患有溶组织内阿米巴病。日本、韩国、澳大利亚和我国台湾地区报告表明男性同性恋中的发病率显著增高。发病率的增加很可能是由于肛门-口交和这种寄生虫在亚太地区流行率的增加。

（二）病因

滋养体附着，然后侵入结肠上皮细胞进入黏膜下层，通过各种蛋白水解酶和炎性细胞作用，形成"烧瓶样溃疡"，这会导致腹泻和肠道组织的破坏。滋养体通过门静脉循环到达肝脏，从而导致脓肿的形成。

（三）微生物学

阿米巴痢疾有两种形式。囊肿是摄入的形式，能动滋养体在回肠末端或结肠形成。溶组织内阿米巴可以通过分子技术与大肠埃希菌毒蛾进行鉴别，后者不具有致病性。

（四）临床表现

阿米巴感染后可无症状，但每年有 4％～10％ 的无症状患者将会发展为侵袭性疾病。肝脓肿是最常见的肠外表现。患者可有或无阿米巴性结肠炎的表现，可能要经过数月甚至数年后才会演变为肝脓肿。症状和体征包括腹泻（可能带血）、腹痛与压痛、肝大、发热、咳嗽、体重减轻、碱性磷酸酶增加和白细胞计数增多。通常在肝右叶会形成单一性脓肿；不太常见于肝左叶脓肿。细菌双重感染和败血症可能会发生，所以需要用抗生素对抗肠道微生物和葡萄球菌。蔓延到邻近部位可能会引起膈肌、膈下区、胸膜、肺和心包的感染，导致瘘的形成和脓性分泌物的积聚。

（五）并发症

1.血行播散

罕见，阿米巴原虫偶可侵入肝内血管，经肝静脉回流至右心，并随血流播散到全身而形成其他脏器的阿米巴病。

2.继发细菌感染

患者常高热不退，中毒症状明显。最常见的菌种有大肠埃希菌、金黄色葡萄球菌、产气荚膜杆菌、变形杆菌。其他厌氧菌也很常见。阿米巴肝脓肿患者肝穿刺抽脓后都应常规进行细菌培养检查。

（3）穿破

脓肿位于肝脏表面、脓肿较大、反复多次抽脓可以诱发肝脓肿穿破。穿入胸腔形成脓胸，穿入肺内形成肺脓肿，与支气管相通则形成肝-胸膜-肺-支气管瘘，患者咳出大量脓液。穿破至肠道内，脓液可随粪便排出，预后较好。但如破入纵隔、心包、腹腔则预后差。

（4）其他

少数患者因脓肿压迫胆小管或肝组织可出现轻度黄疸。慢性患者则多呈慢性病面容、消瘦、贫血、下肢营养性水肿，甚至腹水。

（六）治疗

1.药物治疗

急性炎症浸润期脓肿未形成，多发小脓肿及直径在 3 cm 以下的肝脓肿可用抗阿米巴药物和抗生素治疗。抗阿米巴药物：甲硝唑 0.4～0.6 g，每天 3～4 次，20 天为 1 个疗程。替硝唑每天 2 g，连线服 3～5 天。氯喹第 1、2 天，每次 0.5 g，每天 2 次；以后每次 0.25 g，每天 2 次。共用 21 天。

2.穿刺治疗

阿米巴肝脓肿的患者，经影像学检查显示病灶已液化，直径超过 5 cm，在 B 超引导下肝脓肿穿刺术,大多数穿刺抽脓一次即可。对于直径＞5.0 cm较大的肝脓肿,尤其时间超过半个月时,脓肿壁变厚,脓肿与肝血窦"隔离",抗生素难以入脓腔。在抽脓的同时可给予生理盐水灌洗加入抗生素(如甲硝唑、丁胺卡那霉素、庆大霉素等)进行冲洗,直至冲洗液清亮。

3.外科治疗

内科治疗效果不佳者须外科手术治疗,其方法包括闭式引流、切开引流、肝叶切除或肝部分切除等。具体手术指征为:①巨大脓肿或多发性脓肿者;②脓肿破入腹腔或邻近脏器者;③脓肿合并细菌感染、脓液黏稠不易抽出或引流不畅者;④脓肿位置过深不宜穿刺且药物治疗效果不好者;⑤左叶肝脓肿有向心包穿破或穿刺抽脓有危险者。

(杨琼英)

第九章

胆 道 疾 病

第一节 急性胆囊炎

急性胆囊炎系由于胆囊管梗阻、化学性刺激和细菌感染引起的胆囊急性炎症性病变,约95%以上的患者有胆囊结石,称结石性胆囊炎;5%的患者无胆囊结石,称非结石性胆囊炎。其临床表现可有发热、右上腹疼痛和压痛,恶心、呕吐、轻度黄疸和血白细胞计数增多等,是仅次于急性阑尾炎的常见急腹症。多见于中年以上女性,男女之比为1:2。

一、病因与发病机制

急性胆囊炎的主要病因是梗阻、感染及缺血。90%的梗阻是由胆结石嵌顿所致。此外尚有蛔虫、梨形鞭毛虫、华支睾吸虫、黏稠炎性渗出物所致梗阻及胆囊管扭转畸形、胆囊管外肿大淋巴结及肿瘤的压迫等原因所致胆囊管梗阻或胆囊出口梗阻。胆囊小结石使胆囊管嵌顿,较大结石可阻塞在胆囊颈部或胆囊壶腹部,使胆囊腔内压力渐次增高,造成严重的胆绞痛。胆囊结石阻塞胆囊颈、管部常发生于进食油腻食物后,当含脂高的食糜通过十二指肠时,十二指肠及上段空肠壁内的细胞分泌缩胆囊素,可使胆囊发生强有力的收缩,将结石推向颈管部。此外,当患者平卧或向左侧卧位时,胆囊颈管部处于最低位置,结石可滚落到颈部,随着胆囊黏膜分泌黏液,腔内压力增高,将结石嵌入颈管部造成胆绞痛发作。这可理解急性胆囊炎常可由脂肪餐诱发,或在夜间睡眠时发作。当嵌顿结石复位后,胆绞痛可突然缓解;体位的改变,或呕吐时腹内压的改变,有时可促使嵌顿结石复位,如结石持续嵌顿,随着胆囊黏膜对胆汁中水分的吸收,胆汁中有形成分浓度增高,尤其是胆汁酸盐浓度的增加,造成对胆囊壁强烈的化学刺激,使胆囊黏膜水肿和黏液分泌增加,并因胆囊排出障碍而使胆囊膨胀,囊腔内压力增高,囊壁的血管和淋巴管受压而致缺血和水肿加重;胆囊上皮细胞也因炎症损伤而释放出磷脂酶,使胆汁中的卵磷脂变成有毒性的溶血卵磷脂,从而又加重了黏膜上皮的损害,使黏膜屏障遭受破坏。胆囊炎早期以化学性炎症为主,随着病变的发展,胆囊壁缺血和黏膜损伤,胆汁淤滞,可造成继发细菌感染。致病菌多从胆道逆行进入胆囊或血液循环或淋巴途径进入胆囊,在胆汁流出不畅时造成感染。主要是革兰氏阴性杆菌,以大肠埃希菌最为常见,其次有克雷伯杆菌、粪肠球菌、铜绿假单胞菌等。常合并厌氧菌感染。

急性胆囊炎也可在胆囊内没有结石的情况下发生,称为非结石性胆囊炎。可由胆道感染使细菌逆行侵入胆囊发生,常见于胆道蛔虫症。此外,伤寒杆菌、布鲁杆菌及梨形鞭毛虫使胆囊胆汁感染,也可引起急性胆囊炎,但较少见。胆囊排空发生障碍时,在胆汁淤滞基础上,身体其他部位的感染灶,通过血运播散到胆囊,也可引起急性胆囊炎,此种情况常见于严重创伤和大手术后。某些神经与精神因素的影响:如迷走神经切断术后、疼痛、恐惧、焦虑等,也可使胆囊排空障碍,而导致胆汁淤积,囊壁受到化学性刺激引起胆囊炎。

二、诊断

(一)临床表现特点

常见的临床表现。①腹痛:2/3 以上患者腹痛发生于右上腹,也有发生于中上腹者。如是结石或寄生虫嵌顿胆囊管引起的急性梗阻性胆囊炎,疼痛一般是突然发作,通常剧烈可呈绞痛样,多于饱餐,尤其是进食高脂肪食物后发生,也可在夜间或深夜突然发作。如短期内梗阻不能解除,则绞痛可呈刀割样,可随体位改变或呼吸运动而加剧。疼痛可放射至右肩部、右肩胛下部。当引起梗阻的结石一旦松动或滑脱,则疼痛可立即缓解或消失。急性非梗阻性胆囊炎早期,右上腹疼痛一般常不剧烈,并多局限于胆囊区,随着病情的发展,当胆囊化脓或坏疽时则疼痛剧烈,可有尖锐刺痛感,疼痛范围扩大,提示炎症加重,且有胆囊周围炎,甚至腹膜炎的可能。老年人因对疼痛敏感性降低,有时可无剧烈腹痛,甚至无腹痛症状。②恶心、呕吐:60%～70%的患者可有反射性恶心、呕吐,呕吐物量不多,可含胆汁,呕吐后疼痛无明显减轻。胆囊管或胆总管因结石或蛔虫梗阻者呕吐更频繁。严重的呕吐可造成脱水及电解质紊乱。③寒战、发热:热度与炎症范围和严重程度有关。发病初期常为化学性刺激引起的炎症,因而不发热或有低热,随着细菌在淤滞胆汁中繁殖,造成细菌性感染,炎症逐渐加重,体温随之升高。当发生化脓性或坏疽性炎症时,可出现高热。

1.症状

患者多呈急性病容,严重呕吐者可有失水和虚脱征象。约 20%的患者有轻度黄疸,多由胆囊炎症、肿大胆囊、结石或乏特乳头水肿阻碍胆汁排出所致。严重黄疸是胆总管结石性梗阻的重要征象。严重病例可出现周围循环衰竭征象。腹部检查可见右上腹部稍膨胀,腹式呼吸受限,右肋下胆囊区有腹肌紧张、压痛、反跳痛、墨菲(Murphy)征阳性。有 1/4～1/3 的患者在右上腹可扪及肿大的胆囊和炎性包块(胆囊炎症累及网膜及附近肠管而形成的包块)。当腹部压痛及腹肌紧张扩展至腹部其他区域或全腹时,则提示已发生胆囊穿孔、急性弥漫性腹膜炎或急性出血坏死型胰腺炎等并发症。

2.体征

延至腹部其他区域或全腹时,则提示胆囊穿孔,或有急性腹膜炎、重症急性胰腺炎等并发症存在。少数患者有腹部气胀,严重者可出现肠麻痹。

急性胆囊炎经过积极治疗,或嵌顿于胆囊管中的结石发生松动,患者的症状一般于 12～24 小时后可得到改善和缓解,经过 3～7 天后症状消退。如果有胆囊积脓,则症状持续数周。如急性胆囊炎反复迁延发作,则可转为慢性胆囊炎。

急性非结石性胆囊炎通常在严重创伤、烧伤、腹部非胆道手术如腹主动脉瘤手术、脓毒症等危重患者中发生。其病理变化与急性结石性胆囊炎相似,但病情发展更迅速。致病因素主要是胆汁淤滞和缺血,导致细菌的繁殖且供血减少,更易出现胆囊坏疽、穿孔。本病多见于男性、老年患者。临床表现与急性胆囊炎相似,腹痛症状常因患者伴有其他严重疾病而被掩盖。因此,临床上对危重的、严重创伤及长期应用肠外营养支持的患者,出现右上腹痛并伴有发热时应警惕本病的发生。若右上腹压痛及腹膜刺激征,或触及肿大的胆囊、墨菲征阳性时,应及时做进一步检查以明确诊断。

(二)辅助检查

一般均增高。白细胞总数和病变的严重程度及有无并发症有关,如白细胞计数>20×10⁹/L,且有显著核左移,应考虑并发胆囊穿孔或坏死的可能。

1.白细胞计数及分类

应在未使用抗生素前,先做血培养和药物敏感试验。在超声引导下细针穿刺胆囊中胆汁做细菌培养和药物敏感试验是最有价值的确定病菌的方法。

2.细菌学检查

可测定胆囊和胆道大小、囊壁厚度、结石、积气和胆囊周围积液等征象,对急性胆囊炎的诊断准确率为85%~95%。

3.B超检查

对诊断胆囊肿大、囊壁增厚、胆管梗阻、周围淋巴结肿大和胆囊周围积液等征象有一定帮助,尤其对并发穿孔和囊壁内脓肿形成价值最大。

4.CT和MRI检查

对黄疸不严重、肝功能无严重损害者,可实行静脉胆道造影检查:静脉注射30%胆影葡胺20 mL,如胆管及胆囊均显影,则可排除急性胆囊炎;胆管显影而经4小时后胆囊仍不显影时,可诊断急性胆囊炎;若胆管、胆囊均不显影,多数为急性胆囊炎。

5.胆道造影

对症状不典型的患者,⁹⁹ᵐTc-EHIDA检查诊断急性胆囊炎的敏感性97%,特异性87%,由于胆囊管的梗阻,胆囊不显影;如胆囊显影,95%的患者可排除急性胆囊炎。

(三)诊断注意事项

右上腹急性疼痛伴发热、恶心、呕吐,体检右上腹有肌抵抗压痛,墨菲征阳性,白细胞计数增高,B超检查有胆囊壁水肿,放射性核素扫描阳性,即可诊断为本病,如过去有胆绞痛病史,则诊断更可肯定。应注意与以下几种疾病鉴别:急性胰腺炎患者常有饮酒、暴食、腹部外伤等诱因,疼痛为持续刀割样。压痛、肌紧张、反跳痛都集中表现在中上腹部偏左部位。血、尿淀粉酶增高。胆囊结石排入胆总管并在壶腹部嵌顿时,可诱发急性胰腺炎,谓之胆石性胰腺炎。此时患者主要临床表现为急性胰腺炎,可伴发或无急性胆囊炎。B超检查和CT扫描对急性胰腺炎的诊断

1.急性胰腺炎

急性胰腺炎既往病史中常有溃疡病的临床表现,如反酸、胃部不适、规律性疼痛及季节性发病的特点;而胆囊结石常表现为餐后饱胀、嗳气及脂餐诱发胆绞痛时的"胃痛"症状。两者的"胃痛"表现各有特点。溃疡病急性穿孔时腹痛为突发性上腹部剧烈胀痛,并迅速扩散至全腹,出现气腹、板状腹、移动性浊音阳性等体征;而急性胆囊炎体征多局限在右上腹部,很少发生弥散性腹膜炎,因而急性胆囊炎发作时患者辗转不安,不断变动体位,而溃疡病穿孔时患者因疼痛而保持平卧,并拒绝改变体位。两者依据临床特点和辅助检查不难鉴别。

2.溃疡病穿孔

胆囊结石患者心血管病的发病率较高。急性胆囊炎发作时可在原来心血管病的基础上,出现暂时性心电图改变,易误诊为心绞痛或心肌梗死。而急性心肌梗死患者可有上腹部疼痛的表现;或当出现急性心力衰竭时,肝脏急性淤血肿胀,引起Glisson鞘的被动牵拉,导致上腹部出现

疼痛、压痛、肌紧张等症状和体征,在既往有胆囊结石病史或胆绞痛病史的患者,易误诊为急性胆囊炎而行急诊手术。因此,对此类患者应常规行心电图检查。

3.冠心病(心绞痛和急性心肌梗死)

急性重症黄疸型肝炎可有右上腹压痛和肌卫,发热,白细胞计数增高,诊断时应注意鉴别。

4.急性病毒性肝炎

尚应注意鉴别的疾病有高位阑尾炎、右下肺炎或胸膜炎、右侧带状疱疹等。青年女性患者应与淋球菌性肝周围炎相鉴别,这是由生殖器官的淋病双球菌感染扩散至右上腹,引起肝周围炎,可有发热、右上腹部疼痛,易误诊为急性胆囊炎。如妇科检查发现附件有压痛,宫颈涂片可见淋病双球菌可资鉴别;如鉴别有困难则可行腹腔镜检查,在本病可见肝包膜表面有特殊的琴弦状粘连带。膈面胸膜炎也可有胆囊区触痛,这也是流行性胸痛的特征。

三、治疗

(一)非手术治疗

卧床休息,轻者可给予清淡流质饮食或暂禁食,严重病例禁食饮,并下胃管进行持续胃肠减压,避免食物及胃酸流经十二指肠时,刺激缩胆囊素的分泌。应静脉补充营养、水及电解质。

1.一般处理

(1)药物:可选用阿托品 0.5 mg 或山莨菪碱 10 mg 肌内注射,或硝酸甘油0.3～0.6 mg舌下含化;疼痛剧烈者可加用哌替啶 50～100 mg 肌内注射。

(2)针灸:针刺足三里、阳陵泉、胆囊穴、中脘、合谷、曲池,采用泻法,留针20～30分钟。

2.解痉止痛

口服 50%硫酸镁 5～10 mL,3 次/天;去氢胆酸片 0.25 g 或胆酸片 0.2 g,3 次/天;消炎利胆片或利胆片亦可服用。

3.利胆药物

运用抗生素是为了预防菌血症和化脓性并发症,应选择在血和胆汁中浓度较高的抗生素。通常选用氨苄西林、克林霉素、氨基糖苷类、第二、三代头孢菌素和喹诺酮类抗生素。因常伴有厌氧菌感染宜加用甲硝唑或替硝唑。

4.中医药治疗

用大柴胡汤加减,方剂组成:柴胡 9 g、黄芩 15 g、姜半夏 9 g、木香 9 g、广郁金 12 g、生大黄(后下)9 g,热重加板蓝根 30 g、黄檗 9 g,有黄疸者加茵陈蒿 15 g,待呕吐稍减后煎汤服用。

(二)手术治疗

行胆囊切除术是急性胆囊炎的根本治疗。急诊手术指征:①发病在 48～72 小时者;②经非手术治疗无效或病情恶化者;③有胆囊穿孔、弥散性腹膜炎、并发急性化脓性胆管炎、急性重症胰腺炎等并发症者。手术方法有胆囊切除术、部分胆囊切除术、胆囊造口术、超声导引下经皮经肝胆囊穿刺引流术(percutaneous transhepatic gallbladder drainage,PTGD)等。

约30%的患者于诊断明确,经补充水、电解质和抗生素治疗后 24～48 小时行胆囊切除术;约30%的患者因一时不能确诊,则需做进一步检查;约30%的患者因伴有严重心、肺或其他疾病只能先行综合性内科保守治疗;约10%的患者在住院观察期间发生急性胆囊炎的并发症(胆囊积脓、气肿性胆囊炎、胆囊穿孔等)而行紧急胆囊造瘘术,以引流脓液及去除结石,一般经过 6～8 周,病情稳定后再行择期切除胆囊。肝硬化患者比正常人群更容易发生胆囊结石。失代偿肝硬化合并胆囊结石患者多伴有门静脉高压和凝血功能障碍,行胆囊切除术治疗风险很高。学者对失代偿肝硬化合并胆囊结石患者先做脾切除加经网膜右静脉插管,埋置骨髓输注装置,做自体骨髓输注,改善肝功能。一般3个月后肝功能基本恢复正常,影像学检查肝脏体积增大,肝硬化程度降低。如果患者没有胆囊结石的症状,可以长期观察。如果胆囊结石合并胆绞痛经常发作,待肝功能重建以后再次手术切除胆囊,手术的风险将明显降低。

(曹　毅)

第二节　慢性胆囊炎

一、概述

慢性胆囊炎是各种致炎因子所导致的胆囊壁全层炎性细胞浸润、溃疡、纤维化等慢性炎性增厚、甚至钙化性改变,胆囊腔缩小,胆囊功能障碍比运动功能减退明显。多为急性胆囊炎后遗改变,急性胆囊炎经积极保守治疗后,虽然胆囊壁炎性水肿可以消退,但炎性细胞浸润后会出现结缔组织增厚和纤维化,甚至肌层为纤维组织所代替,胆囊壁出现瘢痕化。胆囊内结石长期、慢性刺激胆囊壁,可导致胆囊黏膜慢性增厚和纤维化,最终导致胆囊功能丧失。此外,胆固醇代谢异常,肠道、胆道感染和慢性病毒性肝炎,胆道系统运动功能失调(如迷走神经切断术后、EST术后、胆道支架放置术后),胆囊血管病变均可导致慢性胆囊炎的发生。

二、诊断依据

(一)临床表现

1.病史

常有急性胆囊炎发作史,胆囊结石病史等。

2.症状

多不典型,可有厌食油腻,反复上腹饱胀、隐痛不适、右肩背放射痛和沉重感尤其饱食后明显,脂肪泻等,偶有胆绞痛发作。

3.体征

多无明确腹部体征,墨菲征阴性,部分可有右上腹深压痛,肝区叩击痛。

4.并发症

胆囊内瘘、梗阻性黄疸、胆囊癌变、胆囊结石形成,胆石性肠梗阻等。老年患者由于对疼痛敏感差,常出现严重并发症方来就医,因此,出现并发症概率显著高于青壮年人群。

(二)辅助检查

1.实验室检查

多无特殊表现,部分可有转氨酶轻度升高。

2.影像学检查

(1)B超检查:可显示胆囊萎缩、变形(葫芦状等),囊壁增厚、毛糙,囊内结石光团,脂餐后胆囊不收缩或收缩量<1/3。诊断的敏感性和准确率均在90%以上,为首选方法。

(2)CT 检查:多应用于鉴别诊断和进一步证实 B 超诊断,临床应用广泛。可见胆囊萎缩,胆囊壁增厚达 3 mm 以上、不光滑,胆囊内结石影;增强扫描可见动脉期胆囊壁强化;特殊类型的慢性胆囊炎可见囊壁不均匀、极度增厚、囊腔消失,甚至出现肝脏浸润(黄色肉芽肿性胆囊炎)等。

(3)其他检查:口服胆道造影和静脉胆道造影:胆囊不显影,或脂餐后未见收缩,收缩量小,是传统的诊断方法,目前已很少应用;MRI 和 MRCP 检查:较少应用于慢性胆囊炎的诊断,可用于鉴别诊断。

(三)治疗原则

1.手术治疗

适用于胆绞痛反复发作、症状明显,非手术治疗无效、结石性慢性胆囊炎,以及影像学提示胆囊壁增厚不均或有浸润表现者。基本手术方式为胆囊切除术,多选用腹腔镜手术切除,对有可疑浸润者,术中应送冰冻病理检查。此外,尚包括胆囊部分切除术,适用于胆囊与肝脏粘连严重,难以分离者;胆囊扩大切除术,适宜于黄色肉芽肿性胆囊炎或疑有恶变者。

2.非手术治疗

适用于症状轻微、无明确胆绞痛发作和急性胆囊炎发作史;或年老体弱,不能耐受手术者。方法包括短时间抗生素应用、低脂饮食、消炎利胆中药应用、解痉止痛药和制酸药物应用等。

(四)转归与预后

大部分慢性胆囊炎腹痛症状会反复发作,且频度渐增,最终多需要手术处理,手术效果良好,择期手术并发症发生率低,预后良好。结石性胆囊炎恶变率为 0.5%～1%,且随着年龄增长而逐渐增高。

(曹　毅)

第三节　胆囊胆固醇沉积症

一、定义

胆囊胆固醇沉积症又称胆囊胆固醇性息肉,是胆囊内的一种球型或乳头型息肉,为一种非炎症性慢性胆囊疾病,直径多小于 10 mm,在胆囊息肉病中最多见,占 50% 以上。

二、病因和发病机制

胆囊胆固醇沉积症形成原因尚不甚明确,可能是由于胆汁中高浓度胆固醇的刺激及胆固醇晶体被胆囊黏膜上的巨噬细胞吞噬,逐渐形成黄色的息肉样病变,堆积或突出于黏膜表面。或是由于胆囊黏膜细胞的乙酰辅酶 A 胆固醇酯酰基转移酶(ACAT)的活性增强,胆固醇酯的合成增加。病理改变主要在胆囊黏膜上皮细胞的基底膜内有胆固醇沉积,组织细胞过度膨胀,形成黄色小结节,有细蒂与胆囊相连。有两种类型:一是弥漫型,结节布满胆囊,典型者形似草莓,病理上称为"草莓样"胆囊;另一种为局限性隆起,单个或多发,形如息肉。多发生于体部和颈部,直径多小于 1 cm,体积增长缓慢,质脆,容易脱落,在多种成核因素作用下,形成结石。

三、临床表现和体征

该病发病男女均等,患者大多无症状,或仅有右上腹憋胀不适、隐痛、消化不良等类似慢性胆囊炎的表现。偶有右上腹轻微压痛,有的可伴有胆囊结石或肝功能异常。位于胆囊颈部的息肉可堵塞胆囊管而引起急性胆囊炎,偶有息肉脱落嵌顿于壶腹部,引起胰腺炎发作。长期随访观察,显示该病一般不会发生癌变。

四、诊断

胆囊胆固醇沉积症的诊断主要依据 B 超检查,典型的声像图为胆囊壁上乳头状或球状强回声光团,不伴有声影,光团不随体位而改变,部分病变带细蒂与胆囊壁相连,可单发,常多发,直径多在 5 mm 左右,一般不超过 10 mm。部分病例同时并存胆结石,可伴有声影。B 超诊断符合率可达 90% 以上。其他检查方法:①口服胆囊造影,可见胆囊内充盈缺损,与胆囊壁贴近,不随体位改变,胆囊功能往往正常。②腹部 CT 检查,常规扫描间距过宽,容易漏诊,故不列为常规检查,主要用于与胆囊癌鉴别,此时要密层扫描。③内镜超声检查,胆固醇息肉的回声特征为极细小强光点或强光点聚集,伴或不伴无回声区,而胆囊腺肌病和腺瘤或腺癌声像表现为强回声肿块、多发微囊或"彗星尾"征象。

五、治疗

由于该病患者大多无特殊症状,一般不会发生癌变,少数患者息肉可自行脱落排出体外,故无须特殊治疗。需注意低脂清淡饮食,避免暴饮暴食。利胆药物如熊去氧胆酸等对息肉无明显效果。但需动态观察,定期进行 B 超检查,以免误诊。

对出现下列情况者应考虑手术治疗。

(1)合并胆囊疾病,如胆囊结石、急性或慢性胰腺炎,有明显临床症状者。

(2)大小在 10 mm 以上的单发息肉,或在定期随访中有息肉迅速增大者。

(3)息肉位于胆囊颈部者。

(4)疑有早期胆囊癌者。

六、评估

胆囊胆固醇沉积症是一种常见的胆囊息肉病,是一种良性病变,一般不会癌变,临床表现无特异性,诊断主要依靠 B 超检查,目前无有效的药物治疗,对有明显临床症状、较大的单发息肉、短期迅速增大、胆囊颈息肉,以及疑有癌变者,宜行胆囊切除术。

(曹 毅)

第四节 急性梗阻性化脓性胆管炎

急性胆管炎是细菌感染引起的胆道系统的急性炎症,大多在胆道梗阻的基础上发生。如胆道梗阻未能解除,感染未被控制,病情进一步发展至胆道系统脓液形成,称为急性梗阻性化脓性胆管炎(acute obstructive suppurative cholangitis,AOSC),急性胆管炎和 AOSC 为同疾病的不同发展阶段。

一、病因和病理

最常见原因为胆管结石(76.0%～88.5%),其次为胆道蛔虫(22.6%～26.6%)和胆管狭窄(8.7%～11.0%),胆管及壶腹部肿瘤,原发性硬化性胆管炎,胆肠吻合术后,经 T 形管造影或 PTC 术后亦可引起。正常情况下,由肠道经门静脉系进入肝的少量细菌可被肝单核-巨噬细胞系统所吞噬。即使由于正常的防御机制未能防止细菌进入胆汁,或细菌由肠道逆行进入胆道,如胆道系统完整无损,胆汁引流通畅,也足以清除胆汁中的细菌。但当胆管梗阻时,胆汁中的细菌则大量繁殖而导致胆管炎或化脓性变化。

胆道梗阻后,胆管内压升高,梗阻以上胆管扩张,管壁增厚,胆管黏膜充血、水肿,炎性细胞浸润,黏膜上皮糜烂脱落,形成溃疡。肝充血肿大,镜下肝细胞肿胀、变性,汇管区炎性细胞浸润,胆小管胆汁淤积。病变晚期肝细胞发生大片坏死,胆小管可破裂形成胆小管门静脉瘘,可在肝内形成多发性脓肿及引起胆道出血。肝窦扩张,内皮细胞肿胀,内含胆色素颗粒血栓。大量细菌和毒素经肝静脉进入体循环引起全身性化脓性感染和多器官功能损害或衰竭。

二、临床表现

患者多有胆道疾病史或胆道手术史,发病急剧,病情进展快,并发症严重。除有一般胆道感染的查科三联征(腹痛、寒战高热、黄疸)外,可较快出现休克、神经中枢系统受抑制表现。

(一)症状

1.发热

发热起病初期即出现明显寒战、发热,体温持续升高。

2.疼痛

疼痛依据梗阻部位而异,肝外梗阻者明显,呈上腹部阵发性剧烈绞痛或持续性胀痛,肝内梗阻者较轻或无。

3.黄疸

多数患者可出现明显黄疸,但如仅为一侧肝胆管梗阻可不出现黄疸,行胆肠内引流术后的患者黄疸较轻或无。

4.神经系统症状

其主要表现为精神淡漠、嗜睡、神志不清,甚至昏迷;合并休克时可表现为躁动、谵妄等。

(二)体征

体温常持续在 39～40 ℃或更高。脉搏快而弱,可达 120 次/分以上,血压下降,呈急性重病容,可出现皮下斑或全身发紫。剑突下及右上腹部有不同范围和不同程度的压痛或腹膜刺激征;可有肝大及肝区叩击痛,墨菲征阳性有时可扪及肿大的胆囊。

三、辅助检查

(一)实验室检查

白细胞计数常>20×10^9/L,中性粒细胞比例升高,胞质内可出现中毒颗粒。血小板计数降低,如<10×10^9/L表示预后严重。凝血酶原时间延长,肝、肾功能受损,低氧血症、脱水、酸中

毒、电解质紊乱较常见，特别是老年人或合并休克者。

(二)影像学检查

以 B 超为主，可床旁检查，能及时了解胆道梗阻的部位和病变性质，以及肝内、外胆管扩张等情况。必要时可行 CT、ERCP 等检查进一步明确诊断。

四、治疗原则

(一)非手术治疗

非手术治疗既是治疗的手段，又可作为术前准备。①联合应用足量有效的广谱抗生素。②纠正水、电解质、酸碱紊乱。③恢复血容量，纠正休克；应用肾上腺糖皮质激素，血管活性剂，改善通气功能。④对症给予解痉、止痛剂、应用维生素 K 等处理。如病情严重或恶化者应立即手术治疗。

(二)手术治疗

手术治疗首要目的在于抢救患者生命，手术应力求简单有效。常采用胆总管切开减压、取石、T 形管引流。

（曹　毅）

第五节　硬化性胆管炎

硬化性胆管炎是一种以胆管慢性炎症和纤维化损害为特征的胆汁淤积性肝病，最终可发展为胆汁性肝硬化。按其病因可分为原发性和继发性，后者多见于胆管结石、反复胆道感染及胆道手术后，也可继发于动脉注射氟尿嘧啶及局部注射乙醇或乙醛治疗肝囊肿等。此外，艾滋病患者合并隐孢子虫、巨细胞病毒及毛孢子菌等感染，也可发生硬化性胆管炎。下面重点讨论原发性硬化性胆管炎(primary sclerosing cholangitis，PSC)。

一、病因

PSC 的病因至今未明，感染因素是较早的观点之一。由于 PSC 常伴发炎症性肠病(IBD)，一般报道在 70% 左右，其中以溃疡性结肠炎(ulcerative colitis，UC)最多见，克罗恩病较少，故认为细菌及其毒素从炎性改变的肠壁经门静脉至胆管周围而发病。此后的研究结果表明细菌假说遇到了有力的驳斥：从未观察到 PSC 有典型的细菌性门静脉炎的临床表现；未发现细菌性肝脓肿；UC 发生 PSC 者仅占 5%；不少 PSC 伴 UC 者是在确诊 PSC 数年后发生 UC；PSC 病变发展不因 UC 行结、直肠切除治愈而停止。某些病毒尤其是巨细胞病毒可引起胆管损害，但其与 PSC 发病的关系尚未得到证实。

遗传因素与 PSC 的发病有一定关系。文献中有少量在同一家族中兄弟姐妹均患 PSC 的报道。人体白细胞抗原(Human leukocyte antigen，HLA)的一些等位基因如 *HLA-B8*、*DR3*、*DRw52α* 等在 PSC 患者血液中的检出率增高，也提示遗传的倾向性。

目前更看重免疫机制。在细胞免疫方面，发现肝门管区及胆管周围浸润的炎性细胞均以 T 淋巴细胞为主，门管区多数是具有免疫辅助诱导功能的 T 淋巴细胞亚型 CD4[+]，胆管周围主要聚集有抑制免疫和细胞毒性的另一亚型 CD8$^+$ 细胞。正常人的胆管上皮皆表达 HLA-Ⅰ类抗原,而研究发现 PSC 患者的胆管上皮则表达 HLA-Ⅱ类抗原——DR,但部分原发性胆汁性肝硬化(PBC)及各种原因所致的肝外胆管梗阻者的胆管上皮中也有相同异常发现。胆管上皮的 HLA-DR 表达与 PSC 的发病关系尚不清楚。体液免疫方面的证据多为非特异性的:PSC 患者血中各种免疫球蛋白水平不同程度的升高;抗细胞核因子及抗平滑肌抗体阳性;血液和胆汁中免疫复合物水平增高及廓清受损;血中抗中性粒细胞胞浆抗体(ANCA)多为阳性。有研究发现,一种仅表达于肝外胆管上皮和结肠上皮的肽类物质,在 16 例 PSC 中约 2/3 患者血清检测为阳性,而其他肝病及继发性肝外胆管狭窄者检测均为阴性,但其病理生理作用还不清楚。

根据上述免疫异常现象、某些 HLA 等位基因阳性,以及 PSC 常伴发免疫相关疾病(除常见的 UC 外,还可伴发硬化性甲状腺炎、风湿性关节炎、腹膜后纤维化、红斑狼疮、类肉瘤病等),故普遍推断 PSC 是一种免疫介导性疾病。

二、病理

PSC 的组织病理改变:早期仅见肝门管区以大、小淋巴细胞为主的炎性细胞浸润,多核细胞少见,极少发现肉芽肿。相继出现纤维组织增生,小点片坏死,胆小管数量减少,同时胆管壁及其周围慢性炎性细胞浸润及纤维组织逐渐增多,胆管上皮细胞从立方状变为多形性并逐渐萎缩消失,基底膜断裂、增厚,胆管壁纤维化加重、增厚、不光滑、狭窄甚至闭塞。多数为肝内外胆管均受累,也可仅累及肝内或肝外胆管。Larusso 等按病变程度分为 4 期:①Ⅰ期,肝门管区及胆管慢性炎症;②Ⅱ期,门管区周围炎及炎症区纤维化;③Ⅲ期,纤维化加重,出现纤维隔和/或桥性坏死;④Ⅳ期,胆汁性肝硬化。

三、临床表现

PSC 多见于男性,男女之比约为 2∶1。多在壮年期发病(平均 35～50 岁),起病缓慢,常见症状有疲乏、体重减轻、皮肤瘙痒、间歇性黄疸、上腹疼痛等,或伴有畏寒、发热、复发性胆管炎症状。晚期可出现持续黄疸、肝脾大、腹水、上消化道出血、肝昏迷等胆汁性肝硬化和门脉高压的临床表现。

四、实验室检查

实验室检查主要显示血清碱性磷酸酶、胆红素、转氨酶和多种免疫球蛋白升高,还可发现自身免疫抗体如抗细胞核因子和抗平滑肌抗体。

五、影像学检查

影像学检查对诊断 PSC 具有重要价值。B 超和 CT 可发现病变胆管管壁明显增厚,管腔狭窄甚至闭塞,其近侧胆管轻度扩张。磁共振胰胆管造影(MRCP)可完整地显示胆管树,是以诊断为目的的首选检查。内镜下逆行胰胆管造影(ERCP)是诊断硬化性胆管炎的"金标准",且能配合治疗。ERCP 可见胆管树局灶性或弥漫性狭窄,呈枯树枝样或蜘蛛足样,如间以正常或憩室样扩张的胆管节段,则呈串珠样改变。肝内胆管明显扩张者也可选择经皮肝穿刺胆管造影(PTC)。肝活检病理检查是了解炎症范围、纤维化程度、有无肝硬化,以及对病情分期的重要依据。

六、诊断

目前 PSC 的诊断标准是根据 Mayer 诊断标准加以修改而成,即:①胆管造影显示胆管系统有明显狭窄,典型者呈枯枝状;②手术探查发现病变胆管呈纤维性狭窄,管壁增厚,管腔缩小,病变长度在 2~3 cm 以上;③无胆道结石存在;④既往无胆道手术史;⑤病理学检查证实胆管壁纤维化,并排除原发性胆汁性肝硬化;⑥病理组织学检查排除胆管癌;⑦没有继发性硬化性胆管炎的证据。

有一种称之为"小胆管"的 PSC,其诊断非常困难,因为受累的胆管太小,以至 ERCP 不能显示其异常处。这种患者常伴有 IBD,肝功能检验显示淤胆表现,肝活检与通常的 PSC 相似。儿童的 PSC 诊断比较困难,因其诸多表现更像自身免疫性肝炎,在与后者鉴别时,应多次行 ERCP 检查,特别是伴有 IBD 者。

七、治疗

PSC 病因不明,除了对晚期患者实施肝移植外,迄今尚无任何治疗方法能有效控制其病变的进行性发展,现有的措施仅能起到暂时缓解症状和改善肝功能的作用。

(一)对症和并发症治疗

1.瘙痒

PSC 患者的瘙痒以夜间和气温高时为甚,高脂饮食会加重症状。瘙痒的主要机理尚不明确,通常认为可能与皮肤内胆酸淤滞有关,可用考来烯胺治疗。对胆汁分泌较多者,绝大多数有效,如不能耐受考来烯胺,则可用盐酸降脂树脂替代。最近认为瘙痒很可能由阿片样肽受体介导,故对考来烯胺没有反应的患者可用纳洛酮。此外还可用其他药物如利福平、甲睾酮、熊去氧胆酸、苯巴比妥或紫外线照射及血浆过滤疗法。

2.脂肪泻与维生素缺乏

PSC 晚期可能发生脂肪泻和脂溶性维生素吸收不良。脂肪吸收不良可能与分泌入小肠的结合胆汁酸减少,以及 PSC 相关的胰腺功能不足有关。在晚期 PSC 患者中,维生素 A 缺乏者超过82%,维生素 D、E 缺乏者占43%~57%。因此对 PSC 患者应经常进行脂溶性维生素监测,缺乏者及时给予相应补充。

3.代谢性骨病

PSC 患者发生的代谢性骨病以骨质疏松多见,其机理尚不十分明确,可能与淤胆导致成骨抑制有关,故建议用 25-OH-D$_3$、钙剂、熊去氧胆酸,以及降钙素治疗。

4.胆管炎

细菌性胆管炎与胆道中的操作、胆道结石或阻塞性狭窄有关。广谱抗生素可应用于反复发作的胆管炎,但其并不能阻止 PSC 的病情发展。环丙沙星对胆道有高渗透性,可用于细菌性胆管炎的治疗和预防。其他也可用阿莫西林等药物。

5.胆管癌

10% PSC 患者会发展至胆管癌。由于血清肿瘤标志物(CEA、CA19-9)对此特异性不高,胆道造影易与原来胆管不规则狭窄的表现相混淆,而胆管冲洗/活检细胞学检查又常为阴性,故早期诊断比较困难。目前应用正电子发射扫描成像(PET)对诊断较有帮助。一般认为如长期有慢性溃疡性结肠炎和肝硬化的患者,并发胆管癌概率较高。由于对已经明确的胆管癌行手术、化疗、放疗效果都不理想,故有些专家建议对 PSC 应早期进行肝移植以避免发展到胆管癌。

(二)一些比较特殊的药物治疗

1.排铜药物

PSC 患者肝脏铜的浓度较高。一项双盲随机前瞻性试验显示 D-青霉胺可以增加尿铜的排泄,但对症状、实验室检查、肝组织学改变、疾病的进展情况,以及存活率等均无改善,且 21% 患者用 D-青霉胺会产生明显的不良反应,因此该药的临床应用受到限制。

2.抗纤维化药物

曾经有报道用秋水仙碱能减少 PSC 的死亡率。但是一项双盲实验显示,PSC 患者用秋水仙碱治疗(1 mg/d)3 年,与安慰剂组相比较,其症状、血清生化指标、肝脏组织学改善,以及存活时间均无显著差异。

3.熊去氧胆酸

熊去氧胆酸(UDCA)是一种亲水性的胆汁酸,是目前 PSC 治疗药物中应用最多的一种。它比较安全,没有明显的不良反应,患者能较好耐受。UDCA 能使血清中胆酸浓度增加 20%～30%、胆汁流量增加,以及胆汁及尿中排泄的胆酸增加,能保护细胞,稳定细胞膜,减少胆管异常 HLA 的表达,改善 T 细胞反应,减少免疫球蛋白,以及细胞因子的产生。UDCA 常规剂量为 13～15 mg/(kg·d)。一项双盲对照实验显示,同安慰剂相比,常规剂量的 UDCA 使血清 ALP、转氨酶水平有显著降低,但对于疾病的发展进程、存活时间却没有差异。最近有人用大剂量的 UDCA,25～30 mg/(kg·d)治疗,显示 UDCA 能延长患者的存活时间($P = 0.04$)。此外,UDCA 还能降低伴有溃疡性结肠炎患者发生肠肿瘤的概率。

4.免疫抑制剂及抗炎药

较常用的免抑制剂有硫唑嘌呤、环孢素、甲氨蝶呤等,抗炎药主要为糖皮质激素。单用免疫抑制剂或者糖皮质激素对阻止 PSC 的病情进展没有作用。早先曾对 10 例 PSC 患者用小剂量的甲氨蝶呤(每周15 mg)治疗 1～5 个月,全部患者的症状、肝功能均有所改善,9 例进行肝活检显示 6 例肝组织学有改善,其中 2 例胆道造影也显示正常。但后来的另一项双盲试验显示,用小剂量甲氨蝶呤仅使 ALP 降低,而肝组织学、胆道造影均无改善。另外有人应用新型强力免疫抑制剂 FK506 治疗 10 例 PSC 患者,用药 1 年后,胆红素、AKP、转氨酸下降 70%～86%,且对肾功能无影响,但目前还没有更多的相关资料。

UDCA、免疫抑制剂和抗炎药是目前治疗 PSC 最引人注目的药物,且联合用药效果相对较好。一项试验对 15 例 PSC 患者联合用 UDCA、硫唑嘌呤、泼尼松,平均治疗 41 个月,转氨酶显著下降。其中 10 例做肝活检,有 6 例显示组织学改善。在同一个试验中,7 例开始时只用 UDCA,患者转氨酶无明显下降,当加入免疫抑制剂后,则转氨酶明显降低。

(三)内镜和放射介入治疗

该疗法是近年研究较多、进展较快的领域之一。内镜和放射介入治疗虽不能影响 PSC 的基本病变,但能部分解除胆管狭窄,改善胆汁流,控制复发性细菌性胆管炎,改善肝功能,延缓病情进展和胆汁性肝硬化的发生。经治疗后患者临床状况改善,可为接受肝移植手术创造条件。最近 Kawas 强调,血清转氨酶等进行性增高、黄疸加深或胆管炎患者可能是内镜治疗的最大受益者。

1.内镜下胆管扩张术

于常规 ERCP 检查术后,向明显狭窄部位插入 7～10 F 钢丝引导分级扩张器或直径为 4～

8 mm的球囊,将扩张器来回通过狭窄段,球囊内则注入造影剂,使之膨胀,将狭窄部位撑大,维持30~60秒钟。术后生化指标常明显改善,但术后再狭窄发生率高,故常在扩张成功后再放置内支撑管。

2.内镜下经乳头放置胆管内支撑管

ERCP检查后,先行乳头肌切开术,如胆管内有小结石,可用网篮取出,然后向胆管内放置支撑管。支撑管的材料质量、形状与手术成功率有很大关系。术前及术后长期服用 UDCA 和抗生素,以防感染和支撑管为胆泥堵塞。目前主张在内镜下扩张狭窄部位后短期放置支架较为适宜。Ponsioen 等报道,平均置管 11 天(1~23 天),83％患者瘙痒、右上腹痛、畏寒发热等症状和生化改变得以长期改善,并能维持数年之久,明显降低了术后即刻和后期发生胆管炎的危险性,故认为短期置管安全有效。

3.鼻胆管引流及胆道清洗

适用于胆管壁水肿、炎症、溃疡而引起的管腔狭窄但管壁无严重纤维化,或内镜扩张、置支撑管失败的 PSC 患者。经内镜放置鼻胆管后,用特殊灌注装置将加有皮质类固醇和抗生素的灌洗液自动灌洗胆管。一般每天 4 次,14 周为 1 个疗程。疗程结束后拔除鼻胆管,放置内支撑管。此法使患者甚感痛苦,住院时间长,可能合并感染,且因外引流会使胆汁丢失而引起胆汁酸代谢紊乱。

4.经皮介入治疗

经皮穿刺胆管,扩张胆管或放置内支撑管。该治疗耗时,可并发感染、出血、胆汁性腹膜炎等,且因胆管狭窄常为弥漫性,技术上困难较大,不宜作为首选治疗,可用于不能做 ERCP 的患者。

(曹　毅)

第六节　良性胆管狭窄

良性胆管狭窄(benign biliary stricture,BBS)目前仍然是临床肝胆胰外科医师面临的具有挑战性的问题。其中绝大多数是胆囊切除术的并发症。随着胆道外科手术的广泛开展和腹腔镜手术的不断普及,这一问题更加突出。

一、病因

(一)损伤性

占肝外胆管狭窄的 90％左右,主要为医源性损伤。绝大多数胆管损伤发生于胆囊切除术或其他上腹部手术中。腹腔镜胆囊切除术的发生率为 0~1.2％,高于传统的开腹胆囊切除术。在临床上,胆管损伤的近期表现为胆漏,以及梗阻所引起的症状,晚期则表现为胆管狭窄。

(二)炎症性

胆道感染所致胆管壁炎症、溃疡及纤维组织增生均可引起胆管狭窄。常见于胆管结石引起的胆管管壁溃疡后,以胆总管末端(Oddi 括约肌狭窄)、肝门部及肝内胆管为主。寄生虫引起的慢性炎症也是原因之一。

(三)肝移植术后

引起移植后狭窄的主要原因是缺血与再灌注损伤、肝动脉或门静脉栓塞、缝合过密、免疫排斥反应,以及吻合口周围积胆汁、积血、Oddis 括约肌功能紊乱等所导致吻合口的纤维组织过度增生。

(四)胰腺病变

慢性胰腺炎反复发作,胰腺组织纤维化或形成假性囊肿,可压迫胰内段胆管致其狭窄。

(五)其他

如先天性胆管狭窄、胆管良性肿瘤等。原发性硬化性胆管炎常同时累及肝内、外胆管。上腹部肿瘤放射治疗也可造成胆管损伤引起狭窄。肝十二指肠韧带内肿大淋巴结的压迫、胆管周围感染形成的纤维化瘢痕等亦可引起。

二、病理

胆管狭窄引起胆汁引流不畅,近段胆管压力增高并继发性扩张,胆汁淤积产生梗阻性黄疸。如果狭窄不解除,很容易引起继发性感染,使原有症状加重。长期淤胆易导致胆色素结石形成,并继发胆汁性肝硬化、门脉高压症。

三、分型

Bismuth 根据狭窄的部位不同将胆管狭窄分为五型。

(1)Ⅰ型:肝总管低位狭窄,狭窄部位距肝门近端>2 cm。

(2)Ⅱ型:肝总管中位狭窄,狭窄部位距肝门近端<2 cm。

(3)Ⅲ型:肝总管高位狭窄,狭窄近端达左右肝管汇合处。

(4)Ⅳ型:左右肝管汇合处狭窄。

(5)Ⅴ型:二级肝管狭窄。

四、临床表现

取决于狭窄的程度及感染的范围和轻重。胆道术后所致者症状出现可早可晚,但术后 2 年后出现的胆管狭窄大多由于胆总管结石而非胆道损伤引起。症状无特异性,大多数患者狭窄的初期常表现为上腹部隐痛不适、腹胀、食欲缺乏、发作性黄疸或胆管炎。胆管炎为最常见表现,典型症状包括发作性右上腹痛、寒战、发热及轻度黄疸,抗感染治疗多有效,复发的间歇时间不等。体检常无明显阳性发现。持续性黄疸多见于双侧肝胆管狭窄,单侧肝胆管狭窄容易致患侧肝组织萎缩,健侧则增生、肿大。少数患者确诊时已发生胆汁性肝硬化伴门脉高压,出现相应的临床表现。

五、诊断

诊断良性胆管狭窄时,在排除恶性病变后,需准确判断狭窄部位、程度、范围、有无相邻血管损伤。此外,还应确定有无并发症,如梗阻性黄疸、肝硬化、胆管炎、脓毒症等,这些资料对选择治疗方式及时机、判断治疗难易和成败,以及预测是否容易复发具有重要意义。病史对良性胆管狭窄的诊断具有重要意义。肝移植术后患者发生黄疸,反复胆道感染或是胆管结石形成,即应想到本症可能。

(一)实验室检查

转氨酶可有轻度升高,血清谷氨酰转酞酶(γ-GT)、总胆红素和直接胆红素增高。合并感染时血白细胞增高,核左移。病史较长合并肝硬化者可有血清蛋白降低。

(二)影像学检查

可提供胆管狭窄的直接证据,并对狭窄部位、程度、性质及有无结石、内瘘等并发症的诊断有较大价值。

1.口服或静脉胆道造影

图像较模糊,对诊断病理性胆总管狭窄帮助不大,故已很少采用。

2.B超

最简便、安全、无创、应用广泛。但由于十二指肠的影响,对胆管、十二指肠后段和胰腺诊断不令人满意。

3.CT

对胆管扩张、结石、占位性病变均有较高的诊断率,但仅能提供各个切面胆管的断层图像。

4.经内镜逆行胆胰管造影(endoscopic retrograde cholangiopancreatography,ERCP)

基本无创,目前为胆总管狭窄的首选诊断方法。梗阻不完全时,可以显示胆道全貌;梗阻完全时,仅可显示梗阻远侧情况。

5.经皮肝穿刺肝胆管造影(percutaneous transhepatic cholangiography,PTC)

能清晰显示梗阻近侧胆管,而且对梗阻严重者可行 PTCD 从而达到治疗目的。必要时,联合 ERCP 检查,可以全面了解胆道系统情况。

6.经 T 型管胆道造影检查

对于没有拔除 T 型管的患者可经 T 型管进行胆道造影,以明确狭窄的部位及程度,但要注意无菌操作及同时应用适当的抗生素以预防可能发生的感染。

7.磁共振胆胰管显像(magnetic resonance cholangiopancreatography,MRCP)

MRCP 是应用核磁共振胆管重建的方法,无须插管,不用造影剂,避免了并发症和造影剂过敏等不良反应,具有简便、安全、无创的优点,不受梗阻程度影响,可显示梗阻近远侧胆管情况,对胆管狭窄的部位、长度、程度和性质的诊断具很高的敏感度和准确性。对 ERCP 失败和不宜行 PTC 或 ERCP 者是最有效的替代方法。在胆树影像上,良性狭窄肝内胆管呈枯树枝状改变,可与恶性狭窄常呈现的软藤征样改变相鉴别。

六、治疗

胆管的良性狭窄是上腹部手术的一个严重并发症,若不治疗可转化为反复发作的胆管炎、胆汁性肝硬化、肝衰竭直至死亡。因此,应强调早诊断早治疗,方可获得较好的治疗效果和预后。

(一)内镜及放射介入治疗

越来越多的外科医师主张首先尝试采用内镜或放射介入治疗胆管损伤与狭窄,尤适合于损伤程度轻、低位胆管狭窄、发现较早的病例,以及胆管损伤后病情危重和腹腔镜胆囊切除术后的患者。方法有狭窄段球囊扩张及扩张后置管引流、植入支架等。目前经皮球囊扩张和内镜下放置支架已成为治疗良性胆道狭窄的首选步骤。PTC 和 ERCP 既可用于胆道疾病的诊断也是内镜及放射介入治疗的前提。

1.经 ERCP 途径

(1)内镜下乳头括约肌切开术(endoscopic sphincterectomy,EST):适用于胆总管末端和乳头部狭窄长度小于 1.5 cm 者,也可用于 Oddi 括约肌功能紊乱,Oddi 括约肌压力明显增高者,还可作为各种 ERCP 治疗前的准备。方法是:先行 ERCP,以了解狭窄的部位和范围、判断切口大小,换用高频电凝切开刀,于乳头开口 11~12 点位置通电烧灼。切开方法有退刀切开法、推进切开法和乳头开窗法,其中退刀切开法最为常用。切开长度应不超过十二指肠乳头头侧隆起的根部即冠状带,一般在 1.0~1.5 cm,大于 2.5 cm 危险性大大增加。并发症有出血、肠穿孔、急性胰腺炎、胆管炎等。

(2)内镜下引流术:内镜治疗胆道狭窄仅适于胆系尚保持有完整连续性的病例。置管引流治疗可达到减黄消炎的目的,并可扩张狭窄段,为手术创造条件。分内、外引流两种:外引流为通过鼻胆管将胆汁引流到体外;内引流即胆道内支撑,又分塑料支架和金属支架。两种引流各有优缺点,外引流能直接观察引流量及引流物的性状,且能行胆道冲洗,缺点是患者喉头有不适感不易接受,还易引起水电解质紊乱。相反,内引流虽不易引起水电解质紊乱,但不能行胆道冲洗,无法直接观察引流的效果,且金属支架价格昂贵较难普及。

1)内镜下胆管狭窄球囊扩张、支架置入术(内引流术)。

适应证:主要用于不完全性胆管狭窄,尤其是胆总管中上段狭窄。

所需器械材料:>3.2 mm 活检孔道的十二指肠镜,ERCP 造影导管,引导钢丝,胆道扩张探条、气囊,胆道支架(各型号),支架推进器。

方法:支架置放术前应先行 ERCP,以确定狭窄部位、程度、长短,将导丝通过狭窄部位,退出造影导管,换用球囊进行扩张,注意要使球囊跨过狭窄两端,一般压力为 53.4 kPa(400 mmHg),维持 1~2 分钟,反复扩张 2~3 次即可。为保持扩张效果,退出球囊后应置入内支撑导管或直接置入塑料支架。由于金属支架有良好的形状记忆特性和膨胀性,如置放金属支架,也可不必先行球囊扩张,导丝通过狭窄部位后即以推进器推送支架,X 线下定位后,将支架安放于适当位置。近期并发症发生率多在 2%~10%,主要是急性胆管炎,急性胰腺炎,胆管穿孔、出血;远期并发症主要为支架堵塞、移位或穿孔。

注意事项:支架有塑料支架(聚四氟乙烯)和金属支架(多为镍钛合金,如 Teflon)。塑料支架容易移位而且放置 3~6 个月后常因堵塞而需要更换。镍钛记忆合金支架具有球囊扩张和胆道支撑双重作用,不易堵塞或移位,置入简便,对机体损伤小,临床应用广泛,缺点是不能更换且价格昂贵。根据管腔狭窄的情况可选用不同直径和长度的支架,一般应使支架直径大于扩张后的胆管直径 1~2 mm,支架两端超出狭窄部位 2 cm。防止支架扩张不全:置入支架前应用胆道扩张导管充分扩张狭窄段胆道,同时要注意顺应正常胆道解剖走向,逐步扩张,切忌粗暴,以免造成胆道和周围血管的损伤。避免阻塞其他胆道分支。

2)内镜下鼻导管外引流术(endoscopic nasobiliary drainage,ENBD):外引流方法与内镜下支架置放术大致相同,只是于胆管内放置鼻胆管,退出内镜后,再将引流管从口咽转至鼻腔拉出,并固定于面颊部,接引流袋即可。此法最适宜于术前引流减黄,因鼻导管长期存留会对鼻和消化道黏膜刺激、压迫,影响患者的生活,不宜长期保留。

2.经皮途径

(1)经皮肝穿球囊扩张术、胆道内支架置放术。

1)适应证:高位肝外胆管较短的狭窄或胆肠吻合口狭窄,胆管扩张显著,狭窄段距肝门有一段距离者。

2)方法:经皮肝穿球囊扩张术:先行 PTC,选择距狭窄段较近的扩张胆管,避开大血管,行经皮经肝胆管引流(PTCD)。若肝内胆管均显著扩张,应选择肝左外下支,因其距腹壁最近,易于操作及 B 超监测。1 周后胆管炎得到控制,瘘管初步形成,用扩张导管或球囊扩张瘘管,每周 1～2 次,2～3 周后即可扩至 16 F 大小,支架放置时间不能少于 6 个月。

经皮肝穿胆道内支架置放术:先在 X 线下以 seldinger 法经皮肝穿刺胆管,置入导丝,并将其通过胆管狭窄部。然后在导丝引导下将内支架插到胆管狭窄部并释放,手术即告完成。Walstent 以其弹性回复力,持续、轻柔地扩张狭窄部,在一周左右可扩张到最大直径。术后留置引流管于胆管内行 PTCD,并常规应用抗生素、维生素 K 及保肝药,PTCD 管拔除时间可依病情而定。

3)禁忌证:凝血时间延长、出血倾向者。

4)并发症:主要有出血、气胸、胆汁瘘、胆汁性腹膜炎等。减少进针次数,避免损伤大血管,进出肝实质时嘱患者屏气等措施有助于减少并发症发生。

经皮肝穿球囊扩张及内支架置放术属创伤性操作,虽较为简单但有较高的死亡率,多为危重情况下和晚期胆道恶性梗阻时的治疗措施。

(2)经皮经 T 形管窦道途径 T 形管尚保留者均可采用此法。适用于胆-肠吻合口狭窄、胆-胆吻合口狭窄、胆管下端炎性狭窄等,只要狭窄范围局限,经 T 形管窦道插管可及者均可。先行 T 管造影判明病情,经胆道镜沿 T 形管向狭窄部置入导丝,再沿导丝插入扩张导管,由 8 F 开始,依次换用 10 F、12 F 直至 18 F,将 18 F 导管固定保留,接引流装置即可。扩张亦可分期进行。或用球囊扩张,沿导丝插入扩张球囊,使狭窄部位于球囊中央,向球囊注水,使压力保持在 20.0～26.7 kPa(150～200 mmHg),持续 10 秒左右,反复 4～6 次,至狭窄段扩张至 6～8 mm,每天一次,连续 2 周,为防止复发,术后应置入支撑导管或内支架 6 月,以防再狭窄形成。

原发性硬化性胆管炎患者,由于其肝内外胆管普遍狭窄,手术、内镜等治疗均不能达到满意治疗效果。

(二)其他

激光、高频电、微波等也有报道用于胆管狭窄的治疗,取得了一定效果,原理是通过内镜活检孔导入激光、高频电、微波探头,利用相应技术达到治疗目的,但远期疗效尚待观察。

(曹　毅)

第七节　胆道蛔虫病

胆道蛔虫病是肠道蛔虫病最常见的并发症之一,由蛔虫自肠道上窜钻入胆道所引起。

一、病因及发病机制

蛔虫成虫一般寄生在小肠中下段,当其生活环境改变时,活动性增强,向上移行。蛔虫有钻孔癖好,因此,进入十二指肠的蛔虫常经胆总管开口(Oddi 括约肌)钻入胆道。目前认为蛔虫进入胆道可能与下列因素有关。

(一)胃肠道功能紊乱

当人体出现发热、妊娠、恶心、呕吐、腹泻或手术等应激状态时,造成肠道内环境的改变,胃肠蠕动功能失常,促使蛔虫活动频繁而上下游动。

(二)胃酸水平低下

蛔虫喜碱厌酸,加之有钻孔习性,故当胃酸分泌减少时,十二指肠处的 pH 升高,是蛔虫上行的原因之一,蛔虫在十二指肠处的活动能力增强,极易通过 Oddi 括约肌而钻入胆道。

(三)服驱虫药量不足

蛔虫因受到药物的刺激而兴奋,即沿肠道上窜钻入胆道。

(四)胆道疾病

反复胆管结石、胆道感染及 EST 术后,Oddi 括约肌功能受到损害而松弛,胆道手术后的胆总管-空肠吻合口长期开放,均便于蛔虫钻入。

蛔虫钻入胆道后,可以自动或被动地退出(或排出),已为一致公认。但若一次进入胆管内的蛔虫较多,蛔虫钻入肝内胆管或胆囊内或嵌顿在胆管内,尤其是在合并胆管结石、肿瘤及其他原因狭窄时,自动退出胆管的可能性很小。

二、病理变化

钻入胆道的蛔虫多为一条,但也有十数条甚至百余条者。蛔虫经十二指肠乳头进入胆管引起乳头炎症,继而 Oddi 括约肌因受到刺激而痉挛,引起剧烈疼痛。蛔虫退出胆道或完全进入胆道后,对 Oddi 括约肌的刺激消失,痉挛引起的剧痛得以缓解。一般蛔虫很少进入胆囊,多数停留在胆管系统中,大多停留于肝外胆管,偶尔也进入肝内胆管。蛔虫在胆道内的活动(翻转、扭结)可引起强烈刺激,也可引起阵发性疼痛。正是由于蛔虫体的活动,使胆汁的通道不致被完全阻断,因而一般不出现黄疸。

蛔虫进入胆道后可将肠道细菌带入胆道内(大多数为革兰氏阴性杆菌),可引起化脓性胆管炎、胆管周围炎,以致出现胆道出血、感染性休克和败血症等轻重不等的并发症。蛔虫钻入肝内胆管可引起胆管穿破或蛔虫性肝脓肿,嵌塞肝内胆管可引起急性重型肝炎。蛔虫性肝脓肿是虫体残骸和细菌共同所致的肝脓肿。蛔虫穿破脓腔可引起腹膜炎,如位于肝表面可穿破横膈进入胸腔引起脓胸。此外,胆道蛔虫还能引起急性胰腺炎及其一系列并发症。

进入胆道内的蛔虫有的可退出胆道。未退出者,活动逐渐减少,在一定时间内大多数死于胆道内,残骸腐烂、碎裂,随胆汁排出,部分残骸、角皮或虫卵长时间停留于胆管内,可成为胆石的核心,形成继发结石,因此,它也是原发性肝内胆管结石的成因之一。

三、临床表现

胆道蛔虫症多发于儿童和青壮年,女性较多见。大多数患者有肠道蛔虫症、吐虫或排虫史。部分患者有过近期驱虫治疗。

(一)腹痛

腹痛是本病的主要症状,常位于剑突下的中上腹,呈阵发性钻顶样剧烈绞痛,患者辗转反侧、坐卧不安、大汗淋漓,患者常采取弯腰屈膝体位,以手按腹,两手呈欲将衣衫撕破之势,呻吟不止。一般疼痛持续数分钟或 10 余分钟后缓解,这是虫体退出或整个虫体进入胆管或暂时安静不扭动之故。发作过后缓解期患者可毫无症状如同常人或轻度右上腹隐痛。这种发作时剧痛难忍和间歇期如同常人的明显差别,是本病的特点之一。腹部绞痛的同时,常伴恶心、呕吐、或干呕,呕吐物为胃内容物和胆汁,约 1/3 患者吐出蛔虫,后者对本病的诊断具有特殊价值。部分病例整个虫体进入胆管亦可无痛。

(二)无或仅轻度黄疸

无或仅轻度黄疸是本病的另一特点。因为虫体圆滑活动,不易完全堵塞胆道。若后期继发感染及炎症引起胆管梗阻可伴有明显黄疸,这见于 20% 病例。

(三)寒战、发热

寒战、发热多发生于发病 24 小时后伴胆道感染者。

(四)腹部体征

本病早期剑突下或右上腹仅有轻微固定压痛,无反跳痛及肌卫。严重的症状、轻微的体征是本病的又一特点。皮肤巩膜可有轻度黄染,如压痛范围扩大,需警惕出现并发症之可能。

四、辅助检查

(一)血常规

外周血白细胞轻度升高,嗜酸性粒细胞比例增多。如白细胞计数升高明显,提示合并细菌感染。

(二)找虫卵

大便集卵可查到蛔虫卵。若没有查出蛔虫卵,也不能排除本病,部分患者可在十二指肠引流液中找到蛔虫卵。

(三)B 超检查

能较清楚地显示肝内、外胆管,且方便、易重复。蛔虫进入胆总管后,B 超下可见胆总管内条形管腔影,内部回声不均匀,活虫体还可见其蠕动,如虫体已死或钙化,则为条索样强回声影。

(四)ERCP 检查

能清楚地了解胆管内有无蛔虫及其位置、形态和数量,同时还能在内镜直视下进行取虫治疗。此外,还能直接观察十二指肠乳头区附近有无蛔虫。

静脉胆道造影存在胆道显影不良或不显影,十二指肠低张造影无法诊断完全钻入胆道内的蛔虫,故目前上述两种检查方法应用较少。

如疑有合并肝、胆、胰并发症时,可进行相应检查。

五、并发症

蛔虫进入胆道后不一定立即出现并发症,只有当机体抵抗力下降、胆道发生梗阻、胆汁引流不畅时才可能出现并发症。常见并发症如下。

(一)胆道感染

化脓性胆管炎,占 40%;胆囊炎,占 40%;败血性休克,占 6%。此时,患者除右上腹绞痛外,常伴寒战、高热、皮肤巩膜黄染、腹胀加剧。查体右上腹压痛范围扩大,并有肌紧张。如出现胆道梗阻,可扪及肿大的胆囊。急性胆囊炎时,墨菲征阳性。

(二)胆道出血

出现率为 3.5%。常发生于胆道感染的基础上,先有发热、腹痛等,随后出现呕血、黑便。

(三)肝脓肿

在肝内胆管炎的基础上,可继发肝炎、肝脓肿。肝脓肿常为多个分散小脓肿,脓肿破溃时,可出现膈下积脓或脓胸。

(四)急性胰腺炎

出现率为 3.5%。由于蛔虫刺激 Oddi 括约肌痉挛及虫体堵塞,造成胆汁和胰液引流不畅,使感染的胆汁和/或胰液逆流入胰管而激活胰酶,引起急性胰腺炎;虫体钻入胰管可引起坏死性胰腺炎;虫卵沉积于胰管引起炎症、纤维化,可致慢性胰腺炎,这是早年我国胰腺炎的一种特殊原因。

(五)胆系结石症

胆系结石症发生率约为 19%。胆道内的蛔虫残骸碎段或残留角质可作为结石核心,形成结石。此种结石多为胆色素性结石。此外,雌性蛔虫每天产出大量虫卵,也可成为结石核心。

(六)其他

胆总管穿孔率约<1%,胆囊穿孔<1%,腹膜炎占 6%,脓胸占 2%~6%,胆管狭窄占 1%~3.5%。

六、诊断及鉴别诊断

诊断依据为:①右上腹或剑突下阵发性绞痛,尤其伴有"钻顶痛",缓解期如常人者;②腹部剧痛时伴恶心、呕吐,少数患者有吐蛔虫或便蛔虫史;③症状重体征轻,仅在剑突下和右季肋部压痛;④超声检查可见胆管扩张,内有线条状游动的虫体;⑤ERCP 示胆道内蛔虫,或内镜直视下见十二指肠乳头有蛔虫嵌顿。

应注意与急性胰腺炎、胆囊炎、胆系结石、胃十二指肠溃疡急性穿孔等的鉴别。

七、治疗

非手术治疗的主要目的是解除胆道及 Oddi 括约肌痉挛,缓解疼痛,排出钻入胆管内的蛔虫,预防和治疗感染及驱蛔治疗。

(一)解痉止痛

1.阿托品

阿托品为抗胆碱能药物,可解除平滑肌痉挛。成人每次 0.5~1.0 mg 皮下注射;儿童每次每千克体重 0.01~0.03 mg。阿托品可抑制腺体分泌,引起口干舌燥,能解除迷走神经对心脏的抑制,使心跳加速,瞳孔散大,眼压升高。用药过多可使皮肤潮红、精神兴奋、烦躁不安、谵语惊厥,重者则呈抑制状态。

山莨菪碱亦为抗胆碱能药,可使平滑肌松弛,解除胆管痉挛,并有镇痛作用,毒性较小,抑制腺体分泌及扩瞳作用较弱。

2.哌替啶

哌替啶能抑制大脑皮层痛觉区,具有镇痛作用,但同时兴奋胆道平滑肌,使张力增强,Oddi括约肌收缩,甚至痉挛,故须与阿托品合用,可收到较好的止痛解痉效果。但应注意哌替啶止痛可掩盖胆道穿孔、腹膜炎等急腹症,从而延误抢救时机。

另吗啡、氯丙嗪亦须与阿托品等合用。

3.针刺疗法

针刺鸠尾、上脘、足三里、太冲、肝俞、内关诸穴可解痉止痛;针刺肝俞、胆俞、足三里使胆囊收缩、胆汁排出量增加和胆管内压增高;针刺内关可止呕。太冲穴位小剂量阿托品注射的解痉作用优于注射常规剂量阿托品,有显著的效果。耳针可针刺肝胆、交感及神门有很快的解痛作用,其机制可能是通过收缩胆管而排出虫体。

4.维生素 K_3

肌内注射或穴位注射可使胆绞痛缓解,且无阿托品、山莨菪碱、吗啡、哌替啶、氯丙嗪等药的不良反应,但可引起溶血性贫血、高胆红素血症及肝细胞损害,用量不宜过大。

(二)抗生素

一般不用。对可疑并发感染或已经证实有感染者可应用。由于蛔虫带入胆管的细菌多为革兰氏阴性杆菌,故应首选针对此类细菌的抗生素。

(三)驱蛔治疗

一般不用使虫体痉挛性收缩的驱蛔药如山道年、驱虫丹等。多用麻痹蛔虫虫体的驱虫药。目前常用的驱虫药如下。

1.甲苯咪唑

甲苯咪唑为人工合成的苯并咪唑类广谱高效驱虫剂,其作用机理系抑制线虫对葡萄糖的利用,导致 ATP 缺乏而被驱出,另外还有抑制虫卵发育的作用。口服吸收较少(仅为服药量的0.3%),在肠道内保持高浓度,80%以原形在 24~32 小时后从粪便排出。临床应用显示对蛔虫、钩虫、蛲虫、绦虫和鞭虫均有很好的疗效。治疗蛔虫病虫卵转阴率为83%~100%。

用法为胶囊(片)剂,100 mg,成人和儿童均为每次 100 mg,每天 2 次,可连服 2~3 天。

不良反应极轻,个别有轻微头晕、腹部不适,可自行消失,少数病例服药后蛔虫游走造成腹痛,可合并服用小剂量噻嘧啶,即可避免。

2.左旋咪唑

左旋咪唑为广谱驱虫药。其抗虫原理是通过抑制琥珀酸脱氢酶的活性,影响虫体无氧代谢,阻断能量供应而使虫体肌肉麻痹,失去附着力而排出体外。但对哺乳动物的琥珀酸脱氢酶无影响。口服吸收好,30 分钟后血药浓度达高峰。本药能驱除蛔虫、钩虫及蛲虫。治疗蛔虫病时虫卵转阴率为95%~98%,效果最好。

用法为片剂,25 mg,50 mg,成人一次 100~200 mg,儿童按 1.5 mg/kg 计算,睡前一次顿服。

不良反应少,偶有头晕、恶心及腹痛等,短时期内可消失。不宜与亲脂性药品同服,肝、肾功能不全者忌用。

3.阿苯达唑

为广谱高效驱虫药,干扰虫体对葡萄糖及多种营养物质的吸收,使虫体衰竭死亡。成人一次口服400 mg即可。

4.噻嘧啶

抑制虫体内胆碱酯酶的活性,使神经和肌肉间信息传递中断,虫体麻痹而被排出体外。口服吸收较少,大部分直接从肠道排出体外。成人每天 1 次,每次 1.2~1.5 g,连服 3 天。小儿则按30 mg/kg,1 次服用。

(四)内镜治疗

ERCP 不仅有利于该病的诊断,还能进行有效的治疗,借助十二指肠镜取出蛔虫是一种迅速有效的治疗方法。对于部分暴露于十二指肠乳头处的蛔虫,内镜下可用圈套器或网篮套住虫体随镜身一起退出。如虫体完全进入胆管,可将网篮经内镜置入胆总管套取蛔虫,取虫后再行ERCP 检查直至完全取出为止。如插管有阻力,可注射阿托品 0.5 mg,或行 Oddi 括约肌球囊扩张;一般不主张行 EST。值得注意的是,要尽量避免在胆管内截断蛔虫。一旦发生,应用气囊导管将残留虫体取尽或留置鼻胆管引流等,用 8 万单位庆大霉素的生理盐水 50 mL 冲洗,直到虫体完全排尽为止,否则残留虫体将会成为继发结石的核心。

(曹 毅)

第八节 胆 石 症

胆石症是指胆道系统(包括胆囊和胆管)任何部位发生结石而引起的疾病。该病是世界范围内的常见病,我国也不例外,国内尸检报道胆石症发生率为 7%,并随年龄增长而增高。近年使用 B 超检查自然人群,其胆石症发生率约 10%,并有逐年增高的趋势。本病以女性多见,男女之比约为 1∶2。

一、分类

(一)按结石的成分不同可分为三类

1.胆固醇结石

以胆固醇为主要成分,含量达 70%~90%。质硬,多面形或椭圆形,外观呈淡灰黄色,表面光滑,剖面可见放射状排列的胆固醇纹路,并有一层含色素较多的核心。可单发或多发,多发结石常为多角形或粒状,X 线检查不显影。我国各种结石中,胆固醇结石占 50% 以上,其中约有80% 在胆囊中。

2.胆色素结石

含胆红素为主,质软易碎,形状不规则,大小不一,有的为泥沙状。棕黑或棕红色,一般为多发,剖面呈层状,无核心。因含钙量较小,X 线检查多不显影。胆色素结石在我国占各种结石的37%~40%。其中 75% 分布在胆管中。

3.混合性结石

由胆红素、胆固醇、钙盐等多种成分混合而成,因所含成分的多寡而呈现不同的色泽和性状。剖面呈层状,有的中心常呈放射状而外周呈层状。含钙量较多,X 线检查常显影。混合性结石占全部结石的 6% 左右,其中 60% 在胆囊内,40% 在胆管内。

(二)按结石的所在部位不同可分为三类

1.胆囊结石

多为胆固醇结石或以胆固醇结石为主的混合性结石。占胆石症的 50% 左右。

2.肝外胆管结石

大多数是胆色素结石或以胆色素为主的混合性结石。这种结石多为原发性结石,小部分是从胆囊排至胆总管内的胆固醇结石。占胆石症的 20%~30%。

3.肝内胆管结石

肝内胆管结石是原发性胆管结石,多为胆色素结石或以胆色素为主的混合性结石。左肝管多于右肝管,也可分布于两侧肝内小胆管内,它的形成与胆道感染有关。

二、形成机制

(一)胆固醇结石

1.胆固醇过饱和

胆汁中的胆固醇与胆汁酸和磷脂形成混合微胶粒,或胆固醇和磷脂形成胆固醇磷脂泡,两者在胆汁中形成一个热力学平衡体系,对胆固醇的溶解和析出起调节作用。在不饱和胆汁中,所有胆固醇都转化为混合微胶粒的形式。在过饱和胆汁中,胆固醇的量超过微胶粒的最大溶解范围,超过部分的胆固醇即以单层磷脂泡溶解。含单层磷脂泡的胆汁是一种不稳定状态的层状液晶形成的悬浮液体,与胆固醇结晶的形成有直接关系。胆固醇过饱和的原因是胆固醇合成限速酶即β 羟-β-甲戊二酰辅酶 A 还原酶(HMG-CoA 还原酶)的活性增加,肝脏合成、分泌胆固醇增多;7α-羟化酶活性降低,胆固醇降解减少。胆汁酸分泌减少也是胆固醇过饱和的另一原因。

2.成核及结晶

胆汁中溶解状态的胆固醇形成胆固醇单水结晶的过程称成核,即泡凝集、融合并发展形成胆固醇晶核,多个晶核聚合形成胆固醇单水结晶,并从胆汁沉淀析出。在正常人和胆石症患者中,都存在着促成核因子和抗成核因子,能否发生成核作用,取决于二者的比例关系。若促成核因子占主导地位,即可促进成核发生,反之则抑制成核。胆汁中的黏蛋白和钙离子是促成核因子,而载脂蛋白-α1 和 α2 可能是成核抑制因子。

3.胆囊功能障碍

胆囊黏膜功能异常时可有黏液分泌增加,形成黏性凝胶。其中的黏蛋白有成核作用,凝胶可形成框架,使结晶沉积。胆囊排空障碍时,胆汁淤滞可形成胆泥,有利于结石形成。

(二)胆色素结石

胆道系统发生感染,尤其是大肠埃希菌感染时,细菌产生的β-葡萄糖苷酸酶可水解可溶性的结合胆红素为非结合胆红素。非结合胆红素与 Ca^{2+} 结合形成胆红素钙而发生沉淀,沉淀如聚集在一起则形成胆色素钙结石。同时,胆道感染后,残留在胆道的炎性细胞、脱落的上皮细胞及菌体均可形成结石的核心或成分。胆道蛔虫症者,当蛔虫进入胆道后,除虫体带入细菌引起胆道感染外,蛔虫在胆道死亡后,其残骸、角皮、虫卵及虫体等均可成为结石的成分。在慢性溶血性贫血时,因红细胞破坏过多而引起胆汁中非结合胆红素含量增多,非水溶性的非结合胆红素与 Ca^{2+} 结合可形成胆色素性结石。

三、临床表现

(一)胆囊结石

胆囊结石形成可导致多种临床症状。当结石开始形成时,常无明显表现,有时可有轻微的消化道症状,如上腹不适、隐痛等。此后,则根据结石的大小、部位、是否梗阻、有无炎症而各不相同。约半数患者可长期或终生无症状,即所谓的静止性胆囊结石。在尸检或超声检查时才发现有结石存在。当胆囊结石通过胆囊管时,若发生阻塞,可引起胆绞痛,甚至引起急性胆囊炎。胆绞痛的典型表现为:右上腹阵发性绞痛,向右肩背放散,常伴恶心,呕吐。亦可出现一过性巩膜黄染、轻度寒战、发热,查体时右上腹压痛,肌紧张,有时可触及肿大的胆囊,墨菲征阳性。

(二)肝外胆管结石

肝外胆管结石分为原发性和继发性结石。继发性结石来自肝内胆管和/或胆囊;原发性结石形成于胆管自身,多见于我国西南、南方、沿海及长江流域等,日本、东南亚等地也比较常见。临床表现主要取决于有无并发感染和梗阻。若胆总管发生阻塞,很快就可出现革兰氏阴性杆菌感染,并继发胆管炎,此时患者将出现腹痛、寒战和高热、黄疸三联征,即Charcot三联征。腹痛位于上腹部或右上腹,可呈隐痛或刀割样绞痛,常向右肩背部放射。黄疸多数发生于腹痛后,为梗阻性黄疸,常伴有瘙痒。此外还可出现恶心、呕吐、厌油等症状。查体时,剑突下和右上腹有深压痛,炎症重者其腹肌紧张,肝区有叩击痛。如胆管下端梗阻而胆囊管又通畅时,可触及肿大的胆囊。

(三)肝内胆管结石

原发于左右肝管分叉处以上部位的结石称为肝内胆管结石。结石可广泛分布于肝内胆管系统,也可散在于肝内胆管的某一分支内,或发生在某一肝叶或肝段的胆管内。大量资料表明,结石发生于左侧肝内胆管者多见。

1.上腹部疼痛

肝内胆管结石的症状常不典型。散在于肝内胆管的较小结石通常不引起症状或仅表现为右上腹和胸背部的持续性胀痛或钝痛。

2.黄疸

一般的肝内胆管结石不引起黄疸,只有当双侧或两叶的胆管被结石阻塞时,才出现黄疸,同时伴有胆绞痛。如并发胆管内感染时,则可出现寒战与高热,重者可发展为急性化脓性胆管炎。

3.上腹部压痛

有症状者体检时,常发现肝大及肝区压痛,少数可有肝区叩击痛。

四、实验室检查

当胆石症患者出现胆道梗阻和并发胆道感染时,则胆红素代谢、肝功能、血清酶学等可发生异常。

(一)胆红素代谢

胆管梗阻时,血清总胆红素增高,其中主要是结合胆红素增高。1分钟胆红素与总胆红素之比常大于35%,胆管完全梗阻时,其比值可大于60%。尿胆红素常显著增加,而尿胆原则减少或消失。粪胆原减少或消失。

(二)多种血清酶异常

梗阻性黄疸时,碱性磷酸酶明显增高,常高于正常值的3倍。γ-谷氨酰转肽酶亦常显著增高。血清转氨酶呈轻到中度增高。乳酸脱氢酶一般稍增高。

(三)凝血酶原时间测定

胆管梗阻时,凝血酶原时间延长。应用维生素K后,凝血酶原时间可恢复正常。如胆管长期梗阻而引起肝功能严重受损时,即使注射维生素K,凝血酶原时间也不会恢复正常,提示肝细胞制造凝血酶原发生障碍。

(四)血清铁与铜含量测定

正常人血清铁与血清铜的比值为0.8～1.0,胆道梗阻时,血清铜增加常使铁/铜比值小于0.5。

五、影像学检查

(一)X线平片、口服胆囊造影和静脉胆道造影

单纯胆固醇结石和胆色素结石在X线平片上不能显影(称阴性结石),只有含钙的混合性结石在X线平片上才能显影(称阳性结石)。这种含钙结石在平片上可呈现为多边或圆形钙环线影。口服胆囊造影的显影率颇高,可达80%以上,借此,可了解胆囊大小、形状及其收缩功能,亦可了解胆囊内和肝外胆管有无结石及其大小、形状、数目等,但如受一些因素的影响,则可出现假阴性或假阳性,故诊断胆囊结石的准确率仅有50%~60%。目前这一诊断方法已较少使用。静脉胆道造影主要用于诊断胆管疾病、口服胆囊造影失败者,以及胆囊已行切除的患者。胆道造影可了解肝胆管和胆总管有无结石及梗阻存在、有无各级胆管扩张及其程度等。由于静脉胆道造影的诊断准确率不很高,国内报道仅为52.2%,故目前此法也较少采用,基本上已被ERCP或PTC所替代。

(二)B超检查

超声检查具有检查方便、无创伤性、可反复多次、诊断准确率高等优点,已成为诊断胆石症的首选检查方法。超声检查诊断胆囊结石、胆总管及肝内胆管结石的准确率分别为95%~97%、53.3%~84%和80%~90%。其准确率的高低往往受到患者胃肠道气体干扰、检查者的经验及B超仪器等因素的影响。在B超声像图上,结石表现为回声增强的光团或光斑,其后方常伴有声影。如结石阻塞胆管,可发现阻塞部位近端的胆管和/或肝内胆管扩张。位于胆总管下端的结石常因受胃肠道气体的干扰而难于显示,因此B超诊断胆管下端结石的正确率较低,同时也可出现假阴性,有报道可达20%~30%,故常易发生漏诊或误诊。为提高B超对胆总管结石及肝内胆管结石的正确诊断率,可在外科开腹后行胆道探查术前将B超探头直接在肝表面扫查,这种方法具有不受腹腔内其他脏器及气体干扰,无腹壁超声波衰减,结石定位更加准确等优点。

(三)经内镜逆行胰胆管造影(ERCP)

ERCP是一种直接将造影剂注入胆道而行造影的方法。自1968年开展此项检查以来,ERCP的成功率已达90%以上,可发现胆管及胆囊内有无结石、胆管有无扩张及狭窄等,ERCP诊断胆总管结石的阳性率可达95%左右。若胆管存在狭窄、梗阻因素,则仅能显示梗阻以下胆管的影像,而梗阻以上的胆管则显示不良或不显影,此时应结合PTC等其他检查以明确诊断。

(四)经皮肝穿刺胆道造影(PTC)

PTC也是直接将造影剂注入胆道行造影的一种方法。自1973年开展此项检查以来,已成为寻找胆管梗阻部位及病因的重要方法。对伴有肝内胆管扩张,黄疸较深的患者,因穿刺操作不困难,在X线或B超引导下,穿刺成功率可达80%~100%。如无肝内胆管扩张,穿刺成功率很低,故不宜采用此法。PTC能清楚显示肝内外整个胆道系统,对肝内及肝外胆管结石的定位、胆管有无梗阻的判断均有重要诊断价值。PTC诊断胆总管结石的阳性率为90%左右,可为制定手术方案提供正确依据。近年来又有学者开展了B超引导下的经皮、经肝、经胆囊床穿刺造影术(PTCC),其胆囊显影率更高。由于PTC属损伤性检查,因此有一定的并发症,如出血、胆漏、感染或急性胆管炎等。

(五)CT检查

用于诊断胆结石的目的之一,是其能够较准确测定结石的成分构成,为溶石治疗提供依据。一般而言,高密度结石为胆色素结石,CT值在50 HU以上;而等密度或低密度结石为胆固醇结

石,CT 值在40 HU以下。据报道,借助 CT 检查确定结石性质,可靠性可达 93%。

(六)超声内镜(EUS)及经口胆道镜(PCS)检查

EUS 可将超声探头置于十二指肠球后或乳头部,亦可经十二指乳头将新型细径超声探头直接插入胆总管内,描出较体表更为清晰的胆囊或胆总管结石声像图。PCS 则可直视下观察胆总管和肝内胆管,确定有无结石存在。

(七)磁共振胰胆管造影(MRCP)

是近年来用于诊断胰胆疾病的新技术,无创伤性,不需造影剂,无放射性损伤,能较好显示胆总管结石,敏感性为 91.6%,特异性为 100%,准确性为 96.8%。

(八)术中和术后直接胆道造影

在胆道手术中,可经胆囊管或直接穿刺胆总管注入造影剂,可清楚显示肝内、肝外胆管的影像,并可同时显示胆管内有无结石影及胆管有无狭窄等,以决定是否需要探查胆总管。其结果对即将进行的胆总管探查术具有重要的指导意义。对那些胆管无病变者,可免受不必要的探查。在胆道手术前未做 ERCP 或 PTC 者,术中胆道造影是必不可少的检查。胆道手术后,在拔除 T 形管前行 T 形管逆行胆道造影,亦是重要的检查方法,可了解胆道是否有狭窄或梗阻,以及有无残余结石等。

(九)胆道镜检查

在胆道手术中,从探查胆总管的切口处插入胆道镜,可以观察胆总管下端有无结石等病变,同时可了解胆总管下端出口方位、形态,避免盲目探查时损伤十二指肠。还可将胆道镜向上导入肝内,观察肝内胆管有无结石等病变。同样道理,手术后可经 T 形管或皮下空肠盲襻等途径插入胆道镜可观察胆道内有无狭窄、梗阻或残余结石存在。在我国胆道外科领域内,应用纤维胆道镜诊断与治疗胆道疾病已积累了丰富的经验。

六、诊断

胆石症的诊断主要根据反复发作的胆绞痛等临床表现,尤其在进食油腻食物和饱餐后诱发,再结合持续时间较短、波动较大的黄疸,应考虑胆石症的可能。确诊需依靠实验室有关检查及影像学检查,其中B超、ERCP 或 PTC、CT 及 MRCP 等具有确诊价值。

七、治疗

(一)溶石疗法

1.口服药物溶石

(1)适应证和禁忌证:口服药物溶石并不能溶解所有的胆石,只对胆固醇结石有效,其适应证为:①胆囊内胆固醇结石、即 X 线可透过的阴性结石。如 B 超检查,胆固醇结石常边缘光滑整齐,漂浮状。如 CT 检查,CT 值和胆固醇含量呈负相关,CT 值在 40 HU 以下的为胆固醇结石。②胆囊功能良好,胆囊管无阻塞。表现为胆囊造影对胆囊显影良好,脂肪餐后胆囊收缩正常。③胆石最大直径小于 15 mm。④肝功能正常。⑤无症状或症状轻微。⑥无妊娠。⑦老年患者或因其他疾病不能耐受手术。⑧作为体外震波碎石或灌注溶石的辅助治疗。

其禁忌证有:①有明显黄疸、发热、胆绞痛等表现的胆结石患者。②X 线阳性结石。③胆囊功能不正常者。④妊娠期患者。

(2)溶石药物:①鹅去氧胆酸(chenodeoxycholic acid,CDCA),CDCA 的溶石作用与下列机

制有关:扩大胆汁酸池,降低胆固醇饱和度;抑制 HMG-CoA 还原酶的活性,减少内源性胆固醇的合成与分泌;抑制肝细胞排泄胆固醇,使肝细胞内胆固醇浓度增加,以负反馈机制减少胆固醇合成;降低小肠对胆固醇的重吸收。常用剂量每天 10~15 mg/kg,分 3~4 次日间和睡前服。有人认为胆固醇合成最旺盛的时间是夜间至清晨,故主张睡前 1 次服药效果更佳。疗程需 6~12 个月或更长,最佳疗效见于治疗后 2 年,40% 的结石可溶解。CDCA 的不良反应主要有 ALT 增高和腹泻。CDCA 在肠道细菌作用下转变为石胆酸,石胆酸是一种肝毒性物质,约 1/3 患者 ALT 轻度升高,但仅其中的 10% 超过正常值 3 倍。腹泻是由于胆盐抑制结肠水、电解质吸收和增加肠内水、电解质分泌所致,常在早期出现,随时间推移而缓解消失。②熊去氧胆酸(ursode-oxycholic acid,UDCA):UDCA 是 CDCA 的 7β-同分异构体,除使胆汁中胆汁酸组分发生变化外,也能抑制 HMG-CoA 还原酶活性,减少胆固醇的分泌。还促使胆固醇与卵磷脂耦合形成多层的微脂粒,以液晶相形式溶解胆固醇,故溶解能力更强。多数学者认为 UDCA 和 CDCA 比较有三个优点:a,溶石作用比 CDCA 强 0.5~2.0 倍;b,不产生腹泻等不良反应;c,不产生对肝有毒性的次级胆酸(如石胆酸等)。口服剂量每天 8~13 mg/kg。给药方法、疗程和 CDCA 相同,但价格较 CDCA 昂贵。国外资料治疗有效率为 50%,国内报道有效率为 40%。长期应用有部分患者的结石表面可出现钙化现象。有作者建议 CDCA 和 UDCA 联合应用,可加强各自单独使用时的溶石作用,减轻不良反应和降低治疗费用,并可缩短结石的溶解时间。合用时每天 CDCA 7.5 mg/kg、UDCA 6.5 mg/kg。疗程不少于 6 个月。③乐活可:是一种萜类化合物,能使胆汁中胆固醇饱和指数下降,有利于胆固醇结石溶解,亦可能抑制 HMG-CoA 还原酶活性。单独口服效果不佳,一般仅有 6%~7% 的胆石溶解率。和 CDCA 合用 2 年后,结石全溶率可达 50%~70%。和 UDCA 合用亦有较好的疗效,未发现有明显的不良反应。④HMG-CoA 还原酶抑制剂:主要代表药物有普伐他汀、洛伐他汀等。能抑制胆固醇的生物合成,使胆汁中胆固醇的浓度大大降低,由过饱和转化为非饱和状态,这样胆固醇结石便可逐渐溶解。普伐他汀的应用剂量在 40 mg/d 左右,主要吸收部位在十二指肠,在胃中有 25% 转化为非活性产物,所以临床上推荐使用肠溶片以提高其生物利用度,同时可减少剂量和减轻不良反应。普伐他汀除用以溶石外,还能用于预防胆固醇结石的形成。洛伐他汀同样也具有溶石及预防作用。这类药与 UDCA 还有协同作用。它们的主要不良反应有暂时性的转氨酶升高(2%),可逆性肌病(0.5%~1.9%),阶段性自发缓解的抑郁症(1.1%),偶有胃肠道反应、皮疹等报道。

口服药物溶石治疗期间应每隔 6 个月做 B 超检查,如结石消失,继续用药 2~3 个月再复查。如结石溶解后突然停药,约 50% 患者复发,复发时间一般在 6 个月至 4 年。为防止复发,在结石溶解后用 UDCA 治疗量的 1/3~1/2(每天 200~300 mg)长期维持口服,对防止复发有较好效果。

2.灌注药物溶石

灌注药物溶石是指将溶石药物直接注入结石局部而达到溶石的目的。早在 100 年前就有经胆囊造瘘管注入乙醚来溶解胆囊结石的报道,但因不良反应大而未被临床广泛应用。近 10 多年来,灌注药物溶石治疗的置管方法及溶石药物均有了一定的发展。

(1)灌注药物溶石的适应证:灌注溶石疗法以其快速、安全、疗效显著等特点受到人们重视,适用于不宜手术治疗的年龄大、高危、胆囊粘连等患者和希望保留胆囊而选择非手术疗法的患者,该技术仍在不断完善中,新的安全有效的溶石药物也在不断发展。

(2)灌注药物溶石的途径:①经 T 形管灌注,适用于胆管结石。使用带有气囊的 T 形管可以延长溶石药物在胆管内停留的时间,也可经 T 形管插入灌注管至结石部位,以保证溶剂与结石充分接触。②经皮经肝胆管插管或经皮经肝胆囊插管。③经鼻胆管灌注:在十二指肠镜下,通过十二指肠乳头胆总管开口插管至胆管结石上方或胆囊内,导管的另一端经鼻腔引出固定,此方法可以有效地防止经皮穿刺插管所致的胆漏发生,避免肝实质的损伤,还可阻止溶石药物排入肠道,减少药物对胃肠的刺激。但胆囊插管技术要求高,操作不慎易致胆道穿孔。药物灌注可由人工或自动输液泵控制。

(3)灌注溶石药物:因胆固醇结石和胆色素结石的组成成分不同,两者的溶石剂也有区别。

溶解胆固醇结石的药物。①胆汁酸制剂:如胆酸钠,此类药单独使用效果不理想,目前多与其他溶剂配成复方制剂使用。②单辛酸酯:该药是甘油三酯的分解产物,溶石作用比胆酸钠强 2.5 倍,主要用于治疗胆管残余结石,作为内镜或外科手术的一种辅助治疗,有效率可达 55%。但它溶石速度较慢,常需数天甚至数周,大部分患者在治疗过程中有不同程度的恶心、呕吐、腹痛或腹泻。③甲基叔丁醚(methyltertbutyle then,MTBE):是一种快速的胆固醇溶解剂,1985 年首次报道用于临床。MTBE 沸点为 55.2 ℃,较乙醚的 35 ℃高,在体内温度下能保持液态,其溶石能力是单辛酸酯的 50 倍,且对胆囊黏膜无强烈的刺激性。据报道,MTBE 溶石率可高达 80%～96%,一般灌注 1～5 天(平均灌注 14 小时)即可溶解结石。30%～70%患者溶石后仍有细小结石残留,继续口服胆酸治疗 3～6 个月后,50%～90%的残留结石可完全溶解,仍未溶解的结石部分可能为胆色素结石,需加用其他溶石药物治疗。在 MTBE 溶石治疗后,1、2、3、4 年的结石累计复发率分别为 23%、34%、55%、和 70%,复发的结石常细小多发,大部分无腹痛,口服胆酸治疗可清除大部分复发的结石。MTBE 有局部和全身毒性。局部毒性主要是其对黏膜的直接刺激作用,注入胆囊时常可引起腹部疼痛,进入十二指肠后可导致十二指肠黏膜急性炎症、出血、溃疡。全身毒性是因药物进入血液引起,包括嗜睡、恶心、呕吐等,严重时可出现低血压、肾功能损害、溶血等。另需注意的是 MTBE 是强有力的有机溶剂,可软化导管及溶解橡胶制品,故灌注时不宜用橡胶导管。④丙酸乙酯和异丙基醋酸酯:与甲基叔丁醚相比,丙酸乙酯溶解力更高,毒性很小,Zakko 等将 23 块胆固醇结石分别用丙酸乙酯,甲基叔丁醚和丙基醋酸酯溶解,溶石时间分别是(38±8)分钟、(60±13)分钟和(55±12)分钟,丙酸乙酯溶石力约为甲基叔丁醚的 2～3 倍,有报道用丙酸乙酯经 7 小时溶解了重 13 g 的胆固醇结石,且没有任何不良反应。⑤其他溶解胆固醇结石的药物还有右旋柠烯,以及脂肪酸盐等。

溶解胆色素结石的药物:胆色素结石因含有钙盐和色素不被 MTBE 所溶解,此种结石常由多层组成,需要不同的溶剂才能完全溶解。溶解胆色素结石的主要溶剂有:①二甲基亚砜,是胆色素结石的主要溶解剂,比重为 1.029。该药未见有严重不良反应的报道,在治疗中可产生类似大蒜的特殊臭味。②直链聚磷酸络合剂,1981 年有报道认为该药是最有效的胆色素结石的直接溶解剂。③聚偏磷酸钠,可与胆色素中的钙结合,使胆色素与钠形成水溶性复合物,从而导致胆色素崩解。④依地酸二钠(EDTA)复合溶剂,EDTA 为氨羧络合剂,在碱性条件下可络合结石的钙、镁等多种离子,与胆色素结石形成可溶性复合物,还能溶解结石中的糖蛋白网状物质使之崩解而达到溶石的目的。EDTA 对人体较安全,在消化道吸收极少,常与胆酸、肝素、单辛酸酯等配成复合溶剂使用,主要用于胆道术后残余结石的治疗。⑤环乙二胺四乙酸,是一种新的氨羧络合剂,其络合结石中钙、镁等离子的能力比 EDTA 强 10 倍,故有更好的溶石效果。⑥复方桔油乳剂,对于胆道术后残余结石有较好的疗效。

(二)体外冲击波(震波)碎石

体外冲击波(震波)碎石(extracorporeal shock wave lithotripsy,ESWL)于 1979 年发明，1980 年用于临床治疗肾结石获成功，1983 年开始将 ESWL 用于胆结石治疗的实验研究，1986 年开始有 ESWL 治疗胆囊结石和胆管结石临床成功的报道。国内 ESWL 治疗胆囊结石的实验与临床研究开始于 1988 年，截至 1990 年，全国 70 多家医院已用 ESWL 治疗胆囊结石 5 300 余例，胆管结石 1 200 余例，结石粉碎率为 80.9%～98.8%，碎石后 6 个月内胆囊结石消失率为 0～61.9%。

1.工作原理

碎石是依赖于体外震波的冲击作用，震波可采用高压电火花放电、压电效应、电磁转换效应等不同方式产生。使用最多的是电火花放电方式，其工作原理是将电极固定在一个半椭球形金属反射缸内，通入1.0～2.4 万伏高压，触发装置接通时，电极处发生短路放电，释放出巨大能量，电极周围的水发生爆炸气，在气液界面上产生震波。震波循声波的传播特性，经缸壁的反射聚焦在椭球体的第二焦点上。将人体浸入"浴缸"或通过耦合剂、皮囊与水耦合，利用双向 X 线或 B 超探测并将人体内胆石置于反射缸的第二焦点上。当发放震波时，震波的能量就可通过水、皮囊、耦合剂和人体软组织聚焦在结石上，将结石粉碎。震波粉碎结石的机制可能与张力波、空化作用、质点运动有关。

2.ESWL 治疗胆囊结石

(1)适应证：满足以下条件的患者可以使用 ESWL 治疗：①症状性胆囊结石；②口服胆囊造影证实胆囊浓缩和收缩功能正常；③透 X 线的阴性结石；④25 mm 以下单颗，15 mm 以下 2～3 颗结石。

(2)禁忌证：①口服胆囊造影胆囊不显影；②胆囊 X 线阳性结石；③B 超发现胆囊萎缩、胆囊壁毛糙增厚达 5 mm 以上；④凝血机制障碍；⑤有严重心、肺、肝、肾疾病；⑥胆囊急性炎症期；⑦妊娠期；⑧因胆囊位置过高或有畸形等因素使结石定位困难者。

(3)治疗方法：根据不同的碎石机的要求，选择不同的治疗参数(电压、频率、次数、时间)进行碎石。碎石成功后可根据情况选择下列方法中的一种治疗粉碎后的结石碎片：①熊去氧胆酸(UDCA)；②鹅去氧胆酸(CDCA)；③UDCA＋CDCA；④推按运经仪；⑤磁疗；⑥中药排石；⑦总攻疗法；⑧综合疗法；⑨自然排石。

3.ESWL 治疗胆管结石

(1)适应证：①胆管结石手术后残留结石或胆管结石曾引起腹痛、黄疸、胆管炎等需积极治疗者；②经 B 超和胆道造影证实胆管有结石存在；③结石定位成功。

(2)禁忌证：①胆管急性炎症期；②胆管充满结石；③胆管有狭窄或畸形需经手术矫治者。

(3)治疗方法：①预防性使用抗生素；②碎石后配合各种辅助性的方法促使结石排除，包括中西药物排石、溶石、内镜取石等方法。

4.疗效与并发症

(1)胆囊结石：碎石后配合口服胆汁酸治疗：Sackmann 报道 175 例，2、8、12、24 个月内结石消失率分别为 30%、63%、78%、93%；Gremer 报道 271 例，6 个月结石消失率为 71%；国内王柄生报道 100 例，6、12 个月结石消失率分别为 50%、58%。胆囊结石碎石后配合综合疗法治疗：王尔慧报道 120 例，6 个月结石消失率为 36.6%；马祖泰报道 103 例，12 个月结石消失率为 54.6%。

(2)胆管结：Sauebiuch 报道 113 例，91% 的患者进行了两次以上震波，27% 的碎片可以自动排出,73%的需辅助取石治疗,结石完全消失率为86%。张林报道36例,碎石率94.4%,6个月结石消失率为92.9%。

(3)ESWL治疗的并发症:①皮肤淤血,发生率为20%～90%;②一过性肉眼血尿(3%)、镜下血尿(10%)、粪潜血阳性(5%～30%)、血丝痰(1%～20%)等;③胆绞痛,与结石排出有关,发生率为30%～50%;④发热(10%～20%),一般不超过38 ℃;⑤恶心、呕吐;⑥急性胰腺炎,发生率3%以下,与碎片梗阻于壶腹部"共同通道"有关,多数经常规处理后即改善,但如确定有结石嵌顿,应即行内镜逆行性胰胆管造影,并在内镜下行十二指肠乳突切开取石术,无效时需急诊手术治疗;⑦胆管炎(0.5%～3.0%);⑧肝、肾功能损害;⑨胆囊管梗阻,有时需手术治疗。

5.注意事项

(1)在震波路径上不能有骨骼、囊肿、动脉瘤、肺组织,以及含气的空腔脏器。

(2)结石碎片完全消失后2～5年内结石的再生率为50%。ESWL治疗总的时间长,费用较高,所以对40岁以下的胆囊结石患者,这种方法可能并不可取。

(3)胆囊结石太大或数目太多都不适合做ESWL,适合这种方法治疗的胆囊结石只占全部患者的10%～25%。

(4)对于胆管结石,术后胆管残石患者目前大部分可以采用经T形管使用网篮取出,或纤维胆管镜取出,其他患者可以经内镜乳突切开取石的途径治疗,这些方法的成功率都在90%以上,而且都对患者损伤较小,所以ESWL仅适用于这些方法无效的病例。

(5)胆管结石患者有黄疸、胆管炎一般不是ESWL的禁忌证,高危高龄患者一般也不是禁忌证。

(6)每次每个患者震波时间一般不要超过1个小时。

(7)电火花式碎石机必须经常更换电极或调整电极的距离,作为介质的水使用前最好先加热至36.5～37.2 ℃以除去水中的气体,并应经常更换反射缸中的水。

(8)根据碎石机的性能与患者的情况,碎石前可适当使用镇静药和止痛药。

(曹　毅)

第九节　胆　囊　癌

胆囊癌为胆系原发性恶性肿瘤中最常见的疾病,占全部胃肠道腺癌中的20%。其发病率占全部尸检中的0.5%,占胆囊手术的2%。主要发生在50岁以上的中老年人,发病率为5%～9%,而50岁以下发病率为0.3%～0.7%。女性多见,男女之比为1∶3。胆囊癌的病因并不清楚,一般认为与胆囊结石引起的慢性感染所造成的长期刺激有关。本病属于中医黄疸、胁痛、腹痛、积聚等范畴,其主要病因病机为肝气郁结,疏泄不利,脾气虚弱,水湿不化,致痰湿互结,湿热交蒸,瘀毒内阻,日久而形成。

一、诊断

(一)诊断要点

1.病史

上腹部疼痛不适或有胆囊结石。胆囊炎病史。

2.症状

主要表现为中上腹及右上腹疼痛不适,进行性加重,在后期可见持续性钝痛,腹痛可放射至右肩、背、胸等处。可有乏力、低热、食欲缺乏、嗳气、恶心、腹胀、体重减轻等,晚期可伴有恶病质表现。当癌肿侵犯十二指肠时可出现幽门梗阻症状。

3.体征

(1)腹胀:50%以上有右上腹压痛。当胆囊管阻塞或癌肿转移至肝脏或邻近器官时,有时可在右上腹扪及坚硬肿块。

(2)黄疸:晚期可见巩膜、皮肤黄染等。

4.并发症

(1)急性胆囊炎:因癌肿阻塞胆囊管引起的继发感染。

(2)阻塞性黄疸:约50%患者癌肿侵犯胆总管可引起阻塞性黄疸。

5.实验室检查

化验检查对早期诊断意义不大。口服胆囊造影剂85%以上不显影,仅1%～2%可有阳性征象,个别情况下X线平片发现"瓷胆囊",则有诊断意义。

(1)生化检查。①血常规:可呈白细胞计数增高,中性粒细胞计数增高,有些病例红细胞及血红蛋白含量下降。②血沉增快。③血生化:部分患者胆红素增高,胆固醇增高,碱性磷酸酶增高。④腹水常规可呈血性。

(2)影像学检查。①胆囊造影:可通过口服法,静脉法或逆行胰胆管造影或经皮肝穿胆管造影法显示胆囊。如胆囊显影,则呈现胆囊阴影不完整,腔内可有充盈缺损,或有结石阴影,对诊断有一定价值。②B超检查:诊断率50%～90%,可发现胆囊内有实质性光团、无身影,或胆囊壁有增厚和弥漫性不规则低回声区,有时能发现肝脏有转移病灶,B超是早期发现胆囊癌的较好方法。③CT检查:可显示胆囊有无肿大及占位性病变影。诊断准确率为70～80%。④PET、PETCT检查:适用于胆囊肿块良、恶性的鉴别诊断、分期、分级,以及全身状况的评估;治疗前后疗效评估;为指导组织学定位诊断及选择正确的治疗方案提供可靠依据。

(3)纤维腹腔镜检查:可见胆囊表面高低不平,或有结石,浆膜失去正常光泽,胆囊肿大或周围粘连,肝门区可有转移淋巴结肿大,但因胆囊区不宜做活检,同时周围粘连往往观察不够满意。所以此方法有一定局限性。

(4)病理学检查:手术探查中标本经病理切片,或腹腔穿刺活检以进行病理学诊断,证实胆囊癌。经腹穿胆囊壁取活组织做细胞学检查,对胆囊癌诊断正确率为85%左右。

(二)鉴别诊断

本病需与慢性胆囊炎、胆囊结石鉴别。

胆囊癌早期表现不明显或表现为右上隐痛、食欲缺乏等,与慢性胆囊炎和胆囊结石相似,可通过B超、CT检查明确诊断,必要时行腹腔镜检查、PETCT检查,均有助于诊断。

二、辨证

(一)肝气郁结证

右胁隐痛、钝痛及胃脘胀痛,嗳气,恶心,腹胀,食欲缺乏,或口干苦,或目黄、身黄,小便黄赤,苔薄,脉弦。

(二)痰瘀互结证

右胁胀痛或刺痛,胸闷纳呆,恶心呕吐,腹胀乏力,胁肋下或见积块,或身目俱黄,苔白腻,舌有瘀斑,脉弦滑。

(三)肝胆湿热证

右胁胀痛,或向右肩胛放射痛,胸闷且痛,恶心呕吐,口苦,身目发黄,小便黄赤,大便不畅,苔黄腻,脉弦滑。

(四)肝胆实火证

黄疸胁痛,高热烦躁,口苦口干,胃纳呆滞,腹部胀满,恶心呕吐,大便秘结,小便黄赤,苔黄糙,脉弦滑数。

(五)脾虚湿阻证

身目俱黄,黄色较淡,右胁隐痛或胀痛绵绵,脘闷腹胀,食欲缺乏,肢软,大便溏薄,苔自腻,舌淡体胖,脉沉细或濡细。

三、综合治疗

胆囊癌的治疗方法有手术、化疗、放疗、介入治疗等。对 Nevin Ⅰ、Ⅱ、Ⅲ、Ⅳ 期的胆囊癌患者,手术是主要手段。即使是 Nevin Ⅴ 期患者,只要没有腹水、低蛋白血症、凝血障碍和心、肺、肝、肾的严重器质性病变,也不应放弃手术探查的机会。

(一)手术治疗

1.纯胆囊切除术

纯胆囊切除术仅适用于术后病理报告胆囊壁癌灶局限于黏膜者或虽然累及肌层,但癌灶处于胆囊底、体部游离缘者。对位于胆囊颈、胆囊管的早期胆囊癌,或累及肌层而位于胆囊床部位者,应再次手术,将胆囊床上残留的胆囊壁、纤维脂肪组织清除,同时施行胆囊三角区和肝十二指肠韧带周围淋巴清除术。

2.根治性胆囊切除术

根治性胆囊切除术适用于 Nevin Ⅱ、Ⅲ期胆囊癌患者。切除范围包括完整的胆囊切除、胆囊三角区和肝十二指肠韧带骨骼化清除、楔形切除胆囊床深度达 2 cm 的肝组织。

3.胆囊癌扩大根治性切除术

胆囊癌扩大根治性切除术适用于 Nevin Ⅴ 期胆囊癌患者,手术方式视癌肿累及的脏器不同而异。

4.胆囊癌姑息性手术

为解除梗阻性黄疸,可切开肝外胆管,于左、右肝管内植入记忆合金胆管内支架,或术中穿刺胆管置管外引流。为解除十二指肠梗阻,可施行胃-空肠吻合术。

(二)放疗

为防止和减少局部复发,一些欧美国家积极主张将放疗作为胆囊癌的辅助治疗。国内已有少数报道,认为术前放疗可略提高手术切除率,且不会增加组织脆性和术中出血,术中放疗具有定位准确,减少或避免正常组织器官受放射损伤的优点,该方法对不能切除的晚期患者有一定的疗效,放疗被认为是最有希望的辅助治疗手段,放、化疗结合使用不仅可以控制全身转移,且放疗疗效可因一些放射增敏剂,如 5-FU 的使用而改善。目前国内病例资料尚少,有待于不断地总结和积累经验。

日本学者高桥等对 14 例胆囊癌进行了总剂量为 30 Gy 的术前放疗,结果发现接受术前放疗者其手术切除率略高于对照组,且不会增加组织脆性和术中出血。术中放疗的优点是定位准确、减少邻近正常组织不必要的放射损伤。照射范围应包括手术切面、肝-十二指肠韧带和可疑有残留癌组织的部位。外照射是胆囊癌放疗中最常用的方法。常在术后 13～39 天进行。仪器包括 ^{60}Co,45 兆电子回旋加速器,直线加速器和光子治疗。照射范围为肿瘤周围 2～3 cm 的区域,包括胆囊床、肝门至十二指肠乳头胆管、肝十二指肠乳韧带、胰腺后、腹腔干和肠系膜上动脉周围淋巴结。常用总剂量为 40～50 Gy,共 20～25 次,每周 5 次。

Todoroki 等对 85 例Ⅳ期者行扩大切除术(包括肝叶切除和肝脏胰腺十二指肠切除术),12 例术后无残留(turnor residue,RT$_0$),47 例镜下残留(RT$_1$),26 例肉眼残留(RT$_2$)。所有患者中有 9 例加外照射,1 例行近距放疗,37 例行术中放疗(平均剂量 21 Gy)。术中放疗的 37 例中有 9 例再加外照射。结果辅助性放疗组局部控制率比单纯手术组明显升高(59.1%：36.1%),总的 5 年生存率明显增加(8.9%：2.9%)。辅助性放疗对镜下残留(RT$_1$)组效果最好(5 年生存率为 17.2%,而单纯手术组为 0),对无残留组(RT$_0$)和肉眼残留组(RT$_2$)无明显效果。

(三)化疗

1.单药化疗

胆囊癌对多种传统的化疗药物均不敏感。如氟尿嘧啶(5-FU)、丝裂霉素(MMC)、卡莫司汀(BCNU)和顺铂(DDP)等单药疗效都比较低,尚无公认的好的化疗药物,而新一代细胞毒性化疗药的相继问世正在改变这一局面。

鉴于吉西他滨(GEM)与胰腺和胆管组织具有亲和性及多篇报道 GEM 治疗胆囊癌或胆管癌有效,已经开展了多项Ⅱ期临床研究。一般采用常规剂量,即 800～1 200 mg/m^2,静脉滴注 30 分钟,第 1、8、15 天,每 4 周重复;药物耐受性好,Ⅳ度血液学毒性≤5%,非血液学毒性不常见,相当比例的有症状患者症状减轻和/或体重增加。

临床前研究显示伊立替康(CPT-11)对胆系肿瘤具有活性。因此,Alberts 等设计了一项Ⅱ期临床试验,以评估其临床价值。总共 39 例患者入选,36 例可以评价,均经病理组织学或细胞学检查确诊为局部晚期或转移的胆管癌或胆囊癌。CPT-11 125 mg/m^2,静脉滴注,每周 1 次,连续应用 4 周,间隔 2 周。结果:获得 CR 1 例,PR 2 例,ORR 8%。提示 CPT-11 单药对胆系肿瘤疗效欠佳。毒副作用发生率高,但无特殊和不可预期的毒副作用发生。

2.联合化疗

如上所述,Ⅱ期临床试验提示 GEM 单药对于胆系肿瘤安全有效,已经有报道 GEM 与 DDP、奥沙利铂(L-OHP)、多西他赛(DCT)、CPT-11、CAP、MMC 或 5-FU 静脉持续滴注等组成联合方案,可以提高疗效,尚需进行随机研究证实联合化疗在疗效和生存上的优势。常用方案有 GP 方案和 MF 方案。

(四)介入胆道引流术

胆囊癌胆囊切除术后出现的阻塞性黄疸是难以手术治疗的,因为往往已有肝门的侵犯。通过内窥镜括约肌切开术放置引流管和金属支架管于胆总管的狭窄处可缓解胆道阻塞的症状。PTCD 方法也可缓解胆道阻塞的症状。施行肝内扩张胆管或胆总管与空肠吻合及做 U 管引流也是有效的减黄手术方法。

四、预防与护理

(一)预防

(1)胆囊癌的病因尚不清楚,与胆囊癌发病相关的危险因素有油腻食物饮食、慢性胆囊炎、胆囊结石等,故应注意饮食,预防胆囊炎和胆囊结石。

(2)胆囊腺瘤、腺肌瘤、胰胆管连接异常、瓷性胆囊易伴发胆囊癌,故得此病的患者应积极治疗原发病。

(二)护理

(1)注意心理的护理,家属和医护人员应积极调整患者的情绪,使其保持心情愉快。

(2)长期卧床导致患者出现腹胀、便秘,可按顺时针方向为患者进行腹部按摩,以利于肠蠕动增快。

(3)晚期患者发热甚多,如为炎症引起,则需积极行抗感染治疗。常见的则是癌性发热,每天定时发作,多在午后或傍晚开始,夜间消退。发热时,应嘱患者多饮温开水,或淡盐水,或橘汁之类含维生素 C、钾的饮料。发热较高者,可用温开水或 50% 酒精擦浴,也可针刺曲池、合谷、大椎等穴位。还可用吲哚美辛栓半粒塞肛,最好在发热前半小时至 1 小时用药,以阻止发热。

(4)疼痛患者按规定按时用镇痛药,并鼓励患者放松大脑,解除对癌痛的畏惧心理,多做其他娱乐活动,以分散精力,还可做锻炼,以"静"制痛。特别对晚期癌症剧痛患者的麻醉镇痛药使用不应有太多的顾虑,因为怕药物成瘾而减少或停止使用只会导致痛苦的延续和加重病情。

(郝恩汉)

第十章

胰 腺 疾 病

第一节 急性胰腺炎

急性胰腺炎(AP)是指因胰酶异常激活对胰腺自身及周围器官产生消化作用而引起的、以胰腺局部炎性反应为主要特征,甚至可导致器官功能障碍的急腹症。其中约 20% 为重症急性胰腺炎(SAP),病情凶险,治疗棘手。近年来,按病程分期进行个体化治疗的治疗理念和多学科诊治(MDT)的治疗模式的应用,显著降低了 SAP 的病死率。

一、流行病学

在过去 30 年中,AP 发病率呈逐渐上升的趋势。据报道,AP 的年发病率为(4.9~73.4)/10 万。国内发病率相关数据少见,调查的流行病资料显示,上海市(1988~1995 年)胰腺炎估计发病率为18.6/10 万,其中男性 17.0/10 万,女性 23.0/10 万。在我国,胆石病仍是急性胰腺炎的主要病因。高甘油三酯血症已跃居第二,酒精性居第三。但西方国家和日本易发酒精性胰腺炎。

二、病因

(一)胆道疾病

能够引起 AP 的胆道疾病有胆管炎症、结石、寄生虫、水肿、痉挛等,这些原因阻塞胰管均会导 AP 的发生。

(二)高脂血症

高脂血症性 AP 发病率呈上升态势,我国 10 年间由 8.1% 上升至 18.2%,目前已超过酒精而成为仅次于胆道疾病的第二大病因。

(三)酒精

轻度饮酒一般不会引起 AP,只有严重酗酒史(饮酒≥50 g/d,且>5 年)时方可诊断为酒精性 AP。酒精性 AP 在西方国家是第二大病因(占 AP 的 25%~35%)。

(四)其他病因

如药物、病毒感染原、肿瘤以及代谢原因(如高钙血症)等均可引起 AP。此外,逆行胰胆管造影(ERCP)后、腹部手术后等医源性因素诱发的 AP 发病率也呈上升趋势。

(五)特发性急性胰腺炎(IAP)

IAP 定义是指最初实验室(包括脂质和钙水平)和影像学检查(如腹部超声和 CT)后不能确定病因的胰腺炎,有些最终可能找出病因,而大部分不能确诊。这些 IAP 可能与解剖和遗传等因素相关,如胰腺分裂、Oddis 括约肌功能障碍以及遗传缺陷(如胰蛋白酶原基因突变)等。

三、发病机制

既往对 AP 发病机制的研究已取得一定进展,如传统的胰酶自身消化学说、炎症因子学说、免疫遗传学说等。这也大大降低了 AP 的死亡率。改善了预后。同时,近年来一些研究也对 AP 的发病机制提出了新的认识,例如,钙离子通路导致线粒体通透性转换孔和钙释放激活在 AP 发生的作用机制;肥胖、高脂血症介导的 AP 机制,这些已被阐明,为临床上解决 AP 诊治的关键问题和靶向药物研究提供了理论依据,例如营养支持的时间和方式,胆囊结石相关 AP 的胆囊切除术时机以及感染性坏死的处理等。

(一)钙离子通道

腺泡细胞中 Ca^{2+} 浓度病理性升高是 AP 的触发点,其可介导促细胞死亡和促炎途径,例如过早的激活胰蛋白酶原、NF-κB 途径激活和线粒体功能障碍。酒精和胆汁酸可破坏细胞内外 Ca^{2+} 浓度动态平衡,并通过肌醇 1,4,5-三磷酸酯受体信号通路引起全面而持续的病理性细胞溶质 Ca^{2+} 升高,Ca^{2+} 作为信号传导机制的一部分从 ER 释放,该机制启动酶原胞吐并刺激线粒体中 ATP 产生。研究显示,在 ERCP 术后胰腺炎和胆源性胰腺炎中发生的导管阻塞由升高的细胞外 Ca^{2+} 浓度介导,其导致线粒体通透性转换孔在高电导状态下打开,并且该过程导致产生 ATP 所需的膜电位丧失,进而导致细胞钙毒性的线粒体功能障碍最终引发腺泡细胞的坏死。研究表明,钙通道阻滞剂可预防 AP 和人类腺泡细胞动物模型中的细胞坏死,从而降低局部和全身损伤程度。

(二)胰蛋白酶原激活

胰蛋白酶原早期激活是另一种重要的病理性细胞事件,可导致腺泡细胞坏死。各种胰腺损伤可引发溶酶体与腺泡细胞内的酶原融合,这一过程称为定位。共定位发生在其他毒素激发的腺泡内细胞事件的背景下,例如包含继发于细胞骨架功能障碍的酶原颗粒的蛋白酶的胞吐作用减少以及溶酶体和消化酶的合成增加,一旦酶原颗粒与溶酶体融合,组织蛋白酶 B 将激活胰蛋白酶原为胰蛋白酶。研究显示胰蛋白酶导致膜脆性增加,致使漏出的内吞空泡释放胰蛋白酶和组织蛋白酶 B,空泡可能会破坏细胞骨架和/或细胞器.胰蛋白酶的释放会在腺泡细胞内外引起自身消化,组织蛋白酶 B 的释放会导致坏死性凋亡,这是一种受调节的坏死形式。

(三)酒精和高甘油三酯血症

在 AP 发作期间,其破坏了酶原颗粒的正常顶端分泌路径。酒精抑制顶端分泌,而促进基底外侧分泌。腺泡细胞坏死还导致酶释放到胰腺区域,例如,脂肪酶通过基底外侧膜自由释放到间质、胰周区域和血流。脂肪酶将循环甘油三酯和储存在胰腺内和胰周脂肪细胞中的甘油三酯水解成饱和及不饱和的游离脂肪酸(FFA),亚油酸、油酸和亚麻酸等 FFA 通过抑制线粒体复合物 I 和 V 以及增加 TNF 和其他趋化因子水平来增加炎症反应而引起细胞毒性。

(四)基因突变

目前已鉴定出几种在 AP 中具有致病作用的突变,其中包括蛋白酶丝氨酸-1、丝氨酸蛋白酶抑制剂 Kazal 1 型、胰凝乳蛋白酶 C、密蛋白-2 和钙敏感受体基因的突变

四、病理

(一)急性水肿型胰腺炎

胰腺局限或弥漫性水肿、肿大变硬、表面充血、包膜张力增高。镜下可见腺泡、间质水肿,炎性细胞浸润,血管变化常不明显,渗液清亮。

(二)急性出血坏死型胰腺炎

重型者变化为高度充血水肿,呈深红、紫黑色。镜下见胰组织结构破坏,有大片出血坏死灶、大量炎细胞浸润。继发感染可见脓肿,胰周脂肪组织出现坏死,可形成皂化斑。

五、临床表现

(一)症状

急性胰腺炎的典型症状为急性发作的持续性上腹部剧烈疼痛,常向背部放射,伴有腹胀、恶心、呕吐,且呕吐后疼痛不缓解,部分患者可出现心动过速、低血压、少尿等休克表现,严重脱水和老年患者可出现精神状态改变。

(二)体征

轻者仅表现为腹部轻压痛,重者可出现腹膜刺激征,偶见腰肋部皮下淤斑征(Grey-Turner征)和脐周皮下淤斑征(Cullen征)。

六、辅助检查

(一)血清酶学

血清淀粉酶和/或脂肪酶升高3倍以上时,要考虑AP,二者的活性高低与病情严重程度不呈相关性。血清淀粉酶和/或脂肪酶升高3倍以上时,要考虑AP。与淀粉酶相比,脂肪酶升高出现更早并且持续更久。血清淀粉酶一般在AP发作后6~12小时内升高,3~5天恢复正常;血清脂肪酶一般在AP发作后4~8小时内升高,24小时达峰值,8~14天恢复正常。因此对于发病12小时后至3天内就诊的患者,淀粉酶的敏感性更高,而对于早期或者后期就诊的患者,脂肪酶的敏感性可能更高,但二者的活性高低与病情严重程度无相关性。

(二)血清标志物

能反映AP严重程度的血清标志物包括C-反应蛋白(CRP)、尿素氮、肌酐、血钙和降钙素原等,对MSAP和SAP需加以监测。血清CRP是反映SIRS或感染的重要指标,发病72小时后的血清CRP≥150 mg/L提示AP病情较重。持续升高的BUN>7.5 mmol/L、升高的红细胞压积(HCT)>44%、肌酐进行性上升也是病情重症化的指标。血钙降低通常提示胰腺坏死严重。降钙素原(PCT)水平的升高也是作为有无继发局部或全身感染的参考指标。

七、诊断

急性胰腺炎的诊断标准包括以下3项。
(1)上腹部持续性疼痛。
(2)血清淀粉酶和/或脂肪酶浓度至少高于正常上限值3倍。
(3)腹部影像学检查结果显示符合急性胰腺炎影像学改变。
上述3项标准中符合2项即可诊断为急性胰腺炎。

八、局部并发症

(一)急性胰周液体积聚(APFC)

发生于病程早期,表现为胰周或胰腺远隔间隙液体积聚,并缺乏完整包膜,可以单发或多发。

(二)急性坏死物积聚(ANC)

发生于病程早期,表现为混合有液体和坏死组织的积聚,坏死物包括胰腺实质或胰周组织的坏死。

(三)包裹性坏死(WON)

一种包含胰腺和/或胰周坏死组织且具有界限清晰炎性包膜的囊实性结构,多发生于 AP 起病 4 周后。

(四)胰腺假性囊肿

有完整非上皮性包膜包裹的液体积聚,起病后 4 周,假性囊肿的包膜逐渐形成。

(五)感染性胰腺坏死

感染性胰腺坏死(IPN)包括早期的 ANC 合并感染和后期的 WON。

九、全身并发症

AP 的全身并发症包括全身炎症反应综合征、器官功能衰竭、脓毒症、腹腔内高压/腹腔间隔室综合征和胰性脑病。

(一)全身炎症反应综合征(SIRS)

SIRS 是 AP 最常见的全身并发症,多发生于 MSAP 和 SAP。AP 时符合以下临床表现中的 2 项及以上,可以诊断为 SIRS:①心率>90 次/分;②体温<36 ℃或>38 ℃;③白细胞计数<4×10^9/L 或>12×10^9/L;④呼吸频率>20 次/分,或 PCO_2<4.3 kPa(32 mmHg)。SIRS 持续存在将会增加 AP 发生器官功能衰竭的风险。

(二)器官功能衰竭(OF)

AP 相关器官衰竭主要为呼吸、肾脏和循环衰竭,是 AP 最严重的全身并发症,也是 SAP 致死的主要原因。OF 可根据改良 Marshall 评分来评定。一种器官评分≥2 则定义为器官功能衰竭;器官功能在 48 小时内恢复者为一过性器官衰竭,否则为持续性器官衰竭(POF);≥2 个器官衰竭并持续 48 小时以上者,则为持续性多器官衰竭(PMOF)。肠道功能衰竭在 SAP 中也可以发生,但目前其定义和诊断标准尚不明确。

(三)脓毒症

SAP 患者若合并脓毒症,病死率升高(50%～80%)。脓毒症主要以革兰阴性杆菌感染为主,也可有真菌感染。

(四)腹腔内高压(IAH)和腹腔间隔室综合征(ACS)

在 SAP 中,严重的肠道屏障功能障碍和高内毒素水平可引起 IAH 和 ACS,促炎反应引发了积液、腹水及后腹膜水肿,也可因过度的补液治疗导致 IAH。ACS 会导致腹腔和腹腔外重要的脏器发生功能障碍,死亡率明显升高。膀胱压(IAP)的间接指标:IAP 持续或反复>1.6 kPa(12 mmHg或 16 cmH$_2$O)定义为 IAH。IAH 分为四级:Ⅰ级腹腔内压力 1.6～2.0 kPa(12～15 mmHg);Ⅱ级 2.1～2.7 kPa(16～20 mmHg);Ⅲ级 2.8～3.3 kPa(21～25 mmHg);Ⅳ级>3.3 kPa(25 mmHg)。当出现持续性 UBP>2.7 kPa(20 mmHg),并伴有新发的器官功能不全或衰竭时,就可以诊断 ACS。

(五)胰性脑病

AP 的严重全身并发症之一,可表现为耳鸣、复视、谵妄、语言障碍及肢体僵硬、昏迷等,多发生于 AP 早期,但具体机制不明。

十、分型、分期

(一)分型

1.RAC 分级

(1)轻症急性胰腺炎(MAP):占急性胰腺炎的 80%～85%,不伴有器官功能障碍及局部或全身并发症,通常在 1～2 周内恢复,病死率极低。

(2)中重症急性胰腺炎(MSAP):伴有一过性(≤48 小时)器官功能障碍和/或局部并发症,早期病死率低,如坏死组织合并感染,则病死率增高。

(3)重症急性胰腺炎(SAP):占急性胰腺炎的 5%～10%,伴有持续性(>48 小时)器官功能障碍,病死率高。器官功能障碍的诊断标准基于改良 Mar-shall 评分系统,任何器官评分≥2 分可定义存在器官功能障碍。

2.DBC 分级

基于器官功能障碍和感染 2 项影响预后的因素进行分类。

(1)轻型急性胰腺炎:无胰腺(胰周)坏死及器官功能障碍。

(2)中型急性胰腺炎:无菌性胰腺(胰周)坏死和/或一过性(≤48 小时)器官功能障碍。

(3)重型急性胰腺炎:感染性胰腺(胰周)坏死或持续性(>48 小时)器官功能障碍。

(4)危重型急性胰腺炎(CAP):持续性器官功能障碍伴感染性胰腺(胰周)坏死。DBC 分级中,器官功能障碍依据序贯器官衰竭(SOFA)评分系统进行。

(二)分期

急性胰腺炎的病程分期急性胰腺炎的病程可分为早期和后期,两个阶段相互重叠,分别对应急性胰腺炎病程中的两个死亡高峰。早期指发病至发病后 2 周,其特点为出现全身炎性反应综合征(SIRS)及器官功能障碍。虽然急性胰腺炎早期阶段可出现局部并发症,但此时的局部并发症不是疾病严重程度的主要决定因素。后期指发病 2 周后,其特点为可能持续存在的 SIRS、器官功能障碍及局部并发症。

十一、治疗

MAP 的治疗以禁食、抑酸、抑酶、补液治疗为主。MSAP 及 SAP 需要采取补液治疗、器官功能维护、可应用抑制胰腺外分泌及胰酶的抑制剂(尚缺乏高质量的临床证据)、早期肠内营养、合理使用抗菌药物、处理局部及全身并发症。

(一)早期液体复苏

推荐采用"目标导向治疗"策略。

(1)早期液体复苏目的是改善有效循环血容量和器官灌注不足,具体补液措施可分为快速扩容和调整体内液体分布 2 个阶段,必要时使用血管活性药物(如去甲肾上腺素或多巴胺)维持血压。补液量包括基础需要量和流入组织间隙的液体量。

(2)输液种类包括胶体物质(天然胶体如新鲜血浆、人血清蛋白)、0.9%NaCl 溶液(生理盐水)和平衡液(乳酸林格氏液)。扩容时应注意晶体与胶体的比例(推荐初始比例为晶体：胶体＝2：1),并控制输液速度(在快速扩容阶段可达 5～10 mL/(kg·h)。早期液体复苏时需设立复苏终点,每隔 4～6 小时评估液体需求,避免补液过度。

(3)液体复苏:在保障初期快速扩容的同时,也应避免过度的液体复苏,否则可能加重组织水肿并影响脏器功能。复苏成功的指标包括:尿量＞0.5～1 mL/(kg·h)、平均动脉压(MAP)＞8.7 kPa(65 mmHg)、心率＜120 次/分、BUN＜7.14 mmol/L(如果 BUN＞7.14 mmol/L,在 24 小时内下降至少 1.79 mmol/L)、HCT 在 35％～44％。入院后的 24～48 小时,应每隔 4～6 小时评估液体需求。在达到复苏指标后,应控制液体输注速度和输液量,并可小剂量应用利尿剂避免组织水肿。

(二)呼吸机辅助通气

SAP 发生急性肺损伤时应给予鼻导管或面罩吸氧,维持氧饱和度在 95％以上,要动态监测患者血气分析结果。当进展至 ARDS 时,应加强监护,及时采用机械通气呼吸机支持治疗。

(三)镇痛治疗

疼痛是急性胰腺炎的主要症状,缓解疼痛是临床重要的治疗目标。明显疼痛的急性胰腺炎患者应在入院 24 小时内接受镇痛治疗。

(四)营养支持治疗

相较于肠外营养,肠内营养对于不同严重程度的急性胰腺炎患者是安全、可耐受的,可降低感染性并发症、多器官功能障碍发生率和病死率。患者对鼻胃管和鼻空肠管的耐受性,以及操作后并发症发生率和病死率差异无统计学意义。鼻胃管有较好的安全性和可行性。相较于鼻空肠管,鼻胃管的放置更便捷,但当患者存在胃排空延迟或幽门梗阻时,应使用鼻空肠管。建议急性胰腺炎发病 24 小时或 48 小时内启动肠内营养,并且在胃肠功能能耐受的情况下,尽早经口进行营养。

(五)急性胰腺炎的药物治疗

现阶段仍缺乏针对急性胰腺炎的特异性药物。有关蛋白酶抑制剂及胰酶抑制剂,如生长抑素及其类似物在急性胰腺炎中的治疗价值尚缺乏高质量的临床证据。

(六)抗菌药物

对于无感染证据的急性胰腺炎,不推荐预防性使用抗菌药物。对于可疑或确诊的胰腺(胰周)或胰外感染(如胆道系统、肺部、泌尿系统、导管相关感染等)的患者,可经验性使用抗菌药。

(七)ACS 的处理

SAP 患者可合并 ACS,当腹内压＞2.7 kPa(20 mmHg)时,常伴有新发器官功能障碍,是急性胰腺炎患者死亡的重要原因之一。ACS 的治疗原则是:及时采用有效的措施降低腹内压,包括增加腹壁顺应性,如使用镇痛药、镇静药、肌松药等;清除胃肠内容物,如采用胃肠减压、灌肠、使用促胃肠动力药等方式;避免过量液体滴注,并引流腹腔或腹膜后积液等,如经皮穿刺引流。不建议在急性胰腺炎早期将 ACS 作为开腹手术的指征。

(八)局部并发症的处理

(1)没有明显症状或感染征象的部分 APFC 和 ANC 可在发病后数周内自行消失,无须干预,仅在合并感染时才有穿刺引流的指征。APFC 可待胰腺假性囊肿形成后(一般＞6 周),考虑行进阶式微创引流/清除术(不限定手术方式)。对于有症状或合并感染、直径＞6 cm 的假性囊肿及 WON 可施行微创引流治疗。在引流之前需针对性选择增强 CT、MRI、MRCP、EUS 等排除囊性肿瘤、假性动脉瘤、肠憩室及非炎症性的液体积聚等情况。

（2）IPN 是急性胰腺炎后的严重并发症，约 30% 的坏死性胰腺炎患者出现继发感染，病死率达 30%。IPN 的主要治疗手段包括应用抗菌药物、经皮穿刺引流（PCD）或内镜下穿刺引流、外科视频辅助清创或内镜下清创及开腹手术。目前认为 IPN 的首选干预策略为"Step-up"方式，即首先进行穿刺引流，对引流效果不佳的患者依次进行视频辅助清创和开腹手术。随着内镜技术的进步，内镜下"Step-up"手术的使用逐渐增多。

（九）胆源性胰腺炎的内镜治疗

伴发胆总管结石嵌顿且有急性胆管炎的 ABP，推荐入院 24 小时内行 ERCP 术；伴发胆总管结石嵌顿但无明确胆管炎的患者，推荐在入院 72 小时内行 ERCP。

（十）高脂血症急性胰腺炎治疗

除急性胰腺炎的常规治疗外，针对高脂血症性急性胰腺炎的早期治疗应包括禁食水≥24 小时后的饮食调节，使用降血脂药物及其他辅助降脂手段（小剂量低分子肝素、胰岛素、血脂吸附和/或血浆置换）控制血脂。早期控制甘油三酯水平是否影响急性胰腺炎并发症发生率与病死率仍有争议。目前，推荐尽快将甘油三酯水平降至＜5.65 mmol/L。

（十一）胰瘘与胰管断裂综合征的处理

胰瘘多由各种原因引起的胰管破裂所致，其治疗原则为通常引流和抑制腺分泌为主，必要时可行内镜和外科手术治疗。20%～40% 的坏死性胰腺炎患者可伴有胰管部分或完全的中断，WON 患者合并胰腺与胰管断裂综合征（DPDS）的比例最高。胰管的完整性可通过 MRCP 评估。

（十二）门静脉、脾静脉血栓形成及胰源性门静脉高压的处理

门静脉、脾静脉血栓形成在急性胰腺炎患者中的发生率约为 13%，严重者可导致肝功能衰竭、门静脉高压、脾脏和肠管坏死等。血栓形成与胰腺坏死位置和程度有关。研究发现，门静脉、脾静脉血栓形成后，抗凝治疗并未提高血管再通率，反而增加出血的发生率。胰源性门静脉高压又称左侧门静脉高压，多由急、慢性胰腺炎导致。多数胰源性门静脉高压无明显临床表现，可随访观察。少数患者表现为上消化道大出血，除对症止血治疗外，积极处理胰腺原发疾病是治疗的关键，对反复出血者，可考虑行脾脏切除术等治疗。

（十三）并发肠瘘、腹腔出血的处理

急性胰腺炎后发生的肠瘘以结肠瘘常见，多由胰液腐蚀或手术操作等原因引起，治疗方式包括通畅引流及造口转流手术。对于发生腹腔出血的患者，建议先行血管造影检查明确出血部位，如为动脉性出血，则行血管栓塞术治疗；如未明确出血部位或栓塞失败、出血持续，可行手术治疗。

（十四）中医中药

中药作为 AP 的治疗方法之一，有良好的疗效。单味中药，如生大黄口服或灌肠、芒硝外敷等可以缓解腹痛、腹胀、全身炎症反应；复方制剂，如清胰汤、大承气汤、柴芍承气汤有抗炎、缓解肠麻痹、保护肠黏膜屏障等作用。

十二、随访

（1）21% 的首发急性胰腺炎患者会发展为复发性急性胰腺炎（RAP），其特征为急性胰腺炎

发作次数≥2次,且两次发病间隔≥3个月。病因治疗是预防急性胰腺炎反复发作的主要手段。胆囊切除术有助于预防胆源性胰腺炎反复发作;对高脂血症患者,通过低脂饮食和减重后血脂控制仍不佳者需要口服降脂药物治疗。

(2)急性胰腺炎患者1年内胰腺外分泌功能不全的发生率为61%~85%,部分患者的外分泌功能不全会持续6~18个月;约1/3的患者会出现胰腺内分泌功能不全,约40%的患者会在急性胰腺炎后出现糖尿病或糖尿病前驱表现。因此,急性胰腺炎患者康复后均需进行规律随访。MAP患者随访至出院后6个月,MSAP及SAP患者至少持续至出院后18个月。

(杨琼英)

第二节　慢性胰腺炎

慢性胰腺炎(CP)是一种由遗传、环境等因素引起的胰腺组织进行性慢性炎症性疾病,其病理特征为胰腺腺泡萎缩、破坏和间质纤维化。临床以反复发作的上腹部疼痛,胰腺内、外分泌功能不全为主要表现,可伴有胰管结石、胰腺实质钙化、胰管狭窄、胰管不规则扩张、胰腺假性囊肿形成等。

关于慢性胰腺炎发病率或患病率的数据尚不充分。尸检报道的患病率为0.04%~5.00%,基于CT、超声或ERCP报告的有明显的胰腺组织学异常的CP年发病率为(3.5~4.0)/10万。对于部分组织学变化不甚明显的CP,常不易被上述影像学技术发现而低估了CP的实际患病率和发病率。

一、病因

致病因素多样,由遗传、环境和/或其他致病因素共同引起。酗酒是CP主要的致病因素之一,在西方国家及日本占50%~60%,在我国约占20%。目前认为遗传因素在CP发病中起重要作用,常见易感基因包括*PRSS1*、*SPINK1*、*CTRC*和*CFTR*等。遗传性慢性胰腺炎为常染色体显性遗传,外显率为80%。主要突变位于*PRSS1*基因上。我国特发性慢性胰腺炎主要致病突变为SPINK1c.194+2T>C。此外,CP致病因素还包括高脂血症、高钙血症、胰腺先天性解剖异常、胰腺外伤或手术、自身免疫性疾病等,吸烟是CP独立的危险因素。复发性急性胰腺炎(RAP)是形成CP的高危因素,约1/3的RAP患者最终演变为CP。

二、临床表现与诊断

(一)临床表现

慢性胰腺炎的发病率及严重程度是与胰腺病理改变的性质、程度有关,主要表现为腹痛及胰腺内、外分泌功能及形态的异常。

1.本病典型症状为腹痛、脂肪泻及糖尿病的症状

(1)腹部症状:腹痛为最突出及最常见的临床症状。腹痛常为剧痛,多位于中上腹,或右上腹、左上腹,放射至背部、前胸部等处。随着时间推移,腹痛的严重程度通常会减轻,并且持续时间减少。随着胰腺纤维化加重,部分患者腹痛可逐渐减轻甚至消失。发作期常伴有恶心、呕吐。

部分患者无腹痛症状,仅有恶心、呕吐、食欲缺乏等表现。慢性胰腺炎晚期可出现腹泻,称为脂肪泻,表现为粪便量显著增多、伴有酸臭或者恶臭,部分患者可出现黄疸及腹部包块。

(2)胰腺外分泌功能异常表现:通常表现为营养不良、贪食、营养缺乏及生长障碍,尤其是脂溶性维生素 A、维生素 D、维生素 E、维生素 K 的缺乏引发的夜盲症、皮肤粗糙及钙吸收不良等表现。

(3)胰腺内分泌功能异常表现:由于 CP 胰岛细胞受累,胰岛素分泌不足,导致糖耐量试验异常,后期可有显性糖尿病的表现。

(4)查体:多数患者可有腹部压痛不明显或仅有轻度压痛。

2.辅助检查

(1)实验室检查:缓解期血细胞分析常为正常;急性发作期多有外周血白细胞计数增多,中性粒细胞比例升高,血淀粉酶、血脂肪酶升高。还可出现血糖增高、肝功能异常、低血钙、血气分析和 DIC 指标异常等。胆总管有梗阻或炎症时,可伴有血清胆红素增高。

(2)影像学检查:①腹部 X 线检查,部分患者可见胰腺区的钙化、胰石或局限性的肠襻膨胀。②腹部B超和 CT,可见胰腺体积增大或缩小、扩张的胰管及钙化、结石,亦可发现胰腺的假性囊肿。B超和 CT 均有一定的假阳性,但相比较而言,CT 较 B 超稍好。③经内镜逆行性胰胆管造影(ERCP),可见胰管的多发性狭窄、珠串状改变及结石。ERCP 为胆、胰管疾病诊断的敏感性、特异性均为最高的检查方法,但具有创伤性检查,易发生胆道逆行性感染及急性胰腺炎。④口服胆道造影,可见胰腺肿胀及假性胰腺囊肿、对周围肠道的压迫、推移,显示胆管及胆囊情况,排除胆道疾病。

(二)诊断

常依据典型的临床表现(反复发作上腹痛或急性胰腺炎等)、影像学检查(如提示胰腺钙化、胰管结石、胰管狭窄或扩张等)、病理学特征性改变、胰腺外分泌功能不全表现等可做出诊断。

三、治疗

CP 的治疗原则为祛除病因、控制症状、改善胰腺功能、治疗并发症和提高生活质量等。

(一)一般治疗

CP 患者需禁酒、戒烟,避免过量高脂、高蛋白饮食,适当运动。

(二)内科治疗

1.急性发作期治疗

治疗原则同急性胰腺炎。

2.胰腺外分泌功能不全的治疗

主要应用外源性胰酶替代治疗(PERT)。首选含高活性脂肪酶的肠溶包衣胰酶制剂,于餐中服用。疗效不佳时可加服 PPI、H_2RA 等抑酸剂。营养不良的治疗以合理膳食＋PERT 为主,症状不缓解时可考虑补充中链甘油三酯。脂溶性维生素缺乏时可适当补充维生素 D,尚无临床循证证据推荐补充维生素 A、维生素 E、维生素 K。

3.糖尿病

改善生活方式,合理饮食。怀疑存在胰岛素抵抗的患者,排除禁忌后可选用二甲双胍治疗,其他口服降糖药物不良反应显著,不做首选;口服药物效果不佳时改为胰岛素治疗。对于合并严重营养不良患者,首选胰岛素治疗。由于 CP 合并糖尿病患者对胰岛素较敏感,应注意预防低血糖的发生。

4.疼痛治疗

目前,对慢性胰腺炎疼痛治疗推荐阶梯式止痛疗法。首先需要评估疼痛频率、严重度、对生活和其他活动的影响程度。可忍受的疼痛或即使有剧痛但不频繁者,应劝患者戒烟、戒酒,给予低脂饮食,补充胰酶,同时抑酸。疼痛严重或发作频繁者,以及有服用麻醉药止痛倾向的患者,可在上述治疗的基础上根据患者影像学异常进行内镜治疗,如括约肌切开术、胰管取石术和胰管内支架置入术。内镜治疗无法解决的胰管结石、胰管狭窄及胰腺囊肿则建议外科治疗,胰管的形态学变化决定了不同的手术方式。值得注意的是,目前尚无足够证据表明随着治疗方式有创性的增加,慢性胰腺炎疼痛的缓解率因此而提高。腹腔神经丛阻断术似乎对慢性胰腺炎的效果也有限。

(杨琼英)

第三节　自身免疫性胰腺炎

自身免疫性胰腺炎(AIP)是一种少见病,占慢性胰腺炎发病率的 5%～6%,自身免疫性胰腺炎的确切的病因尚未明确,自身免疫性因素是该病的基础,起病隐匿,症状缺乏特异性,血清 IgG4 水平升高诊断意义大,是自身免疫性胰腺炎的特征性的表现,自身免疫性胰腺炎影像学表现胰腺弥漫性或局限性肿大,糖皮质激素长期治疗对自身免疫性胰腺炎有显著疗效。

一、自身免疫性胰腺炎的临床分型与临床表现

AIP 虽归属于慢性胰腺炎,但是临床表现却不同于慢性胰腺炎,与慢性胰腺炎不同的是,AIP 在急性期多以梗阻性黄疸为主要临床表现(约占 63%),仅有 35% 左右的患者有轻至中度的腹痛,出现急性胰腺炎或严重腹痛者非常少见。更重要的是上述症状通过激素治疗后均可好转。同时,AIP 的胰腺外表现很常见,可累及胆道、唾液腺、泪腺、后腹膜、淋巴结、肝脏、肺、肾脏等,且受累的胰腺外器官的组织学改变与胰腺类似,提示其致病机制可能相同。西方学者报道的 AIP 胰腺外表现以炎症性肠病为主,溃疡性结肠炎的发生率可达 17%,而日本学者报道的主要为硬化性胆管炎、Sjögen 综合征及腹膜后纤维化样表现,出现炎症性肠病者非常少见(3.8%),可能与人种差异有关。AIP 的胰腺外表现可以与胰腺本身的病变程度不平行。

AIP 除上述胰腺和胰腺外表现外,尚有患者出现胰腺和胰周静脉闭塞、门静脉狭窄和胰周动脉受累,进而出现相应症状,与普通慢性胰腺相同病理生理变化。

AIP 组织病理学分为 2 个类型,分别是淋巴浆细胞性硬化性胰腺炎(lympho plasmacytic sclerosing pancreatitis,LPSP)和特发性导管中心性胰腺炎(idiopathic duct centric pancreatitis,IDCP);两者共同的组织病理学特点是导管周围淋巴浆细胞浸润及轮辐状纤维化,不同的是 LPSP 不伴有粒细胞上皮损伤。2009 年 Chari 等首次根据胰腺组织学特点,提出 AIP"亚型"的概念,将 AIP 分为以 LPSP 为特征性表现的 Ⅰ 型和以 IDCP 为特征性表现的 Ⅱ 型。

二、诊断与诊断标准

AIP 有其自身临床症状、影像学、血清学和组织学特点,但因缺乏特异性指标,故诊断需结合各方面特点,有时甚至需要包括消化科、胰腺外科、放射科和病理科等各相关科室的密切沟通和细致切磋。而 AIP 对激素反应良好,正确的诊断可避免不必要的手术创伤。由此可见,对诊断标准的理解与把握显得尤为重要。

(1)影像学表现在 AIP 的诊断中占有至关重要的位置。事实上,部分病例的诊断与放射科医师的典型描述和有价值的提示密不可分。从诊断标准的演变史中不难发现,影像学的描述一直不可或缺。

AIP 的影像学特点为:①胰腺:呈弥漫性、局限性或局灶性肿大,典型者为"腊肠样"改变,部分不典型病例可出现局部肿块,需要与胰腺癌相鉴别;②胰胆管:主胰管弥漫性变细或局限性狭窄,病变累及胆总管下段时可造成局部呈陡然向心性狭窄,狭窄区往往较细长;③由于胰周积液、炎症或脂肪组织纤维化而出现胰周"鞘膜"征,增强时表现为动脉期密度略低,延迟期均匀强化。

可采用的检查方法包括增强 CT/MRI、磁共振胰胆管成像(MRCP)、超声内镜、逆行性胰胆管造影(ERCP)及胆管内超声(IDUS)等。近年来,超声内镜在 AIP 诊断中的作用日显重要,它不仅能观察胰腺和胆管系统,还可观测胰周淋巴结,并进行组织活检。但超声内镜检查的准确性受操作者经验和设备等因素的影响。

(2)血清 IgG4 升高是 AIP 最为特征性血清学变化。IgG 可分为 4 个亚类,其中 IgG4 仅占血清总 IgG 的 3%~6%。以往认为 IgG4 升高仅见于过敏性皮炎、某些寄生虫感染、寻常型天疱疮、落叶型天疱疮等少数疾病。但自从 Hamano 等首次报道 IgG4 与 AIP 的相关性以来,多项研究提示 IgG4 诊断 AIP 的敏感性为 67%~94%,特异性为 89%~100%。IgG4 一般定为高于正常的 2 倍。但血清 IgG4 不能单独用于诊断 AIP,其水平正常并不能排除 AIP。另有研究报道,IgG4 联合血清总 IgG 和自身抗体检查,包括类风湿因子、抗核抗体、抗乳铁蛋白抗体和碳酸酐酶Ⅱ抗体等,可提高诊断的准确率。

各国纷纷推出了 AIP 的诊断标准,但它们均是在日本 2006 年的修改版的基础上,最主要是把胰腺外表现和对于激素治疗的反应纳入了诊断标准中;这些标准主要对于影像学不典型或者 IgG4 正常或增高倍数低于 2 倍时,可助于 AIP 诊断;同时这些诊断标准主要是针对Ⅰ型 AIP。2011 年 AIP 国际指南诞生,鉴于影像学不典型和/或血清 IgG4 升高小于正常值的 2 倍等不典型,将 AIP 诊断标准分成了典型和不典型 2 个亚型,对于不典型亚型 2 要注意与胰腺癌相鉴别,并提出了Ⅱ型 AIP 2 个亚型诊断标准。在 2012 年我国也推出了 AIP 的诊断标准,综合了上述的诊断标准,提出 A、B 和 C 3 种诊断标准。这一诊断标准简明易行;在 C(相当于亚型 2)将除外胰腺癌加入诊断的标准中。

胰腺癌和胆管癌是必须加以鉴别的疾病。在应用各种方法均无法鉴别时,即使采用激素试验性治疗,也应在胃肠病专家密切观察下进行,以避免贻误病情。关于激素试验性治疗,Moon 等研究显示,为期两周 0.5 mg/(kg·d)泼尼松龙的试验性治疗即可获得影像学的明显改善,而对治疗无反应的患者经手术证实均为胰腺癌。但需要注意的是,部分胰腺癌也可能对激素治疗有反应。

三、治疗

AIP 的治疗以口服激素为主。如激素疗效不佳,首先需要考虑诊断是否正确,然后可换用或联用免疫调节剂乃至利妥昔单抗。对胰腺内、外分泌功能不全者应给予相应治疗。已经确诊的 AIP 患者无须常规进行 ERCP,对诊断不明确或黄疸较重患者可考虑内镜介入治疗。

(一)口服激素治疗

尽管有少部分 AIP 患者可自行缓解,但目前仍公认口服糖皮质激素是 AIP 的首选治疗方法。激素治疗可进一步证实诊断、缓解梗阻性黄疸等症状、改善组织结构异常、在急性期改善胰腺内外分泌功能。

(二)免疫调节剂和利妥昔单抗

硫唑嘌呤(AZA)、6-巯基嘌呤(6-MP)或霉酚酸酯(MMF)等免疫调节剂可用于激素治疗无效的患者。初步研究表明,利妥昔单抗(RTX)对激素和免疫调节剂抵抗的 AIP 患者效果良好。

(三)熊去氧胆酸

国内外有研究报道给予熊去氧胆酸治疗 AIP 患者,并发的糖尿病、肝功能损害明显改善,胰腺体积减小。但其治疗机制尚不明确,且临床应用报道尚少,其价值需进一步研究。

(四)内镜介入治疗

已经确诊的 AIP 患者无须常规进行 ERCP。诊断不明确或黄疸较重患者可考虑内镜介入治疗;也有观点认为激素可迅速降低黄疸,无需积极行 ERCP 干预。对激素治疗风险较大的患者,可首先行内镜介入治疗缓解黄疸。

(五)外科治疗

AIP 患者不建议手术治疗,当临床难以排除恶性肿瘤时可考虑手术。

四、AIP 的认识与进展

从 AIP 的诊断标准几经修改,从日本标准、韩国标准、欧美标准、亚洲标准到 2011 年国际 AIP 诊断标准推出,反映出人们对 AIP 的认知从表浅到深入、从典型到不典型、从局限到全面的过程。虽然各种标准不尽相同,但总体而言不外乎影像学、血清学、组织学、激素治疗反应和胰腺外器官受累等几个方面。

从 I 型 AIP 的胰腺外器官受累和血清 IgG4 明显增高的特点,近年提出了 IgG4 相关性系统性疾病(IgG4-related systemic disease,IgG4-RSD)的概念,因为它们又可以视为一类以 IgG4 阳性浆细胞和 T 淋巴细胞广泛浸润全身不同器官为主要病理特点的纤维炎症性疾病。受累脏器包括胰腺、胆管、胆囊、纵隔和腹腔淋巴结、甲状腺、涎腺、肾脏、肺脏等。基于相似的血清学和组织学特点,目前认为 AIP 是 IgG4-RSD 重要的组成部分。AIP 两型之间的不同,也有人提出可能是 2 种不同的疾病,以及其复发及复发治疗,仍有很多问题有待研究。

(杨琼英)

第四节　胰　腺　囊　肿

随着高分辨率影像技术的广泛开展,越来越多的胰腺囊肿被发现,对这类疾病认识和了解也逐渐增加和积累。胰腺囊肿主要包括真性囊肿、假性囊肿和囊性肿瘤,在临床工作中需要正确区分鉴别,性质不同,恶性潜能不同,相应的治疗措施也不同。

一、流行病学

胰腺囊肿并非临床罕见病,由于研究人群、研究方法的不同,各国报道的胰腺囊肿检出率差异较大。据研究报道:在无临床症状健康成人中,胰腺囊肿的检出率在 2.6% 左右;在 80 岁以上高龄人群中,至少有 8% 的人存在胰腺囊肿。目前,我国在胰腺囊肿方面尚无大规模流行病学调查,但普遍认为胰腺囊肿检出率呈上升态势。

二、病因

胰腺真性囊肿主要由胰腺外分泌腺先天畸形或胰管后天阻塞所致,其特点是囊肿内壁覆有一层上皮细胞,占胰腺囊肿的 10% 左右;假性囊肿多继发于急、慢性胰腺炎,以及胰腺外伤后,炎性或血性渗液引起纤维及肉芽组织增生包裹渗液形成囊肿,缺乏上皮细胞覆盖,占全部胰腺囊肿的 80% 左右;囊性肿瘤病因不明,可能与遗传、免疫、基因突变等多种因素有关,占胰腺囊性病变的 10%～13%。

三、病理及病理生理

胰腺真性囊肿分先天性和后天性,先天畸形所致真性囊肿罕见,病理呈现为胰腺实质纤维化、胰腺实质萎缩缺失、囊腔充满浆液或黏液、囊腔内覆扁平上皮,同时合并肾脏、肝脏等器官的多发囊肿;后天胰管阻塞所致囊肿内壁为导管上皮或扁平上皮细胞,囊液清亮,富含大量的胰酶。假性囊肿多继发于急、慢性胰腺炎,以及胰腺外伤后,在急性胰腺炎、胰腺外伤时,胰管破裂、胰液外渗,导致胰腺本身及胰周组织自身消化、坏死、液化,造成胰液、炎性渗出等积聚形成囊肿,其内含胰腺分泌物、肉芽组织、纤维组织等;在慢性胰腺炎时,胰腺实质局灶性纤维化改变,造成胰管表现狭窄、胰液排出不畅,形成胰腺假性囊肿。

依据 WHO 消化系统肿瘤分类标准,囊性肿瘤分为浆液性囊性肿瘤(serous cystic neoplasm,SCN)、黏液性囊性肿瘤(mucinous cystic neoplasms,MCN)、导管内乳头状黏液瘤(intraductal papillary mucinous neoplasm,IPMN)、实性假乳头状瘤(solid pseudopapillary neoplasm,SPN)。按累及部位可将 IPMN 进一步分为主胰管型(MD-IPMN)、分支胰管型(BD-IPMN)及混合型(MT-IPMN)。SCN 多单发,常见于胰腺体尾部,囊内大量薄壁小囊肿,切面呈"蜂窝状"或"海绵状",组织学表现为囊壁衬覆单层上皮细胞,无核分裂象,胞质透明并富含糖原,间质内富含管状结构。MCN 多单发,常见于胰腺体尾部,呈单腔或多腔,上皮细胞层下的卵巢样间质为 MCN 特征表现。IPMN 多为单发,常见于胰头或钩突部,表现为弥漫性或节段性胰管扩张,扩张的胰管内充满黏液,典型的组织学特征为囊性扩张的胰管衬以高柱状黏液上皮细胞,形成具有纤维血管轴心的真性乳头结构。SPN 常单发,胰腺各部位均可发病,组织学表现为均匀一致的多边形细胞围绕纤维血管蒂呈复层排列,形成假玫瑰花结及假乳头结构。

四、临床表现

胰腺囊肿的临床表现大致相同,缺乏特异性表现,因而单从临床表现较难区分真性囊肿、假性囊肿和囊性肿瘤。临床上,胰腺囊肿多表现为腹痛、腹胀、腹部包块等非特异性临床症状或体征。部分患者随囊肿的增大,可以压迫邻近脏器,压迫胆总管,造成胆汁淤积、黄疸;压迫胰管,引起胰腺外分泌障碍、胰腺炎;压迫周围邻近血管可导致区域性门静脉高压、腹水;压迫胃、十二指肠出现恶心、呕吐、肠梗阻。

胰腺真性囊肿患者多以腹部包块就诊,囊肿较大者,可压迫胃、十二指肠、胆管,出现黄疸、恶心、呕吐等临床症状。胰腺纤维化囊性病为遗传性疾病,临床少见,常伴其他先天畸形,同时合并肾脏、肝脏、肺的多发囊肿。

假性囊肿最常见的临床症状为腹痛、早饱、恶心、呕吐、体重下降,为囊肿压迫胃、十二指肠影响进食所致。体检可发现腹部膨隆、上腹部压痛,可触及半球形、有囊感的肿物,合并感染时可有发热及触痛,少数病例由于囊肿压迫邻近脏器可引起梗阻性黄疸和肠梗阻。

胰腺囊性肿瘤患者常在体检、影像学检查时发现,多表现为非特异性临床症状,包括腹痛、腹胀、肿块、恶心、呕吐、腹泻和体重减轻等;IPMN 患者可以反复发作,急性胰腺炎为首发临床症状。

五、辅助检查

(一)影像学检查

影像学是诊断胰腺囊肿的重要依据,包括腹部超声、CT、MRI、正电子发射体层摄影术(positron-emission tomography,PET)等。

腹部超声为首选的检查方法,具有无创、经济、定位诊断准确率高、可重复的优点,可用于胰腺囊肿的筛查、囊实性病变的区分、肿瘤位置的确定,还可了解囊肿与邻近组织器官的关系。

CT、MRI 分辨率高,有助于发现较小的胰腺囊肿,可从囊肿形态、囊壁厚薄、囊腔内容物等方面初步辨别囊肿的性质,还可显示囊肿与周围组织结构的解剖关系,以及胰腺以外部位的病变。MRCP 可显示病变与胰管的交通情况、胰管内有无充盈缺损。SCN 的典型征象一种是呈现为单发的、多个薄壁小囊构成的囊性病变增强后可见囊壁及分隔强化,呈特征性的"蜂窝状"或"海绵状",另一种是由单个或多个较大囊腔(>2 cm)组成,无中央纤维瘢痕或钙化。MCN 多见于胰腺体尾部,单发或多发,囊腔可被分隔为多个小囊,呈"橘子样"切面。MD-IPMN 的 CT 典型征象为主胰管弥漫性或节段性扩张,周围胰腺实质萎缩;BD-IPMN 为分支胰管扩张,局部有多个相互交通的囊腔形成小叶状或葡萄串状;MT-IPMN 为分支胰管扩张延伸至主胰管。SPN 为单发、边界清晰、包裹良好、质地不均、血管密度低的占位病变,伴中央或散在坏死灶,囊壁多较厚并伴强化。

PET 在良恶性胰腺囊肿的诊断与鉴别诊断具有重要价值。

(二)超声内镜及超声内镜引导下细针穿刺活检

超声内镜(endoscopic ultrasonography,EUS)能更接近病变,可较好地显示囊腔内结构、分隔、多房性、血流情况,并可经超声内镜引导下细针穿刺活检(EUS-FNA)行细胞学及囊液检查,通过检测囊液性状、淀粉酶水平、肿瘤标志物及其他标志物,对胰腺囊肿的诊断与鉴别诊断具有重要意义。同时能够对胰腺囊肿定位,确定其与胃肠壁的位置关系,实时监测进针途径,以准确穿刺囊肿放置引流管,达到治疗的目的。

EUS-FNA 细胞学诊断特异性高,准确的穿刺取样、正确的标本处理、经验丰富的病理医师可提高诊断准确性,但部分患者因穿刺液中细胞成分稀少,无法获取足量细胞的样本行细胞学诊断。

(三)囊液的实验室检查

FNA 抽吸囊液有助于胰腺囊性肿瘤的鉴别诊断,部分学者使用拉线征来衡量囊液的黏稠度,测量黏液线拉伸至断裂时的最大长度,长度越长提示潜在恶性或恶性的可能大。

肿瘤标志物对诊断胰腺囊肿诊断价值有限。囊液肿瘤标志物检测主要包括癌胚抗原(CEA)、CA19-9、CA24-2、CA50、CA125 等,其中 CEA 对区别黏液性和非黏液性囊肿临床意义较大,但其表达水平与胰腺囊肿的良恶性无明显相关性。

囊液淀粉酶水平主要反映胰腺囊肿是否与胰管交通。囊液淀粉酶检测对胰腺假性囊肿的辅助诊断有重要价值,其敏感度高达 94%～100%。在胰腺假性囊肿中,囊液淀粉酶水平较高,通常>250 U/L;而在 SCN 及 MCN 等囊性肿瘤中,囊液淀粉酶的水平大多较低。

此外,IL-1β、K-ras、p53、p16、DPC4、BRCA2、端粒末端转移酶、黏蛋白等一系列分子标志物被用于胰腺囊肿的良恶性鉴别,展现了良好的临床应用前景。

(四)ERCP

ERCP 对胰腺囊肿的诊断与鉴别诊断具有重要意义,ERCP 是了解胰腺囊肿是否与主胰管相交通的最敏感的方法,SCN 和 MCN 与骨髓增殖性疾病不交通,而胰腺假性囊肿和 IPMN 多与骨髓增殖性疾病交通,其中部分 IPMN 患者呈现黏液从扩张的"鱼嘴状"十二指肠乳头溢出的特异性表现。此外,ERCP 可收集胰液行细胞学及生物化学诊断,提高胰腺囊肿良恶性鉴别的准确性。

六、诊断与鉴别诊断

依靠病史、临床症状、体征结合影像学检查多不难作出胰腺囊肿的初步诊断,但进一步明确囊肿的类型(真性囊肿、假性囊肿和囊性肿瘤),尤其是囊性肿瘤,以及其进一步的分类则较为困难,通常需要 CT、MRI、EUS、ERCP、囊液的实验室检查乃至 PET 等多种化验检查联合诊断与鉴别诊断。此外,胰腺囊肿还需与胰腺囊肿、胰腺癌等疾病鉴别。

七、治疗

胰腺囊肿性质不同,恶性潜能不同,相应的治疗措施也不同。真性囊肿原则上手术治疗,在除外囊性肿瘤的前提下,针对囊肿可行内引流术,针对后天性胰管阻塞去除病因治疗;单发的孤立囊肿可行囊肿切除术,胰体尾多发囊肿可采用胰体、尾切除术。

胰腺假性囊肿的治疗时机目前仍存争议,缺乏统一认识。据报道,很大比例的(20%～68%)胰腺假性囊肿可自行吸收消退。因此,对于早期的胰腺假性囊肿,尤其是急性胰腺假性囊肿,病程<6 周,囊肿直径<6 cm,诊断明确,临床症状轻微者,可采用内科保守治疗结合严密的随访观察。通过早期使用生长抑素的类似物,抑制胰液、胰酶分泌,促进囊肿的闭合消退。

手术是治疗胰腺假性囊肿最重要、最有效的方法,根据囊肿位置、大小、性质及有无感染等情况选择内引流术、外引流术或囊肿切除术及胰腺部分切除术。内引流术适用于囊肿成熟、囊壁有足够的强度与厚度者,依据囊肿位置、大小可选择囊肿胃后壁吻合术、囊肿十二指肠吻合术、囊肿空肠 Roux-en-Y 吻合术,原则上要除外囊性肿瘤、于囊肿最低位吻合、吻合口要大(切除部分囊壁)、避免吻合口狭窄或引流不畅、去除囊肿内分隔以充分引流。外引流术简单、易行,但并发症发生率及病死率高,主适用于病情严重、囊肿体积巨大且增长迅速,并发感染、出血等并发症的患者。随着经皮穿刺置管引流术(percutaneous catheter drainage,PCD)的开展,单纯外引流为目的的手术已被取代。PCD 在达到外引流目的的同时,还具备简单安全、创伤小、可多次治疗并迅速改善患者状况等优点。囊肿及胰腺部分切除术多用于多发胰尾小囊肿。内镜治疗是近年来新兴的治疗方法,通过内镜在假性囊肿与胃肠道间造口并放置支架,使囊肿内容物通过支架流入胃肠道,包括经乳头囊肿引流、内镜囊肿胃引流和内镜囊肿十二指肠引流。

胰腺囊性肿瘤,对于临床症状明显、确诊或可疑恶性者推荐手术治疗;对无临床症状、肿瘤较小的患者应积极治疗还是密切随访观察,目前仍存争议。手术以明确诊断、提高长期生存率、缓解临床症状为目的,以完整切除病变、适当清扫局部淋巴结、尽可能保留胰腺实质,以及剩余胰腺的重建或引流为原则,依据病变位置、病灶多少、患者全身状况、术后生活质量,以及各种术式的并发症及病死率选择术式。常用术式包括保留胰腺的切除术、局部胰腺切除术及全胰腺切除术。SCN 无恶变倾向,为良性肿瘤,如有临床症状、>4 cm 及囊性病变性质不确定可手术治疗,但一般不需清扫胰周淋巴结。MCN 具有恶变倾向,建议采取肿瘤根治性切除术,可根据病变位置选择保留幽门的胰十二指肠切除术、节段性胰腺切除术或胰腺远端切除术等,通常不必清扫胰周淋巴结。MD-IPMN 及 MT-IPMN 均建议手术治疗,根据病变范围行胰十二指肠切除术、远端胰腺切除术等;BD-IPMN 的恶变倾向相对较低,对囊肿体积迅速增大、高级别异型增生的患者行手术治疗。SPN 主要采取手术治疗,根据病变位置可行局部切除术、保留十二指肠的胰头切除术、胰腺节段切除术、胰腺远端切除术。对周围组织结构有明显侵犯者,应当予以扩大切除范围,但不需要常规清扫胰周淋巴结。近年来,部分学者开始尝试应用非手术治疗胰腺囊性肿瘤,主要有EUS 引导下注射消融术、光动力疗法,以及放化学治疗,取得了一定的临床疗效,但还有待于进一步研究探讨。

(叶 蕾)

第五节 胰 腺 癌

近年来,胰腺癌的发病率逐年上升。目前,胰腺癌的发病率居常见癌症死因的第四位,居消化道疾病死因的第二位。导致胰腺癌的直接病因尚不清楚,根据流行病学方面的研究,考虑以下因素可能与胰腺癌的发生、发展有一定关系:吸烟、高蛋白及高胆固醇饮食、糖尿病、慢性胰腺炎、遗传因素、消化道手术史、长期酗酒及长期暴露于特殊的职业和环境因素。

关于胰腺癌的病因与发病机制仍不清楚。慢性胰腺炎被视为胰腺癌的癌前病变,在不健康的生活方式(吸烟、饮酒等),长期接触某些物理、化学致癌物质等多种因素长期共同作用下,导致一系列基因突变,包括肿瘤基因的活化、肿瘤抑制基因功能丧失、细胞表面受体配体系统表达异常等。遗传性胰腺炎常伴有高胰腺癌发病率,表明遗传因素与胰腺癌的发病有一定关系。

大多数(90%)胰腺癌为导管细胞癌。60%~70%的这种病理类型肿瘤位于胰头,常压迫胆道,侵犯十二指肠及堵塞主胰管致堵塞性慢性胰腺炎。肿瘤质地坚实,切面常呈灰黄色,少有出血及坏死。光镜下典型的组织结构类似胰管及胆管,含有致密的基质。

少数(5%)胰腺癌为腺泡细胞癌,肿瘤分布于胰腺的头、体、尾部概率相同。肉眼看肿瘤常呈分叶状,棕色或黄色,质地软,可有局灶坏死。光镜下的组织结构呈腺泡样,含有少量基质。其他还有胰腺棘皮癌、囊腺癌等。

通常胰头癌很难与起源于乏特腹壶、十二指肠乳头及肝外胆道下端的癌肿鉴别,由于胰头癌和这些肿瘤的临床表现很相似,常将胰头癌和这些肿瘤统称为乏特壶腹周围癌。胰腺癌生长较快,加之胰腺血管、淋巴管丰富,胰腺又无包膜,往往早期发生转移,或者在局部直接向周围侵犯。癌肿可直接蔓延至胃、胆囊、结肠、左肾、脾及邻近大血管。较多经淋巴管转移至邻近器官、肠系膜及主动脉周围等处的淋巴结。血循环转移至肝、肺、骨和脑等器官。

一、接诊要点

(一)病史

绝大多数的胰腺癌在早期没有任何自觉症状,只有在肿瘤发展增大到一定程度时才开始出现症状,所以绝大多数的胰腺癌在其就诊时已为晚期。其临床症状最初主要由肿块效应所产生,它的临床表现也主要取决于肿块的大小和部位,同时也与有无胆管和/或胰管梗阻、胰管破坏程度及是否存在远隔部位转移等有关。

1.腹痛

腹痛为胰腺癌的早期症状,约出现在 2/3 以上的患者中。疼痛位于上腹部、脐周或右上腹,性质为绞痛,阵发性或持续性、进行性加重的钝痛,大多向腰背部放射,卧位及晚间加重,坐、立、前倾位或走动时疼痛可减轻。

2.黄疸

胰腺癌患者在病程的某一阶段可有黄疸,一般以胰头癌患者黄疸较多见,且出现较早。大多是因为胰头癌压迫胆总管引起,少数是由胰体尾癌转移至肝内或肝(胆)总管淋巴结所致。黄疸多属阻塞性,呈进行性加深,伴有皮肤瘙痒,尿色如浓茶,粪便呈陶土色。胰腺癌黄疸出现的早晚与肿瘤的位置密切相关,无痛性黄疸提示靠近胆总管部位的体积较小的肿瘤,而胰体尾癌则未必出现黄疸表现。

3.消瘦

约 90%患者有迅速而显著发展的体重减轻,在胰腺癌晚期常伴有恶病质。消瘦原因包括癌的消耗、食欲缺乏、焦虑、失眠、消化和吸收障碍等。

4.消化道症状

常见的消化道症状是食欲缺乏和消化不良,其他消化道症状包括恶心、呕吐、腹胀、腹泻、便秘等。晚期可出现脂肪泻。上述消化道症状是由胆管和胰管的阻塞导致胆汁和胰液不能进入肠道内,影响食物的消化吸收特别是造成脂类的吸收障碍有关。

5.糖尿病

胰腺癌与糖尿病的关系密切。在老年人中,突然发生的糖尿病可能是中晚期胰腺癌的信号,特别是糖尿病合并食欲下降和体重减轻者更高度提示可能存在有胰腺癌。

6.精神神经症状

部分胰腺癌患者表现有抑郁、焦虑、个性躁狂等精神神经症状,其中以抑郁最为常见。机制暂不明确。

有研究者认为 40 岁或 40 岁以上的有下列任何临床表现的患者应该怀疑有胰腺癌:①梗阻性黄疸;②近期出现的无法解释的体重下降超过 10％;③近期出现的不能解释的上腹或腰背部疼痛;④近期出现的模糊不清又不能解释的消化不良而钡餐检查消化道正常;⑤突发糖尿病而又没有使之发病的因素,如家庭史或者是肥胖;⑥突发无法解释的脂肪泻;⑦自发性的胰腺炎的发作。如果患者是嗜烟者应加倍怀疑。

(二)查体

体格检查早期一般无明显体征。典型者可见消瘦、黄疸、上腹部压痛。晚期可于上腹部触及结节状、质硬之肿块。如黄疸伴有胆囊肿大,则为胰头癌的重要依据。由于胆汁淤积,常可扪及肝大,如癌肿压迫脾静脉或脾静脉血栓形成时,可扪及脾大。部分胰腺体、尾部癌肿可见肢体静脉的血栓性静脉炎,而造成局部肢体水肿。晚期胰腺癌病例可出现腹水,并可在左锁骨上或直肠前陷凹扪及坚硬及肿大的转移淋巴结。

(三)辅助检查

1.生化检查

(1)血、尿、便常规:早期无明显异常。部分患者有贫血、尿糖升高、便潜血阳性。

(2)血淀粉酶、脂肪酶:此两项异常升高,对胰腺癌早期诊断有一定价值。但晚期由于胰腺组织萎缩,上述指标可降至正常。

(3)血糖:由于胰岛细胞被肿瘤破坏,约 40％的患者可出现血糖升高,糖耐量异常。

2.肿瘤标志物

临床较为常用的胰腺癌肿瘤标志物包括 CA19-9、CA242、CA50、CA72-4、CEA 等。这类标记物在多数胰腺癌患者中明显增高,但受较多其他因素影响。因此,其敏感性及特异性不高,在胰腺癌的诊断过程中仅作为参考。

3.影像学检查

(1)CT:在胰腺癌的诊断和分期中,CT 是使用最为广泛、得到充分验证的影像学检查手段,胰腺专用规程 CT 包括使用多探头进行三期(动脉期、动脉晚期和静脉期)薄层断层扫描及螺旋CT 扫描。除了可用于胰腺癌诊断,CT 还可用来区分术前可接受根治性切除和不可切除的患者。不同于其他许多肿瘤,CT 是胰腺癌分期判定的首要方式。CT 三期扫描可选择性地显示一些重要的血管,因此,能用于评估肿瘤的血管浸润情况。研究显示,经 CT 判定为肿瘤可切除的患者中,有 70％～85％最终能接受手术切除。

(2)MRI:对于无法接受 CT 或有禁忌证的患者(如造影剂过敏),增强磁共振显像(MRI)也能用于胰腺癌的诊断和分期,尽管在这种情况下并未显示 MRI 优于 CT。在胰腺癌分期方面,MRI 是 CT 的有益补充,尤其在检测高危患者中胰腺外病灶方面。

(3)超声检查:胰腺癌肿块<1 cm 时,超声较难发现;超过 1 cm 时,图像表现为肿块向外突起,或向周围呈蟹足样或锯齿样浸润。同时,胰管和胆道扩张及周围血管和脏器受压、浸润或转移,对胰腺癌的筛查有一定的帮助。

超声检查比 CT 费用低,易于得到,并可见到肝脏、肝内和肝外胆管肿瘤,其敏感性和特异性超过 90％。超声波诊断的准确性受到操作者的技术、患者肥大的体型和胃肠道气体的限制。通常,超声检查作为 CT 的补充检查来运用。

(4)内镜逆行胰胆管造影(ERCP):ERCP 检查能够发现主胰管狭窄、管壁僵硬、扩张、中断、移位及不显影或造影剂排空延迟等胰腺癌的影像学间接征象,其诊断准确性可达 90%。如发现有压缩或堵塞的情况(双管征),可诊断为小的胰头病变。此外,ERCP 还能够直接观察十二指肠乳头及其周围情况,并可以收集胰液做脱落细胞学检查。

(5)选择性血管造影(SAG):SAG 是一种损伤检查,但在肿瘤 1 cm 时即可做出诊断。能显示胰腺周围动脉的形态,对判断肿瘤有无血管侵犯意义重大。还可根据 SAG 所见判断手术的可行性和选择手术方式。在平常影像学结果不能明确诊断时选用,准确率高于 90%。

(6)正电子发射型计算机断层成像(PET):胰腺癌 PET 表现为胰腺内局灶性异常放射性浓聚,明显高于周围正常组织。PET 可显示早期的胰腺癌,并可显示肝脏及远处器官的转移,腹部可检测出小至0.5 cm的转移淋巴结,其鉴别肿瘤复发及手术后改变的能力优于 CT,但在术前评估肿瘤可切除性方面不及 CT。随着 PET 在肿瘤诊断中的重要作用,PET 被认为是目前最具潜力的影像学技术。

(7)超声内镜(EUS):EUS 可为一些胰腺癌患者提供有用的分期信息,尤其是在评估某些类型的血管浸润方面。EUS 也可以用于评估壶腹周围肿块,区分浸润性或非浸润性病灶。另外,EUS 还可以更好地描述胰腺囊性病灶的特征。尽管 EUS 评估某些静脉受累情况(如门静脉)的准确度较高,但在显示肿瘤浸润 SAM 方面不够准确。

(四)鉴别诊断

1.胃部疾病

胃部疾病也有腹部疼痛,但多与饮食有关,少有黄疸,胃镜检查可以进行鉴别。

2.黄疸型肝炎

黄疸型肝炎有肝炎接触史,早期肝酶明显增高,黄疸多在 2～3 周后逐渐消退,血清碱性磷酸酶多不高。

3.胆石症、胆囊炎

胆石症、胆囊炎有阵发性腹部绞痛,急性期伴发热及血中白细胞计数增高,无明显体重减轻。超声检查可发现胆囊内及胆囊壁异常改变。

4.原发性肝癌

原发性肝癌有肝炎或肝硬化病史、血清甲胎蛋白升高,病变后期可出现黄疸,腹痛不随体位改变而变化,超声等影像学检查可发现肝占位性病变。

5.急、慢性胰腺炎

急性胰腺炎多在酗酒后出现,急性起病,血中白细胞、尿淀粉酶明显升高。慢性胰腺炎可有胰腺肿块(假囊肿)和黄疸,表现易与胰腺癌相混淆。腹部 X 线片发现胰腺钙化点对诊断慢性胰腺炎有帮助,细针穿刺胰腺穿刺活检亦可帮助鉴别。

6.壶腹周围癌

壶腹周围癌亦有黄疸、消瘦、皮痒、消化道出血等症状。而壶腹癌本身质地软而有弹性,故引起的黄疸常呈波动性;腹痛不显著,常并发胆囊炎,反复寒战、发热较多见。但两者鉴别仍较困难,要结合超声和 CT 来提高确诊率。壶腹癌的切除率在 75% 以上,术后 5 年存活率较胰头癌高。

二、治疗

(一)新辅助治疗在可切除胰腺癌中的应用

可切除胰腺癌患者是否应行新辅助治疗仍然存在较大争议,虽有研究结果发现,新辅助治疗有望提高可切除胰腺癌患者 R_0 切除率及降低淋巴结阳性率,但普遍样本量有限,证据等级不高,各研究之间存在明显异质性。文献报道,约 20% 的可切除胰腺癌患者因新辅助治疗失败而出现疾病进展或体能状态下降,错失手术机会;术前穿刺明确病理学诊断及置管减黄为有创性操作,存在发生出血、胆管炎、胰瘘及肿瘤播散等潜在风险,因而对可切除胰腺癌患者常规开展新辅助治疗应持审慎态度。

目前,国内外指南多提倡针对病理学诊断明确且合并高危因素的可切除胰腺癌患者开展新辅助治疗。已知高危因素包括 CA19-9 水平显著增高、瘤体较大、区域淋巴结肿大疑似转移、体重显著降低和伴有明显疼痛等。针对合并上述高危因素的可切除胰腺癌患者,经 MDT 讨论并综合评估患者意愿、体能状态及实际情况后可开展新辅助治疗。目前针对可切除胰腺癌的上述高危因素,尚缺乏一致的量化标准,建议开展相关临床研究。

可切除胰腺癌新辅助治疗尚无标准化方案,对于体能状态好(美国东部肿瘤协作组评分 0～1 分)的患者推荐行改良 FOLFIRINOX 或清蛋白紫杉醇联合吉西他滨等多药联合方案,术前治疗 2～4 个周期后评估治疗效果。

(二)手术治疗(以胰头肿物为例)

1.手术指征

肿瘤位于胰头,无肝门、腹腔动脉周围、肠系膜根部及远处淋巴结转移,无肠系膜上动脉及下腔静脉侵犯,未侵及或仅局部侵及门静脉,无脏器的转移。

2.术前准备

(1)减黄:对以下情况应行 ERCP 检查:①并发胆道感染;②血清胆红素 $>256\ \mu mol/L$;③黄疸时间超过 8 周。若 ERCP 不成功,可考虑行 PTCD。鉴于 PTCD 可能出现感染、胆瘘、出血等并发症,若黄疸不重,一般情况较好的患者可不必应用。

(2)保肝:口服保肝药物、B 族维生素等。

(3)纠正凝血:补充维生素 K,以免术中、术后发生出血及 DIC 事件。

(4)营养支持:对出现梗阻无法进食或局部炎症较重的患者,术前 10～14 天放置空肠营养管,给予肠内营养和 PTCD 回收的胆汁,同时纠正水电解质失衡、贫血、低蛋白血症。

3.手术方法

(1)常规探查:检查腹腔有无远处转移和癌瘤侵犯,如无进行血管切除的准备与条件时,一般应放弃进一步探查,行姑息性手术。离断胃结肠韧带,剪断横结肠系膜和胰头之间疏松组织,显露十二指肠降部和胰头部前面,此时可选用活检细针进行多点穿刺抽取组织标本送病理细胞学检查,要注意进针方向,尽量向胰腺前上方进针,以免损伤主胰管。

(2)分离探查:剪开十二指肠降部外侧腹膜,切开肝胃韧带及肝十二指肠韧带,延至十二指肠水平部乃至横结肠系膜根部,钝性分离胰腺后疏松组织,向左侧翻起十二指肠及胰头部,将十二指肠和胰头部从腹膜后充分地游离,检查癌瘤和腔静脉、肠系膜上动脉和静脉、腹腔动脉和肝动脉之间有无侵犯,尤其是门静脉的侵犯。应在胰腺后面无明显阻力分离出门静脉和肠系膜上静脉,此步是最终决定能否行根治性手术的关键。

（3）切除病变及周围组织：切除胆囊、切断胆总管，在肝总管下段离断胆管；切除远端胃，其范围取决于患者年龄及有无胃酸过多等，最多可达胃远端1/2，大网膜应按胃癌根治术要求处理；切断胰腺，其范围一般在腹腔动脉左缘。在切断胰腺时，应边切开胰腺，边剥离胰管并仔细保护，插入与原胰腺管管径相适宜的硅胶管，并用可吸收线在胰腺管缝合1～2针来固定硅胶管，注意结扎胰腺背面的一些静脉血管。在肠系膜左侧根部确认出十二指肠悬韧带，在十二指肠悬韧带下10 cm处切断空肠，近端关闭，远端备与胰腺做套入式吻合。最后处理胰腺钩突，应将胰头钩突全部切除，同时廓清肠系膜上动、静脉周围的淋巴结。

（4）重建消化道：主要有以胰肠、胆肠和胃肠吻合顺序的Child法和以胆肠、胰肠及胃肠吻合的Whipple法。目前较流行的是Child法，其胰肠吻合采用胰腺与空肠端端嵌入吻合法，均行全层加浆肌层缝合。常规方法行胆肠吻合，最后行胃空肠吻合，一般距胰肠吻合口下40～50 cm，于结肠前胃断端与空肠吻合。如需肠内营养，还需肠造瘘，其营养管应送入吻合口下输出段空肠内，胃管也要深入到输入段。

（5）放置引流：引流胆囊窝及胆肠引流者从右上腹部引出，引流胰肠吻合及胃后区者从左上腹部引出。

4.术后处理

（1）营养支持：术后一般禁食2～3天，静脉补充营养。待胃肠排气畅通后，才能拔除胃管，可以少量饮水，再逐渐过渡到正常饮食。

（2）引流管处理：术后3天和7天查血、引流液淀粉酶，若无明显升高，且引流量连续3天＜10 mL，可予逐渐退管，见到引流管侧孔后拔除。

（3）切口处理：无异常情况，7～10天拆除伤口缝线。

5.术后常见并发症及处理

（1）胰瘘：胰十二指肠术后最常见的并发症，发生率为5%～25%，致死率为20%～50%。一般发生在术后5～10天，如术后5～10天腹腔引流液增多，淀粉酶升高，可能出现胰瘘。其处理方法必须保持腹腔引流通畅，充分引流，静脉输注生长抑素抑制胰液分泌，同时注意造口护理，防止胰液积存或腐蚀皮肤。

（2）胆瘘：主要表现为腹引管中引流液含有胆汁，严重者可出现化学性腹膜炎。需维持引流管通畅，以便充分引流胆汁，降低胆道内压力。

（3）腹腔出血：一般在术后一周或者两周内发生，表现为呕血、柏油便或从胃管内引出大量血性液，患者表现为面色苍白、脉细数、血压下降，应静脉扩容、给予止血药，并输血。保守治疗失败时，可行消化内镜明确出血部位并尝试止血，必要时，需二次手术。

（4）胃排空延迟：指术后10天仍不能规律进食或仍需胃肠减压。处理原则为祛除病因（如腹腔内感染或胰瘘）、保持内环境稳定、持续胃肠减压、应用胃肠动力药物及营养支持。多数患者经保守治疗3～6周可恢复。

（5）感染：是一种严重并发症，多由胰瘘、胆瘘或腹腔渗血所致。可有腹痛高热，身体消耗，发生贫血、低蛋白血症等。加强全身支持治疗，应用高效广谱抗生素。

（三）腹腔镜及机器人手术在胰腺癌外科治疗中的应用

目前，腹腔镜及机器人辅助下的各类型胰腺手术均有开展，手术安全性明显提高，技术方面趋于成熟。然而，腹腔镜或机器人辅助手术应用于胰腺癌外科治疗仍然存在较大争议，主要体现在治疗效果的肿瘤学评价及手术安全性等方面。我国学者进行的前瞻性多中心随机对照研究评价腹腔镜胰十二指肠切除术（LPD）的安全性，结果显示，对于完成学习曲线、技术成熟的术者，LPD 组患者住院时间显著短于开放手术组，两组患者围手术期严重并发症发生率、术后 90 天内病死率等差异并无统计学意义。肿瘤学评价方面，有研究显示，LPD 淋巴结清扫数目和 R_0 切除率与开放手术比较差异亦无统计学意义，而 LPD 患者术后住院时间更短，有利于术后早期进行辅助化疗。有 Meta 分析结果显示，LPD 术后患者总生存期与开放手术差异无统计学意义，术后肿瘤无复发生存期长于开放手术，故认为微创技术可能为胰腺癌患者带来生存获益。然而，应特别注意学习曲线、术者经验及手术质量对胰腺癌患者围手术期并发症特别是远期预后的影响，微创手术技术应用于胰腺癌的外科治疗，其肿瘤学评价仍有待于高质量的临床研究验证。

（杨琼英）

第 十 一 章

消化系统疾病的护理

第一节 消化系统疾病的常用护理技术

一、胃肠减压操作流程

胃肠减压,解除或者缓解肠梗阻所致的症状,术后吸出胃肠内气体和胃内容物,减轻腹胀,减少缝线张力和伤口疼痛,促进伤口愈合,改善胃肠壁血液循环,促进消化功能的恢复。进行胃肠道手术的术前准备,以减少胃肠胀气,对胃肠减压吸出物的判断,可观察病情变化和协助诊断。

(一)适应证

适用于急性胃扩张、肠梗阻、胃肠穿孔修补或部分切除术及胆道或胰腺手术后。

(二)禁忌证

食管狭窄、严重的食管静脉曲张、严重的心肺功能不全、支气管哮喘及食管和胃腐蚀性损伤禁忌采用。

(三)评估

(1)环境是否安静、清洁、舒适。

(2)患者意识状态及合作程度。

(四)操作前准备

1.护士准备

按要求着装,洗手,戴帽子,戴口罩,修剪指甲,核对医嘱。

2.用物准备

(1)治疗盘内:①无菌治疗巾内,备治疗碗内盛纱布1~2块及镊子、一次性注射器(20 mL)、液状石蜡纱布。②无菌治疗巾外,备小水杯(必要时)、一次性无菌手套、一次性胃管、一次性治疗巾、棉签、胶布、别针、听诊器(必要时)、弯盘、治疗卡、管道标识。

(2)评估盘:医嘱单、手电筒。

(3)治疗车下层:医用垃圾桶、生活垃圾桶、利器盒。

(4)其他:手消毒剂。

3.环境准备

环境清洁、安静、舒适。

（五）诊疗过程与护理配合

（1）推治疗车携用物至床旁，"您好，再与您核对一下床头卡和腕带。我现在来为您上胃管，可以吗？""可以。"备胶布。

（2）协助患者取半卧位或坐位（无法坐起取右侧卧位，昏迷患者去枕平卧，头向后仰），"为了避免污染您的被服，我要将治疗巾铺于您的颌下。"铺好后嘴角放一弯盘。

（3）打开无菌盘，检查并打开胃管包装袋（在有效期，无破损）。

（4）检查并戴好无菌手套，检查胃管是否通畅（打进空气检查）。"我们上胃管需要测量长度，我们必须先找到您剑突的位置。"（测量长度：一般为前额发际至胸骨剑突处或由耳垂至鼻尖，鼻尖至剑突的距离，成人 45～55 cm，小儿 14～18 cm），做标记。

（5）润滑胃管前端，"我现在要为您上胃管了，我会尽量动作轻柔的，插管过程中如有不适请举手示意，并做深呼吸。"左手持纱布托住胃管，右手持镊子夹住胃管前端自鼻腔轻轻插入 10～15 cm，嘱患者做吞咽动作，就像咽面条一样（昏迷患者左手将患者头托起使下颌靠近胸骨柄，缓缓插入胃管至预定长度），顺势将胃管向前推进，插至标记长度。"您张开嘴巴让我检查一下。"检查没有盘曲在口中，初步固定。

（6）插管过程中，观察患者病情变化，若出现恶心、呕吐，应暂停插入，嘱患者深呼吸；插入不畅时，检查胃管是否盘曲口中或将胃管抽出少许，再小心插入，呛咳、呼吸困难、发绀时，应立即拔管。

（7）检查胃管是否在胃内：在胃管末端连接注射器抽吸，有胃液被抽出；置听诊器于患者胃部，快速经胃向胃内用注射器注入 10 mL 空气，听气过水声；将胃管末端置于盛水的治疗碗内，无气泡逸出。

（8）确认在胃内，用胶布将胃管固定于鼻翼及颊部，连接负压引流器，固定在床边。"胃管我已经为您留置好了，谢谢您的配合，现在感觉怎么样？""还可以。"撤弯盘及治疗巾，整理床单位。脱手套至黄色垃圾袋内。

（9）"您活动时要注意防止胃管扭曲、打折、受压，以免影响引流；下管期间，您要注意不能进食和饮水，您也要协助我们护理，如果感到口干，可以用棉签湿润口腔及口唇，不可以喝水。您还有什么问题吗？""没有。""那好，您休息，呼叫器我帮您放床头了，您有什么不适随时呼叫我，我也会经常来巡视的，谢谢您的配合。"

（10）处理用物洗手，取口罩，记录插管时间。

二、胃肠减压的护理要点及健康教育

（一）目的

（1）对胃肠道梗阻的患者可降低胃肠道内的压力和膨胀程度。

（2）对胃肠道穿孔患者可防止胃肠道内容物经穿孔继续漏入腹腔，有利于穿孔的愈合。

（3）胰腺炎患者可减轻腹胀，同时吸出胃液，减少胃酸对胰腺的刺激。

（二）护理要点

1.保持胃管通畅

严密观察病情，多到患者床前看一看。有时胃管已经脱出很大一截，患者及家属一般都注意不到，可见及时巡视病房是相当重要的。检查胃管是否通畅，可用注射器抽吸。若有阻塞，应用注射器抽生理盐水反复冲洗至通畅。如胃管前端小孔贴在胃壁上，可稍微转动胃管或上下提拉胃管并冲洗。如果是由于患者呕吐将胃管退至食管或折于口咽部，则应重新放置。胃肠减压器的放置应低于胃,这样才有助于液体引流。

2.观察引流液

引流液如果超过负压吸引器体积的 2/3 时应及时倾倒,以免影响引流效果。倾倒时应注意闭合胃管接口端,以免空气进入胃内导致腹胀。要随时注意观察引流液色、量的变化,做好记录,如有异常及时通知医师。

3.做好基础护理

持续胃肠减压、禁食禁水会使患者咽部出现干痛不适,为此,应每天做口腔护理 2～3 次,或每天漱口 4～5 次,并采用无菌生理盐水(根据医嘱,特殊患者如老年人、呼吸道易感染者可加入抗生素,以防呼吸道感染)40 mL 雾化吸入每天 2 次。这样就可以湿润咽喉部,减少胃管对咽喉壁的刺激,减轻不适。

4.心理护理

在巡视病房或交接班时,患者总会问什么时间能拔除胃管、什么时间能吃点东西等一系列问题,应耐心向患者解释胃肠减压治疗原理及病情,不失时机地用成功范例来消除其负性情绪,配合医师的治疗。应运用体贴、安慰、治疗性语言疏通患者的思想,如听音乐、允许家属探视、给予安慰,这样来分解患者的焦虑心理,减轻不适。

(三)健康教育

1.指导患者适当活动

下床或坐起以不出虚汗,心率无明显增加,面色无改变为宜。当患者活动或出汗引起固定不牢时应及时观察胃管是否向外滑出或自行脱出,给予及时固定。

2.胃管的自我注意事项

患者变换体位时不要使胃管打折,更换负压引流器时将其处于负压状态。

3.告知患者的拔管指征

拔除胃管的指征是肠鸣音恢复,有肛门排气或排便。有时,拔管前可先夹管 24 小时,如果没有恶心、呕吐、腹胀,可考虑拔管。

三、大量不保留灌肠

(一)适应证

(1)为手术、分娩或者检查的患者进行肠道准备。

(2)稀释和清除肠道内有害物质,减轻中毒。

(3)灌入低温液体,为高热患者降温。

(4)将药液灌入到直肠或结肠内,通过肠黏膜吸收达到治疗目的,常用于镇静、催眠和治疗肠道感染。

(二)禁忌证

妊娠、急腹症、消化道出血患者不宜灌肠。

(三)评估

1.一般情况

床号、姓名、性别、年龄、职业、婚姻状况、文化层次、诊断。

2.病情

(1)全身情况:①生命体征是否平稳,神志是否清楚,饮食习惯,排便情况。②肠道疾病的病变部位:慢性细菌性痢疾病变在乙状结肠,取左侧卧位;阿米巴痢疾病变部位多在回盲部,取右侧卧位。

(2)局部情况。①腹部体检:视诊腹部有无肠形、鼓胀等,触诊腹部有无包块。②肛门部位皮肤黏膜状况:肛周皮肤是否清洁干燥,有无破溃。③既往病史:是否肛门、结肠、直肠手术后,术后则不宜灌肠。

3.心理-社会状况

(1)心理反应:患者是否紧张,对疾病的认识程度,对预后的态度,便于进行有目的的健康教育。

(2)合作程度:评估患者的神志、文化程度、婚姻状况等,了解患者是否接受灌肠及合作与否。

4.其他

环境温湿度是否相宜、有否注意保护患者隐私。

(四)操作前准备

1.评估患者并解释

(1)评估患者:了解患者的病情、临床诊断、意识状态、心理状况、排便情况、理解配合能力。

(2)向患者解释灌肠的目的、操作方法、注意事项和配合要点。

2.患者准备

(1)了解灌肠的目的、方法和注意事项。

(2)排尿。

3.护士准备

衣帽整洁,修剪指甲,洗手,戴口罩。

4.用物准备

(1)治疗车上层备:灌肠器一个,血管钳,润滑剂,棉签,卫生纸,手套,橡胶或塑料单,治疗巾,弯盘,水温计。

(2)治疗车下层备:便器,便器巾。

(3)输液架。

(4)灌肠溶液:常用 0.1%～0.2% 的肥皂液,生理盐水。成人每次用量为 500～1 000 mL,小儿 200～500 mL。溶液温度一般为 39～41 ℃,降温时用 28～32 ℃,中暑用 4 ℃。

5.环境准备

酌情关闭门窗,屏风遮挡患者;保持合适的室温;光线充足或有足够的照明。

(六)诊疗过程与护理配合

1.核对

携用物至患者床旁,核对患者床号姓名及灌肠溶液。

2.准备体位

协助患者取左侧卧位,双膝屈曲,褪裤至膝部,臀部移至床沿。

3.垫巾

垫橡胶单和治疗巾于臀下。

4.暴露部位

盖好被子,只暴露臀部。

5.准备灌肠器、戴手套

将灌肠器挂于输液架上,灌肠器内液面高于肛门 40～60 cm。

6.准备工作

戴手套排尽灌肠器管内气体,夹管,润滑灌肠器肛管前端。

7.插肛管

左手垫卫生纸分开肛门,暴露肛门口,嘱患者深呼吸,右手将肛管轻轻插入直肠 7～10 cm,固定肛管。

8.灌液

开放管夹,使液体缓缓流入。

9.观察

密切观察灌肠器内液面下降速度和患者的情况。

10.拔管

待灌肠液即将流尽时夹管,用卫生纸包裹肛管轻轻拔出,放入弯盘内,擦净肛门。

11.保留灌肠液

协助患者取舒适的卧位,嘱其尽量保留 5～10 分钟后再排便。

12.排便

对不能下床的患者,给予便器,将卫生纸、呼叫器放于易取处。搀扶能下床的患者上厕所排便。

13.整理用物

排便后及时取出便器,擦净肛门,协助患者穿裤,整理床单位,开窗通风。

14.采集标本

观察大便性状,必要时留取标本送检,按相关要求处理用物。

15.记录

洗手,在体温单大便栏目处记录灌肠后排便次数。

四、肠内营养泵

肠内营养泵,通过鼻饲管输入水、营养液和自制的一定浓度的饭乳。具有自动输液、输完报警和快排、反轴等功能。改善患者的营养状况。

(一)适应证

(1)缺乏进食欲望。

(2)不能很好地口服营养物质的患者。

(二)禁忌证

(1)年龄<3 个月的婴儿不能耐受高渗要素饮食。

(2)麻痹性肠梗阻、腹膜炎及其他严重的腹腔感染、上消化道出血、顽固性呕吐及严重腹泻的患者。

(3)肠瘘患者,有功能的小肠<100 cm 者。

(4)广泛小肠切除的患者。

(5)严重吸收不良综合征者。

(6)症状明显的糖尿病和接受大量类固醇药物治疗的患者。

(三)评估

(1)环境是否安静、清洁、舒适。

(2)患者意识状态及合作程度。

(四)操作前准备

1.护士准备

按要求着装,洗手,戴帽子,戴口罩,修剪指甲,核对医嘱。

2.用物准备

治疗车,治疗盘,肠内营养液、肠内营养泵、肠内营养泵标识、鼻饲注食器、温开水、听诊器、弯盘。

3.环境准备

清洁、安静、舒适。

4.卧位

协助患者取舒适体位。

5.核对

核对医嘱,携用物至患者床旁。核对患者,向患者解释氧疗的操作目的及过程,并取得同意配合。

(五)诊疗过程与护理配合

(1)备齐物品至床边,核对,解释。

(2)检查肠内营养泵功能电源线接是否正常。

(3)安置患者体位,抬高床头 15°～30°。

(4)固定肠内营养泵,用肠内营养泵后面的固定旋紧架将肠内营养泵固定在输液架的适当高度,旋紧固定旋钮。

(5)接上外部电源,用本机配用的专用三芯电源线将肠内营养泵与 220 V 交流电源连接,内部电源只在突然停电时使用。

(6)开机打开电源开关键(on/off),肠内营养泵进行自检阶段,自检结束。

(7)安装泵管,将肠内营养泵专用泵管扎入肠内营养液内,打开肠内营养泵上盖,将泵管"U"型弯部分正确卡入盖内,关闭上盖。

(8)按排气键(fill set),滴声后开始自动排气,等待一分钟自动排气结束。

(9)按调速按钮(mL/h),设置好泵入速度。

(10)检查鼻饲管是否在胃内。

(11)确认完毕后向鼻饲管内注入 20 mL 温开水冲洗管路。

(12)去除肠内营养泵专用泵管末端保护帽,用 75% 酒精消毒胃管末端,将泵管与鼻饲管连接牢固。

(13)按开始键(start/stop),泵即开始工作。悬挂"肠内营养"标识。

(14)进行必要的健康指导。

(15)妥善安置患者,正确处理用物。

(16)洗手、记录。

(17)停止泵入:①核对医嘱,向患者解释。②肠内营养泵按停止键(start/stop)。③分离鼻饲管与肠内营养泵泵管,确认鼻饲管在胃内无误后向胃内注入适量温开水冲洗管路。④夹闭鼻饲管末端并妥善固定。⑤妥善安置患者,进行健康指导(鼻饲 30 分钟后可予患者取舒适体位)。⑥整理用物,正确清洁、消毒肠内营养泵、电源线等,保持良好备用状态。⑨洗手、记录。

五、三腔二囊管止血法

三腔二囊管止血法是利用柔软的气囊压力,直接压在出血的曲张静脉上,以达到止血的方法。

(一)适应证

食管、胃底静脉曲张破裂大出血患者局部压迫止血。

(二)禁忌证

严重冠心病、高血压、心功能不全者慎用。

(三)评估

(1)环境是否安静、清洁、舒适。

(2)患者意识状态及合作程度。

(四)操作前准备

(1)了解、熟悉患者病情。与患者或家属谈话,做好解释工作,争取清醒患者配合。

(2)检查有无鼻息肉、鼻甲肥厚和鼻中隔偏曲,选择鼻腔较大侧插管,清除鼻腔内的结痂及分泌物。

(3)器械准备:三腔二囊管、50 mL 注射器、止血钳 3 把、治疗盘、无菌纱布、液状石蜡、0.5 kg 重沙袋(或盐水瓶)、血压表、绷带、宽胶布。

(五)诊疗过程与护理配合

(1)操作者戴帽子和口罩,戴手套,修剪指甲,认真检查双气囊有无漏气和充气后有无偏移,通向双气囊和胃腔的管道是否通畅。远端 45 cm、60 cm、65 cm 处管外有记号,标明管外端至贲门、胃、幽门的距离,以判断气囊所在位置。检查合格后抽尽双囊内气体,将三腔管之前端及气囊表面涂以液状石蜡,从患者鼻腔插入,到达咽部时嘱患者吞咽配合,使三腔管顺利进入 65 cm 标记处。

(2)用注射器先注入胃气囊空气 250～300 mL,使胃气囊充气,即用止血钳将此管腔钳住。然后将三腔管向外牵引,感觉有中等弹性阻力时,表示胃气囊已压于胃底部,适度拉紧三腔管,系上牵引绳,再以 0.5 kg 重沙袋(或盐水瓶)通过滑车固定于床头架上牵引,以达到充分压迫的目的。

(3)经观察仍未能压迫止血者,再向食管囊内注入空气 100～200 mL,然后钳住此管腔,以直接压迫食管下段的扩张静脉。

(4)首次胃囊充气压迫可持续 24 小时,24 小时后必须减压 15～30 分钟。减压前先服液状石蜡 20 mL,10 分钟后,将管向内略送入,使气囊与胃底黏膜分离,然后,去除止血钳,让气囊逐渐缓慢自行放气,抽吸胃管观察是否有活动出血,一旦发现活动出血,立即再行充气压迫。如无活动出血,30 分钟后仍需再度充气压迫 12 小时,再喝液状石蜡、放气减压,留管观察 24 小时,如无出血,即可拔管。拔管前必须先喝液状石蜡 20 mL,以防胃黏膜与气囊粘连,并将气囊内气体抽净,然后才能缓缓拔出。

(5)食管气囊压迫持续时间以 8～12 小时为妥,放气 15～30 分钟。

(6)压迫止血后,应利用胃管抽吸胃内血液,观察有无活动出血,并用冰盐水洗胃,以减少氨的吸收和使血管收缩减少出血。通过胃管可注入止血药、制酸剂等,一般不主张注入药物。

六、腹围的测量

(一)适应证
适用于各类人群。

(二)禁忌证
一般无特殊禁忌证。

(三)评估
(1)环境是否安静、清洁、舒适。

(2)患者意识状态及合作程度。

(四)操作前准备

1.护士准备

按要求着装,洗手,戴帽子,戴口罩,修剪指甲,核对医嘱。

2.用物准备

卷尺。

3.环境准备

清洁、安静、舒适。

4.卧位

协助患者取舒适体位。

5.核对

核对医嘱,携用物至患者床旁。核对患者,向患者解释腹围测量操作目的及过程,并取得同意配合。

(五)诊疗过程与护理配合

(1)清晨平卧,用皮尺在脐位置水平绕一周,所得的数据即为腹围的长度。吸气和呼气时测量腹围均可。

(2)应该注意每次都以同样时间、体位、部位、方法测量,要么都在吸气状态下测量,要么都在呼气状态下测量。否则,测量结果就会失去参考意义。

七、鼻肠管的护理要点及健康教育

(一)目的

通过鼻-空肠管供给食物和药物,保证患者摄入足够的热能、蛋白质等多种营养素,满足其对营养和治疗的需要,促进康复。

(二)护理要点

(1)保持口腔清洁,每天给予口腔护理2次,为防止误吸应当抬高床头30°～45°,采用专用营养泵输注并及时清除口腔分泌物,保持口腔清洁。

(2)每次输注营养液前,要检查鼻肠管留在外面的长度,防止鼻肠管滑脱。并检查胃潴留情况,具体检测方法:可以抽吸胃内容物,若自上一次喂养后2小时胃内容物有100 mL或1小时后约有50%喂养物残留在胃内时存在胃潴留,应立即停止营养液输入,根据情况改变喂养途径或喂养方式。

(3)严密观察患者有无腹痛、腹胀、腹泻等情况,并注意大便的量、色、质。

（4）观察治疗效果，记录 24 小时出入量。按医嘱定期监测电解质，肝肾功能，血脂与血糖，尿常规。

（5）在肠内营养喂养中可能出现的问题：①喂养不当导致的误吸；②胃潴留；③喂养管阻塞；④鼻管引起机械性刺激导致鼻咽及食管损伤；⑤喂养管移位及脱出；⑥胃肠道反应：腹胀、腹泻、恶心、呕吐等。

（三）健康教育

（1）每次使用前后应至少用 20 mL 无菌水或温开水冲洗管道检查是否通畅。对于使用持续地给予肠内营养的患者，应每 6～8 小时冲管一次。对于营养物质较黏稠的应适当增加冲管次数。

（2）如需经鼻肠管给予口服药物的患者，具体方法：先将药物分开研碎、充分溶解、稀释，然后暂停肠内营养泵，用 20 mL 温开水冲洗鼻肠管，将已经溶解好药物注入鼻肠管内，注入药物后再用 20 mL 温开水冲洗鼻肠管，开启肠内营养泵，在特护单记录药液及水的用量。

（3）必须使用专用肠内营养液喂养，如院内营养餐、TPF 等，禁止使用家属自制营养液，以防堵管。

（4）预防喂养管阻塞的方法：2 小时冲管，20 mL 温开水冲管，1 小时巡视一次。

（5）发现堵管后的处理方法。①一冲：用 20 mL 空针抽吸温开水冲管。②二抽：用空针尽量把管道中残留的营养液抽吸出来。③三推注：用碳酸氢钠或可乐推注到管道中尽量多点。④四等待：等待 30～60 分钟。⑤五重复：如果不通继续重复以上操作。如果连续 2 次冲不通，汇报医师后再处理（切勿应用导丝）。

（郭　丽）

第二节　反流性食管炎的护理

反流性食管炎（reflux esophagitis,RE）是指胃、十二指肠内容物反流入食管所引起的食管黏膜炎症、糜烂、溃疡和纤维化等病变，甚至引起咽喉、气道等食管以外的组织损害。其发病男性多于女性，男女比例为（2～3）∶1，发病率为 1.92%。随着年龄的增长，食管下段括约肌收缩力的下降，胃、十二指肠内容物自发性反流，而使老年人反流性食管炎的发病率有所增加。

一、病因与发病机制

（一）抗反流屏障削弱

食管下括约肌是指食管末端 3～4 cm 长的环形肌束。正常人静息时压力为 1.3～4.0 kPa（10～30 mmHg），为一高压带，防止胃内容物反流入食管。由于年龄的增长，机体老化导致食管下括约肌的收缩力下降引起食物反流。一过性食管下括约肌松弛也是反流性食管炎的主要发病机制。

（二）食管清除作用减弱

正常情况下，一旦发生食物的反流，大部分反流物通过 1～2 次食管自发和继发性的蠕动性收缩将食管内容物排入胃内，即容量清除，剩余的部分则由唾液缓慢地中和。老年人食管蠕动缓慢和唾液产生减少,影响了食管的清除作用。

(三)食管黏膜屏障作用下降

反流物进入食管后,可以凭借食管上皮表面黏液、不移动水层和表面 HCO_3^-、复层鳞状上皮等构成上皮屏障,以及黏膜下丰富的血液供应构成的后上皮屏障,发挥其抗反流物对食管黏膜损伤的作用。随着机体老化,食管黏膜逐渐萎缩,黏膜屏障作用下降。

二、护理评估

(一)健康史

询问患者的饮食结构及习惯、有无长期服用药物史。

(二)身体评估

1.反流症状

反酸、反食、反胃(指胃内容物在无恶心和不用力的情况下涌入口腔)、嗳气等,多在餐后明显或加重,平卧或躯体前屈时易出现。

2.反流物引起的刺激症状

胸骨后或剑突下烧灼感、胸痛、吞咽困难等。常由胸骨下段向上伸延,常在餐后 1 小时出现,平卧、弯腰或腹压增高时可加重。反流物刺激食管痉挛导致胸痛,常发生在胸骨后或剑突下。严重时可为剧烈刺痛,可放射到后背、胸部、肩部、颈部、耳后,有的酷似心绞痛的特点。

3.其他症状

咽部不适,有异物感、棉团感或堵塞感,可能与酸反流引起食管上段括约肌压力升高有关。

4.并发症

(1)上消化道出血:因食管黏膜炎症、糜烂及溃疡可以导致上消化道出血。

(2)食管狭窄:食管炎反复发作致使纤维组织增生,最终导致瘢痕性狭窄。

(3)Barrett 食管:在食管黏膜的修复过程中,食管-贲门交界处 2 cm 以上的食管鳞状上皮被特殊的柱状上皮取代,称之为 Barrett 食管。Barrett 食管发生溃疡时,又称 Barrett 溃疡。Barrett食管是食管癌的主要癌前病变,其腺癌的发生率较正常人高 30～50 倍。

(三)辅助检查

1.内镜检查

内镜检查是反流性食管炎最准确、最可靠的诊断方法,能判断其严重程度和有无并发症,结合活检可与其他疾病相鉴别。

2.24 小时食管 pH 监测

应用便携式 pH 记录仪在生理状态下对患者进行 24 小时食管 pH 连续监测,可提供食管是否存在过度酸反流的客观依据。在进行该项检查前 3 天,应停用抑酸药与促胃肠动力的药物。

3.食管吞钡 X 线检查

对不愿意接受或不能耐受内镜检查者行该检查。严重患者可发现阳性 X 线征。

(四)心理-社会状况

反流性食管炎长期持续存在,病情反复、病程迁延,患者会出现食欲减退,体重下降,导致患者心情烦躁、焦虑;合并消化道出血时会使患者紧张、恐惧。应注意评估患者的情绪状态及对本病的认知程度。

三、常见护理诊断及问题

(一)疼痛

胸痛与胃食管黏膜炎性病变有关。

(二)营养失调

低于机体需要量:与害怕进食、消化吸收不良等有关。

(三)有体液不足的危险

有体液不足的危险与合并消化道出血引起活动性体液丢失、呕吐及液体摄入量不足有关。

(四)焦虑

焦虑与病情反复、病程迁延有关。

(五)知识缺乏

缺乏对反流性食管炎病因和预防知识的了解。

四、诊断要点与治疗原则

(一)诊断要点

临床上有明显的反流症状,内镜下有反流性食管炎的表现,食管过度酸反流的客观依据即可做出诊断。

(二)治疗原则

以药物治疗为主,对药物治疗无效或发生并发症者可做手术治疗。

1.药物治疗

目前多主张采用递减法,即开始使用质子泵抑制剂加促胃肠动力药,迅速控制症状,待症状控制后再减量维持。

(1)促胃肠动力药:目前主要常用的药物是西沙必利。常用量为每次 5~15 mg,每天 3~4 次,疗程8~12 周。

(2)抑酸药。①H_2 受体拮抗剂(H_2RA):西咪替丁 400 mg、雷尼替丁 150 mg、法莫替丁 20 mg,每天2 次,疗程 8~12 周。②质子泵抑制剂(PPI):奥美拉唑 20 mg、兰索拉唑 30 mg、泮托拉唑 40 mg、雷贝拉唑 10 mg 和埃索美拉唑 20 mg,一天 1 次,疗程 4~8 周。③抗酸药:仅用于症状轻、间歇发作的患者作为临时缓解症状用。反流性食管炎有并发症或停药后很快复发者,需要长期维持治疗。H_2RA、西沙必利、PPI 均可用于维持治疗,其中以 PPI 效果最好。维持治疗的剂量因患者而异,以调整至患者无症状的最低剂量为合适剂量。

2.手术治疗

手术为不同术式的胃底折叠术。手术指征为:①严格内科治疗无效。②虽经内科治疗有效,但患者不能忍受长期服药。③经反复扩张治疗后仍反复发作的食管狭窄。④确证由反流性食管炎引起的严重呼吸道疾病。

3.并发症的治疗

(1)食管狭窄:大部分狭窄可行内镜下食管扩张术治疗。扩张后予以长程 PPI 维持治疗可防止狭窄复发。少数严重瘢痕性狭窄需行手术切除。

(2)Barrett 食管:药物治疗是预防 Barrett 食管发生和发展的重要措施,必须使用 PPI 治疗及长期维持。

五、护理措施

(一)一般护理

为减少平卧时及夜间反流可将床头抬高 15～20 cm。避免睡前 2 小时内进食,白天进餐后亦不宜立即卧床。应避免食用使食管下括约肌压力降低的食物和药物,如高脂肪、巧克力、咖啡、浓茶及硝酸甘油、钙拮抗剂等。应戒烟及禁酒。减少一切影响腹压增高的因素,如肥胖、便秘、紧束腰带等。

(二)用药护理

遵医嘱给予药物治疗,注意观察药物的疗效及不良反应。

1.H_2 受体拮抗剂

药物应在餐中或餐后即刻服用,若需同时服用抗酸药,则两药应间隔 1 小时以上。若静脉给药应注意控制速度,过快可引起低血压和心律失常。西咪替丁对雄性激素受体有亲和力,可导致男性乳腺发育、阳痿,以及性功能紊乱,应做好解释工作。该药物主要通过肾排泄,用药期间应监测肾功能。

2.质子泵抑制剂

奥美拉唑可引起头晕,应嘱患者用药期间避免开车或做其他必须高度集中注意力的工作。兰索拉唑的不良反应包括荨麻疹、皮疹、瘙痒、头痛、口苦、肝功能异常等,轻度不良反应不影响继续用药,较严重时应及时停药。泮托拉唑的不良反应较少,偶可引起头痛和腹泻。

3.抗酸药

该药在饭后 1 小时和睡前服用。服用片剂时应嚼服,乳剂给药前应充分摇匀。

抗酸剂应避免与奶制品、酸性饮料及食物同时服用。

(三)饮食护理

(1)指导患者有规律地定时进餐,饮食不宜过饱,选择营养丰富,易消化的食物。避免摄入过咸、过甜、过辣的刺激性食物。

(2)制订饮食计划:与患者共同制订饮食计划,指导患者及家属改进烹饪技巧,增加食物的色、香、味,刺激患者食欲。

(3)观察并记录患者每天进餐次数、量、种类,以了解其摄入营养素的情况。

六、健康指导

(一)疾病知识的指导

向患者及家属介绍本病的有关病因,避免诱发因素。保持良好的心理状态,平时生活要有规律,合理安排工作和休息时间,注意劳逸结合,积极配合治疗。

(二)饮食指导

指导患者加强饮食卫生和饮食营养,养成有规律的饮食习惯;避免过冷、过热、辛辣等刺激性食物及浓茶、咖啡等饮料;嗜酒者应戒酒。

(三)用药指导

根据病因及病情进行指导,嘱患者长期维持治疗,介绍药物的不良反应,如有异常及时复诊。

(郭　丽)

第三节　慢性胃炎的护理

慢性胃炎是由不同原因引起的胃黏膜慢性炎症。病变可局限于胃的一部分(常见于胃窦部),也可累及整个胃部。慢性胃炎一般可分为慢性浅表性胃炎、慢性萎缩性胃炎两大类,前者是慢性胃炎中最常见的一种,占 $60\%\sim80\%$,后者则由于易发生癌变而受到人们的关注。慢性胃炎的发病率随年龄增长而增加。

一、护理要点

合理应用药物,及时对症处理;戒除烟酒嗜好,养成良好的饮食习惯;做好健康指导,保持良好心理状态;重视疾病变化,定期检查随访。

二、护理措施

(1)慢性胃炎的患者应立即解除疲劳的工作状态而加强休息,必要时卧床休息。患者应撇开一切烦恼,保持安详、乐观的人生态度。周围环境应保持清洁、卫生和安静。可以听一点轻音乐,将有助于慢性胃炎的康复。

(2)改变不规律进食、过快进食或暴饮暴食等不良习惯,养成定时、定量规律进食的好习惯。进食宜细嚼慢咽,使食物与唾液充分混合,减少对胃黏膜的刺激。

(3)停止进食过冷、过烫、辛辣、高钠、粗糙的食物。患者最好以细纤维素,易消化的面食为主食。

(4)慢性胃炎的患者必须彻底戒除烟酒,最好也不要饮用浓茶。

(5)停止服用水杨酸类药物。对胃酸减少或缺乏者,可适当喝米醋。

三、用药及注意事项

(一)保护胃黏膜

1.硫糖铝

硫糖铝能与胃黏膜中的黏蛋白结合,形成一层保护膜,是一种很好的胃黏膜保护药。同时,它还可以促进胃黏膜的新陈代谢。每次 10 g,每天 3 次。

2.甘珀酸

能促使胃黏液分泌增加和胃黏膜上皮细胞寿命延长,从而形成保护黏膜的屏障,增强胃黏膜的抵抗力。每次 $50\sim100$ mg,每天 3 次,对高血压患者不宜应用。

3.胃膜素

胃膜素为猪胃黏膜中提取的抗胃酸多糖质,遇水变为具有附着力的黏浆,附贴于胃黏膜而起保护作用,并有制酸作用。每次 $2\sim3$ g,每天 3 次。

4.麦滋林-S 颗粒

麦滋林-S 颗粒具有胃黏膜保护功能,最大的优点是不被肠道吸收入血,故几乎无任何不良反应。每次 0.67 g,每天 3 次。

(二)调整胃运动功能

1.甲氧氯普胺

甲氧氯普胺能抑制延脑的催吐化学感受器,有明显的镇吐作用;同时能调整胃窦功能,增强幽门括约肌的张力,防止和减少碱性反流。每次 5～10 mg,每天 3 次。

2.多潘立酮

多潘立酮作用较甲氧氯普胺强而不良反应少,且不透过血-脑屏障,不会引起锥体外系反应,是目前较理想的促进胃蠕动的药物。每次 10～20 mg,每天 3 次。

3.西沙必利

西沙必利作用类似多潘立酮,但不良反应更小,疗效更好。每次 5 mg,每天 3 次。

(三)抗酸或中和胃酸

1.西咪替丁

西咪替丁能使基础胃酸分泌减少约 80%,使各种刺激引起的胃酸分泌减少约 70%。每次 200 mg,每天 3 次。

2.泰胃美

泰胃美作用比较温和,而且能符合胃的生理功能,是比较理想的治疗胃酸增多的慢性浅表性胃炎的药物。每次 400 mg,每天 3 次。

(四)促胃酸分泌

1.康胃素

康胃素能促进胃肠功能,使唾液、胃液、胆液、胰液及肠液等的分泌增加,从而加强消化功能,有利于低酸的恢复。

2.多酶片

多酶片每片内含淀粉酶 0.12 g、胃蛋白酶 0.04 g、胰酶 0.12 g,作用也是加强消化功能。每次 2 片,每天 3 次。

(五)抗感染

1.庆大霉素

庆大霉素口服每次 4 万单位,每天 3 次;对于治疗诸如上呼吸道炎症、牙龈炎、鼻炎等慢性炎症,有较快较好的疗效。

2.德诺(De-Nol)

德诺主要成分是枸橼酸铋钾,具有杀灭幽门螺杆菌的作用。每次 240 mg,每天 2 次。服药时间最长不得超过 3 个月,因为久服胶体铋,有引起锥体外系中毒的危险。

3.三联疗法

三联疗法胶体枸橼酸铋＋甲硝唑＋四环素或阿莫西林,是当前根治幽门螺杆菌的最佳方案,根治率可达 96%。用法为德诺每次 240 mg,每天 2 次;甲硝唑每次 0.4 g,每天 3 次;四环素每次 500 mg,每天 4 次;阿莫西林每次 1.0 g,每天 4 次。此方案连服 14 天为 1 个疗程。

四、健康指导

慢性胃炎由于病程较长,治疗进展缓慢,而且可能反复发作,所以患者常有严重焦虑,而焦虑不安、精神紧张,又是慢性胃炎病情加重的重要因素之一。如此恶性循环,必将严重影响慢性胃炎的治疗。因此,对患者进行心理疏导治疗,往往能收到良好的效果。告诫患者生活要有规律,保持乐观情绪;饮食应少食多餐,戒烟酒,以清淡无刺激性易消化为宜;禁用或慎用阿司匹林等可致溃疡的药物;定期复诊,如上腹疼痛节律发生变化或出现呕血、黑便时应立即就医。

（郭　丽）

第四节　消化性溃疡的护理

消化性溃疡是一种常见的胃肠道疾病,简称溃疡病,通常指发生在胃或十二指肠球部的溃疡,并分别称之为胃溃疡或十二指肠溃疡。事实上,本病可以发生在与酸性胃液相接触的其他胃肠道部位,包括食管下端、胃肠吻合术后的吻合口及其附近的肠襻,以及含有异位胃黏膜的 Meckel 憩室。

消化性溃疡是一组常见病、多发病,人群中患病率高达 5%～10%,严重危害人们的健康。本病可见于任何年龄,以 20～50 岁为多,占 80%,10 岁以下或 60 岁以上者较少。胃溃疡(GU)常见于中年和老年人,男性多于女性,二者之比约为 3:1。十二指肠球部溃疡(DU)多于胃溃疡,患病率是胃溃疡的 5 倍。

一、病因及发病机制

消化性溃疡病因和发病机制尚不十分明确,学说甚多,归纳起来有三个方面:损害因素的作用,即化学性、药物性等因素的直接破坏作用;保护因素的减弱;易感及诱发因素(遗传、性激素、工作负荷等)。目前认为胃溃疡多以保护因素减弱为主,而十二指肠球部溃疡则以损害因素的作用为主。

(一)损害因素作用

1.胃酸及胃蛋白酶分泌异常

31%～46% 的 DU 患者胃酸分泌率高于正常高限(正常男 11.6～60.6 mmol/h,女 8.0～40.1 mmol/h)。因胃蛋白酶原随胃酸分泌,故患者中胃蛋白酶原分泌增加的百分比大致与胃酸分泌增加的百分比相同。

多数 GU 患者酸分泌率正常或低于正常,仅少数患者(如卓-艾综合征)酸分泌率高于正常。虽然如此,并不能排除胃酸及胃蛋白酶是某些 GU 的病因。通常认为在胃酸分泌高的溃疡患者中,胃酸和胃蛋白酶是导致发病的重要因素。

基础胃酸分泌增加可由下列因素所致:①胃泌素分泌增加(卓-艾综合征等)。②乙酰胆碱刺激增加(迷走神经功能亢进)。③组织胺刺激增加(系统性肥大细胞病或嗜碱性粒细胞白血病)。

2.药物性因素

阿司匹林、糖皮质激素、非甾体抗炎药等可直接破坏胃黏膜屏障,被认为与消化性溃疡的发病有关。

3.胆汁及胰液反流

胆酸、溶血卵磷脂及胰酶是引起一些消化性溃疡的致病因素,尤其见于某些 GU。这些 GU 患者幽门括约肌功能不全,胆汁和/或胰酶反流入胃造成胃炎,继发 GU。

胆汁及胰液损伤胃黏膜的机制可能是改变覆盖上皮细胞表面的黏液,损伤胃黏膜屏障,使黏膜更易受胃酸和胃蛋白酶的损害。

(二)保护因素减弱

1.黏膜防护异常

胃黏膜屏障由黏膜上皮细胞顶端的一层脂蛋白膜所组成,使黏膜免受胃内容损伤或在损伤后迅速地修复。黏液的分泌减少或结构异常均能使凝胶层黏液抵抗力减弱。胃黏膜血流减少导致细胞损伤与溃疡。胃黏膜缺血是严重内、外科疾病患者发生急性胃黏膜损伤的直接原因。胃小弯处易发溃疡可能与其侧支血管较少有关。黏膜碳酸氢盐和前列腺素分泌减少亦可使黏膜防御功能降低。

2.胃肠道激素

胃肠道黏膜与胰腺的内分泌细胞分泌多种肽类和胺类胃肠道激素(胰泌素、缩胆囊素、血管活性肠肽、高血糖素、肠抑胃肽、生长抑素、前列腺素等)。它们具有一定生理作用,主要参与食物消化过程,调节胃酸/胃蛋白酶分泌,并能营养和保护胃肠黏膜,一旦这些激素分泌和调节失衡,即易产生溃疡。

(三)易感及诱发因素

1.遗传倾向

消化性溃疡有相当高的家族发病率。曾有报告20%～50%的患者有家族史,而一般人群的发病率仅为5%～10%。许多临床调查研究表明,DU患者的血型以"O"型多见,消化性溃疡伴并发症者也以"O"型多见,这与50%DU患者和40%GU患者不分泌ABH血型物质有关。DU与GU的遗传易感基因不同。提示GU与DU是两种不同的疾病。GU患者的子女患GU风险为一般人群的3倍,而DU患者的子女的风险则并不比一般人群高。曾有报道62%的儿童DU患者有家族史。消化性溃疡的遗传因素还直接表现为某些少见的遗传综合征。

2.性腺激素因素

国内报道消化性溃疡的男女性别比为(3.9～8.5):1,这种差异被认为与性激素作用有关。女性激素对消化道黏膜具有保护作用。生育期妇女罹患消化性溃疡明显少于绝经期后妇女,妊娠期妇女的发病率亦明显低于非妊娠期。现认为女性性腺激素,特别是孕酮,能阻止溃疡病的发生。

3.心理-社会因素

研究认为,消化性溃疡属于心理生理疾病的范畴,特别是DU与心理-社会因素的关系尤为密切。与溃疡病的发生有关的心理-社会因素如下。

(1)长期的精神紧张:不良的工作环境和劳动条件,长期的脑力活动造成的精神疲劳,加之睡眠不足,缺乏应有的休息和调节导致精神过度紧张。

(2)强烈的精神刺激:重大的生活事件,生活情景的突然改变,社会环境的变迁,如丧偶、离婚、自然灾害、战争动乱等造成的心理应激。

(3)不良的情绪反应:指不协调的人际关系,工作生活中的挫折,无所依靠而产生的心理上的"失落感"和愤怒、抑郁、忧虑、沮丧等不良情绪。消化系统是情绪反应的敏感器官系统,所以这些心理-社会因素就会在其他一些内外致病因素的综合作用下,促使溃疡病的发生。

4.个性和行为方式

个性特点和行为方式与本病的发生也有一定关系,它既可作为本病的发病基础,又可改变疾病的过程,影响疾病的转归。溃疡病患者的个性和行为方式有以下几个特点。

（1）竞争性强，雄心勃勃：有的人在事业上虽取得了一定成就，但其精神生活往往过于紧张，即使在休息时，也不能取得良好的精神松弛。

（2）独立和依赖之间的矛盾：生活中希望独立，但行动上又不愿吃苦，因循守旧、被动、顺从、缺乏创造性、依赖性强，因而引起心理冲突。

（3）情绪不稳定：遇到刺激，内心情感反应强烈，易产生挫折感。

（4）惯于自我克制：情绪虽易波动，但往往喜怒不形于色，即使在愤怒时，也常常是"怒而不发"，情绪反应被阻抑，导致更为强烈的自主神经系统功能紊乱。

（5）其他：性格内向、孤僻、过分关注自己、不好交往、自负、焦虑、易抑郁、事无巨细、刻求井井有条等。

5.吸烟

吸烟与溃疡发病是否有关，尚不明确。但流行病学研究发现溃疡患者中吸烟比例较对照组高；吸烟量与溃疡病流行率呈正相关；吸烟者死于溃疡病者比不吸烟者多；吸烟者的 DU 较不吸烟者难愈合；吸烟者的 DU 复发率比不吸烟者高。吸烟与 GU 的发病关系则不清楚。

6.酒精及咖啡饮料

两者都能刺激胃酸分泌，但缺乏引起胃、十二指肠溃疡的确定依据。

二、症状和体征

（一）疼痛

溃疡疼痛的确切机制尚不明确。较早曾提出胃酸刺激是溃疡疼痛的直接原因。因溃疡疼痛发生于进餐后一段时期，此时胃内胃酸浓度达到最高水平。然而，以酸灌注溃疡病患者却不能诱发疼痛；"酸理论"亦不能解释十二指肠溃疡疼痛。由于溃疡痛与胃内压力的升高同步，故胃壁肌紧张度增高与十二指肠球部痉挛均被认为是溃疡痛的原因。溃疡周围水肿与炎症区域的肌痉挛，或溃疡基底部与胃酸接触可引起持续烧灼样痛。给溃疡病患者服用安慰剂，发现其具有与抗酸剂同样的缓解疼痛疗效，进食在有些患者反而会加重疼痛。因此，溃疡疼痛的另一种机制可能与胃、十二指肠运动功能异常有关。

1.疼痛的性质与强度

溃疡痛常为绞痛、针刺样痛、烧灼样痛和钻痛，也可仅为烧灼样感或类似饥饿性胃收缩感以至难与饥饿感相区别。疼痛的程度因人而异，多数呈钝痛，可忍受，无须立即停止工作。老年人感觉迟钝，疼痛往往较轻。少数则剧痛，需使用止痛剂才可缓解。约 10% 的患者在病程中不觉疼痛，直至出现并发症时才被诊断，故被称之为无痛性溃疡。

2.疼痛的部位和放射

无并发症的 GU 的疼痛部位常在剑突下或上腹中线偏左；DU 多在剑突下偏右，范围较局限。疼痛常不放射。一旦发生穿透性溃疡或溃疡穿孔，则疼痛向背部、腹部其他部位，甚至肩部放射。有报道在一些吸烟的溃疡病患者，疼痛可向左下胸放射，类似心绞痛，称为胃心综合征。患者戒烟和溃疡治愈后，左下胸痛即消失。

3.疼痛的节律性

消化性溃疡病中一项最特别的表现是疼痛的出现与消失呈节律性，这与胃的充盈和排空有关。疼痛常与进食有明显关系。GU 疼痛多在餐后 0.5～2.0 小时出现，至下餐前消失，即有"进食→疼痛→舒适"的规律。DU 疼痛多在餐后 3～4 小时出现，进食后可缓解，即有"进食→舒适→疼痛"的规律。疼痛还可出现在晚间睡前或半夜痛醒,称为夜间痛。

4.疼痛的周期性

消化性溃疡的疼痛发作可延续数天或数周后自行缓解,称为溃疡痛小周期。每逢深秋至冬春季节交替时疼痛发作,构成溃疡痛的大周期。溃疡病病程的周期性原因不明,可能与机体全身反应,特别是神经系统兴奋性的改变有关,也与气候变化和饮食失调有关。一般饮食不当,情绪波动,气候突变等可加重疼痛;进食、饮牛奶、休息、局部热敷、服制酸药物可缓解疼痛。

(二)胃肠道症状

1.恶心、呕吐

溃疡病的呕吐为胃性呕吐,属反射性呕吐。呕吐前常有恶心且与进食有关。但恶心与呕吐并非是单纯性胃、十二指肠溃疡的症状。消化性溃疡患者发生呕吐很可能伴有胃潴留或与幽门附近溃疡刺激有关。刺激性呕吐于进食后迅速发生,患者在呕吐大量胃内容物后感觉轻松。幽门梗阻胃潴留所致呕吐很可能发生于清晨,呕吐物中含有隔宿的食物,并带有酸馊气味。

2.嗳气与胃灼热

(1)嗳气可见于溃疡病患者,此症状无特殊意义。多见于年轻的 DU 患者,可伴有幽门痉挛。

(2)胃灼热是位于心窝部或剑突后的发热感,见于 $60\%\sim80\%$ 溃疡病患者,患者多有高酸分泌。可在消化性溃疡发病之前多年发生。胃灼热与溃疡痛相似,有在饥饿时与夜间发生的特点,且同样具有节律性与周期性。胃灼热发病机制仍有争论,目前多认为是由于反流的酸性胃内容物刺激下段食管的黏膜引起。

3.其他消化系统症状

消化性溃疡患者食欲一般无明显改变,少数有食欲亢进。由于疼痛常与进食有关,往往不敢多食。有些患者因长期疼痛或并发慢性胃、十二指肠炎,胃分泌与运动功能减退,导致食欲减退,这较多见于慢性 GU。有些 DU 患者有周期性唾液分泌增多,可能与迷走神经功能亢进有关。

痉挛性便秘是消化性溃疡常见症状之一,但其原因与溃疡病无关,而与迷走神经功能亢进,严重偏食使纤维食物摄取过少,以及药物(铝盐、铋盐、钙盐、抗胆碱能药)的不良反应有关。

(三)全身性症状

除胃肠道症状外,患者可有自主神经功能紊乱的症状,如缓脉、多汗等。久病更易出现焦虑、抑郁和失眠等精神症状。疼痛剧烈影响进食者可有消瘦及贫血。

三、并发症

约 1/3 的消化性溃疡患者病程中出现出血、穿孔或梗阻等并发症。

(一)出血

出血是消化性溃疡最常见的并发症,见于 $15\%\sim20\%$ 的 DU 和 $10\%\sim15\%$GU 患者。它标志着溃疡病变处于高度活动期。发生出血的危险率与病期长短无关,1/4~1/3 患者发生出血时无溃疡病史。出血多见于寒冷季节。

出血是溃疡腐蚀血管所致。急性出血最常见现象为黑便和呕血。仅 $50\sim75$ mL 的少量出血即可表现为黑便。GU 者大量出血时有呕血伴黑便。DU 则多为黑便,量多时反流入胃亦可表现为呕血。如大量血流快速通过胃肠道,粪色则为暗红或酱色。大量出血导致急性循环血量下降,出现体位性心动过速、血压脉压减小和直立性低血压,严重者发生休克。

(二)穿孔

溃疡严重,穿破浆膜层可致:十二指肠内容物经过溃疡穿孔进入腹膜腔即游离穿孔;溃疡侵蚀穿透胃、十二指肠壁,但被胰、肝、脾等实质器官所封闭而不形成游离穿孔;溃疡扩展至空腔脏器如胆总管、胰管、胆囊或肠腔形成瘘管。

6%～11%的 DU 和 2%～5%的 GU 患者发生游离穿孔,甚至以游离穿孔为起病方式。老年男性及服用非类固醇抗炎药者较易发生游离穿孔。十二指肠前壁溃疡容易穿孔,偶有十二指肠后壁溃疡穿孔至小网膜囊引起背痛而非弥漫性腹膜炎症。GU 穿孔多位于小弯处。

游离穿孔的特点为突然出现、发展很快,有持续的剧烈疼痛。痛始于上腹部,很快发展为全腹痛,活动可加剧,患者多取仰卧不动的体位。腹部触诊压痛明显,腹肌广泛板样强直。由于体液向腹膜腔内渗出,常有血压降低、心率加快、血液浓缩及白细胞计数增高,而少有发热。16%患者血清淀粉酶轻度升高。75%患者的直立位胸腹部 X 线可见游离气体。经鼻胃管注入 400～500 mL 空气或碘造影剂后摄片,更易发现穿孔。

有时,游离穿孔的临床表现可不典型:如穿孔很快闭合,腹腔细菌污染很轻,临床症状可很快自动改善;老年或有神经精神障碍者,腹痛及腹部体征不明显,仅表现为原因不明的休克;体液缓慢渗漏入腹膜腔而集积于右结肠旁沟,临床表现似急性阑尾炎。

溃疡穿孔至胰腺者通常有难治性溃疡疼痛。十二指肠后壁穿透者血清淀粉酶及脂酶水平可升高。偶尔,穿孔可引起瘘管,如十二指肠穿孔至胆总管瘘管,胃溃疡穿通至结肠或十二指肠瘘管。

穿孔病死率为 5%～15%,而靠近贲门的高位胃溃疡的病死率更高。

(三)幽门梗阻

约 5%DU 和幽门溃疡患者出现幽门梗阻。梗阻由水肿、平滑肌痉挛、纤维化或诸种因素合并所致,梗阻多为溃疡病后期表现。消化性溃疡并发梗阻的病死率为 7%～26%。

由于梗阻使胃排空延缓,患者常出现恶心、呕吐、上腹部饱满、胀气、食欲减退、早饱、畏食和体重明显下降。上腹痛经呕吐后可暂时缓解。呕吐多在进食后 1 小时或更长时间后出现,吐出量大,为不含胆汁的未消化食物,此种症状可持续数周至数月。体格检查可见血容量不足征象(低血压、心动过速、皮肤黏膜干燥),上腹部蠕动波及胃部振水音。

实验室检查常有血液浓缩、肾前性氮质血症等血容量不足征象及呕吐引起的低钾低氯代谢性碱中毒。若体重丧失明显,可出现低蛋白血症。

(四)癌变

少数 GU 发生癌变,发生率不详。凡 45 岁以上患者,内科积极治疗无效者,以及营养状态差、贫血、粪便隐血试验持续阳性者均应做钡餐、纤维胃镜检查及活组织病理检查,以尽早发现癌变。

四、检查

(一)血清胃泌素含量

放免法检测胃泌素可检出卓-艾综合征及其他高胃酸分泌性消化性溃疡。未服过大剂量的抗酸剂、H_2 受体拮抗剂或质子泵抑制剂等药者,如空腹血清胃泌素水平＞200 pg/mL,应测定胃酸分泌量,以明确是否由于恶性贫血、萎缩性胃炎、胃癌或迷走神经切除等因素胃泌素反馈性增高。血清胃泌素含量及基础酸排量均增加仅见于少数疾病。测定静脉注射胰泌素后的血清胃泌素浓度,有助于确诊诊断不明的卓-艾综合征。

(二)胃酸分泌试验方法

胃酸分泌试验方法是在透视下将胃管置入胃内,管端位于胃窦,以吸引器吸取胃液,测定每次吸取的胃液量及酸浓度。健康人胃酸分泌量见表12-1。GU的酸排量与正常人相似,而DU则空腹和夜间均维持较高水平。胃酸分泌幅度在正常人和消化性溃疡患者之间重叠,GU与DU之间亦有重叠,故胃酸分泌检查对溃疡病的定性诊断意义不大。对缺乏胃酸的溃疡病,应疑有癌变;胃酸很高,基础酸排量和最高酸排量明显增高,则提示胃泌素瘤可能。

表 12-1　健康男女性正常胃酸分泌的高限及低限值

	基础(mmol/h)	最高(mmol/h)	最大(mmol/h)	基础/最大(mmol/h)
男性(N=172)高限值	10.5	60.6	47.7	0.31
男性(N=172)低限值	0	11.6	9.3	0
女性(N=76)高限值	5.6	40.1	31.2	0.29
女性(N=76)低限值	0	8.0	5.6	0

(三)X线钡餐检查

X线钡餐检查是确定诊断的有效方法,尤其对临床表现不典型者。消化性溃疡在X线征象上出现形态和功能的改变,即直接征象与间接征象。由钡剂充填溃疡形成龛影为直接征象,是最可靠的诊断依据。溃疡病周围组织的炎性病变与局部痉挛产生钡餐检查时的局部压痛或激惹现象及溃疡愈合形成瘢痕收缩使局部变形均属于间接征象。

(四)纤维胃镜检查

胃镜检查对消化性溃疡的诊断和鉴别诊断有很大价值。该检查可以发现X线所难以发现的浅小溃疡,确切地判断溃疡的部位、数目、大小、深浅、形态及病期(活动期、愈合期、瘢痕期),对随访溃疡的过程和判定治疗的效果有价值。胃镜检查还可在直视下做胃黏膜活组织检查等,故对溃疡良性、恶性的鉴别价值较大。

(五)粪便隐血试验

溃疡活动期,溃疡面有微量出血,粪隐血试验大都阳性,治疗1~2周后多转为阴性。如持续阳性,则疑有癌变。

(六)幽门螺杆菌(HP)感染检查

近来HP在消化性溃疡发病中的重要作用备受重视。我国人群中HP感染率为40%~60%。HP在GU和DU中的检出率更是分别高达70%~80%和90%~100%。诊断HP方法有多种:①直接从活检胃黏膜中细菌培养、组织涂片或切片染色查HP。②用尿素酶试验、^{14}C-尿素呼吸试验、胃液尿素氮检测等方法测定胃内尿素酶活性。③血清学查抗HP抗体。④聚合酶链式反应技术查HP。

五、护理

(一)护理观察

1.腹痛

观察腹痛的部位、性质、强度,有无放射痛,与进食、服药的关系,腹痛有无周期性。

2.呕吐

观察呕吐物性质、气味、量、颜色、呕吐次数及与进食关系,注意有无因呕吐而致脱水和低钾、低钠血症以及低氯性碱中毒。

3.呕血和黑粪

观察呕血、便血的量、次数和性质。注意出血前有无恶心、呕吐、上腹不适、血中是否混有食物，以便与咯血相区别。半数以上溃疡出血者有 38.5 ℃以下的低热，持续时间与出血时间一致，可作为出血活动的一个标志，故应每天多次测体温。

4.穿孔

由于老年人常有其他慢性病，穿孔时腹痛、腹肌紧张不明显，可无显著压痛和反跳痛，常易误诊，病死率高，应予密切观察生命体征和腹部情况。

5.幽门梗阻观察以下情况可了解胃潴留程度

餐后 4 小时后胃液量(正常＜300 mL)，禁食 12 小时后胃液量(正常＜200 mL)，空腹胃注入 750 mL 生理盐水 30 分钟后胃液量(正常＜400 mL)。

6.其他

注意观察有无影响溃疡愈合的焦虑和忧郁、饮食不节、熬夜、过度劳累、服药不正规，服用阿司匹林和肾上腺皮质激素、吸烟等。

(二)常规护理

1.休息

消化性溃疡属于典型的心身疾病，心理-社会因素对发病起着重要作用。因此，规律的生活和劳逸结合的工作安排，无论在本病的发作期或缓解期都十分重要。休息是消化性溃疡基本和重要的护理。休息包括精神休息和躯体休息。病情轻者可边工作边治疗，较重者应卧床数天至 2 周，继之休息 1～2 个月。平卧休息时胆汁反流明显减少，对胃溃疡患者有利。另外应保证充足的睡眠，服用适量镇静剂。

2.戒烟、酒及其他嗜好品

吸烟者，消化性溃疡的发病率较不吸烟者多。吸烟可使溃疡恶化或延迟溃疡愈合。吸烟会削弱十二指肠液中和胃酸的能力，还能引起十二指肠液反流入胃。患者戒烟后溃疡症状明显改善。有研究认为就 DU 患者而言，戒烟比服西咪替丁更重要。

酒精能损坏胃黏膜屏障引起胃炎而加重症状，延迟愈合。此外，还能减弱胰泌素对胰外分泌腺分泌水和碳酸氢根的作用，降低了胰液中和胃酸的能力。临床观察也显示消化性溃疡患者停止饮酒后症状减轻，故应劝患者戒酒。

咖啡等物质能刺激胃酸与胃蛋白酶分泌，还可使胃黏膜充血，加剧溃疡病症状。故应不饮或少饮咖啡、可口可乐、茶、啤酒等。

3.饮食

饮食护理是消化性溃疡病治疗的重要组成部分。饮食护理的目的是减轻机械性和化学性刺激、缓解和减轻疼痛。合理营养有利改善营养状况、纠正贫血，促进溃疡愈合，避免发生并发症。

(三)饮食护理原则

1.宜少量多餐，定时，定量进餐

每天 5～7 餐，每餐量不宜过饱，约为正常量的 2/3。因少量多餐可中和胃酸，减少胃酸对溃疡面的刺激，又可供给足够营养。少量多餐在急性消化性溃疡时更为适宜。

2.宜选食营养价值高、质软而易于消化的食物

如牛奶、鸡蛋、豆浆、鱼、嫩的瘦猪肉等食物，经加工烹调变得细软易消化，对胃肠无刺激。同

时注意补充足够的热量及蛋白质和维生素。

3.蛋白质、脂肪、碳水化合物的供给要求

蛋白质按每天每千克体重 1.0～1.5 g 供给；脂肪按每天 70～90 g 供给,选择易消化吸收的乳融状脂肪(如奶油、牛奶、蛋黄、黄油、奶酪等),也可用适量的植物油,碳水化合物按每天 300～350 g 供给。选择易消化的糖类如粥、面条、馄饨等,但蔗糖不宜供给过多,否则可使胃酸增加,且易胀气。

4.避免化学性和机械性刺激的食物

化学刺激性的食物有咖啡、浓茶、可可、巧克力等这些食物可刺激胃酸分泌增加；机械性刺激的食物有油炸猪排、花生米、粗粮、芹菜、韭菜、黄豆芽等,这些食物可刺激胃黏膜表面血管和溃疡面。总之溃疡病患者不宜吃过咸、过甜、过酸、过鲜、过冷、过热及过硬的食物。

5.食物烹调必须切碎制烂

可选用蒸、煮、氽、烧、烩、焖等的烹调方法。不宜采用爆炒、滑溜、干炸、油炸、生拌、烟熏、腌腊等烹调方法。

6.必须预防便秘

溃疡病饮食中含粗纤维少,食物细软,易引起便秘,宜经常吃些润肠通便的食物如果子冻、果汁、菜汁等,可预防便秘。

溃疡病急性发作或出血刚停止后,进流质饮食,每天 6～7 餐。无消化道出血且疼痛较轻者宜进厚流质或少渣半流,每天 6 餐。病情稳定、自觉症状明显减轻或基本消失者,每天 6 餐细软半流质。基本愈合者每天 3 餐普食加 2 餐点心,不宜进食油煎、炸和粗纤维多的食物。

出现呕血、幽门梗阻严重或急性穿孔均应禁食。

(四)心理护理

在治疗护理过程中应注重教育,应把防病治病的基本知识介绍给患者,如让患者注意避免精神紧张和不良情绪的刺激,注意精神卫生,注意锻炼身体、增强体质、培养良好的生活习惯,生活有规律,注意劳逸结合,节制烟酒,慎用对胃黏膜有损害的药物等,使患者了解本病的规律性,治疗原则和方法,从而坚定战胜疾病的信心,自觉配合治疗和护理。在心理护理过程中,护士应当了解患者在疾病的不同时期所出现的心理反应,如否认、焦虑、抑郁、孤独感、依赖心理等心理反应,护理上重点要给患者以心理支持,特别帮助他们克服紧张、焦虑、抑郁等常见的心理问题,帮助他们进行认识重建,即认识个人、认识社会,调整和处理好人与人、个人与社会之间的关系,重新找到自己新的起点,减少疾病造成的痛苦和不安。心理护理中,护士应当实施针对性、个性化的心理护理。如对那些具有明显心理素质上弱点的患者,有易暴怒、抑郁、孤僻及多疑倾向者应及早通过心理指导加强其个性的培养,对那些有明显行为问题者,如酗酒、吸烟、多食、缺少运动及 A 型行为等,应用心理学技术指导其进行矫正;对那些工作和生活环境里存在明显应激源的人,应及时帮助其进行适当的调整,减少不必要的心理刺激。

(五)药物治疗护理

1.制酸剂

胃酸、胃蛋白酶对消化性溃疡的发病有重要作用。制酸药能中和胃酸从而缓解疼痛并降低胃蛋白酶的活性。常用的制酸药分可溶性和不溶性两种。可溶性抗酸药主要为碳酸氢钠,该药止痛效果快,但自肠道吸收迅速,大量及长期应用可引起钠潴留和代谢性碱中毒,且与胃酸相遇可产生 CO_2,引起腹胀和继发胃酸增高,故不宜单独使用,而应小剂量与其他抗酸药混合服用。

不溶性抗酸药有氢氧化铝、碳酸铝、氧化铝、三硅酸镁等,作用缓慢而持久,肠道不吸收,可单独或联合用药。各种抗酸剂均有其特点,临床上常联合应用,以提高疗效,减少不良反应。抗酸药对缓解溃疡疼痛十分有效,是否能促进溃疡愈合,尚无肯定结论。

使用抗酸药应注意:①在饭后 1~2 小时服,可延长中和作用时间,而不可在餐前或就餐时服药。睡前加服 1 次,可中和夜间所分泌的大量酸。②片剂嚼碎后服用效果较好,因药物颗粒越小溶解越快,中和酸的作用越大,因此,凝胶或溶液的效果最好,粉剂次之,片剂较差。③抗酸药除可引起便秘、腹泻外,尚可引起一些其他不良反应,特别是当患者有肾功能不全或心力衰竭时,如碳酸氢钠可造成钠潴留和碱中毒;碳酸钙剂量过大时,高血钙可刺激 G 细胞分泌大量胃泌素,引起胃酸分泌反跳而加重上腹痛;长期大量服用氢氧化铝后,因铝结合饮食中的磷,使肠道对磷的吸收减少,严重缺磷可引起食欲缺乏、软弱无力等,甚至导致软骨病或骨质疏松。

2.抗胆碱能药

这类药物可抑制迷走神经功能,因而具有减少胃酸分泌、解除平滑肌和血管痉挛、改善局部营养和延缓胃排空等作用,后者有利于延长抗酸药和食物对胃酸的中和,达到止痛目的。但其延缓胃排空引起胃窦部潴留,可促使胃酸分泌所以认为不宜用于胃溃疡。抗胆碱能药服后 2 小时出现最大药理作用,故常于餐后 6 小时及睡前服用。抗胆碱能药物最大缺点是不但能抑制胃酸分泌,也抑制乙酰胆碱在全身的生理作用,故有口干、视力模糊、心动过速、汗闭、便秘和尿潴留等不良反应,故溃疡出血、幽门梗阻、反流性食管炎、青光眼、前列腺肥大等患者均不宜使用。常用的药物有普鲁苯辛、溴甲阿托品、贝那替秦、山莨菪碱、阿托品等。

3.H_2 受体阻滞剂

组织胺通过两种受体而产生效应,其中与胃酸分泌有关的是 H_2 受体。阻滞 H_2 受体能抑制胃酸的分泌。代表药是西咪替丁,它对胃酸的分泌具有强大抑制作用。口服后很快被小肠所吸收,在 1~2 小时内血液浓度达高峰,可完全抑制由饮食或胃泌素所引起的胃酸分泌达 6~7 小时。该药常于进餐时与食物同服。年龄大,伴有肾功能和其他疾病者易发生不良反应。常见的不良反应有头痛、腹泻、嗜睡、疲劳、肌痛、便秘等。其他常用的药物还有雷尼替丁、法莫替丁等。西咪替丁会影响华法林、茶碱或苯妥英的药物代谢,与抗酸剂合用时,间隔时间≥2 小时。

4.丙谷胺及其他减少胃酸分泌药

丙谷胺的分子结构与胃泌素的末端相似,能抑制基础酸排量和最大酸排量,竞争性抑制胃泌素受体,并对胃黏膜有保护和促进愈合作用,其抑酸和缓解症状的作用较西咪替丁弱。该药常于饭前 15 分钟服,无明显不良反应。哌仑西平,能选择性拮抗乙酰胆碱的促胃分泌效应而不拮抗其他效应,很少有不良反应,宜餐前 90 分钟服用。甲氧氯普胺为胃运动促进剂,能增强胃窦蠕动加速胃排空,减少食糜等对胃窦部的刺激而使胃酸分泌减少,还可减少胆汁反流,减轻胆汁对胃黏膜的损害。一般用药后 60~90 分钟可达作用高峰,故宜在餐前 30 分钟服用,严重的不良反应为锥体外系反应。

5.细胞保护剂

临床常用的细胞保护剂有多种。甘珀酸能加强胃黏液分泌,强固胃黏膜屏障,促进胃黏膜再生。但具有醛固酮样效应,可引起高血压、水肿、水钠潴留、低血钾等不良反应,故高血压、心脏病、肾脏病和肝脏病患者慎用。服药的最佳时间为餐前 15~30 分钟和睡前服。胶态次枸橼酸铋,在酸性胃液中与溃疡坏死组织螯合,形成保护性铋蛋白凝固物,使溃疡面与胃酸、胃蛋白酶隔离。宜在餐前 1 小时和睡前服。严重肾功能不全者忌用,少数人服药后便秘、转氨酶升高。硫糖铝可与胃蛋白酶直接络合或结合,使酶失去活性而发挥作用,宜餐前 30 分钟及睡前服,偶见口干、便秘、恶心等不良反应。前列腺素 E_1 抑制胃酸分泌,保护黏膜屏障,主要用于非类固醇抗炎药合用者,最常见不良反应是腹泻和腹痛,孕妇忌用。

6.质子泵抑制剂

奥美拉唑直接抑制质子泵,有强烈的抑酸能力,疗效明显起效快,不良反应少而轻,无严重不良反应。

(六)急性大量出血的护理

1.急诊处理

首先按医嘱插入鼻胃管,建立静脉通道,输液开始宜快,可选用等渗盐水、林格液、右旋糖酐或其他血浆代用品,一般不用高渗溶液。观察意识、血压、脉搏、体温、面色、鼻胃管引出胃液量和颜色、皮肤(干、湿、温度)、肠鸣、上腹压痛、出入量。

2.重症监护

急诊处理后,患者应予重症监护。除密切观察生命体征和出血情况外,应抽血查血红蛋白、血球压积(出血 4～6 小时后才开始变化)、血型和交叉反应、凝血酶原时间、部分凝血酶原时间或激活部分凝血酶原时间、血钠(开始代偿性升高,补液后降低)、血钾(大量呕吐后降低。多次输液后可增高)、尿素氮(急性出血后 24～48 小时内升高,一般丢失 1 000 mL 血,尿素氮升高为正常值的2～5倍)、肌酐(肾灌注不足致肌酐升高)。向患者介绍为了确诊可能需做的钡餐、纤维胃镜、胃液分析等检查的过程,使患者受检时更好地合作。告知患者检查时体位、术前服镇静药可能会产生昏睡感,喉部喷局麻药会引起不适。及时了解胃镜检查结果,如无严重再出血应拔除鼻胃管以减少机械刺激。在恶心反射出现前,仍予禁食。

3.再出血

首先观察鼻胃管引出血量、颜色、患者生命体征。再次确定鼻胃管位置是否正确、引流瓶处于低位持续吸引、压力为 10.7 kPa(80 mmHg)。如明确再次出血,安慰患者不必紧张,使患者相信医护人员是可以很好地处理再次出血。

4.胃管灌注

为使血管收缩,减少黏膜血流量,达到一过性止血效果,常经胃管灌注冰生理盐水或冷开水。灌注时抬高头位 30°～45°,关闭吸引管。灌注时应加快滴注速度,观察血压、体温、脉搏、寒战。发生寒战可多盖被,给患者解释不必紧张。注意寒战易诱发心律失常。灌注后注意有无输液过多的症状(呼吸困难)和体征(脉搏快,颈静脉怒张,肺部捻发音)。

(七)急性穿孔的护理

任何消化性溃疡均可发生穿孔,穿孔前常无明显诱因,有些可能由服肾上腺皮质激素、阿司匹林、饮酒和过度劳累诱发。上腹部难以忍受的剧痛及恶心呕吐,常是穿孔引起腹膜炎的症状。患者两腿卷曲,腹肌强直伴反跳痛,甚至出现面色苍白、出冷汗、脉搏细速、血压下降、休克。一般在穿孔后 6 小时内及时治疗,疗效较佳,若不及时抢救可危及生命。一经确诊,患者就应绝对卧床休息,禁食并留置胃管抽吸胃内容物进行胃肠减压。补液、应用抗生素控制腹腔感染。密切观察生命体征,及时发现和纠正休克,迅速做好各种术前准备。

(八)幽门梗阻的护理

功能性或器质性幽门梗阻的早期处理基本相同,包括:①纠正体液和电解质紊乱,严格正确记录每天出入量,抽血测定血清钾、钠、氯及血气分析,了解电解质及酸碱失衡情况,及时补充液体和电解质。②胃肠减压：幽门梗阻者每天清晨和睡前用 3% 盐水或苏打水洗胃，保留 1 小时后排出。必要时行胃肠减压，连续 72 小时吸引胃内容物，可解除胃扩张和恢复胃张力，抽出胃液也可减轻溃疡周围的炎症和水肿。若对梗阻的性质不明，应做上消化道内镜或钡餐检查，同时也可估计治疗效果。病情好转给流质饮食，每晚餐后 4 小时洗胃 1 次，测胃内潴留量，准确记录颜色、气味、性质。临床操作过程中常遇胃管不畅的情况，通常原因是胃管扭曲在口腔或咽部；胃管置入深度不够；胃管置入过深至幽门部或十二指肠内；胃管侧孔紧贴胃壁；食物残渣或凝血块阻塞。有报道胃肠减压过程中发生少见的并发症，如下胃管困难致环杓关节脱位，减压器故障大量气体入胃致腹膜炎，蛔虫堵塞致无效减压，胃管结扎致拔管困难等。③能进流质时，同时服用抗酸剂、西咪替丁等药物治疗。禁用抗胆碱能药物。

对并发症观察经处理后病情是否好转，若未见改善，做好手术准备，考虑外科手术。

（郭　丽）

第五节　炎性肠病的护理

炎性肠病（inflammatory bowel disease，IBD）是一种特殊的慢性肠道炎症性疾病，主要包括溃疡性结肠炎（ulcerative colitis，UC）和克罗恩病（Crohn disease，CD）。

一、溃疡性结肠炎

（一）定义

溃疡性结肠炎是一种原因不明的慢性结肠炎，病变主要限于结肠的黏膜，表现为炎症或溃疡，多累及直肠和远端结肠，但可向近端扩展，以致遍及整个结肠。

（二）病因

溃疡性结肠炎的病因与遗传因素、感染因素、环境因素、免疫因素等有关。

（三）诊断

1.临床表现

（1）消化系统表现：①腹泻，黏液脓血便；②腹痛，有疼痛－便意－便后缓解的规律，常有里急后重；③其他症状，腹胀，食欲减退，恶心，呕吐，④体征，轻、中型患者仅有左下腹轻压痛，重型和暴发型患者常有明显压痛和鼓肠。

（2）全身表现：发热，消瘦，贫血，低蛋白血症、水与电解质平衡紊乱。

（3）肠外表现：外周关节炎、结节性红斑、坏疽性脓皮病、巩膜外层炎、口腔复发性溃疡等。

2.实验室检查

（1）血液检查：可有轻、中度贫血。重症患者白细胞计数增高及红细胞沉降率加速。严重者血清蛋白及钠、钾、氯降低。

（2）粪便检查：活动期有黏液脓血便，反复检查便常规、培养、孵化等均无特异病原体发现，如阿米巴包囊、血吸虫卵等。

（3）免疫学检查：IgG、IgM 可稍有增加，抗结肠黏膜抗体阳性，T 淋巴细胞与 B 淋巴细胞比率降低，血清总补体活性（CH50）增高。

3.影像学检查

(1)结肠镜检查:可明确病变性质。病变多从直肠开始,呈连续性、弥漫性分布,表现为:①黏膜血管纹理模糊、紊乱,黏膜充血、水肿、易脆、出血及脓性分泌物附着,亦常见黏膜粗糙,呈细颗粒状;②病变明显处可见弥漫性多发糜烂或溃疡;③慢性病变者可见结肠袋囊变浅、变钝或消失,假息肉及桥形黏膜等。

(2)消化道造影(钡剂灌肠)检查。主要改变为:①黏膜粗乱和/或颗粒样改变;②肠管边缘呈锯齿状或毛刺样,肠壁有多发性小充盈缺损;③肠管短缩,袋囊消失呈铅管样。重型或暴发型病例不宜做本检查,以免加重病情或诱发中毒性巨结肠。

(四)鉴别诊断

1.克罗恩病

二者鉴别要点如表 12-2 所示。

表 12-2　溃疡性结肠炎与克罗恩病鉴别要点

鉴别点	溃疡性结肠炎	克罗恩病
症状	腹泻以脓血便多见	腹泻但脓血便少见
末端回肠受累	罕见	多见
直肠受累	大多数直肠受累	直肠受累少见
肠腔狭窄	少见、中心性	多见、偏心性
病变分部	病变连续	呈节段性
活检特征	固有膜全层弥漫性炎症、隐窝脓肿、隐窝结构明显异常、杯状细胞减少	裂隙状溃疡、黏膜下层淋巴细胞聚集
内镜表现	溃疡浅,黏膜弥漫性充血水肿、颗粒状,脆性增加	纵行溃疡、鹅卵石样改变,病变间黏膜外观正常

2.急性自限性结肠炎

各种细菌感染肠道所致,粪便检查可分离出致病菌,抗菌药物治疗有良好效果,通常在 4 周内消散。

3.阿米巴肠炎

血清抗阿米巴滋养体抗体阳性,抗阿米巴治疗有效。

4.血吸虫病

粪便检查可发现血吸虫卵,孵化毛蚴阳性。

5.结肠癌

结肠镜下活检可确诊。

(五)治疗

治疗目的:控制急性发作,减少复发,防治并发症。

1.一般治疗

强调休息、饮食和营养。病情严重时,应禁食,予完全胃肠外营养。

2.药物治疗

(1)氨基水杨酸制剂:柳氮磺吡啶,适用于轻、中型患者或重型经糖皮质激素治疗已有缓解者。用法 1 g,口服,4 次/天,用药 3~4 周后病情缓解可减量使用 3~4 周,后改为维持量 2 g/d,分次口服,维持 1~2 年。

(2)糖皮质激素:对急性发作期疗效好。一般予口服泼尼松 40 mg/d;重症患者先予较大剂量静脉滴注,如氢化可的松 200～300 mg/d 或地塞米松 10 mg/d,7～14 天后改为口服泼尼松 60 mg/d。病情缓解后逐渐减量至停药。

(3)免疫抑制剂:硫唑嘌呤或巯嘌呤可试用于对激素治疗效果不佳或对激素依赖的慢性持续型病例。

3.手术治疗

肠穿孔、严重出血、肠梗阻、癌变、多发性息肉、中毒性巨结肠、结肠周围脓肿或瘘管形成可手术治疗。

(六)预后

溃疡性结肠炎的预后好坏,取决于病型、有无并发症和治疗条件。轻型者预后良好,治疗缓解率为 80%～90%,且部分患者可长期缓解;重型者治疗缓解率约为 50%;少数暴发型者,病情凶险,病死率高达 35%,但治疗后往往也有好转可能;病程漫长、病变广泛的活动性病例有并发结肠癌的危险性。

总之,溃疡性结肠炎不容易彻底治愈,但大部分患者的预后良好。

二、克罗恩病

(一)定义

肠道克罗恩病又称局限性肠炎、肉芽肿性回肠炎等,是一种病因尚不十分清楚的胃肠道慢性炎性肉芽肿性疾病,与溃疡性结肠炎同属炎性肠病。

(二)病因

克罗恩病的病因与感染因素、遗传因素、免疫因素等有关。

(三)诊断

1.临床表现

(1)消化系统表现:①腹痛为最常见的症状,多位于右下腹或脐周,间歇性发作,痉挛性阵痛伴腹鸣。②腹泻,一般无脓血和黏液,病变涉及下段结肠或肛门直肠者,可有黏液血便。③腹部包块,见于 10%～20% 患者,多位于右下腹与脐周。④瘘管形成。

(2)全身表现:发热,以间歇性低热或中度热常见。营养障碍,表现为消瘦、贫血、低蛋白血症等。

(3)肠外表现:杵状指(趾)、关节炎、结节性红斑、坏疽性脓皮病、口腔黏膜溃疡等。

2.实验室检查

(1)血液检查:贫血,活动期周围血白细胞计数增高,血沉加快。血清蛋白降低。

(2)粪便检查:粪便隐血试验常呈阳性。

3.影像学检查

(1)结肠镜检查:内镜检查和黏膜活检可见黏膜充血、水肿、溃疡、肠腔狭窄、假息肉形成,以及卵石征等不同表现。病变呈跳跃式分布。

(2)X 线钡灌肠检查:常在回肠末端或升结肠等处发现节段性病变,受累肠段黏膜粗乱,呈卵石样充盈缺损,肠腔有狭窄,肠壁僵硬呈"线样征",或肠管轮廓不规则呈锯齿样边缘,或出现溃疡龛影。病变肠管近端的正常肠管扩张,或呈肠梗阻的表现。也可发现肠管间瘘管影,是诊断的主要依据之一。

（四）鉴别诊断

1.肠结核

可伴有肠外结核灶,少见活动性便血,粪便抗酸杆菌可阳性,抗结核治疗疗效好。常见肠壁内干酪样坏死性肉芽肿。

2.小肠恶性淋巴瘤

本病起源于小肠黏膜下的淋巴滤泡,大多数是全身性淋巴瘤的一种局部表现。在免疫缺陷病患者,长期免疫抑制剂治疗及免疫增生性肠病的患者发病率明显增高。组织活检病理检查可鉴别。

3.溃疡性结肠炎

二者鉴别诊断见溃疡性结肠炎部分表 12-1。

4.急性阑尾炎

急性发病时应与急性阑尾炎鉴别。可通过右下腹超声及腹部 CT 等除外阑尾病变。

（五）治疗

治疗目的:控制病情活动、维持缓解及防治并发症。

1.一般治疗

强调饮食调理和营养补充。高营养低渣饮食,适当补充叶酸、维生素 B_{12}。

2.药物治疗

(1)氨基水杨酸制剂:柳氮磺吡啶,适用于轻、中型患者,但仅适用于病变局限在结肠者。美沙拉嗪可作为缓解期维持用药。

(2)糖皮质激素:适用于本病活动期,初量要足、疗程偏长。泼尼松 $30\sim40$ mg/d,重者可达 60 mg/d。病情严重者可用氢化可的松或地塞米松静脉给药,病变于左半结肠者可用激素保留灌肠。

(3)免疫抑制剂:硫唑嘌呤或巯嘌呤可试用于对激素治疗效果不佳或对激素依赖的慢性持续型病例。剂量为硫唑嘌呤 2 mg/(kg·d),巯嘌呤 1.5 mg/(kg·d),维持用药一般 $1\sim2$ 年。

(4)抗菌药物:甲硝唑、喹诺酮类药物对本病有一定疗效。

3.手术治疗

手术适应证主要是针对并发症,包括完全性肠梗阻、瘘管与脓肿形成、急性穿孔或不能控制的大量出血等。

肠穿孔、严重出血、肠梗阻、癌变、多发性息肉、中毒性巨结肠、结肠周围脓肿或瘘管形成可手术治疗。

（六）预后

本病可经治疗好转,也可自行缓解,但多数患者反复发作,迁延不愈,预后不佳。据统计 10 年病死率为 10% 左右。

三、护理诊断

（一）腹泻

腹泻与肠内炎性变化、肠道功能紊乱和肠吸收不良有关。

（二）体温过高

体温过高与肠道炎性变化及组织破坏后毒素吸收有关。

(三)营养失调:低于机体需要量

低于机体需要量与肠吸收不良、肠道出血,造成血清蛋白和血红蛋白降低有关。

(四)潜在并发症:消化道出血

消化道出血与溃疡浸润血管有关。

(五)潜在并发症:肠梗阻

肠梗阻与肠道炎症引起肠腔狭窄有关。

(六)潜在并发症:肠穿孔

肠穿孔与溃疡穿透肌层有关。

(七)潜在并发症:中毒性巨结肠

中毒性巨结肠与炎症累及肠肌神经丛,造成肠壁张力低下有关。

(八)有感染的危险

有感染的危险与长期大量使用激素有关。

(九)活动无耐力

活动无耐力与腹泻、腹痛及营养不良有关。

(十)焦虑

焦虑与病情反复迁延不愈有关。

四、护理措施

(1)按消化内科护理常规护理。

(2)急性发作和重症患者需卧床休息。轻型患者要求生活有规律,注意劳逸结合,可适当从事轻工作,以减轻心理压力,有利于疾病的康复。

(3)溃疡性结肠炎患者由于病程长,患者大多抑郁或焦虑,思想顾虑较重,需给予患者心理疏导,加强患者战胜疾病的信心。

(4)患者应食用质软、易消化、少纤维又富有营养的食物,保证每天摄入所需热量,避免食用刺激性食物或牛奶、乳制品。对病情严重的患者应禁食、禁水并给予胃肠外营养,使胃肠道得以充分休息以利于减轻炎症,控制症状。

(5)对于胃肠外营养的患者,应有计划地使用外周血管,必要时留置外周静脉植入的中心静脉导管(PICC),遵从 PICC 护理常规。并遵医嘱给予静脉高营养及必要的抗炎治疗。

(6)监测患者生命体征及体重,观察腹泻次数、性状及腹痛等症状变化。及时发现问题及时处理。持续高热按高热护理常规处理。

(7)做好患者的生活护理,尤其腹泻次数多时要做好肛周护理,便后温水清洗,避免使用碱性洗液;卫生纸要柔软,避免用力擦拭;保持肛周皮肤干燥,及时更换污染和潮湿的被服。对于有肛瘘的患者,除上述方法外,还应每晚用 1∶5 000 高锰酸钾溶液坐浴。

(8)要遵医嘱服药,尤其服用肾上腺皮质激素的阶段,不能擅自停药或更改剂量,应按时按量服用。注意观察激素的不良反应,如感染、骨质疏松等。服用激素期间注意个人卫生,避免到人多、空气不流通的地方,以免发生感染。

(9)服用柳氮磺吡啶(SASP)的患者也不能自行停药或增减剂量。SASP 在肠内可分解为5-ASA,即 5-氨基水杨酸和磺胺吡啶。5-ASA 是 SASP 的有效成分,具有抑制前列腺素的作用,可减少腹泻。磺胺吡啶主要的不良反应有胃肠道症状、白细胞计数减少、皮疹等,使用时应注意观察。饭后服用,以减少胃肠道刺激。

(10)对有些患者可以做保留灌肠治疗,如锡类散、激素等药物。若腹痛明显,可在灌肠液中加入利多卡因注射液以减轻腹痛症状。灌肠前嘱患者排净粪便,灌肠后嘱患者做膝胸位或俯卧以枕头垫高臀部 15～20 分钟,以保证药液充分流入肠内。灌后嘱患者尽量保留药液。灌肠每天早晚各 1 次或每晚 1 次。

(11)对于急性期患者,护士要有随时做好抢救工作的心理准备,一旦有消化道大出血及时处理。若出现肠穿孔,及时与外科联系,尽早手术治疗。

(12)注意观察患者的情绪变化,疾病迁延不愈,反复发作,易使患者灰心,甚至不配合治疗。护士要做好患者的心理护理,结合患者情况给予卫生宣教,帮助其树立战胜疾病的信心。

（郭　丽）

第六节　肝硬化的护理

肝硬化是长期肝细胞坏死继发广泛纤维化伴结节形成的结果。一种或多种致病因子长期或反复损伤肝实质,致使肝细胞弥漫性变性、坏死和再生,进而引起肝脏结缔组织弥漫性增生和肝细胞再生,最后导致肝小叶结构破坏和重建,肝内血液循环发生障碍。肝功能损害和门脉高压为本病的主要临床表现,晚期常出现严重的并发症。

肝硬化是世界性疾病,所有种族、不论国籍、年龄或性别均可罹患。男性和中年人易罹患。在我国主要为肝炎后肝硬化。血吸虫病性、单纯乙醇性、心源性、胆汁性肝硬化均少见。

一、病因

引起肝硬化的病因很多,以病毒性肝炎最为常见。同一病例可由一种、两种或两种以上病因同时或先后作用引起,有些病例则原因不明。

（一）病毒性肝炎

病毒性肝炎经慢性活动性肝炎阶段逐步演变为肝硬化,称为肝炎后肝硬化。乙型肝炎和丙型肝炎常见,甲型肝炎一般不发展为肝硬化。由急性或亚急性重型肝炎演变的肝硬化称为坏死后肝硬化。

（二）寄生虫感染

感染血吸虫病时,大量血吸虫卵进入肝窦前的门脉小血管内,刺激结缔组织增生引起门脉高压。肝细胞的坏死和增生一般不明显,没有肝细胞的结节再生。但如伴发慢性乙型肝炎,其结果多为混合结节型肝硬化。

（三）酒精中毒

主要由酒精的中间代谢产物(乙醛)对肝脏的直接损害引起。酗酒引起长期营养失调,使肝脏对某些毒性物质的抵抗力降低,在发病机制上也起一定作用。

（四）胆汁淤积

肝外胆管阻塞或肝内胆汁淤积持续存在时,高浓度的胆酸和胆红素对肝细胞有损害作用,久之可发展为肝硬化。由于肝外胆管阻塞引起的肝硬化称为继发性胆汁性肝硬化。由原因未明的肝内胆汁淤积引起的肝硬化称为原发性胆汁性肝硬化。

(五)循环障碍

慢性充血性心力衰竭、缩窄性心包炎和各种病因引起肝小静脉阻塞综合征等,导致肝脏充血、肝细胞缺氧,引起小叶中央区肝细胞坏死及纤维组织增生,最终发展为肝硬化。

(六)药物和化学毒物

长期服用某些药物如双醋酚汀、辛可芬、异烟肼、甲基多巴、PAS和利福平等或反复接触化学毒物如四氯化碳、磷、砷、氯仿等均可损伤肝脏,引起中毒性肝炎,最后演变为肝硬化。

(七)遗传和代谢性疾病

血友病、肝豆状核变性、半乳糖血症、糖原贮积等遗传代谢性疾病,亦可发展为肝硬化,称之代谢性肝硬化。

(八)慢性肠道感染和营养不良

慢性菌痢、溃疡性结肠炎等常引起消化和吸收障碍,发生营养不良,同时肠内的细菌毒素及蛋白质腐败的分解产物等经门静脉到达肝内,引起肝细胞损害,演变为肝硬化。

(九)隐匿性肝硬化

病因难以肯定的称为隐匿性肝硬化,其中很大部分病例可能与隐匿性无黄疸型肝炎有关。

二、临床表现

肝硬化的病程一般比较缓慢,可能隐伏数年至数十年之久。由于肝脏具有很强的代偿功能,因此,早期临床表现常不明显或缺乏特征性。肝硬化的临床分期为肝功能代偿期和肝功能失代偿期。

(一)肝功能代偿期

一般症状较轻,缺乏特征性。常有乏力、食欲减退、消化不良、恶心、厌油、腹胀、中上腹隐痛或不适及腹泻,部分有踝部水肿、鼻衄、齿龈出血等。上述症状多呈间歇性,常因过度疲劳而发病,经适当休息及治疗可缓解。体征一般不明显,肝脏可轻度大,无或有轻度压痛,部分患者可有脾大。肝功能检查结果多在正常范围内或有轻度异常。

(二)肝功能失代偿期

随着疾病的进展,症状逐渐明显,肝脏常逐渐缩小,质变硬。临床表现主要是肝功能减退和门脉高压。

1.肝功能减退

(1)营养障碍:表现为消瘦、贫血、乏力、水肿、皮肤干燥而松弛、面色灰暗、黝黑、口角炎、毛发稀疏无光泽等。

(2)消化道症状:早期出现的食欲缺乏、腹胀、恶心、腹泻等消化道症状逐渐明显,稍进油腻肉食,即引起腹泻。部分患者还可出现轻度黄疸。

(3)出血倾向:轻者有鼻衄、齿龈出血,重者有胃肠道黏膜弥漫性出血及皮肤紫癜。这与肝脏合成凝血因子减少,脾大及脾功能亢进引起血小板减少有关。毛细血管脆性增加是出血倾向的附加因素。

(4)发热:部分患者可有低热,多为病变活动及肝细胞坏死时释出的物质影响体温调节中枢所致。此类发热用抗生素治疗无效,只有肝病好转时才能消失。如持续发热或高热,则提示合并有感染、血栓性门静脉炎、原发性肝癌等。

（5）黄疸：表现为巩膜浅黄、尿色黄。如巩膜甚至全身皮肤黏膜呈深度金黄色，应考虑有肝硬化伴肝内胆汁淤积的可能。

（6）内分泌功能失调的表现：肝对雌激素灭活作用减退导致脸、颈、肩、手背及上胸处的蜘蛛痣和/或毛细血管扩张。肝掌表现为大、小鱼际和指尖斑点状发红，加压后褪色。可出现男性乳房发育、睾丸萎缩、性功能减退，女性月经不调、闭经、不孕等。皮肤色素沉着，面色污黑、晦暗，可能由继发性肾上腺皮质功能减退所致，也可能与肝脏不能代谢黑色素有关。继发性醛固酮、抗利尿激素增加导致水、钠潴留，尿量减少，对水肿与腹水的形成亦起重要促进作用。

2.门脉高压症

在肝硬化发展过程中，肝细胞的坏死、再生结节的形成、结缔组织增生和肝细胞结构的改建，使门静脉小分支闭塞、扭曲，门静脉血流障碍，导致门脉压力增高。

（1）脾大及脾功能亢进：门脉压力增高时，脾脏淤血、纤维结缔组织及网状内皮细胞增生，使脾大（多为正常的2～3倍，部分可平脐或达脐下）。脾大时常伴有脾功能亢进，表现为末梢血中白细胞和血小板计数减少，红细胞计数也可减少。胃底静脉破裂出血时脾缩小，输血、补液后渐增大。关于脾功能亢进的原因，可能由于增生的网状内皮细胞对血细胞的吞噬、破坏作用加强；或由于脾脏产生某些体液因素抑制骨髓造血功能或加速血细胞的破坏。

（2）侧支循环的形成：因门静脉回流受阻，门静脉与腔静脉间的吻合支渐次扩张开放，形成侧支循环。胃冠状静脉与食管静脉丛吻合，形成食管下段和胃底静脉曲张。这些静脉位于黏膜下疏松组织中，常由于腹内压突然增高或消化液反流侵蚀及食物的摩擦而破裂出血。脐旁静脉与脐周腹壁静脉沟通，形成脐周腹壁静脉曲张，有时该处可听到连续的静脉杂音。直肠上静脉与直肠中、下静脉吻合扩张形成内痔。门静脉回流受阻时，侧支循环血流方向见图 12-1。

图 12-1　门静脉回流受阻时，侧支循环血流方向

（3）腹水：腹水的产生表明肝硬化病情较重。初起时有腹胀感，体检可发现移动性浊音（腹水量＞500 mL）。大量腹水可使横膈抬高而致呼吸困难和心悸，腹部膨隆，腹壁皮肤紧张发亮，有移动性浊音和水波感。腹内压力明显增高时，脐可突出而形成脐疝。在腹水出现的同时，常可发生肠胀气。部分腹水患者伴有胸腔积液,其中以右侧多见,两侧者较少。胸腔积液系腹水通过横膈淋巴管进入胸腔所致。腹水为草黄色漏出液。腹水形成的主要因素有清蛋白合成减少、蛋白质摄入和吸收障碍,当血浆清蛋白<30 g/L时,血浆胶体渗透压降低,促使血浆外渗;门脉压力增高至2.94~5.88 kPa(22~44 mmHg)[正常为0.785~1.180 kPa(5.9~8.9 mmHg)],腹腔毛细血管的滤过压增高,组织液回吸收减少而漏入腹腔;进入肝静脉血流受阻使肝淋巴液增加与回流障碍,淋巴管内压增高,造成大量淋巴液从肝包膜及肝门淋巴管溢出;肝脏对醛固酮、抗利尿激素灭活作用减退;腹水形成后循环血容量减少,通过肾小球旁器使肾素分泌增加,产生肾素-血管紧张素-醛固酮系统反应,醛固酮分泌增多,导致肾远曲小管水钠潴留作用加强,腹水进一步加重。

(4)食管和胃底曲张静脉破裂出血:是门脉高压症的主要并发症,病死率为30%~60%。当门静脉压力超过下腔静脉压力达1.47~1.60 kPa(11~12 mmHg)时,曲张静脉就可发生出血。曲张静脉大者比曲张静脉小者更易破裂出血。最常见的表现是呕血。出血可以是大量的,并迅速发生休克;也可自行停止,以后再发。偶尔仅表现为便血或黑便。

3.肝肾综合征

肝肾综合征(功能性肾衰)指严重肝病患者出现肾功能不良,并排除其他引起肾功不良的原因。肝肾综合征的发病机制尚未明确。肝肾综合征通常见于严重的肝脏疾病患者。主要表现为少尿、蛋白尿、尿钠低(<10 mmol/L),尿与血浆肌酐比值≥30:1,尿与血浆渗透压比值>1。这些尿的改变与急性肾小管坏死不同。肾功能损害的发展不一,一些患者于数天内肾功能完全丧失,另一些患者血清肌酐随肝脏功能逐渐恶化而缓慢上升达数周之久。

4.肝性脑病

肝性脑病指肝脏功能衰竭而导致代谢紊乱、中枢神经系统功能失调的综合征。是晚期肝硬化的最严重表现,也是常见致死原因。临床上以意识障碍和昏迷为主要表现。

肝硬化是肝性脑病的最主要原发病因。常见的诱发因素有上消化道出血,感染,摄入高蛋白饮食、含氮药物、大量利尿或放腹水、大手术、麻醉、安眠药和饮酒等。肝性脑病的发病机制尚未明了。主要有氨和硫醇中毒学说,假性神经介质学说、γ-氨基丁酸能神经传导功能亢进等学说。

临床上按意识障碍、神经系统表现和脑电图改变分为四期(表12-3)。

表12-3 肝性脑病分期

分 期	精神状况	运动改变
亚临床期	常规检查无变化;完成工作或驾驶能力受损	完成常规精神运动试验或床边实验,如画图或数字连接的能力受损
前驱期(Ⅰ期)	思维紊乱、淡漠、激动、欣快、不安、睡眠紊乱	细震颤、协调动作缓慢,扑翼样震颤
昏迷前期(Ⅱ期)	嗜睡、昏睡、定向障碍、行为失常	扑翼样震颤,发音困难,初级反射出现
昏睡期(Ⅲ期)	思维显著紊乱,言语费解	反射亢进,巴宾斯基征,尿便失禁,肌阵挛,过度换气
昏迷期(Ⅳ期)	昏迷	去大脑体位,短促的眼头反射,疼痛刺激反应早期存在,进展为反应减弱和刺激反应消失

肝性脑病患者呼气中常具有一种类似烂苹果样臭味,这与肝脏不能分解甲硫氨酸中间产物二甲基硫和甲基硫醇有关,肝臭可在昏迷前出现,是一种预后不良的征象。

5.其他

肝硬化患者常因抵抗力降低,并发各种感染,如支气管炎、肺炎、自发性腹膜炎、结核性腹膜炎、尿路感染等。腹膜炎发生的机制可能是细菌通过血液或淋巴液播散入腹腔,并可穿过肠壁而入腹腔。腹水患者易于发生,病死率高,早期诊断非常重要。自发性腹膜炎起病较急者常为腹痛和腹胀。起病缓者则多为低热或不规则的发热,伴有腹部隐痛、恶心、呕吐及腹泻。体检可发现腹膜刺激征,腹水性质由漏出液转为渗出液。

长期低钠盐饮食,利尿及大量放腹水易发生低钠血症和低钾血症。长期使用高渗葡萄糖溶液与肾上腺糖皮质激素、呕吐及腹泻亦可使钾、氯减少,而产生低钾、低氯血症,并致代谢性碱中毒和肝性脑病。

(三)肝脏体征

肝脏大小不一,早期肝脏大,质地中等或中等偏硬,晚期缩小、坚硬、表面呈颗粒状或结节状。一般无压痛,但在肝细胞进行性坏死或并发肝炎或肝周围炎时,则可有触痛与叩击痛。肝边缘锐利提示无炎症活动,边缘圆钝表明有炎症、水肿、脂肪浸润或纤维化。肝硬化时右叶下缘不易触及而左叶增大。

三、检查

(一)血常规

白细胞和血小板计数明显减少。失血、营养障碍、叶酸及维生素 B_{12} 缺乏导致缺铁性或巨幼红细胞性贫血。

(二)肝功能检查

早期蛋白电泳即显示球蛋白增高,而清蛋白到晚期才降低。絮状及浊度试验在肝功能代偿期可正常或轻度异常,而在失代偿期多为异常。失代偿期转氨酶活力可呈轻、中度升高,一般以 SGPT 活力升高较显著,肝细胞有严重坏死时,则 SGOT 活力常高于 SGPT。

静脉注射磺溴酞 5 mg/kg,45 分钟后正常人血内滞留量应低于 5%,肝硬化时多有不同程度的增加。磺溴酞可有变态反应,检查前应做皮内过敏试验。吲哚靛青绿亦是一种染料,一般静脉注射0.5 mg/kg,15 分钟后正常人血中滞留量<10%,肝硬化尤其是结节性肝硬化患者的潴留值明显增高,在 30% 以上。本试验为诊断肝硬化的最好的方法,比溴磺酞试验更敏感,更安全可靠。

肝功能代偿期,血中胆固醇多正常或偏低;失代偿期,血中胆固醇下降,特别是胆固醇酯部分常低于正常水平。凝血酶原时间测定在代偿期可正常,失代偿期则呈不同程度延长,虽注射维生素 K 亦不能纠正。

(三)影像学检查

B超波检查可探查肝、脾大小及有无腹水。可显示脾静脉和门静脉增宽,有助于诊断。食管静脉曲张时,吞钡 X 线检查可见蚯蚓或串珠状充盈缺损,纵行黏膜皱襞增宽。胃底静脉曲张时,可见菊花样充盈缺损。放射性核素肝脾扫描可见肝摄取减少、分布不规则,脾摄取增加,脾脏增大可明显显影。

(四)纤维食管镜

纤维食管镜检查可见食管钡餐检查阴性的食管静脉曲张。

(五)肝穿刺活组织检查

肝活组织检查常可明确诊断,但此为创伤性检查,仅在临床诊断确有困难时才选用。

(六)腹腔镜检查

可直接观察肝脏表面、色泽、边缘及脾脏等改变,并可在直视下进行有目的穿刺活组织检查,对鉴别肝硬化、慢性肝炎和原发性肝癌,以及明确肝硬化的病因很有帮助。

四、基本护理

(一)观察要点

一般症状和体征的观察:观察患者全身情况,有无消瘦、贫血、乏力、面色灰暗黝黑、口角炎、毛发稀疏无光泽等营养障碍表现。观察皮肤黏膜、巩膜有无黄染,尿色有无变化。注意蜘蛛痣、杵状指、色素沉着、肝臭、水肿、男性乳房发育等体征。了解有无肝区疼痛、食欲缺乏、厌油、恶心、呕吐、排便不规则、腹胀等消化道症状。

(二)并发症的观察

1.门脉高压症

观察腹水、腹胀和其他压迫症状,腹壁静脉曲张、痔出血、贫血,以及鼻衄、齿龈出血、瘀点、瘀斑、呕血、黑便。

2.腹水

观察尿量、腹围、体重变化和有无水肿。

3.肝性脑病

注意意识和精神活动,有无嗜睡、昏睡、昏迷、定向障碍、胡言乱语,有无睡眠节律紊乱和扑翼样震颤。

(三)一般护理

1.合理的休息

研究证明卧位与站立时肝脏血流量有明显差异,前者比后者多40%以上。因此,合理的休息既可减少体能消耗,又能降低肝脏负荷,增加肝脏血流量,防止肝功能进一步受损和促进肝细胞恢复。肝功能代偿期患者应适当减少活动和工作强度,注意休息,避免劳累。若病情不稳定、肝功能试验异常,则应减少活动,充分休息。有发热、黄疸、腹水等表现的失代偿患者,应以卧床休息为主,并保证充足的睡眠。

2.正确的饮食

饮食营养是改善肝功能的基本措施之一。正确的进食和合理的营养,能促进肝细胞再生,反之则会加重病情,诱发上消化道出血、肝昏迷、腹泻等。肝硬化患者应以高热量、高蛋白、高维生素且易消化的食物为宜。适当限制动物脂肪的摄入。不食增加肝脏解毒负荷的食物和药物。一般要求每天总热量在10.46~12.55 kJ(2.5~3.0 kcal)。蛋白质每天100~150 g,蛋白食物宜多样化、易消化、含有丰富的必需氨基酸。脂肪每天40~50 g。要有足量的B族维生素、维生素C等。为防便秘,可给含纤维素多的食物。肝功能显著减退的晚期患者或有肝昏迷先兆者给予低蛋白饮食,限制蛋白每天在30 g左右。伴有腹水者按病情给予低盐(每天3~5 g)和无盐饮食。腹水严重时应限制每天的入水量。黄疸患者补充胆盐。禁忌饮酒、咖啡、烟草和高盐食物。避免有刺激性及粗糙坚硬的食物,进食时应细嚼慢咽,以防引起食管或胃底静脉破裂出血。教育患者和家属认识到正确饮食和合理营养的意义,并且理解饮食疗法必须长期持续,要有耐心和毅力,使患者能正确的掌握、家属能予以监督。

(四)心理护理

肝硬化患者病程漫长,久治不愈,尤其进入失代偿期后,患者心身遭受很大痛苦,承受的心理压力大,心理变化也大。因此,在常规治疗护理中更应强调心理护理,须做好以下几方面:①保持病房的整洁、安静、舒适,从视、听、嗅、触等方面消除不良刺激,使患者在生活起居感到满意。②对病情稳定者,要主动指导患者和家属掌握治疗性自我护理方法,包括通过多种形式宣教有关医疗知识,消除他们恐惧悲观感,树立信心;帮助分析并发症发生的诱因,增强患者预防能力;对心理状态稳定型患者可客观地介绍病情及检查化验结果,以取得其配合。③对病情反复发作者,要热情帮助其恢复生活自理能力,增加战胜疾病的信心。对忧郁悲观型患者应予极大的同情心,充分理解他们,帮助他们解决困难。对怀疑类型的患者应明确告知诊断无误,客观介绍病情,并使其冷静面对现实。④根据病情需要适当安排娱乐活动。

(五)药物治疗的护理

严重患者特别是老年患者进食少时。可静脉供给能量,以补充机体所需。研究表明,80%～100%的肝硬化患者存在程度不同的蛋白质能量营养不足。因此,老年人按每天每千克体重摄入1.0 g蛋白质作为基础要量,附加由疾病相关因素造成的额外丢失。补充蛋白质(氨基酸)时,应提供以必需氨基酸为主的氨基酸溶液。若肝功损害严重,则以含丰富支链氨基酸(45%)的溶液作为氮源为佳。目前冰冻血浆的使用越来越广泛,使用过程中应注意掌握正确的融化方法和输注不良反应的观察。一般融化后不再复冻。

使用利尿剂时,应教会患者正确服用利尿药物。通常需向患者讲述常用利尿药的作用及不良反应。指导患者掌握利尿药观察方法,如体重每天减少 0.5 kg,尿量每天达 2 000～2 500 mL,腹围逐渐缩小。

(郭　丽)

参考文献

[1] 苗秋实.现代消化内科临床精要[M].北京:中国纺织出版社,2021.

[2] 杜晓健.消化系统疾病临床诊断与治疗[M].昆明:云南科技出版社,2020.

[3] 沙金平.消化内科疾病临床诊治学[M].南昌:江西科学技术出版社,2020.

[4] 丁彦青,张庆玲.消化系统疾病[M].北京:人民卫生出版社,2020.

[5] 穆红.消化系统疾病诊疗[M].天津:天津科学技术出版社,2020.

[6] 王岩.实用消化系统疾病诊断与治疗[M].沈阳:沈阳出版社,2020.

[7] 张超.消化系统疾病诊治[M].北京:科学技术文献出版社,2020.

[8] 张国欣,张莉,柳朝晴.消化内科常见疾病治疗与护理[M].北京:中国纺织出版社,2021.

[9] 赵锋.实用临床消化病学[M].天津:天津科学技术出版社,2020.

[10] 田淇第,陈爱武,张其昌.消化系统慢性病诊断与治疗[M].郑州:河南科学技术出版社,2021.

[11] 时霞.消化系统疾病诊疗策略[M].北京:科学技术文献出版社,2020.

[12] 陈曦.消化系统疾病内科诊治要点[M].北京:科学技术文献出版社,2021.

[13] 张继红.消化系统疾病临床诊疗进展[M].北京:科学技术文献出版社,2020.

[14] 谭松.消化系统疾病临床诊断与治疗[M].昆明:云南科技出版社,2020.

[15] 张萌.消化系统常见疾病诊治要点[M].北京:科学技术文献出版社,2020.

[16] 张慧.消化系统疾病诊断与治疗策略[M].成都:四川科学技术出版社,2021.

[17] 张春梅.消化系统疾病临床诊断与治疗[M].天津:天津科学技术出版社,2020.

[18] 孙圆满.消化系统疾病临床诊疗学[M].哈尔滨:黑龙江科学技术出版社,2020.

[19] 戴文玲.现代消化内科疾病诊治与护理[M].长春:吉林科学技术出版社,2020.

[20] 马玲玲.消化疾病治疗与内镜技术[M].天津:天津科学技术出版社,2020.

[21] 罗刚.实用消化科疾病诊疗与新进展[M].哈尔滨:黑龙江科学技术出版社,2020.

[22] 刘娜.消化系统疾病理论基础与实践[M].哈尔滨:黑龙江科学技术出版社,2021.

[23] 许珍.精编临床消化系统疾病诊疗常规[M].长春:吉林科学技术出版社,2020.

[24] 黄明河.实用消化内科疾病基础与临床[M].天津:天津科学技术出版社,2020.

[25] 张惠霞.实用消化内科学[M].天津:天津科学技术出版社,2019.

[26] 熊艳.消化内科临床与进展[M].长春:吉林科学技术出版社,2019.

[27] 潘圣学.实用消化内科诊疗[M].北京:科学技术文献出版社,2019.

［28］林晔.现代消化内科疾病诊疗学［M］.昆明:云南科技出版社,2020.

［29］韩桂华.消化内科疾病诊疗精粹［M］.北京:中国纺织出版社,2019.

［30］杜闻博.消化系统疾病内科诊治［M］.北京:科学技术文献出版社,2019.

［31］唐印华,田永刚,张新.消化系统经典病例诊疗思维与实践［M］.北京:清华大学出版社,2021.

［32］王鑫.常见消化内科疾病治疗精要［M］.汕头:汕头大学出版社,2019.

［33］周平红,钟芸诗,姚礼庆.消化内镜治疗学［M］.上海:复旦大学出版社,2020.

［34］金庆涛.临床常见消化病诊治精要［M］.长春:吉林科学技术出版社,2019.

［35］李卿.现代消化内科疾病诊疗精要［M］.北京:科学技术文献出版社,2020.

［36］郭荣丹,赵宇红.奥美拉唑不同联用方案治疗急性胃炎效果对比研究［J］.中国药物与临床,2021,21(2):269-271.

［37］潘孟.胆道镜在胆石症患者中的应用现状及进展［J］.微创医学,2020,15(2):210-212,225.

［38］潘龙飞,王立明,牛泽群,等.乌司他丁联合奥曲肽对重症急性胰腺炎患者炎症风暴和肺损伤的作用及机制［J］.肝胆胰外科杂志,2021,33(3):147-151.

［39］刘恩惠.隐源性及非隐源性细菌性肝脓肿临床特征分析［J］.医学理论与实践,2021,34(21):3798-3800.

［40］练敏,郝理华,刘志峰,等.结节型十二指肠炎21例分析［J］.实用医学杂志,2013,29(2):337-338.